肺癌诊治新进展

主　编　郭向前　蒋　振

副主编　李庆宁　涂艳阳　杨巧红　吴顺杰

　　　　印明柱　胡晓飞　马广骏

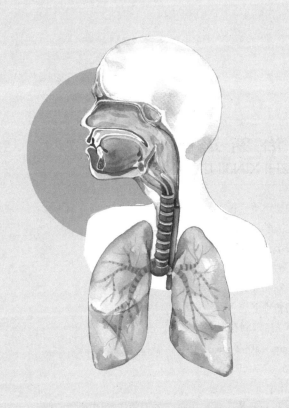

西北大学出版社

·西安·

图书在版编目（CIP）数据

肺癌诊治新进展 / 郭向前，蒋振主编 . — 西安：
西北大学出版社，2022.9
ISBN 978-7-5604-5011-7

Ⅰ . ①肺… Ⅱ . ①郭… ②蒋… Ⅲ . ①肺癌—诊疗
Ⅳ . ① R734.2

中国版本图书馆 CIP 数据核字（2022）第 175613 号

肺 癌 诊 治 新 进 展
FEIAI ZHENZHI XINJINZHAN

主　　编	郭向前　蒋　振	
出版发行	西北大学出版社	
地　　址	西安市太白北路 229 号	
邮　　编	710069	
电　　话	029-88303059	
经　　销	全国新华书店	
印　　装	陕西隆昌印刷有限公司	
开　　本	787 mm×1092 mm　1/16	
印　　张	25.25	
字　　数	508 千字	
版　　次	2022 年 9 月第 1 版　2022 年 9 月第 1 次印刷	
书　　号	ISBN 978-7-5604-5011-7	
定　　价	58.00 元	

《肺癌诊治新进展》编委会

李一鑫　郑州大学第一附属医院

李永胜　暨南大学崇爱康复医院

李洁瑶　郑州大学第一附属医院

李琳琳　郑州大学第一附属医院

杨小芳　解放军 96604 部队医院

杨双宁　郑州大学第一附属医院

吴小莉　解放军 96110 部队医院

张同梅　首都医科大学附属北京胸科医院

张　冲　重庆大学附属涪陵医院

张　根　西南医科大学第二附属医院

张鲁川　聊城市人民医院

张　毅　郑州大学一附院

陆志斌　江苏省人民医院浦口分院

陈丽惠　福建协和医院平潭分院（平潭综合实验区医院）

陈新峰　郑州大学第一附属医院

林之枫　上海市第一人民医院（上海交通大学附属第一人民医院）

林雨标　厦门市海沧医院

欧　兰　陆军军医大学第一附属医院

岳贤文　潍坊市第二人民医院

单一波　江阴市人民医院

赵　丹　首都医科大学附属北京胸科医院

荀　培　北京市大兴区人民医院

胡明明　首都医科大学附属北京胸科医院

胡晓飞　陆军军医大学第一附属医院

袁林栋　聊城市人民医院

党永进　解放军 96110 部队医院

钱　哲　首都医科大学附属北京胸科医院

钱晓庆　上海交通大学

郭　洋　沈阳市第十人民医院（沈阳市胸科医院）

黄启科　解放军 31681 部队

黄思远　郑州大学第一附属医院

黄海嵘　东部战区总医院（原南京军区总医院）

黄　颖　武汉市第五医院

梅周芳　复旦大学附属上海市第五人民医院

曹　博　北京盛诺基医药科技有限公司

彭　伟　江苏省肿瘤医院

虞桂平　江阴市人民医院

解　锋　上海交通大学医学院附属仁济医院

魏华兵　上海交通大学医学院附属仁济医院

前　言

　　肺癌又称原发性支气管肺癌，是源于支气管黏膜上皮或肺泡上皮的一种高发病率、高死亡率的恶性肿瘤。肺癌的诊断和治疗与近几十年来飞速发展的研究技术碰撞，迸发出了耀眼的火花，打破了我们对肺癌分型、诊断的认识，推动了传统的三大治疗手段——手术、放疗、化疗的技术革新，也带来了更多更好的新的治疗方案。

　　时至今日，肿瘤治疗不再是既往的单兵序贯作战模式，而是多学科合作的团队协作模式，协作的前提是跨学科领域的相互了解。我们非常担心因为目前学科的发展注重专、精、尖（虽然这带来了质的飞跃，但同时可能导致视野逐步狭隘）而弱化了肿瘤治疗的全局观。对于肿瘤临床医生，面对求诊的肿瘤患者，大多数情况下首先考虑的是本专业的治疗方案是否适合，而缺乏对患者全面的判断，无法预设计全面系统且全程的抗肿瘤治疗方案。多学科诊疗（multi-disciplinary treatment, MDT）模式的推行就是基于这一考虑的。多学科诊疗即邀请多学科专家针对某一种或某一系统疾病的病例进行讨论，在综合各学科意见的基础上为患者制订出最佳的治疗方案。然而，并非所有的医院都具备实施 MDT 的能力，也缺乏跨学科的专业人员。肿瘤治疗临床一线的医生了解自己本专业之外的肺癌相关学科诊断及治疗模式的进展，可以对就诊的肺癌患者进行初步全面的预判断，给予患者一个相对完整的涵盖各学科的简单的治疗方案，能打破患者自行反复就诊，甚至无法准确寻找到对口就诊科室的尴尬局面。

　　基于上述考量，我们组织了肿瘤外科、肿瘤放射治疗科、肿瘤内科、病理科、影像科、中医科等学科的专家，以及肺癌精准诊疗、风险评估的科学工作者，就肺癌的流行病学，病因，病理以及手术、放疗、靶向、免疫、细胞分子生物等治疗策略现状及进展展开了详细而深入的阐释。

本书从肺结节的诊治策略，肺癌原发病灶、转移灶的各种治疗模式，到特殊类型的肺癌的精准治疗模式，进行了专业而全面的讲解。例如，现在受关注度最高的肺癌免疫治疗章节，涉及免疫治疗的机制、目前可选择的免疫治疗药物，免疫不良反应的发生率、类型以及应对措施。

本书的撰写出版可以大大拓展不同专业肿瘤学科医生的视野，增强其相关的知识储备，有利于他们在临床工作中更专业全面地判断及制订诊治策略，具有很强的实用性。

肺癌的综合诊治进展飞速，本书成稿时间较早，成稿后可能又有新的进展，且限于篇幅及编写人员水平，难免存在不足，敬请各位同仁批评指正。

编　者

2022 年 7 月

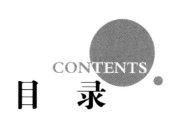

目 录

第三编　肺癌治疗新进展

第一编　肺癌基础

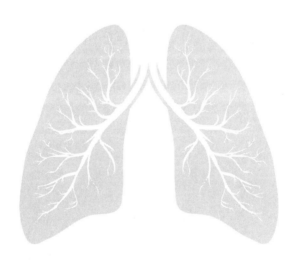

第一章 肺癌概述

第一节 肺癌的流行病学

肺癌又称原发性支气管肺癌，是源于支气管黏膜上皮或肺泡上皮的恶性肿瘤，是全球死亡率最高的恶性肿瘤，也是我国死亡率最高的恶性肿瘤。2020 年国际癌症研究机构（International Agency for Research on Cancer, IARC）的数据显示，全球肺癌死亡病例约 180 万，占癌症死亡病例的 18%；全球肺癌新发病例约 220 万例，是 2020 年癌症新发病例中第二常见的癌症，占癌症新发病例的 11.4%，仅次于乳腺癌（11.7%）[1]。在 2020 年全球男性癌症病例中，肺癌的发病率和死亡率均居首位；而在全球女性癌症病例中，肺癌的发病率排名第三，低于乳腺癌和结直肠癌，其死亡率排名第二，仅低于乳腺癌。

肺癌严重威胁人民的生命和健康，是癌症防治的重中之重。IARC 数据显示，2020 年我国肺癌新发患者数约 82 万，其中男性约 54 万，女性约 28 万；我国肺癌死亡人数约 71 万，其中男性约 47 万，女性约 24 万。男性肺癌的新发患者数和死亡人数约为女性的两倍左右，主要由吸烟等因素所致。此外，肺癌早期症状不明显，发现时多处于临床晚期，是我国主要致死性疾病之一。现从时间趋势、地区分布和人群分布 3 个方面对肺癌的流行情况做一概述。

一、时间趋势

近年来，全球肺癌的发病率不断增高，在多数发达国家和发展中国家中，肺癌的发病率已居男性肿瘤首位，也是全球恶性肿瘤死亡的首要因素。20 世纪初，肺癌在全球范围都是罕见的肿瘤。随着全球的快速工业化，空气污染、吸烟和人口老龄化等危险因素的增多，肺癌的发病率和死亡率不断增加。2012 年全球肺癌的新发病例数约 180 万，死亡病例数约 159 万；2020 年全球肺癌的新发病例数约 220 万，死亡病例数约 180 万。据统计，不同肺癌病理类型的发病率也在逐渐变化。在过去的几十年中，肺腺癌（lung adenocarcinoma）的发病率比肺鳞状细胞癌（squamous cell lung cancer，以下简称"肺鳞癌"）的发病率增长更快，至 2004 年，肺腺癌已成为全世界肺癌最常见的病理类型，而且肺腺癌不仅是非吸烟人群主要的病理类型，也逐渐成为吸烟人群中主要的病理类型[2]。

在我国，肺癌的发病率和死亡率也一直呈上升趋势，癌症负担不断增加。根据国家肿瘤登记中心发布的数据，2000 年至 2005 年，我国肺癌新发患者数从 38 万增加至 50 万。2005 年，男性肺癌新发患者数 33 万，女性新发患者数 17 万，较 2000 年分别增加 26.9% 和增加 38.4%。2015 年，我国肺癌新发病例 78.7 万，肺癌发病率为 57.3/10 万，占全部癌症新发病例的 20.0%，其中男性肺癌新发病例 52.0 万，女性 26.7 万，发病率分别为 73.9/10 万和 39.8/10 万；2015 年，中国肺癌死亡病例 63.0 万，其中男性 43.3 万，女性 19.7 万，占全部癌症死亡病例的 27.0%，死亡率为 45.9/10 万，男性死亡率高于女性（61.5/10 万 vs 29.4/10 万）[3]。

随着时间的推移，我国肺癌的病理类型、临床分期等也发生了改变。我国女性肺癌患者的比例呈上升趋势，且平均发病年龄低于男性。多中心研究显示，2005 年至 2014 年，我国Ⅰ期肺癌从 17.2% 增加至 21.1%，ⅢB 期肺癌和Ⅳ期肺癌所占的比例也从 41.9% 增加至 47.4%，肺腺癌的比例从 36.4% 增加至 53.5%，肺鳞癌的比例从 45.4% 降低至 34.4%，5 年总体生存率约 19.8%。四川大学华西医院数据显示，2011 年至 2018 年，肺癌患者的男女构成比从 2011 年的 2.00∶1 变化至 2018 年的 1.34∶1，女性构成比呈现上升趋势；非吸烟患者占比也逐年上升，构成比从 2011 年的 41.61% 上升至 2018 年的 52.47%；肺腺癌占比从 2011 年的 54.04% 上升至 2018 年的 71.73%；肺鳞癌占比从 2011 年的 29.04% 下降至 2018 年的 17.67%；Ⅰ期肺癌占比上升，从 2011 年的 15.68% 变化至 2018 年的 40.79%，2018 年ⅠA₁ 期肺癌占比达到 11.82%[4]。

二、 地区分布

在全球范围内，肺癌的地理分布存在明显的区域差异。2020 年 IARC 的数据显示，在男性中，肺癌是 36 个国家最常见的癌症，也是 93 个国家癌症死亡的主要原因，其中东欧、南欧、东亚和大洋洲的密克罗尼西亚、波利尼西亚的发病率最高，非洲的发病率普遍较低；在女性中，北美洲、北欧、西欧、密克罗尼西亚、波利尼西亚和澳大利亚、新西兰的发病率最高，匈牙利的发病率较高，东亚的比例也很高[1]。我国女性肺癌比例较高，可能与室外环境、空气污染和其他可吸入物质的暴露有关，2017 年全球因室外环境中 PM2.5（又称细颗粒物）空气污染导致的肺癌死亡比例为 14%，其中美国占比 4.7%，而我国为 20.5%。肺癌发病率和趋势的地区差异很大程度上反映了烟草流行的成熟度。英国、美国、德国等高收入国家，男性开始吸烟后肺癌的发病率急剧上升，但随着吸烟率达到顶峰逐渐下降后，肺癌的发病率在年轻人中出现下降趋势[5]。

在我国，肺癌的地理分布也存在着明显差异。我国东部地区肺癌的死亡风险明显高于西部地区，城市地区肺癌风险较农村地区更高，这可能与工业发展不均衡，导致环境污染程度不同，以及人们接触致癌物质的浓度及时间长短有关。世界肿瘤死亡数据库显示，1987 年至 2014 年，我国城市居民肺癌死亡的风险是农村居民的 1.43 倍，男性是女性的 2.28 倍，每增加 5 岁，肺癌死亡风险平均增大 62%；城市居民在 20—74 岁肺癌死亡率逐年下降，≥ 75 岁逐年上升；农村地区在低年龄组（≤ 50 岁）无明显下降趋势，而男性 ≥ 40 岁、女性 ≥ 50 岁时呈明显上升趋势。从我国东部、中部和西部三大经济区来看，东部地区肺癌的死亡率最高（49.6/10 万），中部次之（47.0/10 万），西部最低（40.0/10 万）。

三、人群分布

在全球范围内，肺癌是男性人群中最常见的癌症和最主要的癌症死亡原因。同时，肺癌是女性中第三大最常见的癌症（仅次于乳腺癌和结直肠癌）和第二大癌症死亡原因（仅次于乳腺癌）。尽管不同地区的男女比例差异很大，从北美洲的 1.2 到北非的 5.6 不等，但总体男性的发病率和死亡率大约是女性的 2 倍。肺癌的发病率和死亡率也因种族而异，美国对癌症的统计审查数据显示，2012 年，美国黑人肺癌的发病率和死亡率最高，分别为 62/10 万和 48.4/10 万；而美国拉美裔人的发病率和死亡率最低，分别为 28/10 万和 19.4/10 万。

在我国，从肺癌的整体发病趋势来看，男性肺癌的增长速度相对平稳，而女性则表现为明显的上升走向。1989 年至 2008 年的数据显示，肺癌的发病率在不同性别间均呈上升趋势。与 1989 年相比，2008 年肺癌发病率男女比值由 2.47 降至 2.28，男性平均发病年龄由 65.32 岁升至 67.87 岁，女性平均发病年龄由 65.14 岁升至 68.05 岁，平均发病年龄逐年升高，且女性的增长幅度较男性大[6]。从五年生存率来看，我国男性和女性也存在较大差异。2012 年至 2015 年，我国男性肺癌五年生存率低于女性（16.8% vs 25.1%），城市男性肺癌五年生存率高于农村男性（19.3% vs 14.3%），城市女性肺癌五年生存率高于农村女性（30.8% vs 17.7%）。

四、小结

肺癌是世界上死亡率最高的恶性肿瘤，严重危害人们的身体健康。本节通过时间趋势、地区分布和人群分布来阐述近年来肺癌的流行变化趋势。我国肺癌的发病率和死亡率一直不断上升，这与我国人口老龄化、吸烟、空气污染等危险因素有关，应积极制定肺癌的预防策略，定期进行健康体检以便早发现、早治疗，并制定有效和实用的公共卫生政策，如积极戒烟、减少空气污染和加强青少年禁烟教育等，降低肺癌的发病率和死亡率，提高人们的生存质量。

第二节　肺癌的发生及病因学

肺癌是生活中常见的恶性肿瘤，也是死亡率最高的恶性肿瘤，严重影响人们的健康，增加人们的疾病负担。了解肺癌的发生及病因学，是肺癌防治的关键。癌的发生是由于机体遗传因素与环境因素长期相互影响，导致细胞生长失控和分化异常。肺癌的病因学常常是诱发肺癌发生的始动因素，机体的自身因素在肺癌的发生发展中同样不可忽视。

一、肺癌的发生

肺癌是环境因素和遗传因素相互作用的结果，但具体发病机制尚未明确。环境中的致癌物进入机体内被代谢酶转化激活或解毒，前致癌物在体内经 I 相代谢酶活化后形成终末致癌物，II 相代谢酶可将摄入机体内的前致癌物和活化的终末致癌物降解，使它们以亲水物的形式排出体外[7]。当 II 相代谢酶未及时降解致癌物时，致癌物可与DNA 分子结合诱发机体基因的突变。当突变不能被机体及时修复并积累到一定阶段时，会形成不可逆转的癌变细胞，最终发展为癌。

二、肺癌的遗传易感性

遗传易感性指不同人群、不同个体由于遗传结构不同，在同样的环境因素下呈现出更易患多基因病的倾向，如肿瘤。遗传易感性在肺癌的发生发展中发挥着重要作用。研究发现，80% 以上肺癌的发生与吸烟有关，但只有不到20% 的吸烟者会患肺癌，这表明肺癌的发生可能具有遗传易感性[8]。目前肺癌的遗传易感性主要与代谢酶基因多态性、DNA 修复能力、诱导剂敏感性和某些基因的突变缺失有关。

三、肺癌的发生发展

肺癌的发生发展是多基因调控的，一般在体内经过 10~30 年多个阶段演化，最终在机体内形成。肺癌发生发展的多阶段根据时间先后顺序可分为正常细胞、轻度非典型增生、中度非典型增生、重度非典型增生、原位癌（carcinoma in situ）、早期癌、浸润癌和转移癌。2021 年，世界卫生组织（World Health Organization, WHO）肺部肿瘤组织学分类将原位癌归于肺癌的前驱病变，不归于癌范围。肺癌的发生进程中，细胞形态和组织学的改变与基因的异常改变息息相关。

四、肺癌的病因学

肺癌的发生是一个多因素作用的结果，经多个阶段最终形成。目前，肺癌的病因主要包括吸烟、环境烟草烟雾、空气污染、慢性肺部疾病、职业因素和遗传因素等。现对肺癌常见的病因做一简述。

（一）吸烟

吸烟严重危害人体健康，是导致肺癌的主要病因。全球 80% 男性肺癌患者和至少 50% 女性肺癌患者肺癌的发生与吸烟有直接关系，2/3 肺癌患者的死亡归因于吸烟。WHO 报道，烟草烟雾中有 4000 多种化学物质，其中至少有 250 种物质对人体健康有害，已确认的致癌物有 50 多种，如多链芳香烃类化合物、亚硝胺等。多链芳香烃类化合物和亚硝胺可通过多种机制导致支气管上皮细胞 DNA 损伤，使宿主癌基因激活或抑癌基因失活而产生癌变。

Ordonez-Mena 等[9] 对 1982 年至 2013 年以欧美人群为研究对象的 19 项队列研究进行 Meta 分析，发现长期吸烟者肺癌的发生风险和死亡风险分别是非吸烟者的 13.1 倍和 11.5 倍，曾经吸烟者肺癌的发生风险和死亡风险分别为非吸烟者的 4.06 倍和 4.10 倍。此外，吸烟的起始年龄、吸烟年限、吸烟的数量以及吸烟方式等因素的不同，导致肺癌发生的风险也不同。上海一项随访 15 年的前瞻性研究发现，在上海市 45—64 岁的男性居民中，每日吸烟 < 20 支者和 ≥ 20 支者，与非吸烟者相比较，其 RR 值分别是 4.27 和 8.61；每日吸烟 < 20 支者和 ≥ 20 支者，肺癌死亡率与非吸烟者的肺癌死亡率之比分别为 6.14 和 10.73。长期大量吸烟会显著增加肺癌发生的风险，通过限制吸烟、戒烟等方式保护人们的健康，降低肺癌发生的风险是非常必要的。

（二）环境烟草烟雾

环境烟草烟雾（environmental tobacco smoke, ETS）指环境中由吸烟者呼出的烟雾及烟草燃烧释放的烟雾所形成的混合烟雾，即二手烟。二手烟含有焦油、氨、尼古丁、悬浮微粒、PM2.5、钋 -210、NNK 等有害化学物质，是危害最广泛、最严重的室内空气污染源，是非吸烟者肺癌发生的主要原因之一，严重危害人们的身体健康。

Kim 等[10] 研究发现，与未接触二手烟的人群相比，二手烟暴露者肺癌的发生风险增加，且随着暴露时间的延长，肺癌发生风险也呈上升趋势。Nyberg 等[11] 对 133 835 名配偶吸烟的非吸烟者与 154 000 名配偶不吸烟的非吸烟者进行了前瞻性的比较评估，结果发现，配偶吸烟的妇女患肺癌的相对风险增加了 20%，妻子吸烟的非吸烟男性患肺癌的相对风险亦增加了 10%。Sheng 等[12]通过分析以中国人群为研究对象的 20 项研究，发现工作场所二手烟暴露者患肺癌的风险为无暴露者的 1.78 倍，家庭二手烟暴露者患肺癌的风险为无暴露者的 1.53 倍。

（三）空气污染

随着全球工业化的快速发展，空气污染已经成为一个世界性问题。国际癌症研究机构指出，人类癌症风险的增加与空气污染的暴露有关，长期暴露于工厂废气、汽车尾气、烹饪油烟、室内甲醛等污染空气中，会增加患肺癌和呼吸系统疾病的风险。

有研究显示，汽车尾气中含有一氧化碳、一氧化氮和二氧化氮等致癌物，气态一氧化氮浓度与肺腺癌之间存在剂量反应关系，一氧化氮浓度越高，患肺腺癌的风险越大[13]。Pope 等[14]研究发现，细颗粒物和硫氧化物相关的污染是肺癌死亡的重要环境风险因素，空气污染中细颗粒物每升高 $10\ \mu g/m^3$，心肺和肺癌的死亡风险分别增加 6% 和 8%。Radziszewska 等[15]研究发现，长期暴露于室内油烟的女性与不常接触油烟的女性相比，其罹患肺癌的危险性增加 7 倍。有研究发现，厨房油烟污染暴露与女性肺癌发病风险存在剂量效应关系，随着厨房内油烟雾的暴露程度加重，非吸烟女性肺癌发病的危险性增加，每日厨房油烟接触时间越长，肺癌发生危险性越高，接触厨房油烟大于 30 min/d 的女性较接触厨房油烟少于 5 min/d 的女性肺癌发生危险性增加[16]。

（四）慢性肺部疾病

慢性肺部疾病可能与肺癌的发生密切相关，如慢性阻塞性肺疾病（chronic obstructive pulmonary diseases, COPD）、肺结核、慢性支气管炎、硅肺、尘肺等。慢性肺部疾病的患者伴发肺癌的风险明显高于健康人群，可能是由于长期的慢性肺部疾病引起的炎症刺激和组织病变，刺激细胞分化和增殖导致肺部癌变。

有研究显示，COPD 是肺癌发生的重要独立危险因素，以肺气肿为主和以非肺气肿为主的 COPD 均显著增加患者患肺癌的风险，且以肺气肿为主的 COPD 患者更易患肺鳞癌和小细胞肺癌（small cell lung carcinoma, SCLC）[17]。Yu 等[18]研究发现，结核病患者患肺癌的风险增加，当肺结核患者合并 COPD 或其他与吸烟有关的癌症时，患者患肺癌的风险会进一步增加。Littman 等[19]对 17 698 例研究对象进行的前瞻性队列研究发现，慢性支气管炎或肺气肿可使患者肺癌发生的风险性增加。Denholm 等[20]通过汇总欧洲与加拿大的 7 项病例对照研究，发现慢性支气管炎 / 肺气肿与肺癌的发生呈正相关。

（五）职业因素

在工作环境中长期接触致癌物，经过较长的潜伏期而患某种特定肿瘤，称为职业性肿瘤。职业因素也是肺癌的重要致病因素之一，国际癌症研究机构已经确定 12 种职业接触因素对人类肺部的致癌性，这 12 种接触因素包括：石棉、砷、铍、镉、镍、氡、六价铬、铝生产、双氯甲基醚、焦炭和煤的燃烧产物、二氧化硅、烟尘。

王治明等[21]采用队列研究发现，不接触石棉的吸烟者的肺癌 RR 值为 2.6，不吸烟的石棉接触者的肺癌 RR 值为 12.2，而接触石棉的吸烟者的肺癌 RR 值高达 32.1，吸烟和石棉暴露的协同指数为 2.2。Deng 等[22]通过分析 1985 年至 2016 年的 47 项队列研究探讨六价铬与癌症之间的关系，结果表明六价铬暴露可增加 28.0% 的肺癌发病风险和 31.0% 的肺癌死亡风险。Chen 等[23]通过比较 2000 年至 2015 年 3 项职业队列研究和 3 项病例对照研究的数据分析镉暴露与肺癌的关系，结果显示接触镉者患肺癌的风险是未接触镉者的 1.21 倍。目前，我国的职业防护体制及措施尚不完善，劳动者的防护措施及保护力度仍然欠缺，这将导致处于煤矿、加工产业、建筑业等职业的劳动者有更高的肺癌发生风险。

（六）遗传因素

肺癌是由多基因和环境因素相互作用的结果，目前尚未有明确的显性遗传和隐性遗传的区别，但有家族遗传倾向。当个体的一级亲属患有肺癌时，其患肺癌的风险明显增加，而且肺癌的家族遗传性在女性中表现得更明显。

Cannon-Albright 等[24]通过对 5048 例肺癌患者的家族进行研究，发现一级亲属患有肺癌的个体发生肺癌的风险会增加，而且每增加一个肺癌一级亲属，个体患肺癌的风险越高，是一级亲属无肺癌个体的 2.57 倍到 4.24 倍。赫捷等[25]分析 1963 年至 2020 年国内外发表的 43 项有关肺癌家族聚集性的研究发现，与一级亲属无肺癌个体相比，一级亲属有肺癌个体患肺癌的风险增加了 86.0%。Hu 等[26]在中国人群全基因组关联分析（genome wide association study, GWAS）研究中证实 5p15 和 3q28 为肺癌易感位点，并且发现 rs753955、rs17728461 和 rs36600 三个新的遗传位点分别使肺癌发生的风险增加 18.0%、20.0% 和 29.0%。

（七）其他

饮食习惯与肺癌的发生有一定的相关性，健康的饮食模式可降低肺癌发生的风险[27]。Li 等[28]通过分析中国香港 1052 名男性肺癌患者的饮食习惯，发现经常食用腌制或油炸食品的男性发生肺癌的风险是偶尔食用者的 1.2 倍。詹超英等[29]研究饮食与肺癌发病的相互关系时发现，喜欢咸食、甜食、腌制食品、煎炸、烟熏或烧烤食品、维生素及胡萝卜素摄入少、少食水果和饮酒是肺癌发病的危险因素。

激素水平、精神因素、营养不良、病毒感染等亦可能与肺癌的发生息息相关。大量研究显示，高水平雌激素会影响正常肺组织的分化和成熟，并刺激肺部肿瘤的生长，可能是因为雌二醇可促进肺癌细胞及正常肺组织增殖，雌激素诱导多种原癌基因活化，抑制抑癌基因（如 p53、Rb）激活，增加肿瘤血管内皮生长因子表达，从而促进肿瘤血管生成。宋欢等[30]对 404 名纳入原发性肺癌的患者进行研究，分析精神心理因素对肺癌发病的影响，结果显示工作强度大、睡眠质量差、性格急躁、缺乏解压途径是肺癌的主要独立危险因素，精神心理因素可能已成为肺癌重要的致病因素。

第三节　肺癌的预防

2020 年 IARC 数据显示肺癌是全球第二常见的恶性肿瘤，也是全球癌症死亡的主要原因，通过肺癌预防减少肺癌的发病率和死亡率是维护人们生命健康的重中之重。肺癌的发生、发展是一个循序渐进的过程，多基因的共同作用及环境中多种危险因素使肺癌的预防更加复杂化。下面通过三级预防策略对肺癌的预防进行简述。

一、肺癌的一级预防

肺癌的一级预防即病因预防，主要针对致病因子或危险因素采取措施，是预防肺癌发生的根本措施，其中吸烟的控制至关重要。由于肺癌早期无明显临床特征，发现时肺癌常常已进展到晚期，以至于约 2/3 的患者失去了接受根治性手术的机会，因此需更加重视肺癌的一级预防，防患于未然。

（一）控制吸烟

吸烟是引发肺癌最重要的危险因素，全球约有 2/3 的肺癌死亡可归因于吸烟，控制吸烟是肺癌一级预防的关键。我国是世界上最大的烟草生产国，也是世界上最大的烟草消费国，每年有 100 多万人死于与烟草相关的疾病。如果不采取干预措施戒烟或控制吸烟，肺癌等烟草相关疾病的发病率在未来几十年内可能还会继续上升。

2006 年至 2013 年福建的一项回顾性研究显示，68.04% 男性肺癌的发生可归因于吸烟，26.51% 非吸烟者肺癌的发生可归因于被动吸烟，工作环境被动吸烟的男性非吸烟者患肺癌的调整比值比（odds ratio, OR）为 2.221（95%CI：1.361~3.625），家庭环境被动吸烟的女性非吸烟者患肺癌的调整 OR 为 1.804（95%CI：1.270~2.562），通过戒烟，个体患肺癌的危险性明显降低[31]。通过有效地控制吸烟，可以很大程度上减少肺癌的发生，因此应持续加大控烟的宣传力度，加强控烟立法，重视对青少年的健康教育，努力创造一个无烟环境，减少对被动吸烟者的损害。

（二）减少致癌物的接触

空气污染和职业因素也是肺癌的重要危险因素。空气污染包括室内小环境污染和室外大环境污染，如室内烟草烟雾、燃料燃烧、烹饪油烟、汽车尾气、工业废气等，空气中致癌物的长期吸入会明显提高肺癌发生的风险。职业因素包括石棉、氡气、煤烟、焦油和石油中的多环芳烃、烟草的加热物等，职业工作中致癌物的接触亦增加肺癌发生的风险。有效地控制空气污染和提高职业防护，可减少个体与致癌物的接触，降低肺癌发生的风险。

（三）化学预防

化学预防是 1976 年由 Sporn 等人提出的术语，是通过使用特定的天然或非天然制剂、饮食或药物，防止引发癌变的 DNA 损伤或阻止恶性肿瘤前期细胞的发展来干扰癌细胞的发展[32]。肺癌的化学预防主要针对肺癌高风险人群。目前化学预防物质研究较多的有 β-胡萝卜素、维生素 A、维生素 E 等。虽然化学预防已经在乳腺癌（他莫司汀）和前列腺癌（非那雄胺）预防中取得了一些成绩，但还没有任何药物被确认为对肺癌有有效的化学预防作用。

有研究表明，在高危人群中使用大剂量 β-胡萝卜素（＞20 mg/d）进行肺癌化学预防会增加其患肺癌的风险，原因可能是吸烟改变了 β-胡萝卜素的抗氧化活性，使其由抗氧化剂变成促氧化剂[33]。1992 年至 2004 年的一项 39 876 例的 45 岁左右女性的临床研究显示，经过维生素 E 干预后，其罹患癌症的风险与安慰剂组相比无明显差异。目前正在进行的化学预防试验物质包括环氧酶抑制剂、前列环素类似物、白三烯调节剂、绿茶和西兰花芽提取物等。在这些化学预防剂被证明是有效的之前，戒烟和控制吸烟是肺癌预防的主要措施。

（四）合理的锻炼

合理的体育锻炼可能降低肺癌发生的风险。Liu 等[34]通过对 20 项体育活动与肺癌关系的队列研究进行 Meta 分析，结果显示，体育活动可能是肺癌的保护因素，高活动水平的肺癌发病风险与低活动水平组相比降低 17.0%。Brenner 等[35]通过 2015 年之前发表的 28 项体育活动与肺癌风险相关研究进行 Meta 分析，结果表明，所有肺癌亚型患者的体育活动与肺癌风险均呈负相关,规律的体育活动可能降低肺癌发生的风险。Schmid 等[36]通过对 2015 年之前的 18 项体育活动与肺癌关系队列研究进行 Meta 分析,发现高活动水平者患肺癌的风险相对于低活动水平者降低 13.0%,其中对于高活动水平的曾经吸烟者和现在吸烟者,其肺癌发病风险可分别降低 32.0% 和 20.0%。在非吸烟者中,体力活动与肺癌发生的风险无关,但在曾经吸烟者和现在吸烟者中,体力活动程度与肺癌发生风险呈负相关。

二、 肺癌的二级预防

二级预防又称三早预防,即早发现、早诊断、早治疗,是在肺癌早期或癌前病变阶段通过定期检查发现,早期诊断其性质,控制病程进展。我国肺癌发病率高、五年生存率低,与筛查不到位、早期治疗机会少密切相关。

肺癌的发展是一个缓慢的过程,需要定期进行检查,如胸部 X 线检查、低剂量螺旋 CT(low-dose computed tomography,LDCT)、痰细胞学检查、基因诊断等。通过早期发现肺癌或肺癌的潜在风险,进行早期干预,特别是肺癌的高危人群,需作为定期普查的重点对象,应实施动态监测,提高早期诊断能力。目前,肺癌高风险人群应符合以下条件之一[25]:①吸烟,吸烟包年数 ≥ 30,包括曾经吸烟包年数 ≥ 30(吸烟包年数 = 每天吸烟的包数 × 吸烟年数),但戒烟不足 15 年;②被动吸烟,与吸烟者共同生活或同室工作 ≥ 20 年;③患有 COPD;④有职业暴露史(暴露于石棉、氡、铍、铬、镉、镍、硅、煤烟和煤烟尘等)至少 1 年;⑤有一级亲属(指父母、子女及兄弟姐妹)确诊肺癌。

目前全球发表的肺癌筛查指南或共识中,均推荐采用 LDCT 作为筛查手段。大量研究显示,LDCT 能明显提高肺癌的检出率,尤其是 I 期肺癌,同时降低肺癌相关的死亡率[37]。美国国立肺筛查试验(national lung screening trial, NLST)研究显示,LDCT 组筛查阳性人群中 63.0% 的患者处于肺癌 I 期,而胸部 X 线检查阳性者中有 47.6% 的患者处于肺癌 I 期,且 LDCT 组的肺癌死亡率较 X 线组降低 20.0%[38]。通过戒烟与年度性 LDCT 筛查可增加肺癌预防的成效,但肺癌 LDCT 筛查存在辐射的危害,对于肺癌发病危险较低的个体,应该权衡利弊。

三、 肺癌的三级预防

肺癌的三级预防即临床治疗,主要目的是通过有效的综合治疗,防止病情恶化,减少复发和并发症,防止肿瘤转移和伤残,减轻患者疼痛,提高其生存质量,延长其生存期,为患者提供精神和心理上的支持。

肺癌的临床治疗根据肺癌的分期不同而变化。早期肺癌首选外科手术,根治性手术是目前唯一有可能使肺癌患者获得治愈的治疗方式。中晚期患者多采取综合治疗模式，即根据患者的机体状况、肿瘤细胞学、病理学类型和侵袭范围（临床分期），有计划地应用手术、化疗、放疗和生物靶向等治疗手段，以期达到根治或最大程度控制肿瘤、提高治愈率、改善患者生存质量、延长生存期的目的。大多数肺癌发现时已处于晚期，故肺癌的预后往往不佳[39]。

四、总结

肺癌的防治绝非易事，应从病因预防、三早预防和临床治疗三方面着手，形成有效的预防体系。随着肺癌预防知识的普及、国家对公共场所禁止吸烟的立法和政府通过降低工业能耗和粉尘来改善空气污染的措施等策略的实施，未来我国肺癌的预防体系将会进一步完善，肺癌的发病率和死亡率将降低。

参考文献

［1］SUNG H, FERLAY J, SIEGEL R L, et al. Global cancer statistics 2020: GLOBOCAN estimates of incidence and mortality worldwide for 36 cancers in 185 countries［J］. CA: A Cancer Journal for Clinicians, 2021, 71（3）: 209-249.

［2］BEASLEY M B, BRAMBILLA E, TRAVIS W D. The 2004 World Health Organization classification of lung tumors［J］. Seminars in Roentgenology, 2005, 40（2）.

［3］郑荣寿，孙可欣，张思维，等.2015年中国恶性肿瘤流行情况分析［J］.中华肿瘤杂志，2019，41（1）: 19-28.

［4］王成弟，陈勃江，宋璐佳，等.23 228例肺癌患者临床流行病学及病理特征趋势分析［J］.华西医学，2020，35（7）:813-820.

［5］TORRE L A, SIEGEL R L, JEMAL A. Lung cancer statistics［J］. Advances in Experimental Medicine and Biology, 2016, 893: 1-93.

［6］韩仁强，郑荣寿，张思维，等.1989年—2008年中国肺癌发病性别、城乡差异及平均年龄趋势分析［J］.中国肺癌杂志，2013（9）:445-451.

［7］朱文，周清华.肺癌病因学和遗传易感性研究进展［J］.中国肺癌杂志，2005，8（5）:385-389.

［8］JEMAL A, BRAY F, CENTER M M, et al. Global cancer statistics［J］. CA: A Cancer Journal for Clinicians, 2011（62）: 60-69.

［9］ORDONEZ-MENA J M, SCHOTTKER B, MONS U, et al. Quantification of the smokingassociated cancer risk with rate advancement periods: meta-analysis of individual participant data from cohorts of the CHANCES consortium［J］. BMC Medicine, 2016, 14:62.

［10］KIM C H, LEE Y C, HUNG R J, et al. Exposure to secondhand tobacco smoke and lung cancer by histological type: a pooled analysis of the International Lung Cancer Consortium（ILCCO）［J］. International Journal of Cancer, 2014, 135（8）:1918–1930.

［11］HACKSHAW A K, LAW M R, WALD N J. Accumulated evidence on lung cancer and environmental tobacco smoke［J］. BMJ, 1998, 317（7154）:347–348.

［12］SHENG L, TU J W, TIAN J H, et al. A meta-analysis of the relationship between environmental tobacco smoke and lung cancer risk of nonsmoker in China［J］. Medicine（Baltimore）, 2018, 97（28）:e11389.

［13］RAASCHOU-NIELSEN O, BAK H, SORENSEN M, et al. Air pollution from traffic and risk for lung cancer in three Danish cohorts［J］. Cancer Epidemiology, Biomarkers & Prevention, 2010, 19（5）:1284–1291.

［14］POPE C R, BURNETT R T, THUN M J, et al. Lung cancer, cardiopulmonary mortality, and long-term exposure to fine particulate air pollution［J］. JAMA, 2002, 287（9）:1132–1141.

［15］RADZISZEWSKA A, KARCZMAREK-BOROWSKA B, GRADALSKA-LAMPART M, et al. Epidemiology, prevention and risk morbidity factors for lung cancer［J］. Pol Merkur Lekarski, 2015, 38（224）:113–118.

［16］刘小芹, 钱梦华, 邹弘, 等. 非吸烟女性肺癌危险因素病例对照研究［J］. 中国初级卫生保健, 2010, 24（9）:64–65.

［17］WANG W, XIE M, DOU S, et al. The link between chronic obstructive pulmonary disease phenotypes and histological subtypes of lung cancer: a case-control study［J］. International Journal of Chronic Obstructive Pulmonary Disease, 2018, 13:1167–1175.

［18］YU Y H, LIAO C C, HSU W H, et al. Increased lung cancer risk among patients with pulmonary tuberculosis: a population cohort study［J］. Journal of Thoracic Oncology, 2011, 6（1）:32–37.

［19］LITTMAN A J, THORNQUIST M D, WHITE E, et al. Prior lung disease and risk of lung cancer in a large prospective study［J］. Cancer Causes Control, 2004, 15（8）:819–827.

［20］DENHOLM R, SCHUZ J, STRAIF K, et al. Is previous respiratory disease a risk factor for lung cancer?［J］.American Journal of Respiratory and Critical Care Medicine, 2014, 190（5）:549–559.

［21］王治明, 王绵珍, 兰亚佳. 温石棉与肺癌:二十七年追踪研究［J］. 中华劳动卫生职业病杂志, 2001, 19（2）:105–107.

［22］DENG Y, WANG M, TIAN T, et al. The effect of hexavalent chromium on the incidence and mortality of human cancers: a Meta-analysis based on published epidemiological cohort studies［J］.

Frontiers in Oncology, 2019, 9:24.

［23］CHEN C, XUN P, NISHIJO M, et al. Cadmium exposure and risk of lung cancer: a Meta-analysis of cohort and case-control studies among general and occupational populations［J］. Journal of Exposure Science and Environmental Epidemiology, 2016, 26（5）:437-444.

［24］CANNON-ALBRIGHT L A, CARR S R, AKERLEY W. Population-based relative risks for lung cancer based on complete family history of lung cancer［J］. Journal of Thoracic Oncology, 2019, 14（7）:1184-1191.

［25］赫捷，李霓，陈万青，等. 中国肺癌筛查与早诊早治指南（2021,北京）［J］. 中华肿瘤杂志，2021, 43（3）:243-268.

［26］HU Z, WU C, SHI Y, et al. A genome-wide association study identifies two new lung cancer susceptibility loci at 13q12.12 and 22q12.2 in Han Chinese［J］. Nature Genetics, 2011, 43（8）:792-796.

［27］SUN Y, LI Z, LI J, et al. A healthy dietary pattern reduces lung cancer risk: a systematic review and Meta-analysis［J］. Nutrients, 2016, 8（3）:134.

［28］LI W, TSE L A, AU J S, et al. Prognostic value of alcohol consumption and some other dietary habits for survival in a cohort of Chinese men with lung cancer［J］. Chinese Journal of Cancer, 2017, 36（1）:21.

［29］詹超英，周盛荣，庄坤东，等. 饮食与肺癌关系的 Meta 分析［J］. 中国肿瘤，2016, 25（9）:734-741.

［30］宋欢，蒋婷婷，严丽波，等. 精神心理因素对肺癌发病影响的研究［J］. 现代预防医学，2011, 38（2）:294-297.

［31］刘志强，何斐，蔡琳. 吸烟、被动吸烟与肺癌发病风险的病例对照研究［J］. 中华疾病控制杂志，2015, 19（2）:145-149.

［32］DRAGNEV K H, STOVER D, DMITROVSKY E. Lung cancer prevention: the guidelines［J］. Chest, 2003, 123（1 Suppl）:60S-71S.

［33］BLUMBERG J, BLOCK G. The alpha-tocopherol, beta-carotene cancer prevention study in Finland［J］. Nutrition Reviews, 1994, 52（7）:242-245.

［34］LIU Y, LI Y, BAI Y P, et al. Association between physical activity and lower risk of lung cancer: a Meta-analysis of cohort studies［J］. Frontiers in Oncology, 2019, 9:5.

［35］BRENNER D R, YANNITSOS D H, FARRIS M S, et al. Leisure-time physical activity and lung cancer risk: a systematic review and meta-analysis［J］. Lung Cancer, 2016, 95:17-27.

［36］SCHMID D, RICCI C, BEHRENS G, et al. Does smoking influence the physical activity and lung cancer relation? A systematic review and Meta-analysis［J］. European Journal of Epidemiology, 2016, 31（12）:1173-1190.

［37］DE KONING H J, VAN DER AALST C M, DE JONG P A, et al. Reduced lung-cancer mortality with volume CT screening in a randomized trial ［J］. The New England Journal of Medicine, 2020, 382 （6）:503-513.

［38］ABERLE D R, ADAMS A M, BERG C D, et al. Reduced lung-cancer mortality with low-dose computed tomographic screening ［J］. The New England Journal of Medicine, 2011, 365（5）:395-409.

［39］RIDGE C A, MCERLEAN A M, GINSBERG M S. Epidemiology of lung cancer ［J］. Seminars in Interventional Radiology, 2013, 30（2）:93-98.

第二章　肺癌的临床表现

肺癌是我国发病率和死亡率最高的恶性肿瘤。我国国家癌症中心 2019 年发布的统计数据显示，肺癌的发病率和死亡率均居于恶性肿瘤首位，其年新发患者数和死亡人数分别为 78.7 万和 63.1 万[1]。在肺癌中，非小细胞肺癌（non-small cell lung carcinoma, NSCLC）占 85% 左右，是导致肺癌发病和死亡的主要病理类型[2]。

肺癌的临床表现差异很大，因其发展过程和肿瘤部位、大小以及对支气管影响的不同而不同。近年来，高分辨计算机断层扫描（computed tomography, CT）广泛应用于肺癌的筛查和诊断，大量早期肺癌被发现。由于肺内缺乏痛觉神经分布，并且双肺有较强的呼吸储备功能，因此肺癌患者早期通常没有任何症状，周围型早期肺癌患者更是缺乏临床表现。

大约 1/5 的 NSCLC 患者被诊断时没有任何临床症状，这些患者常处于早期阶段[3]。绝大部分有症状的肺癌患者已经到了中晚期。部分症状由原发性肿瘤局部损害引起，部分由肿瘤局部侵犯或远处转移或副肿瘤综合征引起（表 2-1）[4]。

表 2-1　NSCLC 患者被诊断时的症状或体征的出现率

症状或体征	诊断时出现率 / %
咳嗽	45~75
体重下降	20~70
呼吸困难	40~60
胸痛	30~45
咯血	25~35
骨痛	6~25
疲乏	0~20
吞咽困难	0~2
哮鸣音及喘鸣	0~2
无症状	2~5

小细胞肺癌（SCLC）患者的临床表现往往开始于新的或发生变化的肺源性症状。几乎所有的 SCLC 患者都有症状，较少（小于 10%）患者在出现临床症状前确诊[5]。因为它倾向于很早期就发生转移，所以 SCLC 很难在早期被发现。表 2-2 列出了各种症状或体征的发生率[6]。

表 2-2　SCLC 患者就诊时的症状或体征的发生率

症状或体征	发生率 / %	症状或体征	发生率 / %
胸痛	20~49	声音嘶哑	2~18
厌食	18~33	体重下降	0~68
上腔静脉综合征	10~15	虚弱	0~42
咳嗽	8~75	杵状指	0~20
咯血	6~35	发热	0~20
骨痛	6~25	吞咽困难	0~2
呼吸困难	3~60	哮鸣音 / 喘鸣	0~2

第一节　原发性肿瘤的局部表现

一、咳嗽

咳嗽是肺癌最常见的症状，约 8%~75% 的肺癌患者会出现咳嗽的症状，而最终几乎所有未治愈的患者都有咳嗽症状。然而，绝大多数的咳嗽并非是由肺癌引起的。在荷兰，对 11 000 例超过 10 年的慢性咳嗽者的病因调查研究发现，肺癌被排除在 20 个最主要的引起咳嗽的原因之外，仅仅 3% 的咳嗽跟肺癌相关[6]。肺癌患者咳嗽与许多因素有关，包括中央型肺癌、阻塞性肺炎、多发淋巴结转移、胸腔积液等，主要表现为刺激性干咳，当并发肺部感染时可以出现脓性痰液，痰量也较前增多。

慢性阻塞性肺疾病患者常有慢性咳嗽表现，很多吸烟患者也有慢性咳嗽表现，当他们并发肺癌时常被漏诊或误诊，如果出现咳嗽性状改变，或出现咳嗽症状急性加重且药物治疗无效，或同一部位反复发生感染，就应当引起重视，至少应行胸部 X 线或 CT 检查。对于并不与发热或上呼吸道感染相关的咳嗽，或持续时间超过 1 周的咳嗽，影像学检查尤为必要。

二、咯血

咯血是肺癌最具特征性的症状，也是最容易引起重视的症状。咯血与肿瘤坏死空洞形成或肿瘤局部侵蚀血管有关。中央型肺癌常常表现为咳嗽伴有咯血。肺癌患者咯血程度轻重不一，多数表现为痰中带血丝。如果咯血症状持续存在或反复发生，特别是有吸烟史的患者，肺癌的可能性很大。大部分咯血的肺癌患者胸部 X 线有异常表现，但仍有 5%~10% 胸部 X 线正常的患者通过气管镜发现气管、支气管肿瘤性病变[6]。

咯血量可为少量，但也可能是致命性出血。这类患者首先要保持气道通畅，故首要的治疗措施是进行气管插管或紧急气管切开，充分吸出气道及肺泡内的血液。气管镜可用于明确出血部位及诊断，亦可进行镜下治疗，包括可滴入缩血管药物，还可以进行球囊封堵止血。

三、胸痛

胸部疼痛或不适是肺癌的常见症状，主要表现为胸部慢性持续性钝性疼痛，因肺实质中无痛觉神经分布，故这种不明成因的疼痛常常为非特异性疼痛。绝大多数肺癌引起的胸痛是由于肿瘤侵犯壁胸膜和胸壁引起，这种疼痛程度更严重，范围更局限。有的患者因肺门和纵隔淋巴结肿大或心包受侵出现胸骨后疼痛。胸痛也可能与一些非肿瘤因素有关，如心绞痛、主动脉夹层、食管疾病等，一些患者在行急性胸痛检查时发现肺部病变而被诊断为肺癌。

四、肺炎

肺炎也是肺癌患者的常见症状。患者可能没有肺炎的典型症状，如高热、胸膜刺激性胸痛、咳嗽和呼吸困难，仅仅有一些全身症状如疲乏等。反复发作或难治性肺炎常与阻塞性肺炎有关，胸部 X 线或胸部 CT 检查可能会发现肺实变或肺不张。

五、呼吸困难

呼吸困难是肺癌患者的主要常见症状之一，发生率可达50%[3]。大多由于大量的气道分泌物、频繁咳嗽、主气道梗阻引起，也可由于胸腔积液、心包积液、肺动脉栓塞、转移肿大的淋巴结或肿瘤压迫肺血管引起。有疼痛和焦虑症状的患者出现呼吸困难的概率更高。

对于呼吸困难的处理，需要及时发现和治疗引起呼吸困难的病因。需要注意的是，肿瘤并不总是直接引起呼吸困难的主要原因。原发性肿瘤直接引起真正的缺氧的可能性较小，肺癌出现气短需要鉴别是否合并潜在的病因，如合并慢性阻塞性肺疾病、肺栓塞、充血性心力衰竭、肺炎、气胸、心肌梗死等。

六、气道梗阻

NSCLC 患者气道梗阻的发生率较低，但常是致死性症状，容易被误诊为哮喘或慢性阻塞性肺疾病。起病较缓，持续进展，主要表现为进行性加重的气喘，可以闻及吸气性喘鸣音。呼气流量峰值（peak expiratory flow，PEF）相对于第 1 秒用力呼气容积（forced expiratory volume in one second，FEV_1）不成比例地减少，FEV_1/PEF 大于 10，常表明将产生上呼吸道梗阻。

SCLC 通常表现为巨大的中央型肺占位，常伴有支气管梗阻症状，患者气道梗阻可能导致肺不张和（或）肺炎，至少 50% 的患者就诊时有这些症状，其余患者迟早也会出现。

第二节　胸内局部晚期肿瘤的肺外表现

肺癌胸内转移主要由肺肿瘤本身直接侵犯或通过淋巴或血行转移引起，胸腔内任何脏器都可被侵犯而出现相应的临床症状。

一、声音嘶哑

喉返神经麻痹可由 Pancoast 肿瘤引起，但大多由左侧肺门部转移淋巴结压迫或侵犯喉返神经引起。左侧喉返神经发自左侧迷走神经，勾绕主动脉弓，向上沿气管食管沟至喉腔，支配喉部肌肉。由于双侧喉返神经的解剖位置差异，左侧喉返神经相对容易受到主肺动脉窗转移的淋巴结压迫或侵犯引起左侧声带麻痹。一侧声带麻痹引起声音嘶哑，喉镜或气管镜下表现为患侧声带内收固定，在肺癌中的发生率为 2%~18%。双侧声带麻痹会出现失声和引起喘鸣，一般都有不同程度的呼吸困难。

除了声音嘶哑外，声带麻痹还能引起声音改变、误吸、呼吸困难和（或）吞咽困难。随着肺癌治疗的进展，有些患者的声音嘶哑症状可以有所好转，但大部分患者由于治疗无效或出现了不可逆的神经损伤，症状无法改善。

二、上腔静脉综合征

上腔静脉综合征（superior vena cava syndrome，SVCS）是肺癌相对常见的并发症，也是最严重的并发症之一。SVCS 发生在 10%~15% 的 SCLC 患者中，比 NSCLC 常见。在美国，约 80% 的 SVCS 最终被确诊为肺癌[4]。SVCS 由右上肺肿瘤、上纵隔右侧气管旁转移肿大淋巴结压迫或直接侵犯上腔静脉引起，主要表现为头痛、视物模糊、弯腰时面部肿胀感，气管受压迫还会出现胸闷气促。查体发现面部肿胀、水肿，颈静脉扩张，上胸部、上肢、侧胸部及腹部侧支静脉扩张。症状的范围及严重程度与梗阻进展的速度和侧支循环建立的范围、速度有关，症状和体征可在数周内迅速进展，除非侧支循环很快形成，否则会很快死亡。

三、心包积液

中央型肺癌也可能侵犯心包、心肌、肺动静脉，尸检中发现高达 15% 的肺癌患者的心脏受侵。心脏受侵主要表现为心包积液，但很少出现心包填塞[7]。心包积液的首发症状通常是呼吸困难和端坐呼吸。心包受侵犯也可表现为顽固性室上性心律失常，主要是房颤，药物常不能缓解。心包积液相关的其他症状和体征还包括焦虑、胸骨后胸闷胀、颈静脉扩张和肝大。心包积液压迫心室时可能产生明显的临床症状，立即处理心包积液可以预防心脏压塞等危及生命的后果。

四、膈神经麻痹

膈神经发自第 3、4、5 颈丛神经根，从胸廓上口经肺根前方在纵隔胸膜与心包间下行达膈，在这条径路上的任何一处受到肺癌侵犯均会引起患侧膈肌瘫痪，表现为膈肌抬高，腹式呼吸减弱或消失，严重时可出现窒息。少部分膈神经受刺激出现呃逆。肺癌引起膈神经麻痹的主要原因是纵隔转移淋巴结侵犯膈神经。由于左侧膈神经更靠近主-肺动脉窗淋巴结，因此左侧膈神经比右侧更容易受到侵犯。也由于左侧膈神经靠近左侧喉返神经，因此左侧膈肌麻痹与声音嘶哑常常共同出现。

五、胸腔积液

胸膜转移由周围性肺癌直接侵犯或肿瘤血行转移形成，壁胸膜的痛觉神经纤维能够感受到肿瘤的入侵并产生胸膜痛，主要表现为严重的钝痛，一般非甾体抗炎药难以控制，常常疼痛难以忍受，尤其是夜间。进一步发展会出现胸腔积液，大约 10% 的胸腔积液患者在数周或数月内进展到大量胸腔积液，出现呼吸困难，这也是肺癌发生呼吸困难的另一个重要原因[8]。

恶性胸腔积液在肺癌患者中的出现率约为 20%[8]。SCLC 出现恶性胸腔积液的概率与 NSCLC 相当，但低于肺腺癌亚型。

六、吞咽困难

吞咽困难主要是由于中段食管受到隆突下肿大淋巴结或气管肿瘤直接压迫引起，早期表现为进食干硬食物时吞咽困难，后出现进食半流质甚至流质食物时发生梗阻。尽管巨大纵隔淋巴结相当常见，但吞咽困难却不常见。另一种可能的原因是喉返神经损伤导致食管功能障碍，这一症状常合并误吸。虽然针对纵隔肿大淋巴结的放疗可能会改善吞咽困难，但放射性食管炎也可能导致急性吞咽痛和吞咽困难，部分患者由于食管狭窄导致慢性吞咽困难。

七、Pancoast 综合征

Pancoast 综合征是指肺尖部肿瘤侵犯邻近组织而引起的肩部和上胸壁疼痛。Pancoast 综合征可能伴发霍纳综合征（Horner syndrome）、臂丛功能障碍和反射性交感神经营养不良综合征。胸痛是由于直接侵犯胸壁第 1、2 肋引起的，有些可能是侵犯上胸椎体和横突引起的，如侵犯椎间孔，还可引起相应神经压迫症状。霍纳综合征是由胸部肿瘤或 Pancoast 肿瘤直接侵犯颈上交感神经节引起的，表现为患侧上睑下垂、瞳孔缩小、眼球内陷、面部少汗或无汗。当上交感神经链被破坏时，出现同侧上肢自主神经支配丧失，从而出现反射性交感神经营养不良，表现为血管张力调节缺失所致的疼痛和水肿。臂丛神经和来自 C_8、T_1 和 T_2 的神经位于肺尖后方，容易受到 Pancoast 肿瘤的直接侵犯，早期主要表现为患侧颈肩部疼痛，随着疾病进展，逐渐出现手、前臂和上臂肌无力、肌萎缩和感觉异常。手部肌肉萎缩、无力对患者影响较为明显，是容易引起重视的临床征象。

八、淋巴转移

肿瘤可通过淋巴转移，其特点是与进行性浸润相应的进行性加重的呼吸困难、咳嗽和低氧，也可能会有发热。高分辨 CT 可能发现一些淋巴转移的特征性改变。

第三节　胸腔外转移的临床表现

肺癌可出现胸外脏器转移并产生相应症状与体征。肺癌好发转移部位有锁骨上淋巴结、肝脏、肾上腺、骨、脑。SCLC 能很快发生转移，很少的患者能在局部和远处转移前被早期诊断，近 2/3 的 SCLC 在诊断时已有全身转移。

一、脑转移

肺癌是脑转移的最常见原因。脑转移的表现各异，主要与转移的部位和相关水肿程度相关，可表现为头痛、恶心、呕吐、乏力、癫痫发作、精神错乱、视觉障碍和共济失调。软脑膜癌转移患者预后很差，可表现为脑神经麻痹，也有相似的神经症状、神志改变和脑膜刺激征，包括颈项强直和畏光。磁共振成像（magnetic resonance imaging, MRI）是诊断脑转移的金标准，比 CT 扫描更加敏感。MRI 同样适用于诊断软脑膜受累。

二、骨转移

任何部位的骨骼都可出现肺癌骨转移，但主要为中轴骨和近端长骨，表现为严重的骨痛，常常需要服用阿片类镇痛药物加非甾体抗炎药止痛。肋骨也是肺癌转移的主要部位，会产生胸膜痛。肺癌转移到脊柱可产生脊髓压迫，出现下肢无力、感觉异常、尿潴留、便秘，严重的会出现瘫痪等残疾表现，症状出现得往往较隐匿，脊髓受压迫前 4 个月就出现背部疼痛，平卧位会加重疼痛，这区别于一般的关节退变性病变。

对于肺癌，正电子发射体层成像（positron emission tomography, PET）和放射性核素骨扫描有相似的敏感性，但是特异性稍差，因此，PET 扫描没有异常并且没有骨转移症状和体征的患者不需要再进行骨扫描检查[9]。

三、肝转移

肺癌肝转移患者可出现右上腹疼痛，疼痛程度与肿瘤增大对肝脏包膜扩张的牵拉程度相关，疼痛常可通过口服非甾体抗炎药缓解。转移瘤可阻塞肝胆管，出现黄疸，血清碱性磷酸酶（alkaline phosphatase, ALP）、γ- 谷氨酰转肽酶（γ-glutamyl transpeptidase, γ-GT）、胆红素升高，常会出现体重减轻、消瘦，预示预后较差。然而，大部分肝及肾上腺转移是没有症状的，是通过腹部 CT 检查发现的。

四、肾上腺、锁骨上淋巴结转移

肾上腺转移通常在 CT 检查时被发现，大部分病例的转移灶没有症状。较大肾上腺转移病灶可有疼痛症状。肾上腺功能不全少见，但对于有临床症状和实验室检查异常并且双侧肾上腺转移的患者则需要考虑。

肺癌锁骨上和颈前区淋巴结转移发生率高达 20%，因此，对怀疑是肺癌的患者一定要完善相关检查。锁骨上淋巴结活检能够为肺癌诊断及分期提供关键证据。

第四节　副肿瘤综合征

副肿瘤综合征（paraneoplastic syndrome）是指那些与肿瘤有关但并非肿瘤细胞侵

袭所直接引起的解剖和功能异常[10]。副肿瘤综合征的病因机制不完全清楚，目前认为可能与肿瘤释放的体液物质或肿瘤的免疫反应有关[11]。许多恶性肿瘤具有这类综合征的表现，其中肺癌最多见。肺癌最常见的症状与原发性肿瘤局部影响和胸外转移的损害有关，然而10%~20%的肺癌患者也会表现为副肿瘤综合征，这是原发性肿瘤的远处作用[10]。副肿瘤综合征在SCLC患者中特别常见，约50%的SCLC患者有副肿瘤综合征表现，而仅仅10%的NSCLC患者有副肿瘤综合征表现[12]。副肿瘤综合征的发生与原发性肿瘤的范围无关，可以出现在临床诊断肺癌以前，也可以出现在肿瘤进展期、晚期，其发生也可以预示肿瘤的复发[10-11]。表2-3列出了肺癌常见和不太常见的副肿瘤综合征[4]，表2-4列出了SCLC相关的副肿瘤综合征[4]。

表2-3 肺癌相关的副肿瘤综合征

项目	综合征
内分泌系统	高钙血症（PTHrP）
	低钠血症（ADH）
	库欣综合征（ACTH）
	男性乳腺发育（β-hCG）
	乳房溢乳（催乳素）
	低血糖（胰岛素样物质）
	肢端肥大症（生长激素）
神经系统	脊髓病
	慢性假性肠梗阻综合征
	兰伯特-伊顿肌无力综合征
	视网膜病变
	周围神经病变
	副肿瘤性小脑变性
	边缘性脑炎
	脑脊髓炎
	僵人综合征
	视性眼阵挛/肌阵挛

项目	综合征
肌肉骨骼系统 / 胶原血管	杵状指
	肥大性肺性骨关节病
	血管炎
	皮肌炎
	多发性肌炎
	肌病
	系统性红斑狼疮
皮肤黏膜	色素沉着 / 角化
	黑棘皮病
	牛肚掌
	黑变病（ACTH）
	Bazex 综合征
	获得性胼胝症
	红斑
	红皮病
	离心性环状红斑
	匐形性回状红斑
	多形性红斑
	其他
	皮肌炎
	厚皮性骨膜病
	胎儿性多毛症
	皮肤瘙痒 / 荨麻疹
	硬皮病
	剥脱性皮炎
	Sweet 综合征
	Leser-Trélat 征

续表

项目	综合征
血液系统 / 凝血病	贫血
	自身免疫性溶血性贫血
	白细胞增多症
	嗜酸性粒细胞增多症
	单核细胞增多症
	血小板增多症
	特发性血小板减少性紫癜
	血栓性静脉炎
	Trousseau 综合征
	非细菌性血栓性心内膜炎
	弥散性血管内凝血
肾 / 代谢	乳酸性酸中毒
	高尿酸血症
	高血压（肾素）
	肾病综合征
	膜性肾病
全身	发热
	厌食 / 恶病质

表 2-4　SCLC 相关的副肿瘤综合征

类别	综合征	主要细胞类型
一般	恶病质/厌食	任何细胞
内分泌	抑郁	任何细胞
	高钙血症	鳞癌细胞
	库欣综合征	小细胞癌细胞
	抗利尿激素分泌失调综合征	小细胞癌细胞

续表

类别	综合征	主要细胞类型
神经系统	兰伯特-伊顿肌无力综合征	小细胞癌细胞
	小脑退化	小细胞癌细胞
	周围神经病变	小细胞癌细胞
	肌强直	小细胞癌细胞
	视网膜病变	小细胞癌细胞
	视神经病变	小细胞癌细胞
血液系统	贫血	任何细胞
	血小板增多症	任何细胞
	血栓	任何细胞
肌肉骨骼	杵状指	腺癌细胞
	肥大性肺性骨关节病	腺癌细胞
	多发性肌炎	任何细胞
皮肤	皮肌炎	任何细胞
	获得性胼胝症	小细胞癌细胞
	匐形性回状红斑	小细胞癌细胞
肾脏	肾病综合征	任何细胞
	肾小球肾炎	任何细胞

一、恶病质综合征

肿瘤恶病质综合征表现为厌食、体重下降和虚弱，导致患者免疫功能受损、组织消耗和功能状态下降。肿瘤相关的恶病质一般 2~3 个月内体重下降超过基线体重的 5%。

肿瘤恶病质综合征在肺癌患者中常见，通常见于晚期患者。其起因并不完全清楚，可能是多因素共同作用引起的。一些细胞因子、肿瘤因子和激素参与其中，包括肿瘤坏死因子-α（tumor necrosis factor-α，TNF-α）、白介素、蛋白多糖、胰岛素、促肾上腺皮质激素（adrenocorticotropin hormone，ACTH）、肾上腺素、人生长因子、胰岛素样生长因子等。肿瘤患者还可能存在代谢异常，包括糖、脂肪和蛋白代谢异常，导致营养素利用障碍和热量摄取下降，所以简单地增加营养支持甚至通过中心静脉或肠外途径的临床效果并不好[13]。厌食还可能因疼痛、肿瘤侵犯胃肠道、对食物反感以及肿瘤治疗的全身作用而加重。

恶病质综合征治疗较为困难。发现和治疗可逆的病因非常重要，如口干、口腔炎、严重便秘、疼痛、抑郁等原因。需要详细评估患者的症状、临床状况和疾病状态，以便恰当地治疗。

二、内分泌综合征

（一）高钙血症

高钙血症（hypercalcemia）是很常见的与恶性肿瘤相关的代谢紊乱，在肺癌中其发生率从疾病初期的 2%~6% 到整个疾病进程的 8%~12%[10]。出现高钙血症最常见的肿瘤类型是肺鳞癌，肺鳞癌中高钙血症发生率最高可达 23%，并主要见于晚期患者，高钙血症很少见于 SCLC[11-12]。肺癌高钙血症可以发生于骨转移患者，然而很多患者并无明显骨转移。肺癌患者的高钙血症还可源于一些良性疾病，如合并原发性甲状旁腺功能亢进症。

在目前报道的高钙血症形成的 4 个机制中，从肿瘤来源的甲状旁腺激素相关蛋白（parathyroid hormone-related protein, PTHrP）被认为起主要作用。PTHrP 作为激素其作用是刺激骨溶解和肾磷酸盐的排泄，从而导致高钙血症和低磷血症。

高钙血症的临床表现与血清钙离子浓度及其升高的速度有关。早期的症状包括恶心、呕吐、疲乏、嗜睡、厌食、肌肉无力、便秘、瘙痒、多尿和烦渴。这些早期症状往往不被重视，如不及时治疗，患者可能严重脱水，然后进展为肾功能不全。神经系统损害可能显著恶化，出现精神错乱、意识模糊、精神病、癫痫发作和昏迷。进一步的胃肠道损害可能导致顽固性便秘和肠梗阻。心脏会出现心动过缓和房性或室性心律失常，心电图改变包括 P-R 间期延长、短 Q-T 间期和宽 T 波。功能状态差、高龄和合并肝肾功能不全可能增加高钙血症的损害。

血清钙高于 13 mg/dL 或者有高钙血症症状的患者需要治疗，措施包括有效治疗原发性恶性肿瘤、水化、抑制骨溶解和（或）促进钙排泄。

高钙血症常发生于肿瘤负荷高的肺癌患者，其出现常常预示患者处于晚期状态，有报道称，出现高钙血症的患者的中位生存期为 1~3 个月[12]。

（二）抗利尿激素分泌失调综合征

抗利尿激素分泌失调综合征（syndrome of inappropriate secretion of antidiuretic hormone, SIADH）最常见于 SCLC，在 SCLC 中的发生率为 7%~16%，大约 70% 的副肿瘤 SIADH 与 SCLC 相关[14]。NSCLC 也能引起 SIADH[15]。SIADH 主要表现为低钠血症、高血容量、肾失钠增加和不适当的高尿渗透压，常见症状有恶心、呕吐、软弱无力、头晕、视物模糊、意识错乱、嗜睡甚至导致癫痫发作。需要注意的是，一些与SIADH无关的疾病或症状也可能引起肺癌患者出现低钠血症，包括心肝肾疾病、肾上腺皮质功能不全、甲状腺功能减退症、胃肠和肾脏丢失钠。

SCLC的分期与SIADH的发生率间并没有明显相关性[16]。具有低钠血症的SCLC患者生存期低于血钠正常者[17]。SIADH通常随着有效的抗肿瘤治疗而缓解，但是通常随着肿瘤的复发或进展会再次出现[16-17]。

（三）库欣综合征

大约50%的库欣综合征来源于神经内分泌肺癌，类癌和SCLC分别占库欣综合征患者的36%~46%和8%~20%[18]。研究显示正常组织可以产生少量的ACTH前体，而癌组织能够产生大量的ACTH前体[12]。肺癌的癌细胞可以将ACTH前体转化为有生物活性的ACTH，从而出现临床综合征。几乎在所有的肺癌患者的肿瘤组织中，体外都能分离出具有免疫活性的ACTH，但有临床症状的库欣综合征患者只占SCLC患者的1.6%~4.5%[19]。偶尔也有NSCLC出现库欣综合征的报道[20]。

库欣综合征的临床表现包括满月脸、痤疮、皮肤紫纹、虚弱无力、肌肉萎缩、嗜睡、外周水肿、高血压、低钾碱中毒和高血糖。然而，SCLC患者出现严重库欣综合征表现的发生率低。出现库欣综合征患者的预后较没有出现的患者差[21]。

（四）其他内分泌副肿瘤综合征

肺癌，特别是SCLC可以产生多种激素，但不是都会导致临床显著的副肿瘤综合征。支气管肺癌可以分泌促性腺激素。人绒毛膜促性腺激素（human chorionic gonadotropin, hCG）的 β 亚单位能使男性乳房发育，但应当排除其他使 β-hCG升高的原因，如生殖细胞肿瘤。催乳激素水平升高能导致溢乳。支气管肺癌还能产生生长激素释放因子，导致肢端肥大症。肿瘤能产生甲状腺刺激激素，但很少能导致临床上的甲状腺功能亢进症。

三、神经系统综合征

神经副肿瘤综合征相对少见，仅见于1%的肿瘤患者，3%~5%的SCLC患者会出现神经副肿瘤综合征[22]。出现神经副肿瘤综合征的患者的病情常常在数周至数月内进行性恶化[23]。通常情况下，SCLC患者如果出现症状亚急性进展加重或出现严重的失能表现，应该高度怀疑出现神经副肿瘤综合征[22]。至少90%的SCLC伴发神经副肿瘤综合征的患者的抗Hu抗体阳性[10]。正常成年人的神经细胞中存在Hu抗原，因血脑屏障的隔绝作用，免疫系统并未产生Hu抗体[10]。绝大多数SCLC患者体内存在

Hu 抗原，其中约 20% 患者被检测出一定水平的 Hu 抗体存在，当然并不是所有 Hu 抗体阳性的患者都出现神经副肿瘤综合征[10]。与 Hu 抗体相关的副肿瘤综合征包括亚急性小脑变性、边缘性脑炎、亚急性感觉神经元病、兰伯特 – 伊顿综合征等[24]。最常见的与神经副肿瘤综合征有关的病例类型是 SCLC。其作用可以是局部的，也可能包括神经系统多个水平的。这些综合征通常在被诊断为肺癌前就已出现。

兰伯特 – 伊顿综合征（Lambert–Eaton syndrome, LES）急性或亚急性起病，症状包括性格改变、过度兴奋、抑郁、迷惑、痴呆、记忆力丧失。20% LES 病例与肿瘤相关。一项 50 例的 LES 研究中，50% 病例为肺癌，其中 SCLC 占 40%、NSCLC 占 10%[25]。36%~50% LES 病例的抗 Hu 抗体为阳性[25]。兰伯特 – 伊顿肌无力综合征（Lambert–Eaton myasthenic syndrome, LEMS）在 SCLC 患者中的发生率约为 3%[26]。LEMS 是有很强的自身免疫基础的神经副肿瘤综合征，患者体内有针对突触前神经元的电压门控钙通道的免疫球蛋白 G（immunoglobulin G, IgG）抗体。钙离子内流减少导致乙酰胆碱释放减少，从而导致以肌无力为特点的单纯运动神经病变。与典型的肌无力不同，LEMS 患者肌无力的症状容易发生在下肢和近端肌肉，常合并自主神经功能障碍的表现，如口干、阳痿、便秘和视物模糊。查体时可以发现下肢深反射减弱或消失，受累肌肉反复收缩后肌力增加。

副肿瘤性小脑变性（paraneoplastic cerebellar degeneration, PCD）可能进展缓慢或突然发作，继而进展迅速，导致共济失调、构音障碍和吞咽困难。症状可能单纯是由小脑损害引起的，也可能合并其他神经系统损害。边缘性脑炎是以记忆障碍、癫痫发作和焦虑为主要表现的副肿瘤性损害。

SCLC 患者的周围神经病变也可能是副肿瘤综合征。可以出现 4 类副肿瘤性周围神经病变：单纯运动神经、单纯感觉神经、感觉运动神经和自主神经[27]。周围感觉神经病变在 SCLC 患者中最常见，其可迅速发展造成患者四肢感觉丧失。症状通常由近端开始并向远端发展。自主神经病变患者可能是整个自主神经系统受累，也可能表现为孤立的神经功能障碍，仅累及交感或副交感神经系统。这些患者由于存在支配胃肠道的自主神经功能障碍，可能出现胃瘫和假性肠梗阻。

SCLC 患者也能出现肌强直。在神经性肌强直患者中，自发和持续的肌纤维活动能引起肌僵硬和抽筋。这一肌肉活动在睡觉、全身麻醉和周围神经阻滞时仍然持续，但能通过阻滞神经肌肉接头得以抑制。这与全身肌强直综合征不同，后者在睡觉和全身麻醉时肌肉活动静止。

肿瘤相关的视网膜病变（cancer-associated retinopathy, CAR）在 SCLC 患者中少见。患者常有夜盲、光敏感和色觉损害。症状常在发现肿瘤前就出现，并常常发展导致患者出现无痛性视觉丧失。视网膜电流图结果异常能确定诊断。

四、骨骼肌肉副肿瘤综合征

肥大性肺性骨关节病（hypertrophic pulmonary osteoarthropathy，HPO）与肺癌有关。肺腺癌和肺鳞癌是最常见的病理类型，其他很少一部分是SCLC。主要表现为杵状指/趾、痛风性关节炎和管状骨骨膜骨赘形成。杵状指/趾包括甲沟软组织扩张、角质层和甲床根部的夹角消失。HPO的诊断依据是长骨的X线检查可见骨骼抬高。放射性核素扫描对HPO诊断更加敏感，在X线检查有明显异常前就有阳性发现。

皮肌炎和多发性肌炎是一种炎症性病变，其特点是肌肉无力和压痛，皮肌炎还会有皮肤改变。大部分病例是特发性的，与肿瘤无关，少数与乳腺癌和肺癌相关。该病的进程与肿瘤进程并不平行。

五、皮肤黏膜临床表现

很多皮肤综合征与肿瘤相关。其中很多皮损并不常见，且与肿瘤有很强的联系，具体见表2-3。而一些常见的皮损可能与良性疾病有关。

六、血液学综合征和血管损害

贫血在癌症患者中很常见，可能为出血、营养不良或恶性肿瘤侵犯骨髓所致。无明显原因的贫血可能是副肿瘤综合征。其特点是红细胞通常为正色素或轻度低色素，铁蛋白水平和铁离子储备正常或升高，红细胞生成素和网织红细胞计数却不适当的偏低。贫血可能与一些抑制红细胞生成素反应的细胞因子有关。罕见情况下自身免疫性溶血性贫血、红细胞再生障碍性贫血和微血管病性溶血性贫血也与肺癌有关。

有些肺癌患者会出现白细胞增多症，可能与白细胞介素 -1（interleukin-1，IL-1）或粒细胞刺激因子作用有关；白细胞减少症很少见；嗜酸性粒细胞增多症和单核细胞增多症也不常见；血小板增多相当常见，可能与 IL-6 或血小板生成素释放有关；特发性血小板减少性紫癜样综合征也罕见于肺癌患者。

Trousseau 综合征是有记载的最早的副肿瘤综合征之一，证实了栓塞与恶性肿瘤相关。下肢深静脉栓塞和肺栓塞是最常见的表现。其原因可能是多因素的，包括促凝物质的释放、有促凝活性的细胞因子释放、血小板活性增高以及异常肿瘤血管释放的组织因子。肝素和华法林治疗效果并不理想。

非细菌性血栓性心内膜炎与左侧心瓣膜的无菌性疣状纤维蛋白病变有关，最常见于肺腺癌，这一综合征可导致脑和其他器官的肿瘤栓塞，且抗凝治疗通常无效。

参考文献

［1］郑荣寿, 孙可欣, 张思维, 等 .2015 年中国恶性肿瘤流行情况分析［J］.中华肿瘤杂志, 2019, 41（1）: 19–28.

［2］MARTIN R, KLAUS F R. Precision diagnosis and treatment for advanced non–small–cell lung［J］. The New England Journal of Medicine, 2017, 377: 849–861.

［3］KOCHER F, HILBE W, SEEBER A, et al. Longitudinal analysis of 2293 NSCLC patients: a comprehensive study from the TYROL registry［J］. Lung Cancer, 2015, 87（2）: 193–200.

［4］HARVEY I P, DAVID P C, DAVID H, et al. 肺癌［M］.4 版 .周清华, 孙燕, 译 .北京: 科学出版社, 2013.

［5］SONI M K, CELLA D F, MASTERS G A, et al. The validity and clinical utility of symptom monitoring in advanced lung cancer: a literature review［J］. Clinic Lung Cancer, 2002, 4: 1–2.

［6］BECKLES M A, SPIRO S G, COLICE G L, et al. Initial evaluation of the patient with lung cancer［J］. Chest, 2003, 123: 97–104.

［7］MUKAI K, SHINKAI T, TOMINAGA K, et al. The incidence of secondary tumors of the heart and pericardium［J］. Japanese Journal of Clinical Oncology, 1988, 18: 195–201.

［8］LYNCH T J. Management of malignant pleural effusions［J］. Chest, 1993, 67: 76–80.

［9］FOGELMAN I, COOK G, ISRAEL O, et al. Positron emission tomography and bone metastases［J］. Seminars in Nuclear Medicine, 2005, 35: 135–142.

［10］SPIRO S G, GOULD M K, COLICE G L. Initial evaluation of the patient with lung cancer: symptoms, signs, laboratory tests, and paraneoplastic syndromes: ACCP evidenced–based clinical practice guidelines（2nd ed）［J］. Chest, 2007, 132: 149–160.

［11］PELOSOF L C, GERBER D E. Paraneoplastic syndromes: an approach to diagnosis and treatment［J］. Mayo Clinic Proceedings, 2010, 85: 838–854.

［12］RICHARDSON G E, JOHNSON B E. Paraneoplastic syndromes in lung cancer［J］. Current Opinion in Oncology, 1992, 4: 323–333.

［13］BOSAEUS I. Nutritional support in multimodal therapy for cancer cachexia［J］. Supportive Care in Cancer, 2008, 16: 447–451.

［14］VANHEES S L, PARIDAENS R, VANSTEENKISTE J F. Syndrome of inappropriate antidiuretic hormone associated with chemotherapy–induced tumour lysis in small–cell lung cancer: case report and literature review［J］. Annals of Oncology, 2000, 11: 1061–1065.

［15］MCDONALD P, LANE C, ROJAS G E, et al. Syndrome of inappropriate anti–diuretic hormone in non-small cell lung carcinoma: a case report ［J］. E Cancer Medical Science, 2012, 6: 279.

［16］LIST A F, HAINSWORTH J D, DAVIS B W, et al. The syndrome of inappropriate secretion of antidiuretic hormone （SIADH）in small-cell lung cancer ［J］. Journal of Clinical Oncology, 1986, 4: 1191-1198.

［17］HANSEN O, SØRENSEN P, HANSEN K H. The occurrence of hyponatremia in SCLC and the influence on prognosis: a retrospective study of 453 patients treated in a single institution in a 10-year period ［J］. Lung Cancer, 2010, 68: 111-114.

［18］BARBOSA S L, RODIEN P, LEBOULLEUX S, et al. Ectopic adrenocorticotropic hormone-syndrome in medullary carcinoma of the thyroid: a retrospective analysis and review of the literature ［J］. Thyroid, 2005, 15: 618-623.

［19］SHEPHERD F A, LASKEY J, EVANS W K, et al. Cushing's syndrome associated with ectopic corticotropin production and small-cell lung cancer ［J］. Journal of Clinical Oncology, 1992, 10: 21-27.

［20］SARID N, OSHER E, GAT A, et al. Cushing's syndrome as a harbinger of relapsed nonsmall cell lung cancer ［J］. Israel Medical Association Journal, 2012, 14: 523-524.

［21］DIMOPOULOS M A, FERNANDEZ J F, SAMAAN N A, et al. Paraneoplastic Cushing's syndrome as an adverse prognostic factor in patients who die early with small cell lung cancer ［J］. Cancer, 1992, 69: 66-71.

［22］ELRINGTON G M, MURRAY N M, SPIRO S G, et al. Neurological paraneoplastic syndromes in patients with small cell lung cancer: a prospective survey of 150 patients ［J］. Journal of Neurology, Neurosurgery & Psychiatry, 1991, 54: 764-767.

［23］HONNORAT J, ANTOINE J C. Paraneoplastic neurological syndromes ［J］. Orphanet Journal of Rare Diseases, 2007, 2: 22.

［24］OST DE, YEUNG S C, TANOUE L T, et al. Clinical and organizational factors in the initial evaluation of patients with lung cancer: diagnosis and management of lung cancer, 3rd ed: American College of Chest Physicians evidence-based clinical practice guidelines ［J］. Chest, 2013, 143: 121-141.

［25］GULTEKIN S H, ROSENFELD M R, VOLTZ R, et al. Paraneoplastic limbic encephalitis: neurological symptoms, immunological findings and tumour association in 50 patients ［J］. Brain, 2000, 123: 1481-1494.

［26］ERLINGTON G M, MURRAY N M, SPIRO S G, et al. Neurological paraneoplastic disorders in patients with small cell lung cancer: a prospective survey of 150 patients ［J］. Journal of Neurology Neurosurgery and Psychiatry, 1991, 54: 764-767.

［27］LIEBERMAN F S, SCHOLD S C. Distant effects of cancer on the nervous system ［J］. Oncology, 2002, 16: 1539-1548.

第二编 肺癌的筛查及诊断新进展

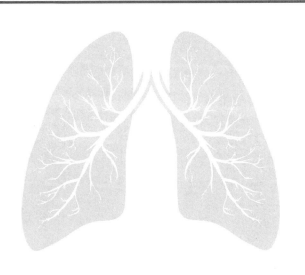

第三章 肺癌的病理诊断及 TNM 分期

第一节 肺癌的组织病理学

一、病理学在肺癌诊断中的作用

（一）术前评估

病理学在术前评估通过影像检测到的肺部结节方面起着关键的作用。在有限的组织样本基础上，病理医生需要对组织样本的良恶性做出最终的诊断。获取术前标本的方法包括支气管刷洗、支气管灌洗、细针抽吸活检、芯针活检、支气管内膜活检和经支气管活检等。支气管刷洗、支气管灌洗和支气管内膜活检用于支气管内膜肿瘤的取样，而其他技术一般更多地用于支气管外肿瘤的取样。开放式肺活检一般用于通过以上检测手段无法获得足够病变组织的患者，以及其他非肿瘤性肺部疾病患者。

纵隔淋巴结检查也是术前评估的一部分，以确认临床上可疑淋巴结转移性疾病的诊断，帮助制订治疗计划。淋巴结可采用细针抽吸活检取样，也可通过纵隔镜检查全部切除。

在组织样本有限的情况下，除可区分小细胞肺癌（SCLC）或非小细胞肺癌（NSCLC）外，在术前可能无法对肺癌进行更为准确精细的分类，但对 NSCLC 患者的推荐治疗方案并不因组织学亚型的不同而不同，在术中或术后的活检标本中做出 NSCLC 的精确诊断通常是完全可以的。

（二）术中评估

术中病理评估是肺癌手术治疗的一个重要组成部分。冰冻切片检查是常规做法，用于评估肺叶切除术和肺切除术标本的支气管边缘，以及确定术中偶然发现的结节的诊断，并评估区域淋巴结是否有转移。

（三）术后评估

肺癌标本的术后评估对于准确划分肿瘤类型、肿瘤分期和明确预后因素非常重要。最常见的肺癌标本类型是肺叶切除标本、肺切除标本、胸壁切除标本和纵隔淋巴结切除标本等。需要评估和报告的重要内容包括：肿瘤大小、类型、分化程度，肿瘤范围，包括与支气管边缘的距离和是否有胸膜侵犯、是否有血管侵犯、手术边缘的状况，以及转移性肿瘤累及的淋巴结数量等。

二、常见组织标本活检方式 [1-5]

肺癌的最终确诊需要病理组织学的确认。对疑似肺癌患者的病理学诊断，应遵循首选侵入性最小的方式来获取组织。以下列举一些常见的非手术切除肺病变组织的标本获取方式。

（一）痰液

痰液细胞学检查是确诊肺癌的一种简单、无创的方法，曾经一度成为细胞学检查的首选方法。但这种方法往往缺乏诊断性结论，并且高度依赖于一些因素，如肿瘤的位置、大小、与主要气道的关系，以及患者提供足够的痰液标本的能力。因此，对于周边小病灶的患者，痰液细胞学检查的检出率低于20%，但它可对80%~90%的中央型肺癌做出诊断。一般一次痰检的阳性率在40%~60%，随痰检次数的增加而增加，5次取样可达到90%左右。如果痰液细胞学检查结果为肺鳞癌阳性，就必须进行彻底的头颈部检查以排除头颈部的原发病变。而阴性结果亦不能排除恶性肿瘤的可能。这些进一步降低了痰液细胞学的作用。近年来，随着支气管镜和细针穿刺等技术的应用，伴随着胸部影像学诊断的灵敏度和特异性的不断提高，经支气管刷、支气管灌洗、支气管肺泡灌洗等方法获取细胞学样本开始逐渐取代传统的细胞学标本获取方式。痰液细胞学送检量在逐年下降。

脱落细胞学与细针穿刺细胞学镜下表现相似，主要类型的肺癌的细胞学特征如下。

1. 鳞癌细胞（图 3-1）

通常在炎症细胞和红细胞背景下，可见单个散在或成簇、成片的癌细胞，细胞边界较为清晰，有明显的异型性，可呈圆形、梭形、蝌蚪形、多边形等。核大深染，背景可见肿瘤性物质及无核细胞。胞浆嗜酸性红染。高分化鳞癌细胞可见角化珠，低分化鳞癌细胞可见核仁。

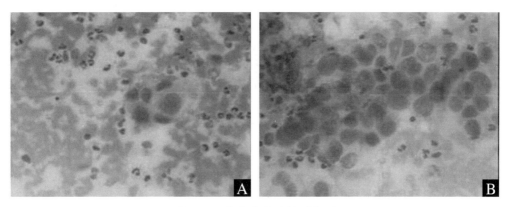

图 3-1　痰涂片中的鳞癌细胞

注：A. 在炎症细胞和红细胞背景下，可见单个散在的鳞癌细胞；B. 圆形成片的鳞癌细胞，
细胞边界清晰，有明显的异型性。

2. 腺癌细胞（图 3-2）

肺腺癌是肺癌中最常见的一种组织学类型。腺癌细胞常聚集成团，也可散在单个分布，镜下常可见典型的三维立体结构（包括条索样、梁状、乳头状、腺泡样、小管状、蜂窝状等）。细胞核常偏位，核呈圆形、卵圆形或者分叶状。染色质细腻深染，核仁较大，常红染。胞质内常见黏液空泡。

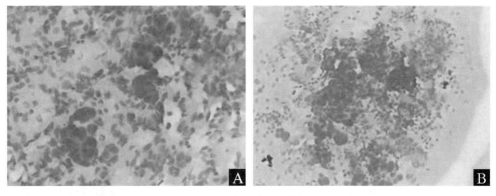

图 3-2　痰涂片中的腺癌细胞

注：A. 腺癌细胞常聚集成团，可见典型的三维立体结构；B. 细胞核偏位，胞质内见黏液空泡。

3.SCLC 细胞（图 3-3）

在痰液标本中，SCLC 细胞常呈单个散在或以队列式松散排列，在胸腔积液标本中，常以小簇状成团分布。细胞较小，大小不一，一般小于等于 3 个淋巴细胞直径。细胞间常可见到连接结构，胞质脆弱，易形成裸核。胞核呈圆形、椭圆形或短梭形。具有特征性的"椒盐状"核染色质（均匀细腻，似胡椒粉撒在盐上），无核仁或小核仁。若固定不及时，则细胞可呈退行性变化。

（二）细针穿刺

对于容易触及的浅表淋巴结或皮肤转移的患者，细针抽吸一般会出现阳性诊断，而对患者来说亦没有风险或不适感。对于胸腔积液的患者，诊断性胸腔穿刺是一种低风险的取材方式，且诊断结果的准确率相对较高。

（三）纤维支气管镜检查

纤维支气管镜检查是疑似肺癌诊断的有用工具。尽管该方法在一定程度上

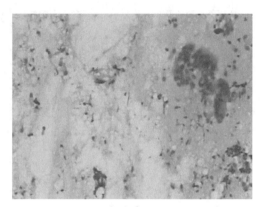

图 3-3　痰涂片中的 SCLC 细胞

注：细胞较小，大小不一，胞浆较少，染色质"椒盐状"。

取决于原发性肿瘤的大小、支气管松弛程度和可及性，但其可以直接看到支气管内的病变，并通过使用活检钳、冲洗和刷子进行取样。更多的周边病变可以通过经支气管活检、冲洗和刷子取样，其诊断率高度依赖于病变的大小。例如，小于 2 cm 的病变，诊断率约为 25%；但大于 4 cm 的病变，诊断率可高达 80%。黏膜下肿瘤（如 SCLC）也可通过经支气管活检进行取样。这是一种最为可靠的诊断肺癌的手段。

除钳取组织样本外，支气管刷常用于刷取支气管黏膜的病变，支气管灌洗可在直视下对支气管分泌物进行冲刷以获取细胞样本，支气管肺泡灌洗可获得更深层次的细胞样本。随着液基薄层细胞学检查的推广和应用，细胞学的诊断准确率也在提高（图 3-4）。

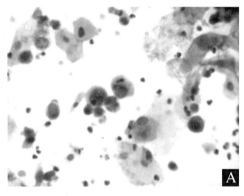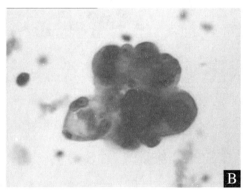

图 3-4　液基薄层细胞片中的鳞癌细胞和腺癌细胞

注：A.鳞癌细胞；B.腺癌细胞。

使用灵活的纤维支气管镜来记录组织学亚型有一个额外的优势，即为可能接受手术的患者提供重要的分期信息。例如，纤维支气管镜检查可以记录原发病变与支气管

的接近程度，偶尔也可发现气道内的同步病变，这两个因素都是外科医生在决定手术是否可行时需要考虑的重要因素。此外，在某些患者中，纵隔淋巴结也可以在支气管镜下经支气管针吸取样。其缺点是对于纤维支气管镜无法企及的外周型肺癌，常无法取材。

（四）经胸针吸活检

在 CT 或透视引导下，可以用经胸腔针吸活检（transthoracic needle aspiration, TTNA）对纤维支气管镜检查无法触及的周边病变和纵隔淋巴结进行活检。TTNA 活检是一个相对安全的过程。TTNA 活检的阳性检出率超过 90%，但假阴性率可能高达 20%~30%。因此，如果 TTNA 活检结果为阴性，而临床高度怀疑癌症时，应考虑采取额外的诊断措施，包括重复 TTNA 活检、对疑似疾病的另一部位（如肝脏肿块）进行细针抽吸、开肺活检，或者对周边小结节进行胸腔镜手术。

（五）胸腔积液细胞学检查

胸腔积液中最常见的腺癌细胞来自肺腺癌，腺癌细胞在形态学上常表现为异型性明显，核浆比增大，胞浆内常可见到黏液空泡，细胞核被挤到一侧，形状如"印戒"。

近年来，病理科应用胸腹水离心制作细胞块，经石蜡包埋后，可有效提高阳性检出率。苏木精 – 伊红染色（hematoxylin and eosin staining, HE 染色）切片可以更好地在镜下观察细胞的变化，且较好地解决了细胞样本特殊染色和免疫组化染色等问题，值得各级病理科推广使用（图 3-5）。

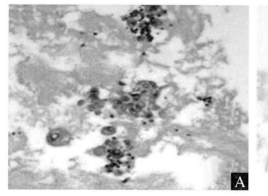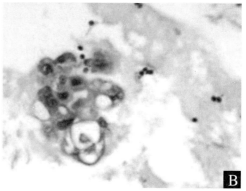

图 3-5　胸腔积液细胞块切片中的腺癌细胞

注：胞浆内常可见到黏液空泡，细胞核被挤到一侧，形如"印戒"。

三、常见类型的肺癌组织病理学诊断

对肺癌进行病理学评估的主要目的是准确地对肿瘤进行分类，确定肿瘤的侵犯程度（胸膜、血管、淋巴和胸壁软组织等）和手术边缘情况。世界卫生组织（WHO）制定的第5版肺部肿瘤的病理学分类与第4版相比有很大的变化。为便于读者查阅和理解，笔者将两个版本的变化用表格形式予以展示，见表3-1（阴影为修改处）：

表3-1 WHO肺部肿瘤病理学分类第5版与第4版差异

2021版（第5版）		2015版（第4版）	
上皮性肿瘤		上皮性肿瘤	
乳头状瘤		**乳头状瘤**	
鳞状上皮乳头状瘤	8052/0	鳞状上皮乳头状瘤	8052/0
		外生	8052/0
鳞状上皮乳头状瘤，内翻	8053/0	倒置	8053/0
腺上皮乳头状瘤	8260/0	腺上皮乳头状瘤	8260/0
混合性鳞状上皮和腺上皮乳头状瘤	8560/0	混合性鳞状上皮和腺上皮乳头状瘤	8560/0
腺瘤		**腺瘤**	
硬化性肺细胞瘤	8832/0	硬化性肺细胞瘤	8832/0
肺泡腺瘤	8251/0	肺泡腺瘤	8251/0
乳头状腺瘤	8260/0	乳头状腺瘤	8260/0
细支气管腺瘤/纤毛黏液结节性乳头状肿瘤	8140/0		
黏液囊腺瘤	8470/0	黏液囊腺瘤	8470/0
黏液腺腺瘤	8480/0	黏液腺腺瘤	8480/0
腺癌		**腺癌**	8140/3
微小浸润性腺癌		微小浸润性腺癌	
微小浸润性腺癌，非黏液型	8256/3	非黏液型	8250/2
微小浸润性腺癌，黏液型	8257/3	黏液型	8257/3
浸润性腺癌，非黏液型			
贴壁型腺癌	8250/3	贴壁型腺癌	8250/3
腺泡型腺癌	8551/3	腺泡型腺癌	8551/3
乳头型腺癌	8260/3	乳头型腺癌	8260/3
微乳头型腺癌	8265/3	微乳头型腺癌	8265/3
实体型腺癌	8230/3	实体型腺癌	8230/3

续表

2021 版（第 5 版）		2015 版（第 4 版）	
浸润性腺癌，黏液型	8253/3	浸润性腺癌，黏液型	8253/3
混合性浸润性黏液和非黏液型腺癌	8254/3	混合性浸润性黏液和非黏液型腺癌	8254/3
胶样腺癌	8480/3	胶样腺癌	8480/3
胎儿型腺癌	8333/3	胎儿型腺癌	8333/3
肠型腺癌	8144/3	肠型腺癌	8144/3
腺癌，非特指型	8140/3		
腺上皮癌前病变		**浸润前病变**	
非典型腺瘤样增生	8250/0	非典型腺瘤样增生	8250/0
原位腺癌		**原位腺癌**	
原位腺癌，非黏液型	8250/2	非黏液型	8410/2
原位腺癌，黏液型	8253/2	黏液型	8253/2
鳞状上皮癌前病变		**浸润前病变**	
鳞状上皮原位癌	8070/2	原位鳞状细胞癌	8070/2
鳞状上皮轻度异型增生	8077/0		
鳞状上皮中度异型增生	8077/2		
鳞状上皮重度异型增生	8077/2		
鳞癌		**鳞状细胞癌**	8070/3
鳞状细胞癌，非特指型	8070/3		
角化型鳞状细胞癌	8071/3	角化型鳞状细胞癌	8071/3
非角化型鳞状细胞癌	8072/3	非角化型鳞状细胞癌	8072/3
基底样鳞状细胞癌	8083/3	基底样鳞状细胞癌	8083/3
淋巴上皮瘤样癌	8082/3		
大细胞癌		**大细胞癌**	
大细胞癌	8012/3	大细胞癌	8012/3
腺鳞癌		腺鳞癌	
腺鳞癌	8560/3	腺鳞癌	8560/3
肉瘤样癌			

续表

2021 版（第 5 版）		2015 版（第 4 版）	
多形性癌	8022/3	多形性癌	8022/3
巨细胞癌	8031/3	巨细胞癌	8031/3
梭形细胞癌	8032/3	梭形细胞癌	8032/3
肺母细胞瘤	8972/3	肺母细胞瘤	8972/3
癌肉瘤	8980/3		
其他上皮性肿瘤		**其他和未分类癌**	
NUT 癌	8023/3	NUT 癌	8023/3
		淋巴上皮瘤样癌	8082/3
胸腔 SMARCA4 缺陷型未分化肿瘤	8044/3		
唾液腺型肿瘤		**唾液腺型肿瘤**	
多形性肿瘤	8940/0	多形性肿瘤	8940/0
腺样囊性癌	8200/3	腺样囊性癌	8200/3
上皮 – 肌上皮癌	8562/3	上皮 – 肌上皮癌	8562/3
黏液表皮样癌	8430/3	黏液表皮样癌	8430/3
透明细胞癌	8310/3		
肌上皮瘤	8982/0		
肌上皮癌	8982/3		
神经内分泌肿瘤（单独成章）		**神经内分泌肿瘤（属上皮性肿瘤）**	
肺神经内分泌肿瘤		**肺神经内分泌肿瘤**	
癌前病变		**浸润前病变**	
弥漫特发性神经内分泌细胞增生	8040/0	弥漫特发性神经内分泌细胞增生	8040/0
神经内分泌瘤			
类癌，非特指型 / 神经内分泌瘤，非特指型	8240/3	类癌	
典型类癌 / 神经内分泌瘤，G1	8240/3	典型类癌	8240/3
不典型类癌 / 神经内分泌瘤，G2	8249/3	非典型类癌	8249/3
神经内分泌癌			
小细胞癌	8041/3	小细胞癌	8041/3

续表

2021 版（第 5 版）		2015 版（第 4 版）	
混合性小细胞癌	8045/3	混合性小细胞癌	8045/3
大细胞神经内分泌癌	8013/3	大细胞神经内分泌癌	8013/3
混合性大细胞神经内分泌癌	8013/3	混合性大细胞神经内分泌癌	8013/3
肺的间叶性肿瘤		**间叶性肿瘤**	
肺错构瘤	8992/0	肺错构瘤	8992/0
软骨瘤	9220/0	软骨瘤	9220/0
弥漫性淋巴管瘤病	9170/3	弥漫性淋巴管瘤病	
		炎性肌纤维母细胞病	8825/1
		上皮样血管内皮瘤	9133/3
胸膜肺母细胞瘤	8973/3	胸膜肺母细胞瘤	8973/3
		滑膜肉瘤	9040/3
内膜肉瘤	9137/3	肺动脉内膜肉瘤	9137/3
肺黏液样肉瘤伴 EWSR1–CREB1 融合	8842/3	肺黏液样肉瘤伴 EWSR1–CREB1 易位	8842/3
先天性支气管周围肌纤维母细胞瘤	8827/1	先天性支气管周围肌纤维母细胞瘤	8827/1
血管周围上皮样细胞肿瘤（PEComa）		**血管周围上皮样细胞肿瘤（PEComa）**	
淋巴管肌瘤病	9174/3	淋巴管平滑肌瘤	9174/1
PEComa，良性	8714/0	PEComa，良性	8714/0
PEComa，恶性	8714/3	透明细胞糖瘤	8005/0
		PEComa，恶性	8714/3
		肌上皮肿瘤	
		肌上皮瘤	8982/0
		肌上皮癌	8982/3
淋巴造血肿瘤		**淋巴造血肿瘤**	
MALT 淋巴瘤	9699/3	MALT 淋巴瘤	9699/3
弥漫大 B 细胞淋巴瘤，非特指型	9680/3	弥漫大 B 细胞淋巴瘤，非特指型	9680/3
淋巴瘤样肉芽肿，非特指型	9766/1	淋巴瘤样肉芽肿	9766/1

2021 版（第 5 版）		2015 版（第 4 版）	
淋巴瘤样肉芽肿，1 级	9766/1		
淋巴瘤样肉芽肿，2 级	9766/1		
淋巴瘤样肉芽肿，3 级	9766/3		
血管内大 B 细胞淋巴瘤	9712/3	血管内大 B 细胞淋巴瘤	9712/3
朗格汉斯细胞组织细胞增生症	9751/1	朗格汉斯细胞组织细胞增生症	9751/1
埃德海姆 – 切斯特病	9749/3	埃德海姆 – 切斯特病	9750/1
异位组织肿瘤		异位源性肿瘤	
黑色素瘤	8720/3	黑色素瘤	8720/3
脑膜瘤	9530/0	脑膜瘤	9530/0
		生殖细胞瘤	
		畸胎瘤，成熟型	9080/0
		畸胎瘤，未成熟型	9080/1
		肺内胸腺瘤	8580/3

在上皮性肿瘤中，最大的变化是将神经内分泌肿瘤单独成章、浸润前病变修改为癌前病变。腺上皮癌前病变与原位腺癌从腺癌中移出。微小浸润性腺癌，非黏液型的恶性程度从良恶性不确定修改为恶性。在鳞状上皮癌前病变中，增加鳞状上皮的异型增生，其中中度和重度异型增生与鳞状上皮原位癌的良恶性程度相同。并将上一版的间叶性肿瘤中的肌上皮肿瘤划归到上皮性肿瘤中。在其他上皮性肿瘤中新加入了胸腔 SMARCA4 缺陷型未分化肿瘤。神经内分泌肿瘤变化不大。在间叶性肿瘤中，明确了弥漫性淋巴管瘤病的恶性程度为恶性，且将炎性肌纤维母细胞病、上皮样血管内皮瘤和滑膜肉瘤移除。在淋巴造血肿瘤中，将淋巴瘤样肉芽肿进行更细致的分类，分为非特指型和 1、2、3 级，其中 3 级为恶性。在异位组织肿瘤中去掉了生殖细胞瘤。

由于肺腺癌正成为肺部最常见的恶性肿瘤之一，因此对非典型腺瘤样增生（腺上皮癌前病变）的识别变得更加重要。区分肺部原发性腺癌和转移性腺癌，建议使用免疫组化染色，如甲状腺转录因子 –1（thyroid transcription factor-1, TTF–1）和细胞角蛋白（cytokeratin，CK）亚群的染色。掌握肺结节的常规病理学诊断思路（图 3–6），无疑会让我们的诊断思路更加清晰明了。虽然电子显微镜在肺癌的诊断中作用有限，但是它对识别肿瘤中的神经内分泌颗粒和区分腺癌与间皮瘤很有用。随着分子生物学技术的进步和遗传学的发展，分子病理学在肺癌的诊断和分类中的作用越来越重要。

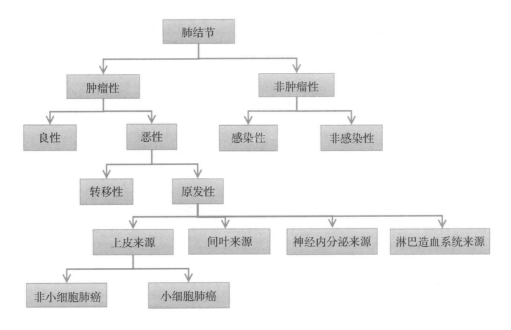

图 3-6　肺结节的常规病理学诊断思路

四、常见恶性上皮性肿瘤

（一）原位腺癌

原位腺癌（adenocarcinoma in situ, AIS）是一种小的（≤ 30 mm）局限性腺癌。肿瘤细胞沿着原有的肺泡结构生长（单纯地贴壁生长，不伴浸润）。该诊断不能基于小活检或细胞学检查，必须依赖于手术切取的全部组织标本。AIS 分为黏液型和非黏液型两种亚型。肺 AIS 常发生于外周肺靠近胸膜处。

【**大体**】临床送检标本未做出特殊标记时，仅凭肉眼较难发现结节的位置，结节切面常呈模糊不清的灰白色，偶见微小的空隙（图 3-7）。取材时应注意要完整取材。

【**镜下**】肿瘤细胞沿着原有的肺泡

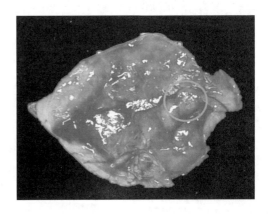

图 3-7　肺 AIS 大体观

壁呈严格的贴壁生长，肺瘤细胞连续排列，肿瘤细胞间密集而缺少空间，缺乏乳头、微乳头、腺泡等结构。肿瘤细胞和正常组织之间存在明显的界限。与非黏液型 AIS 相比，黏液型 AIS 肿瘤细胞呈高柱状，核位于基底部，胞浆内还有大量黏液，似杯状细胞（图3-8）。

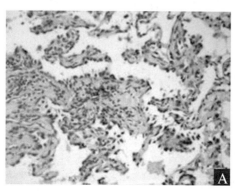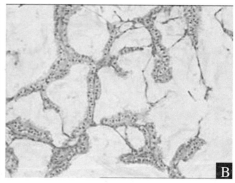

图 3-8　AIS 的两种亚型

注：A. 非黏液型：肺瘤细胞密集连续排列；B. 黏液型：肺瘤细胞呈高柱状，胞浆有大量黏液。

【免疫组化】AIS 与微浸润性腺癌（microinvasive adenocarcinoma, MIA）的免疫组化指标的表达大多相似，比如癌胚抗原（carcinoembryonic antigen, CEA）、CD15 和 P53 都是高表达，区别是作为肺腺癌发生的早期事件，Cyclin D1 在 AIS 中常常表达（图3-9），而在 MIA 中失表达。

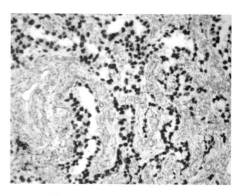

图 3-9　AIS，Cyclin D1，细胞核阳性表达

（二）腺癌

1.MIA

MIA 是一种在 AIS 基础上伴发 ≤ 5 mm 的浸润灶，即同样满足 AIS 的小（≤ 30 mm）而孤立性的腺癌，其诊断同样需要完全取材评估，不能依靠小活检或细胞学检查。MIA 分为黏液型、非黏液型与混合性非黏液和黏液型三种亚型，常发生于外周肺。

【大体】实性结节 ≤ 30 mm，边界较清

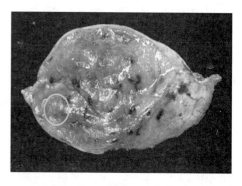

图 3-10　肺 MIA 大体观

注：本图片由齐齐哈尔市第一人民医院病理科刘洪羽副主任医师提供。

晰，切面呈灰白色，可伴有炭末沉着。≤ 5 mm 的实性区位于结节的中央处，往往镜下测量的肿瘤最大直径大于大体观察值。结节周围肺组织常见塌陷（图 3-10）。

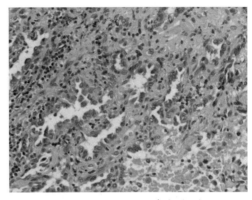

图 3-11　MIA，非黏液型

【镜下】在 AIS 镜下表现的基础上，肺泡腔内贴壁生长的癌细胞完整存在，同时腔内出现上皮性细胞簇，呈微乳头、腺泡型、乳头型、实体型、胶样型、胎儿型等浸润性生长方式，且微小浸润灶最大直径 ≤ 5 mm，病变范围清晰。MIA 以非黏液型（图 3-11）更为常见，肿瘤细胞多为 II 型肺泡细胞和 / 或 club 细胞，而黏液型和混合型 MIA 较为少见。若脉管或胸膜内出现肿瘤侵犯、肿瘤出现坏死灶或通过肿瘤外气道播散等情况，则不能诊断为 MIA，应该诊断为肺浸润性腺癌。

【免疫组化】非黏液型 MIA 表达 TTF-1（图 3-12）和 Napsin-A。黏液型 MIA 常表达 CK20 和 HNF4α。其他指标 CEA、CD15、P53 和 Ki-67 等常阳性，而 Cyclin D1 表达缺失。

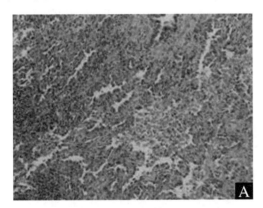
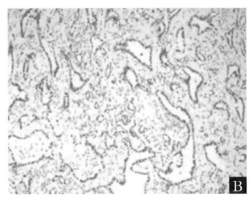

图 3-12　MIA，非黏液型，TTF-1，细胞核阳性表达

注：A.癌细胞沿肺泡腔贴壁生长；B. 为 A 图局部放大图，浸润灶可见微乳头。
本图片由齐齐哈尔市第一人民医院病理科刘洪羽副主任医师提供。

2. 浸润性腺癌，非黏液型

浸润性腺癌，非黏液型是 NSCLC 中的一种，在组织形态或免疫组化上具有腺性分化的证据，分为贴壁型、腺泡型、乳头型、微乳头型和实体型等亚型。与其他 NSCLC 相比，更常出现在外周肺，但也有可能出现在中央位置。

【大体】大多表现为切面呈灰白色的结节，境界清楚，肿瘤体积大小不一，中心可见瘢痕纤维化，以及炭末沉着。较大的肿瘤可出现出血、坏死（图 3-13A）。

【镜下】非黏液型肺腺癌常由复合性结构模式组成，包括贴壁、腺泡、乳头、微乳头和实体型，并根据其主要的结构模式来进行组织学分型。手术切除标本的病理报告中应记录每一种结构模式的百分比。

（1）贴壁型。

贴壁型（图 3-13B）的特征是在 MIA 的基础上，浸润灶最大直径 > 5 mm。肿瘤细胞也是由肺泡 Ⅱ 型细胞和/或 club 细胞组成，浸润成分为肿瘤细胞除了贴壁生长之外，出现了腺泡、乳头、微乳头、实性等结构，少数可见胶样型、肠型或浸润性黏液腺癌，或者肿瘤细胞浸润肌成纤维细胞间质。AIS、MIA 和贴壁型腺癌的区别见表 3-2。

表 3-2　AIS、MIA 和贴壁型腺癌的区别

诊断特征	AIS	MIA	贴壁型腺癌
肿瘤最大直径 /mm	≤ 30	≤ 30	> 30
浸润灶大小 /mm	无	≤ 5	> 5
侵犯脉管或胸膜	无	缺乏	可能存在
坏死	无	缺乏	可能存在
气腔播散	无	缺乏	可能存在
生长模式	单纯贴壁	贴壁为主	贴壁为主
肺泡结构	存在	存在	存在

（2）腺泡型。

腺泡型（图 3-13C）的特征是呈立方形或柱状的肿瘤细胞组成圆形、椭圆形腺体或不规则腺腔。肿瘤细胞内和/或腺腔中可能含有黏液，原有的肺泡结构可被肿瘤性腺体取代，肿瘤性腺体亦可浸润肌成纤维细胞间质。部分腺泡型腺癌可见筛状结构，提示预后不良。

（3）乳头型。

乳头型（图 3-13D）的特征是肿瘤细胞呈包绕纤维血管轴心的乳头状生长。肿瘤细胞呈立方形或柱状，细胞排列紧密，异型性大，胞核可见空泡及核仁。若在腺泡或贴壁模式下发现乳头结构，则该肿瘤应归为乳头型腺癌。

（4）微乳头型。

微乳头型（图 3-13E）的特征是立方形的肿瘤细胞成簇生长，缺乏纤维血管轴心，可附着于肺泡壁，亦可脱落至肺泡腔内呈环状腺体结构，可见间质浸润。在最新版WHO 分类中提及了一种丝状模式，丝状微乳头由 ≥ 3 个肿瘤细胞组成，细胞簇缺乏纤

维血管轴心，呈细丝状。若在腺泡、贴壁或乳头模式下发现微乳头结构，则该肿瘤应归为微乳头型腺癌。

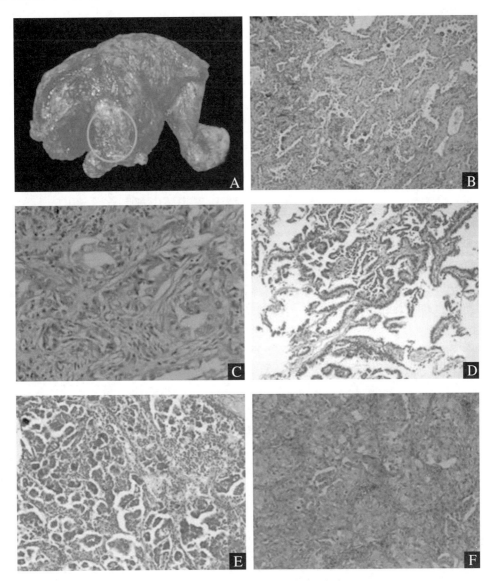

图 3-13　浸润性腺癌，非黏液型

注：A.肿瘤切面大体观；B.贴壁型，肿瘤细胞沿肺泡壁生长，可见间质浸润；C.腺泡型，肿瘤细胞形成不规则的腺体；D.乳头型，肿瘤细胞沿纤维血管轴心呈乳头状排列；E.微乳头型，成簇肿瘤细胞脱落于肺泡腔内，缺乏纤维血管轴心；F.实体型，肿瘤细胞呈片状、巢团状排列，可见细胞内黏液成分。

图片 C、E、F 由齐齐哈尔市第一人民医院病理科刘洪羽副主任医师提供。

（5）实体型。

实体型（图 3-13F）的特征是多边形肿瘤细胞呈片状、巢团状生长，缺乏贴壁、腺泡、乳头和微乳头等结构。实体型腺癌黏液染色（PASD 或黏蛋白染色）显示含有黏液的肿瘤细胞比例为 ≥ 5 个 /2HPF（high power field, 高倍视野）。

【免疫组化】不同组织学类型的非黏液型肺腺癌的免疫表型特点见表 3-3。

表 3-3　不同组织学类型的非黏液型肺腺癌的免疫表型特点

组织学类型	共表达指标	特征性指标
贴壁型肺腺癌		
腺泡型肺腺癌		常表达 AE1/AE3、CAM5.2、EMA、CEA 和 CK7
乳头型肺腺癌	TTF-1 Napsin-A	与甲状腺乳头状癌鉴别：TG 阴性
微乳头型肺腺癌		阳性：EMA、E-cad、β-Catenin；阴性：CK20
实体型肺腺癌		PASD/ 黏蛋白阳性细胞 ≥ 5 个 /2HPF

基于主要组织学分型模型对浸润性肺腺癌，非黏液型的亚型分型，是目前肺腺癌分类和诊断的标准。这些亚型分类具有预测预后的意义：附壁生长为主型肺腺癌的肿瘤预后较好，以乳头状或腺泡为主的肿瘤预后中等，微乳头状 / 实体型肿瘤预后较差；后者可以预测辅助化疗的生存率。还有一些其他传统的肿瘤特征与肺腺癌患者的预后相关，包括核分级和细胞学分级、核分裂象、坏死，以及最近发现的特征"气腔播散（spread through air spaces, STAS）"。

（三）鳞状上皮癌前病变

鳞状上皮癌前病变包括鳞状上皮轻度、中度和重度异型增生以及鳞状上皮原位癌。鳞状上皮化生是指分化成熟的支气管黏膜上皮向鳞状上皮转化的过程。鳞化细胞层次增多，排列紊乱，大小不等，极性消失，核大深染，可见核分裂象等。鳞化是肺鳞癌的癌前病变。根据异型性的大小及所占上皮层程度，可分为轻、中、重度 3级（表 3-4）。

表 3-4　鳞状上皮癌前病变的组织学特点

组织学类型	细胞增生	细胞形态
轻度异型增生	$h <$ 下 1/3	基底细胞增生、核分裂象无或少见
中度异型增生	下 1/3 $\leq h <$ 下 2/3	核浆比增大、核垂直排列、核仁不明显、核分裂象 < 下 1/3
重度异型增生	上 1/3 $\leq h <$ 全层	大小不一、多形性、核浆比增大、可见核角、核仁明显、核分裂象 < 下 2/3
原位鳞癌	全层 $\leq h \leq$ 基底膜	全层弥漫显著异型细胞，未突破基底膜

（四）鳞状细胞癌

鳞状细胞癌（以下简称"鳞癌"）是一种具有角化和 / 或细胞间桥，或者形态上缺少分化但免疫组化可以证实具有鳞状细胞分化标记的原发性 NSCLC。肺鳞癌常发生于主支气管或叶支气管，大部分为中央型，少部分为周围型。分为角化型、非角化型和基底细胞型 3 种亚型。而淋巴上皮癌为低分化的鳞癌伴有数量不等的淋巴细胞、浆细胞浸润，EB 病毒（Epstein-Barr virus，EBV）常呈阳性，需与鼻咽癌鉴别。

【大体】肺鳞癌组织（图 3-14）大小不一，切面呈灰白灰黄，质脆，常见出血坏死和空洞。常沿支气管腔向内生长。

【镜下】角化型鳞癌（图 3-15A）的癌巢内可见角化珠和 / 或细胞间桥，分化较差的角化型鳞癌仅能观察到个别角化细胞。肿瘤细胞胞质丰富，红染，核深染。非角化型鳞癌（图 3-15B）的癌巢中缺乏角化珠、细胞间桥和个别角化细胞，肿瘤细胞胞质少，核呈空泡状，可见核仁，属于低分化鳞癌，P40 和 P63

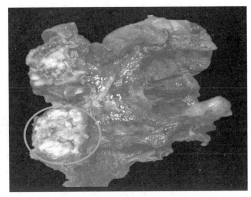

图 3-14　肺鳞癌大体观

注：切面呈灰白灰黄，质脆，可见出血坏死和空洞。

为弥漫强阳性，其可作为与其他类型肺癌的鉴别。基底细胞样鳞癌（图 3-15C）不同于角化型鳞癌和非角化型鳞癌，其基底样细胞应超过 50%，细胞分化差，界限清楚，胞质较少，核浆比高，核深染，常见核分裂象。外周细胞围绕癌巢呈栅栏样、菊形团样排列，癌巢中心可见粉刺样坏死，间质可见水肿、黏液变或透明样变。

【免疫组化】肺鳞癌常见 CK5/6、P40、P63、P53、Ki-67 等阳性表达，而 TTF-1、CD56 和 Syn 等阴性表达。

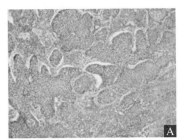
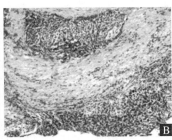
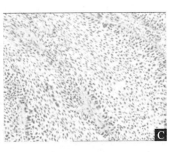

图 3-15　肺鳞癌

注：A. 角化型鳞癌，可见角化珠及细胞间桥；B. 非角化型鳞癌，胞质少，核呈空泡状，可见核仁；C. 基底细胞样鳞癌，肿瘤细胞呈实性、片状生长，外周细胞呈栅栏样排列。

图片 A 由齐齐哈尔市第一人民医院病理科刘洪羽副主任医师提供。

（五）大细胞肺癌

大细胞肺癌（large cell lung cancer, LCLC）是一种除肺腺癌、肺鳞癌和神经内分泌癌等外组织学诊断的未分化的 NSCLC。该诊断不能用于小活检或细胞学检查，只能用于手术切除且充分取材的标本。

【大体】肿瘤体积较大，实性、界清，常见坏死。

【镜下】LCLC（图 3-16）的肿瘤细胞常呈实性、团巢状、片状分布，无肺腺癌、肺鳞癌分化特征。癌细胞较大，多形性，核呈空泡状，有明显的核仁。胞浆丰富、淡染，略透明。常见核分裂象。

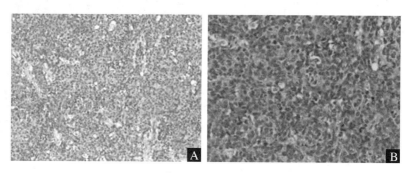

图 3-16　LCLC

注：A. 由较大的多角形细胞构成实性团巢状癌细胞巢；B. 为 A 图
局部大图，核呈空泡状，可见核仁。
本图片由齐齐哈尔市第一人民医院病理科刘洪羽副主任医师提供。

【免疫组化】由于 LCLC 是一种排除性诊断，故当肺腺癌、肺鳞癌和神经内分泌肿瘤的免疫组化指标皆为阴性时，才能做出 LCLC 的诊断。

五、常见的神经内分泌肿瘤

（一）神经内分泌瘤

神经内分泌瘤即 WHO 分类中的类癌，是指原发于肺内的中低级别的神经内分泌恶性肿瘤。其中低级别（核分裂象 < 2 个 /2 mm²、无坏死、直径 > 5 mm）的类癌为典型类癌 / 神经内分泌瘤 G1，高级别（核分裂象 2~10 个 /2 mm²、伴坏死、直径 > 5 mm）的类癌为不典型类癌 / 神经内分泌瘤 G2。

【大体】典型类癌多发生于中心气道，不典型类癌常发生于周围。肿瘤界清，切面呈灰白灰黄色，质软。

【镜下】类癌细胞中等大小，形状一致，呈器官样、小梁状、菊形团样等结构。胞核圆形或卵圆形，位于中央，核仁不明显，胞浆中等嗜酸红染。间质为富含血管的

纤维组织，可见玻璃样变。在肿瘤生长最活跃的区域计数核分裂象，其中核分裂象＜2
个 /2 mm²、无坏死者为典型类癌，而核分裂象 2~10 个 /2 mm²、伴灶性坏死者为不典
型类癌。

【免疫组化】常见的一组特征性标记物为 CgA、Syn 和 CD56。CK-P 常阳性，
TTF-1 常阴性。Ki-67 指数计数常见两种方式：①结合组织形态学，在典型类癌中 Ki-
67 指数＜5%（常见），亦可见典型类癌中 Ki-67 指数≥5%（少见），而不典型类癌
中 Ki-67 指数常在 5%~20%。②单独应用 Ki-67 指数，则可将神经内分泌肿瘤分为 3
个级别：＜10%、10%~19%、≥19%。须特别指出，在形态学基础上，要有一种或以
上神经内分泌标志物明确为阳性，且阳性细胞数＞10% 肿瘤细胞量方可诊断为神经内
分泌瘤。

（二）神经内分泌癌

1. SCLC

SCLC 是由小细胞（燕麦样细胞）组成的恶性神经内分泌肿瘤。伴有任何一种类
型的 NSCLC 的组织成分即为混合性 SCLC。

【大体】SCLC 常位于肺门周围，可伴有支气管周围的压迫和阻塞，亦可见周围孤
立性结节。肿瘤界清，切面呈灰白灰褐色，质脆易碎，常见坏死。

【镜下】SCLC（图 3-17）的癌细胞较小，大
小一致，呈巢团状、小梁状、栅栏状、菊形团样
排列，也可沿肺泡间隔生长扩散。细胞通常≤3
个淋巴细胞直径，胞浆稀疏，细胞界限不清。核
呈圆形、卵圆形或梭形，无核仁，常见胞核嵌顿
构成铸型。核分裂象多见，＞10 个 /2 mm²，平均
80 个 /2 mm²。

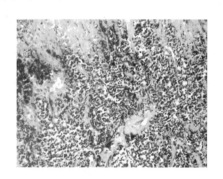

图 3-17　SCLC

注：细胞排列紧密，核圆形，无核仁，
胞浆稀少，界限不清，可见核分裂象
及核铸型。

【免疫组化】表达上皮性标记物 CAM5.2、
AE1/AE3 等，高分子量 CK 一般为阴性。神经
内分泌标志物 CgA、Syn、CD56 阳性表达，NSE
和 PAX5 常阳性表达。TTF-1 常阳性表达，但
Napsin-A 失表达。Ki-67 指数表达 50%~100%。

2. 大细胞神经内分泌癌

大细胞神经内分泌癌为除 SCLC 外，伴有神经内分泌形态学特征，且＞10% 的肿
瘤细胞表达任一神经内分泌指标的肺癌。伴有任何一种类型的 NSCLC 的组织成分即为

混合性大细胞神经内分泌癌。

【大体】肿瘤体积较大，常位于外周部，切面呈灰白灰红色，质硬，常见坏死。

【镜下】癌细胞较大，胞浆丰富，核大，核仁明显，核分裂象多见，> 10 个 /2 mm²，平均 70 个 /2 mm²。肿瘤细胞呈巢团状、小梁状、菊形团状和栅栏状排列，常见大片坏死。

【免疫组化】阳性表达神经内分泌标志物 CgA、Syn、CD56。Ki-67 指数表达 40%~80%。

其他恶性间叶性肿瘤、淋巴造血系统肿瘤和异位组织肿瘤限于篇幅有限，不再赘述。

第二节　肺癌的分子病理学

对于肺癌的分子病理学，笔者参考《非小细胞肺癌分子病理检测临床实践指南（2021版）》及《临床病理诊断与鉴别诊断——气管、肺、胸膜及纵隔疾病》，以更容易理解的表格的形式对 NSCLC 常见的分子病理学内容进行简单的介绍[6-9]。

常用的分子病理检测手段包括桑格测序（Sanger sequencing）、实时荧光定量 PCR（quantitative real-time PCR, qRT-PCR）、荧光原位杂交（fluorescence in situ hybridization, FISH）、免疫组织化学染色（immunohistochemistry staining, IHC）及二代测序（next-generation sequencing, NGS），见表 3-5。

表 3-5　NSCLC 常用的分子病理学检测方法

检测手段	基因变异类型	标本类型	检测通量
桑格测序	突变	石蜡、细胞	低
qRT-PCR	突变、重排 / 融合	石蜡、体液、细胞	有限的多基因联合检测
FISH	重排、扩增	石蜡、细胞	单项检测
IHC	蛋白	石蜡	单项检测
NGS	突变、重排 / 融合、扩增等	石蜡、体液、细胞	高通量多基因同时检测

精准的分子分型是 NSCLC 实施靶向治疗的前提。与欧美人群相比，我国肺腺癌患者常见的基因变异谱系有较大差异（表 3-6）。在我国，排前三位的基因突变分别为 TP53、EGFR 和 KRAS。

　　除个别病例存在共突变之外，基因突变在同一病例中普遍存在相互排斥的现象。靶向治疗和免疫治疗相关分子病理检测与临床用药治疗密切相关（表 3-7）。以往对于表皮生长因子受体（epidermal growth factor receptor, EGFR）第 20 外显子插入突变阳性和 Kirsten 大鼠肉瘤病毒癌基因同源物（Kirsten ratsarcoma viral oncogene homolog, KRAS）突变无药可治，但埃万妥单抗和索托拉西布打破了治疗瓶颈，让这两类患者看到了靶向治疗的曙光，这也是分子病理学最大的获益所在。

表 3-6　我国与西方肺癌患者基因变异谱系差异比较

	基因异常	SCLC/%	肺腺癌 /%	肺鳞癌 /%
基因突变	BRAF	0	1~2	0
	EGFR（欧美）	< 1	20~30	< 1
	EGFR（我国）	< 5	45~55	< 1
	HER2	0	< 5	0
	KRAS（欧美）	< 1	15~35	< 5
	KRAS（我国）	< 1	8~10	< 5
	PI3KCA	< 5	< 5	5~15
	TP53	< 90	30~40	50~80
基因扩增	EGFR	< 1	5~10	10
	HER2	< 1	< 5	< 1
	MET	< 1	3~19	< 5
	MYC	20~30	5~10	5~10
	FGFR2	< 1	< 1	15~20
基因重排	ALK	0	5~10	< 1
	RET	0	1~4	0
	ROS1	0	2~3	0
	NTRK1	0	< 1	0
	NGR1/2	0	< 1	0

表 3-7   NSCLC 基因变异及其临床意义

类别	基因	变异类型	变异频率 /%	临床意义	FDA 获批药物
必检基因	EGFR	第 18~21 号外显子点突变、缺失、插入	45~55	靶向治疗	吉非替尼、厄洛替尼、埃克替尼、阿法替尼、达克替尼、奥希替尼、埃万妥单抗
	ALK	重排 / 融合	5~10	靶向治疗	克唑替尼、阿来替尼、塞瑞替尼、布吉替尼、劳拉替尼
	ROS1	重排 / 融合	2~3	靶向治疗	克唑替尼、劳拉替尼、恩曲替尼
	MET	第 14 号外显子跳跃突变	2~4	靶向治疗	卡马替尼、替泊替尼、克唑替尼
扩展基因	MET	扩增	3~19	靶向治疗	未获批
	HER2	第 20 号外显子插入突变	2~4	靶向治疗	未获批
	BRAF	V600	1~2	靶向治疗	达拉非尼、曲美替尼
	RET	重排 / 融合	1~4	靶向治疗	塞尔帕替尼、普拉替尼
	KRAS	第 2、3 号外显子突变	8~10	分子分型靶向治疗	索托拉西布
	NTRK	重排 / 融合	< 1	靶向治疗	拉罗替尼、恩曲替尼
	肿瘤突变负荷	突变、缺失、插入	与阈值有关	免疫治疗	帕博利珠单抗
	PD-L1	肿瘤细胞和 / 或免疫细胞表达	与阈值有关	免疫治疗	帕博利珠单抗、纳武利尤单抗、度伐利尤单抗、阿替利珠单抗

第三节   TNM 分期

一、概述

肺癌 TNM 分期[10-13]基于疾病的解剖学表现，而非患者的临床症状或肿瘤分子生物学特征，是对肿瘤及其累及范围的精确描述，与肿瘤的预后及治疗决策直接相关，是肿瘤患者诊治过程中至关重要的一个步骤，已成为全球肺癌诊疗的金标准。

肺癌 TNM 分期系统的制定是一个复杂的过程，除了需要不同专科医师（外科医师、内科医师、放疗科医师、病理科医师等）参与外，还需要不同机构［国际肺癌研究会（International Association for the Study of Lung Cancer, IASCL）、国际抗癌联盟（Union for International Cancer Control, UICC）、美国癌症联合委员会（American Joint Committee on Cancer, AJCC）］的不断讨论确定。

制定 TNM 分期系统的过程中，纳入的病例需要遵循以下基本原则：

（1）所有的病例均被显微镜下病理确认为恶性肿瘤，包括组织类型。

（2）每个病例要求有临床分期和病理分期两个分期：

临床分期：cTNM，其中经纵隔镜组织学确认的 N2 淋巴结转移也定义为临床分期（cN2）；

病理分期：pTNM，仅用于手术切除标本。

（3）确定 T、N、M 和 / 或 pT、pN、pM 分类和总分期后，不得在病历上进行修改。

（4）当某一病例的 T、N、M 分类存在疑问时，应选择较低（分期较早）的分期。

目前肺癌 TNM 分期为第 8 版，分期建议于 2016 年由 *Journal of Thoracic Oncology*（JTO，《肿瘤学》）第 1 期刊出，由 UICC 于 2017 年 1 月 1 日正式使用。该分期收集了 1999 年至 2010 年国际上 16 个国家 35 个数据库中的 94 708 例初选肺癌患者，77 156 例最终被纳入研究，其中约 2/3 为肺腺癌患者，体现了近年来肺癌流行病学的变化趋势。亚洲地区（日本、韩国、中国）贡献最大，占全部数据的 79%。

二、TNM 分期[15-26]

（一）分期使用检查手段

肺癌是中国和世界范围内发病率和病死率最高的肿瘤，确诊时多数患者分期较晚是影响肺癌预后的重要原因，而早期肺癌可以通过多学科综合治疗实现较好的预后，甚至达到治愈的目的。因此，对高危人群进行肺癌筛查的研究一直在进行。NLST 对 53 454 名重度吸烟患者进行随机对照研究，评估采用低剂量螺旋 CT 筛查肺癌的获益和风险，结果显示，与胸部 X 线片相比，经低剂量螺旋 CT 筛查的、具有高危因素的人群肺癌相关病死率降低了 20%。高危人群的定义为：年龄 55—74 岁，吸烟 ≥ 30 包 / 年，仍在吸烟或者戒烟 < 15 年（1 类证据）；年龄 ≥ 50 岁，吸烟 ≥ 20 包 / 年，另需附加一项危险因素（2A 类证据），危险因素包括氡气暴露史、职业暴露史、恶性肿瘤病史、一级亲属肺癌家族史、慢性阻塞性肺气肿或肺纤维化病史。推荐对高危人群进行低剂量螺旋 CT 筛查，不建议通过胸部 X 线片进行筛查。

胸部增强 CT、上腹部增强 CT（或 B 超）、头部增强 MRI（或增强 CT）以及全身骨扫描是肺癌诊断和分期的主要方法。一项 Meta 分析汇集了 56 个临床研究共 8699 例患者，结果提示，^{18}F- 氟代脱氧葡萄糖（^{18}F–fluorodeoxyglucose，^{18}F–FDG 正电子发射计算机体层显像仪（positron emission tomography and computed tomography, PET/CT）对于淋巴结转移和胸腔外转移（脑转移除外）有更好的诊断效能。由于 PET/CT 价格昂贵，故本书将 PET/CT 作为诊断和分期的 Ⅱ 类推荐。当纵隔淋巴结是否转移影响治疗决策，而其他分期手段难以确定时，推荐用纵隔镜或超声支气管镜等有创分期手段明确纵隔淋巴结情况。痰细胞学检查是可行的病理细胞学诊断方法，但由于容易出现诊断错误，在组织学活检或体腔积液（如胸腔积液）等可行的情况下，应尽可能减少痰细胞学诊断。具体见表 3–8。

表 3–8　中国临床肿瘤学会（CSCO[①]）NSCLC 诊疗指南 2020 肺癌分期推荐

目的	Ⅰ级推荐	Ⅱ级推荐	Ⅲ级推荐
筛查	高危人群低剂量螺旋 CT（Ⅰ 类推荐）		
诊断	胸部增强 CT，	PET/CT[14]	
影像分期	胸部增强 CT， 头部增强 MRI 或增强 CT， 颈部 / 锁骨上淋巴结 B 超或 CT， 上腹部增强 CT 或 B 超， 全身骨扫描	PET/CT[14]	
获取组织或细胞学技术	纤维支气管镜，EBUS/EUS[②]，经皮穿刺，淋巴结或浅表肿物活检，体腔积液细胞学检查	电磁导航支气管镜，胸腔镜，纵隔镜	痰细胞学

注：① CSCO 全拼为 Chinese Society of Clinical Oncology。
　　② EBUS 指超声支气管镜检查，endobronchial ultra–sound；EUS 指超声内镜检查术，endoscopic ultrasonography。

（二）T 分期

第 8 版分期将 1 cm 作为 T 分期分界值（cut–off value），以此强调肿瘤大小与 T 分期的关系，肿瘤直径越大，T 分期越高，患者预后越差。将 T1 分为 T1a（≤ 1 cm）、T1b（≤ 2 cm）、T1c（≤ 3 cm），将 T2 分为 T2a（≤ 4 cm）、T2b（≤ 5 cm），T3 为 ≤ 7 cm、T4 为 > 7 cm。将原发性肿瘤所在肺叶内发现结节定义为 T3，而同侧非原发肺叶内出现结节定义为 T4，缘于研究发现原发性肿瘤所在肺叶内出现卫星结节预后与其他 T3 相同，非原发性肿瘤所在肺叶内出现转移灶预后与其他 T4 相同，好于 M1。原位鳞状细胞癌（squamous cell carcinoma in situ, SQCCIS）与 AIS 一样，被归于 Tis 并分别标示。MIA 被归为 T1mi。具体分期细节见表 3–9。

表 3-9　第 8 版肺癌 T 分期

分期	表象
Tx	未发现原发性肿瘤；或在痰、支气管灌洗液中找到肿瘤细胞，但影像学或者支气管镜检查无可视肿瘤
T0	无原发性肿瘤的证据
Tis	原位癌
T1	肿瘤最大径 ≤ 3 cm，周围包绕肺组织及脏胸膜；支气管镜检查肿瘤累及叶支气管，未累及主支气管
T1a（mi）	微浸润性腺癌，T1a *ss*，气管或主支气管壁的表浅扩散性肿瘤
T1a	肿瘤最大径 ≤ 1 cm
T1b	肿瘤最大径 ≤ 2 cm
T1c	肿瘤最大径 ≤ 3 cm
T2	符合以下任一条件：3 cm ＜肿瘤最大径 ≤ 5 cm；累及主支气管，未侵犯隆突；侵犯脏胸膜（T2 Visc Pl）；阻塞性肺炎、肺不张（T2 Centr）。
T2a	3 cm ＜肿瘤最大径 ≤ 4 cm
T2b	4 cm ＜肿瘤最大径 ≤ 5 cm
T3	符合以下任一条件：5 cm ＜肿瘤最大径 ≤ 7 cm；无论大小，侵犯以下任何一个器官，包括胸壁（包括肺上沟瘤）、膈神经、心包（T3 *Inv*）；同一肺叶出现孤立性转移（T3 *Satell*）。
T4	7 cm ＜肿瘤最大径；无论大小，侵犯以下任何一个器官，如纵隔、膈肌、心脏、大血管、喉返神经、气管、气管隆嵴、食管、椎体（T4 *Inv*）；同侧不同肺叶的孤立性转移（T4 *Ipsi Nod*）

（三）N 分期

　　淋巴结分站是淋巴结廓清术的解剖基础。IASLC 分期委员会委托以 Rusch 和 Asamura 为首的专家组，以预后分析为目的，将区域淋巴结（zones）包括各站点（stations）进行重新整合，制定新的国际淋巴结图谱，该图谱最终于 2009 年完成，即 IASCL 图谱（IASCL map/nodle charts）（图 3-18），新图谱为每一组淋巴结规定了精确的解剖学定义（表 3-10）。将 14 站淋巴结分为 7 大区域，各站淋巴结均有明确的上、下界，避免了各组淋巴结位置的重叠，对容易混淆的第 4 站和第 10 站淋巴结，不再以胸膜反折作为分界线，而是分别以奇静脉下缘（右侧）和肺动脉上缘（左侧）为界。锁骨上淋巴结和胸骨切迹淋巴结归入第 1 站淋巴结。对第 7 站隆突下淋巴结，新图谱延续 MD-ATS 图谱的定义，为 2009 年第 7 版 AJCC 和 UICC 分期的修订提供了依据。由于第 7 版 N

分期对于生存的预测效果良好，因此第 8 版 N 分期基本延续了第 7 版内容，但对多站转移进行了更加细化的规定，为未来的新分期做了准备。具体分期细节见表 3-11。

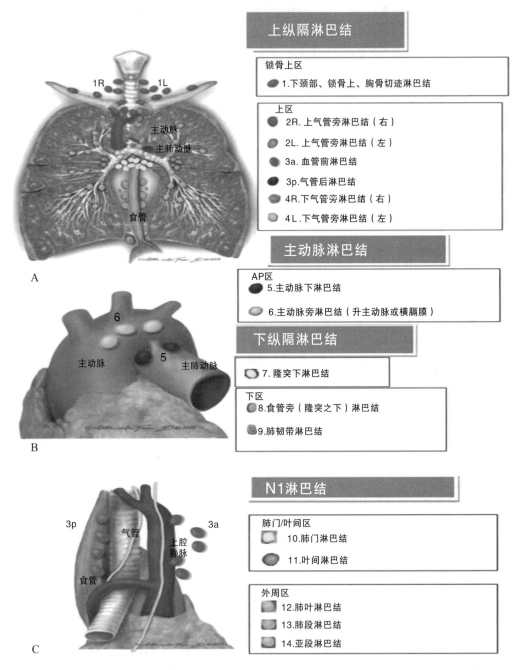

图 3-18　2009 年的 IASCL 图谱

注：A. 前面（腹前面）；B. A-P 区（主 - 肺动脉区）；C. 左侧面。
引自 Rusch V.W., Asamura H., 由 IASCL 推荐。

表 3-10　IASLC 提议的正常淋巴结分区及每个区域淋巴结分图谱中的解剖规定

淋巴结分区名称及序列		解剖规定
锁骨上区	1. 下颈部、锁骨上、胸骨切迹淋巴结	上界：环状软骨下缘 下界：双侧锁骨中线胸骨柄上缘 边缘：气管中线为 1R 和 1L 的分界 1R 被设定为右侧淋巴结、1L 为左侧淋巴结
上区	2. 上气管旁淋巴结	2R 上界：右侧肺与胸膜间隙顶点，锁骨中线胸骨柄上缘 下界：气管与无名静脉尾端的交汇点 2L 上界：左侧肺与胸膜间隙顶点，锁骨中线胸骨柄上缘 下界：主动脉弓上缘 2R 淋巴组与 4R 一样，包括延伸至气管左边界的淋巴结
	3. 血管前和气管后淋巴结	3a：血管前淋巴结 上界：胸部顶点 下界：隆突水平 前缘：胸骨后缘 后缘：右侧为上腔静脉右前缘，左侧为左颈总动脉前缘 3p：气管后淋巴结 上界：胸部顶点 下界：隆突
	4. 下气管旁淋巴结	4R：包括右侧气管旁淋巴结与延伸至气管左边界的气管前淋巴结 上界：无名静脉与气管尾端交汇点 下界：奇静脉下缘 4L：包括左支气管左侧，到动脉韧带内侧的淋巴结 上界：主动脉弓上缘 下界：左主肺动脉上缘
	5. 主动脉下淋巴结（主肺动脉窗）	主动脉下淋巴结横至动脉韧带的淋巴结 上界：主动脉弓下缘 下界：左主肺动脉上缘
	6. 主动脉旁淋巴结（升主动脉或横膈膜）	升主动脉和主动脉弓前外侧的淋巴结 上界：主动脉弓上缘切线 下界：主动脉弓下缘

淋巴结分区名称及序列		解剖规定
隆突下区	7. 隆突下淋巴结	上界：气管隆嵴 下界：左肺下叶支气管的上缘及右肺中间段支气管的下缘
下区	8. 食管旁（隆突之下）淋巴结	邻近食管壁至左右锁骨中线的淋巴结，不含隆突淋巴结 上界：左肺下叶支气管的上缘及右肺中间段支气管的下缘 下界：膈肌
	9. 肺韧带淋巴结	邻近肺韧带的淋巴结 上界：左肺下叶支气管的上缘及右肺中间段支气管的下缘 下界：膈肌
肺门 / 叶间区	10. 肺门淋巴结	紧邻主支气管和肺门血管，包括肺静脉与主肺动脉近端部分的淋巴结 上界：右侧的奇静脉下缘，左侧的肺动脉上缘 下界：双侧叶间区
	11. 叶间淋巴结	肺叶支气管起始部之间的淋巴结 11sa：右肺上叶支气管及中间段支气管之间 11ia：右侧中下支气管之间
外周区	12. 肺叶淋巴结	毗邻肺叶支气管的淋巴结
	13. 肺段淋巴结	毗邻段间支气管的淋巴结
	14. 亚段淋巴结	毗邻亚段支气管的淋巴结

注：a 指淋巴结亚组分类。

表 3-11　第 8 版肺癌 N 分期

分期	表象
Nx	无法评价
N0	无区域淋巴结转移
N1	同侧支气管周围和 / 或同侧肺门淋巴结以及肺内淋巴结转移，包括原发性肿瘤直接侵犯而累及
pN1a	单站 N1 淋巴结转移
pN1b	多站 N1 淋巴结转移

分期		表象
N2		同侧纵隔和 / 或隆突下淋巴结转移
pN2a1		单站 N2 淋巴结转移，无 N1 淋巴结受累（跳跃转移）
pN2a2		单站 N2 淋巴结转移，有 N1 淋巴结受累（单站或多站）
pN2a3		多站 N2 淋巴结转移
N3		对侧纵隔、对侧肺门、同侧或对侧斜角肌及锁骨上淋巴结转移

（四）M 分期

第 8 版 M 分期细分为 M1a（胸腔内转移）、M1b（胸腔外单发转移）及 M1c（单或多个器官多处转移），其中 M1b 与寡转移（oligometastasis）的概念相呼应。寡转移指的是患者发生有限的部位和数量的转移，最常发生于肺、脑、肾上腺、肝及骨，一般认为转移灶小于或等于 5 个，也有文献说转移灶小于或等于 3 个。也有研究者根据肿瘤的位置、体积、进展速度、组织学特征和遗传学特点进行综合评估，还有研究者基于转移的时间和进展对患者进行分类，把诊断最初即存在的转移称为从头寡转移（de novo oligometastases），而系统治疗后仍存在的残留转移灶称为诱导寡转移 / 寡复发（induced oligometastases/oligo-recurrence）。寡转移者的预后较广泛转移者好，行转移灶手术切除或立体定向放射治疗（stereotactic radio-therapy, SRT），约 1/4 患者在清除所有转移灶后获益，有的能长期生存。具体分期细节见表 3-12。

表 3-12　第 8 版肺癌 M 分期

分期		表象
Mx		无法评估
M0		无远处转移
M1a	M1a Pl Dissem	胸膜转移（恶性胸腔积液、心包积液或胸膜结节）
	M1a Contr Nod	对侧肺叶孤立性转移
M1b	M1b Single	远处单个器官孤立性转移
M1c	M1c Multi	远处单个或多个器官多发转移

（五）TNM 分期及特殊病例分期

第 8 版肺癌 TNM 分期见表 3-13。

表 3-13　第 8 版肺癌 TNM 分期

	N0	N1	N2	N3	M1a	M1b	M1c
T1a	ⅠA1	ⅡB	ⅢA	ⅢB	ⅣA	ⅣA	ⅣB
T1b	ⅠA2	ⅡB	ⅢA	ⅢB	ⅣA	ⅣA	ⅣB
T1c	ⅠA3	ⅡB	ⅢA	ⅢB	ⅣA	ⅣA	ⅣB
T2a	ⅠB	ⅡB	ⅢA	ⅢB	ⅣA	ⅣA	ⅣB
T2b	ⅡA	ⅡB	ⅢA	ⅢB	ⅣA	ⅣA	ⅣB
T3	ⅡB	ⅢA	ⅢB	ⅢC	ⅣA	ⅣA	ⅣB
T4	ⅢA	ⅢA	ⅢB	ⅢC	ⅣA	ⅣA	ⅣB

1. 磨玻璃结节（ground glass nodule，GGN）的测量及 T 分期

近年来，受到外科关注的纯磨玻璃结节（pGGN）和混合磨玻璃结节（mGGN），在新分期中根据实性成分大小决定 T 分期。对于 GGN 病例，实性成分对预后具有重要的影响，且影像学上的实性成分往往预示其浸润性，因此临床分期时要求测量 CT 图像实性成分的大小（1 mm 层厚，肺窗），病理分期要求将浸润性成分大小作为 T 分期的依据（图 3-19）。

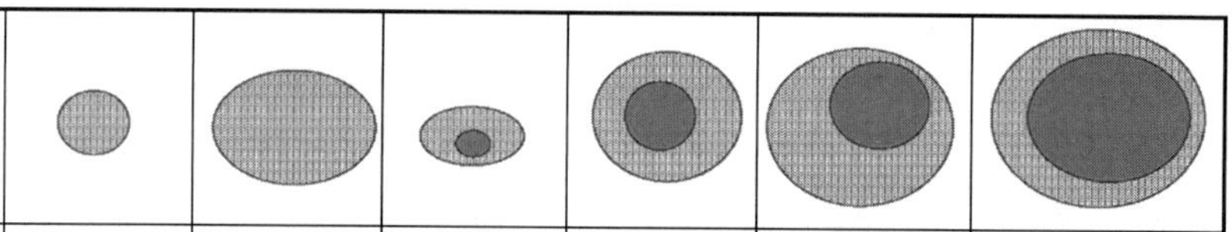

临床T分期（CT）	高分辨率CT上的CT图像						
	实性成分	0 cm	0 cm	≤0.5 cm†	0.6~1.0 cm †	1.1~2.0 cm †	2.1~3.0 cm †
	总肿瘤大小（包括磨玻璃）	≤0.5 cm	0.6~3.0 cm ‡‡	≤3.0 cm‡‡	0.6~3.0 cm ††	1.1~3.0 cm ††	2.1~3.0 cm ††
	病理学鉴别诊断	AAH‡,AIS,MIA	AIS,MIA,LPA	MIA,LPA,AIS	LPA,Invasive AD,MIA	LPA,Invasive AD	Invasive AD
	临床分型		cTis‡‡	cT1mi‡‡	cT1a	cT1b	cT1c
病理T分期（pT）	浸润部分	0 cm	0 cm	≤0.5 cm‡‡	0.6~1.0 cm †	1.1~2.0 cm †	2.1~3.0 cm †
	总肿瘤大小（包括累及部分）	通常≤0.5 cm‡	≤3.0 cm‡‡	≤3.0 cm‡‡	0.6~3.0 cm††	1.1~3.0 cm††	2.1~3.0 cm††
	病理学鉴别诊断	AAH	AIS	MIA	LPA或具有类脂成分的浸润性腺癌	具有一种类脂成分的浸润性腺癌或LPA	具有类脂成分的浸润性腺癌
	病理分型		pTis‡‡	pT1mi‡‡	pT1a	pT1b	pT1c

图 3-19　实性成分≤3 cm 表现为磨玻璃密度肺腺癌的临床和病理 T 分期

注：AAH—非典型腺瘤样增生；AIS—原位癌；MIA—微浸润性腺癌；LPA—以伏壁生长为主的浸润性腺癌；Invasive AD—浸润性腺癌；cT—临床 T 分期；pT—病理 T 分期。

GGO—磨玻璃影；pGGN—纯磨玻璃结节；pGGO—纯磨玻璃影；mGGN—混合磨玻璃结节；mGGO—混合磨玻璃影。

高分辨率 CT 图像可以提示病理诊断，CT 扫描的 GGO 与伏壁生长区有普遍的相关性，实性区与浸润性成分在组织学上也有普遍的相关性，但并不具有绝对特异性。病理学鉴别诊断列出了每一个 CT 扫描图像的可能性诊断。最终的 pT 分期需要对切除标本进行完整的病理检查。

（Tis［AIS］）cT：通常表现为 ≤ 3 cm 的 pGGNs；然而，pGGNs 也可以是 MIA 或浸润性腺癌。

pT：肿瘤呈伏壁生长方式，无浸润区，大小 ≤ 3 cm。

如果 pGGN 或伏壁生长为主的结节直径 ＞ 3 cm，则分类为 LPA，分期为 T1a。

（T1mi）cT：MIA 通常表现为直径 ≤ 3 cm，实性成分直径 ≤ 0.5 cm GGN。

如果实性成分中含有其他良性成分，比如增生的纤维结缔组织、机化性肺炎等，MIA 可以在 CT 上表现为实性成分 ＞ 0.5 cm GGN。

pT：MIA 组织学表现为直径 ≤ 3 cm，浸润区直径 ≤ 0.5 cm 的伏壁生长为主浸润性腺癌。

（T1a）cT：直径 ≤ 3 cm，实性成分直径为 0.6~1.0 cm 的 mGGN。

pT：直径 ≤ 3cm 的 LPA，浸润区直径为 0.6~1.0 cm，被归类为 pT1a。

（T1b）cT：直径 ≤ 3 cm，实性成分直径为 1.1~2.0 cm 的 mGGN。

pT：直径 ≤ 3 cm 的 LPA，浸润区直径为 1.1~2.0 cm，被归类为 pT1b。

（T1c）cT：直径 ≤ 3 cm，实性成分直径为 2.1~3.0 cm 的 mGGN。

pT：直径 ≤ 3 cm 的 LPA，浸润区直径为 2.1~3.0 cm，被归类为 pT1c。

所有的 cT 分类都是术前人为设定的，假设在切除标本的病理检查中，磨玻璃成分和实体成分分别对应于伏壁生长区和浸润区。

cT 类别适用 TNM 分类规则 4（如有疑问，选择较低的分类）。

对于有多发浸润区的病例，浸润区大小的估计见正文。

大小不是 AAH 和 AIS 的唯一区别。

对于直径 ＞ 3 cm，CT 表现为 pGGO 或病理表现为纯伏壁生长的浸润性腺癌，应归类为 T1a。

同样，实性成分直径 ≤ 0.5 cm 的 mGGO，或肿瘤组织学表现符合 MIA 的病理标准，但直径 ＞ 3 cm，则应分期为 cT1a 或 pT1a。

如果肿瘤直径 ＞ 3 cm，则根据侵袭性大小，这些病变可分为 T1a、T1b 或 T1c。

2. 肺部多发病灶的诊断及分期

肺部多发病灶的 TNM 分期由病灶的临床表现、病理学关联和生物学行为共同决定。根据这一标准，共有 4 种疾病模式（图 3–20）：

（1）对于第二原发肺恶性肿瘤，每一个肿瘤单独进行 T、N、M 分期。

（2）对于肺内转移病灶，不同病灶的组织学类型相同时（无论是怀疑还是已经证实），应根据肿瘤的位置决定其分期，如 T3（病灶位于同一叶）、T4（病灶位于同侧不同肺叶）、M1a（另有病灶位于对侧肺）。

（3）对于肺部多发磨玻璃影（ground-glass opacity, GGO）或者病理证实为贴壁样生长型肿瘤，T 分期由 T 分期最高的结节决定，后面括号内加上结节数目或者 m，如 T1a（3）N0M0，括号内的数字不包含小于 5 mm 的纯 GGO 结节 / 非典型腺瘤样增生（atypical adenomatous hyperplasia, AAH）/ 可疑良性病变。几乎完全为实性或者浸润性的肿瘤（GGO 或贴壁样成分＜ 10%）不适用这个方法，应单独进行分期。

（4）对于弥漫性肺炎型腺癌（diffuse pneumonic-type adenocarcinoma），肿瘤位于单一肺叶时定义为 T3，累及同侧另一肺叶时定义为 T4，累及对侧肺时定义为 M1a。这类肿瘤往往是浸润性黏液腺癌，转移少见。这个方法同样适用于肺部多发粟粒样病变。

上述后 3 种情况均仅有一个 N 分期及 M 分期。

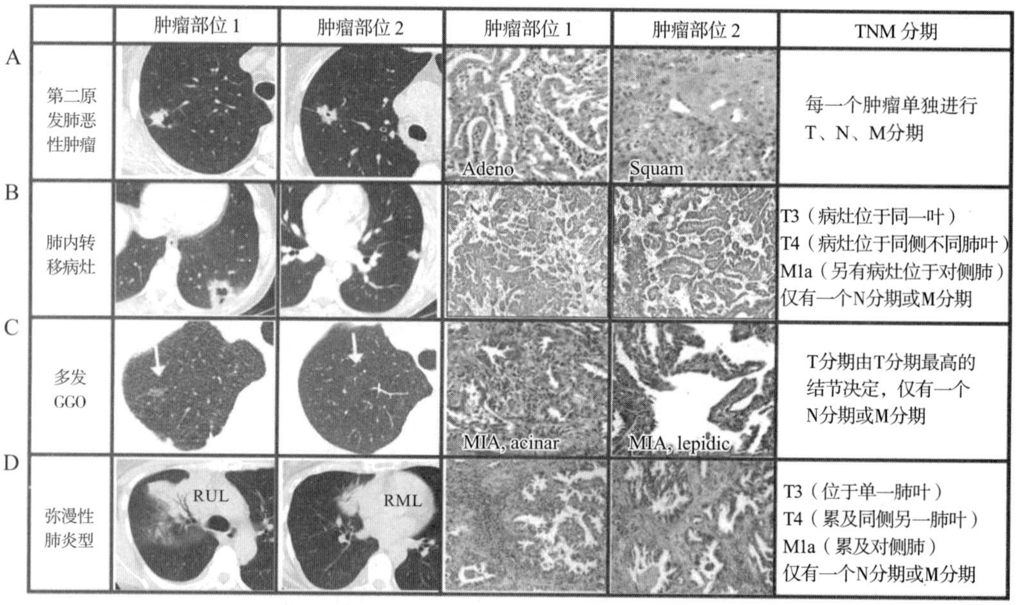

		肿瘤部位 1	肿瘤部位 2	肿瘤部位 1	肿瘤部位 2	TNM 分期
A	第二原发肺恶性肿瘤			Adeno	Squam	每一个肿瘤单独进行 T、N、M 分期
B	肺内转移病灶					T3（病灶位于同一叶） T4（病灶位于同侧不同肺叶） M1a（另有病灶位于对侧肺） 仅有一个 N 分期或 M 分期
C	多发 GGO			MIA, acinar	MIA, lepidic	T 分期由 T 分期最高的结节决定，仅有一个 N 分期或 M 分期
D	弥漫性肺炎型	RUL	RML			T3（位于单一肺叶） T4（累及同侧另一肺叶） M1a（累及对侧肺） 仅有一个 N 分期或 M 分期

图 3-20　肺部多发病灶 4 种疾病模式的典型病例

参考文献

［1］ZANDER D S. Pulmonary pathology［M］. 2 ed. Philadelphia, PA: Elsevier, 2018.

［2］刘彤华.刘彤华诊断病理学［M］.4 版.北京：人民卫生出版社,2018.

［3］WHO classification of Tumours Editorial Board. WHO classification of tumours: Thoracic tumours ［M］. 5th ed. Lyon: IARC Press, 2021.

［4］马博文.浆膜腔积液细胞病理学诊断［M］.2 版.北京：人民军医出版社,2014.

［5］赵澄泉.非妇科脱落细胞［M］.北京：北京科学技术出版社,2016.

［6］王恩华,张杰.临床病理诊断与鉴别诊断：气管、肺、胸膜及纵隔疾病［M］.北京：北京科学技术出版社,2016.

［7］MOREIRA A L, OCAMPO PSS, XIA Y, et al. A grading system for invasive pulmonary adenocarcinoma: a proposal from the international association for the study of lung cancer pathology committee［J］. Journal of Thoracic Oncology, 2020, 15（10）: 1599–1610.

［8］何建芳,韩安家,吴秋良.实用免疫组化病理诊断［M］.北京：科学出版社,2018.

［9］YASUSHI Y, ALAIN C, BORCZUK, et al. IASLC Atlas of diagnostic immunohistochemistry［M］. Denver: International Association for the Study of Lung Cancer, 2020.

［10］GOLDSTRAW P, CHANSKY K, CROWLEY J, et al. The IASLC lung cancer staging project: proposals for revision of the TNM stage groupings in the forthcoming（eighth）edition of the TNM classification for lung cancer［J］. Journal of Thoracic Oncology, 2016, 11（1）: 39–51.

［11］CARNEY D N. Lung cancer –time to move on from chemotherapy［J］. New England Journal of Medicine, 2002, 346（2）: 126–128.

［12］ABERLE D R, BERG C D, BLACK W C, et al. The national lung screening trial: overview and study design［J］. Radiology, 2011, 258（1）: 243–253.

［13］ABERLE D R, ADAMS A M, BERG C D, et al. Reduced lung–cancer mortality with low–dose computed tomographic screening［J］. New England Journal of Medicine, 2011, 365（5）: 395–409.

［14］WU Y, LI P, ZHANG H, et al. Diagnostic value of fluorine 18 fluorodeoxyglucose positron emission tomography computed tomography for the detection of metastases in non–small–cell lung cancer patients［J］. International Cancer Conference Journal, 2013, 132（2）: E37–E47.

［15］RAM–I P R, BOLEJACK V, CROWLEY J, et al. The IASLC lung cancer staging project: proposals for the revisions of the T descriptors in the forthcoming eighth edition of the TNM classification for lung cancer［J］. Journal of Thoracic Oncology, 2015, 10（7）: 990–1003.

［16］RUSCH V W, ASAMURA H, WATANABE H, et al. The IASLC lung cancer staging project: a proposal for a new international lymph node map in the forthcoming seventh edition of the TNM classification for lung cancer［J］. Journal of Thoracic Oncology, 2009, 4（5）: 568–577.

［17］HELLMAN S, WEICHSELBAUM R R. Oligometastases［J］. International Journal of Clinical Oncology, 1995, 13（1）: 8–10.

［18］REYES D K, PIENTA K J. The biology and treatment of oligometastatic cancer ［J］. Oncotarget, 2015, 6（11）: 8491-8524.

［19］PATEL P R, YOO D S, NIIBE Y, et al. A call for the aggressive treatment of oligometastatic and oligo-recurrent non-small cell lung cancer ［J］. Pulmonary Medicine, 2012: 480961.

［20］YARCHOAN M, LIM M, BRAHMER J R, et al. Oligometastatic adenocarcinoma of the lung: a therapeutic opportunity for long-term survival ［J］. Cureus, 2015, 7（12）: 409-410.

［21］ASHWORTH A, RODRIGUES G, BOLDT G, et al. Is there an oli-gometastatic state in non-small cell lung cancer？ A systematic review of the literature ［J］. Lung Cancer, 2013, 82（2）: 197-203.

［22］PFANNSCHMIDT J, DIENEMANN H. Surgical treatment of oligometastatic non-small cell lung cancer ［J］. Lung Cancer, 2010, 69（3）: 251-258.

［23］GUERRERO E, AHMED M. The role of stereotactic ablative radiotherapy（SBRT）in the management of oligometastatic non small cell lung cancer ［J］. Lung Cancer, 2016（92）: 22-28.

［24］SIVA S, KRON T, BRESSEL M, et al. A randomised phase n trial of stereotactic ablative fractionated radiotherapy versus radiosurgery for oligometastatic neoplasia to the lung（TROG 13.01 SAFRON Ⅱ）［J］. BMC Cancer, 2016, 16（1）: 183-184.

［25］TRAVIS W D, ASAMURA H, BANKIER A A, et al. The IASLC lung cancer staging project: proposals for coding T categories for subsolid nodules and assessment of tumor size in part-solid tumors in the forthcoming eighth edition of the TNM classification of lung cancer ［J］. Journal of thoracic oncology, 2016, 11（8）:1204-1223.

［26］DETTERBECK F C, NICHOLSON A G, FRANKLIN W A, et al. The IASLC lung cancer staging project: summary of proposals for revisions of the classification of lung cancers with multiple pulmonary sites of involvement in the forthcoming eighth edition of the TNM classification ［J］. Journal of thoracic oncology: official publication of the International Association for the Study of Lung Cancer, 2016, 11(5): 639-50.

第四章　肺癌的影像学诊断

第一节　胸部 X 线诊断

一、X 线检查方法

胸部 X 线是胸部疾病最常用的检查方法，常用的摄影体位有胸部后前位和胸部侧位，用于疾病初查、定位和治疗后复查。其他体位还包括斜位，主要观察肋骨的病变；胸廓入口位摄影，主要观察肺尖部病变。目前，胸部 X 线摄影广泛应用现代的数字化成像（digital radiography, DR）技术，一次摄片可通过调节窗宽窗位获得标准胸片、软组织密度和骨密度三幅图像，避免不同组织密度重叠的干扰。DR 技术可获得胸部任意深度、厚度的多层面影像，从而提高了肺内小病灶的检出能力[1]。

二、图像分析及判读

肺癌是肺内最常见的原发性恶性肿瘤，起源于支气管上皮、腺上皮或肺泡上皮。随着影像技术的进步，X 线在肺癌筛查和诊断中的地位逐步被 CT 取代，但在一些基层卫生院，X 线仍具有重要的作用。肺癌的 X 线诊断是医生必备的基本技能。影像上根据发病部位，可将肺癌分为中央型、周围型以及弥漫型 3 种形式[2]。

（一）中央型肺癌 的 X 线表现

中央型肺癌指发生在肺段或段以上支气管的肺癌。

直接征象：早期中央型肺癌局限于支气管内，X 线片上可无异常表现。进展期肺癌因肿瘤增大，可出现肺门增大或肺门区不规则软组织肿块影，可表现为纵隔增宽或单侧肺门影增宽、增浓，纵隔结构因肿瘤的压迫可出现向健侧偏移（图 4-1、图 4-2）。

间接征象：多为支气管阻塞后形成的各种表现。当肿瘤局限于支气管内时，形成活瓣效应，造成滞留于肺内的气体增多，形成阻塞性肺气肿。阻塞性肺气肿可为最早的间接征象，表现为肺叶或肺段体积增大，透光度增加，肺纹理稀疏，叶间裂、纵隔及横膈受压移位。当肿瘤导致支气管狭窄从而管腔引流不畅时，易发生阻塞性肺炎，表现为局限性斑片影或肺段、肺叶实变影。当肿瘤完全阻塞支气管后，可引起相应肺叶、肺段甚至一侧肺不张，表现为肺体积缩小、密度增高，邻近组织向病变处移位。最典型的阻塞性肺不张表现为"反S征"或"横S征"，即在正位胸片上，右上叶肺不张时，肺叶体积缩小、密度增高，水平裂上移，与肺门肿块下缘相连，共同构成反S或横S的下缘。阻塞性支气管扩张伴黏液栓时，可表现为带状或条状高密度影，可呈指套状表现，称为"指套征"。

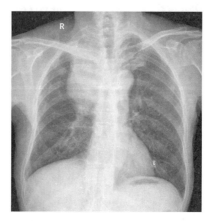

图 4-1　右上肺中央型肺癌

注：胸部DR显示，右肺上叶肺不张呈高密度改变，水平裂上移，右上叶肺不张下缘与
　　肺门肿块下缘相连，呈"反S征"。

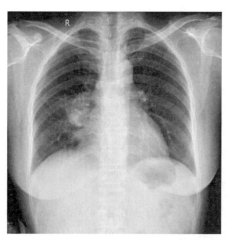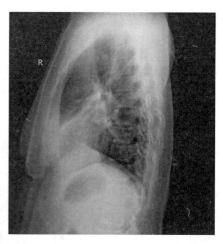

图 4-2　右肺门中央型肺癌

注：胸部DR显示，右肺门影增宽、增浓，可见类圆形软组织密度影，边界清楚，病变周围
　　可见条索影，如伴发阻塞性肺炎，胸片可见肿块远端絮状模糊影或实变不张的肺组织影。

转移征象：转移到邻近肺门的淋巴结引起肺门影增大。纵隔内淋巴结转移引起纵隔增宽、气管移位等。其他转移表现为胸腔积液、肺内结节、肋骨破坏及心包积液等。

鉴别诊断：中央型肺癌需要与支气管内膜结核鉴别，支气管内膜结核的支气管壁不规则增厚，累及管腔范围长。阻塞性肺炎需与普通肺炎及干酪性肺炎鉴别，阻塞性肺炎多反复发生。阻塞性肺不张需要与由其他原因引起的肺不张鉴别。

（二）周围型肺癌的 X 线表现

周围型肺癌指发生于肺段以下支气管的肺癌。

直接征象：肿瘤较小者多为孤立的结节影或小片状磨玻璃影。肿瘤较大者呈分叶状，密度较均匀，瘤内可形成瘢痕或坏死，坏死物由引流支气管排出而形成空洞，空洞一般为厚薄不均的厚壁空洞，内、外壁不光整。多数肿瘤边缘毛糙，可见 "毛刺征"。因肿瘤各部分生长速度不同，会形成"分叶征"。如图 4-3、图 4-4 所示。

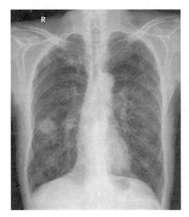
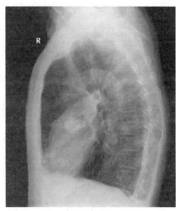

图 4-3　右中肺周围型肺癌

注：胸部 DR 显示，右中肺野外带可见一肿块影，呈分叶状，边缘可见短毛刺，邻近胸膜被牵拉。

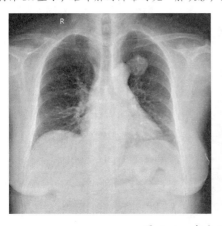
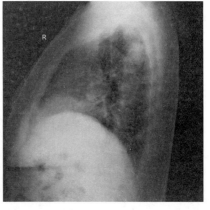

图 4-4　左上肺周围型肺癌

注：胸片 DR 显示，左上肺尖部可见一类型软组织肿块影，边界清楚，浅分叶，可见短毛刺。

间接征象：因成纤维反应使邻近胸膜或叶间裂被牵拉，会形成胸膜凹陷征，呈线状或三角状影。肿瘤侵犯支气管引起阻塞性肺炎，表现为斑片影。

转移征象：侵犯邻近胸膜形成局限性胸膜增厚。淋巴结转移可见纵隔增宽及肺门影增大；侵犯淋巴道可形成癌性淋巴管炎，表现为局部小结节及网状影；肺内血行转移可形成多发结节或肿块影；胸膜转移表现为胸膜结节及胸腔积液。

鉴别诊断：周围型肺癌表现为孤立结节影时，需要与结核瘤、错构瘤和硬化性肺泡细胞瘤等鉴别。结核瘤多表现为边缘光滑的肿块影，可见长毛刺及卫星灶。错构瘤可见爆米花样钙化以及脂肪成分。硬化性肺泡细胞瘤可见"血管贴壁征"，增强扫描呈渐进性强化。周围型肺癌表现为 GGN 时，需要与非典型腺瘤样增生及局灶性肺炎鉴别。

（三）弥漫型肺癌的 X 线表现

弥漫型肺癌指肿瘤在肺内弥漫性分布。

直接征象：肿瘤表现为双肺多发弥漫分布的结节、斑片影，结节大小不等，以双肺中下分布多见。也可表现为肺叶或肺段实变影。

鉴别诊断：弥漫型肺癌表现为双肺多发斑片影及肺叶或肺段实变影时，难以与肺炎鉴别，前者经抗感染治疗后无好转并有淋巴结肿大，确诊需穿刺活检。

第二节　胸部 CT 诊断

一、胸部 CT 检查与相关技术

（一）扫描前的准备

扫描前要求患者除去扫描范围的金属物品，同时进行吸气—屏气—呼气等训练，告知患者在检查的过程中须保持相应的体位不动，直至完成检查。体位：仰卧位，头先进，两臂上举抱头，身体置于床面正中。扫描范围为从肺尖开始到肺底。扫描定位基线：外定位线 X 轴水平线平行于肩峰连线，外定位线 Z 轴线重叠于正中矢状面，外定位线的冠状线置于腋中线水平。肥胖患者以扫描野内最大前后径中点为准，防止皮肤表面图像丢失，皮肤和胸壁病变被漏诊[3]。

（二）扫描参数

管电压一般设置为 120 kV，对于小体型患者可设置为 100 kV，对于大体型患者可设置为 140 kV。管电流量，正常体型设置范围为 133~144 mA/s，对于小体型患者可设置为 100~133 mA/s，大体型患者可设置为 144~216 mA/s。推荐将螺距设置为 1。显示野建议选择固定数值（33~35 cm），遇到肥胖患者，可以统一设置 40~45 cm 的重建，保证图像的信息不丢失。

（三）胸部增强 CT 扫描

常规行胸部增强 CT 扫描，在检查前与患者签署 CT 增强检查知情同意书。在检查前告知患者需进行必要的呼吸配合，一般而言，需要两次吸气屏气，每次屏气时间 5 s 左右。注射部位推荐选择右臂的肘正中静脉。对比剂浓度要求为 300~350 mg/mL，对比剂剂量根据患者的体重（kg）乘以 1.2~2 mL/kg 计算，用量一般为 60.0~90.0 mL；注射流率为 3.0 mL/s，血管条件不好的和护士沟通后酌情降低流率。扫描方法常规分为经验时间延迟法和对比剂智能跟踪技术。经验时间延迟法：动脉期延迟 25~35 s 扫描、延迟期延迟 60~70 s 扫描，如有特殊情况酌情处理。对比剂智能跟踪技术：确定跟踪层面为气管隆嵴层面，跟踪点定位于降主动脉。注射对比剂延迟 8~10 s 开始跟踪，触发阈值设定为 120~200 HU，注射造影剂后 60~70 s 行延迟期扫描。

（四）重建数据及重建算法

胸部 CT 平扫原始扫描往往使用肺窗重建，其显示支气管和肺间质病变效果最佳。重建层厚 5 mm、重建层间距 5 mm，有条件的重建层厚 2 mm，重建间隔 2 mm。肺窗：窗宽 1200~1500 HU，窗位 –400~600 HU；纵隔窗：窗宽 350~450 HU，窗位 40~60 HU。图像重建通常采用标准算法（纵隔窗）和肺算法（肺窗）；观察解剖、病变细节，重建层厚可 ≤1 mm；建议采用骨算法重建，骨算法的图像边缘勾画锐利，最适合肺窗的显示。对疑有骨质病变者，应获取骨窗窗宽 1000~2000 HU、窗位 300~500 HU 的图像。

（五）CT 图像的后处理成像方法

临床常用的方法包括多平面重组、曲面重组、最大密度投影、最小密度投影、容积再现、表面阴影显示以及仿真内窥镜等（图 4-5）。

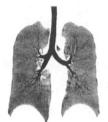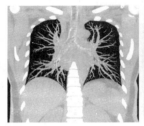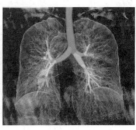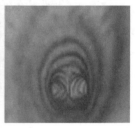

图 4-5　CT 图像的后处理成像方法

注：从左至右分别为最小密度投影、最大密度投影、容积再现、仿真内窥镜。

（六）儿童胸部 CT 扫描

儿童对 X 射线的敏感度比较高，行 CT 检查需要严格掌握儿童 CT 检查适应证。检查前对患儿及家长进行安抚，缓解患儿的紧张情绪，对不能配合的患儿用水合氯醛予以镇静，给药方式建议首选保留灌肠。保留灌肠方案：5% 浓度水合氯醛（将 10% 水合氯醛与等渗盐水稀释一倍并加温），50 mg/kg 配置给药，采用深灌肠法。婴幼儿直肠或乙状结肠存在病变的，给药方式建议为口服。口服方案：10% 浓度水合氯醛，50 mg/kg 配制给药，总量不超过 1 g。患儿熟睡后开始检查。检查时将患儿仰卧于检查床上，双手举至头上，头颅和身体正中线与台面中线重合。对患儿性腺予以双层铅帘包裹性防护，并绑好约束带后开始扫描。运用螺旋扫描，从头侧向足侧开始扫描。对于 7 岁以上患者，指导患者在扫描过程中吸气后屏住呼吸；对于 7 岁以下不能配合者，自由呼吸扫描。纵隔窗建议为窗宽 300 HU，窗位 40 HU；骨窗建议为窗宽 2000 HU，窗位 550 HU；肺窗建议为窗宽 1500 HU，窗位 -500 HU。

二、图像分析及判读

（一）2021 版 WHO 肺部肿瘤组织学分类

根据 2021 年 WHO 肺部肿瘤组织学分类，肺部肿瘤有如下几大类：上皮性肿瘤、肺神经内分泌肿瘤、肺间叶性肿瘤、异位起源性肿瘤、淋巴造血系统肿瘤。此外，一些原发性软组织来源或骨源性肿瘤亦可发生在肺内，如原发性肺平滑肌肉瘤、原发性肺血管肉瘤、原发性骨肉瘤等。以下主要介绍较为常见的肿瘤的影像学特点[4]。

（二）肺部常见恶性肿瘤的 CT 表现

1. 上皮性肿瘤的 CT 表现

（1）肺腺癌的 CT 表现。

2021 年 WHO 肺腺癌病理分类：① MIA；②浸润性腺癌，非黏液型；③浸润性腺癌，黏液型；④胶样腺癌；⑤胎儿型腺癌；⑥肠型腺癌。其将 2015 年版腺癌分类中的非典型腺瘤样增生和 AIS 纳入腺体前驱病变。

肺腺癌多数起源于段支气管以下的支气管上皮，一般表现为周围型肺癌，肿瘤多呈膨胀性生长，所以形态多为圆形、类圆形或不规则形。当肿瘤细胞在生长过程中受到肺间质或支气管的阻碍时，会出现分叶、棘突等形态学表现；当肿瘤细胞沿着肺间质及实质浸润性生长或者肿瘤内出现纤维化时，会表现出毛刺、胸膜凹陷征及血管集束征的表现。部分表现为类似肺炎型的肺癌，多为浸润性黏液腺癌。胶样腺癌分泌大量黏液，而肿瘤细胞贴壁生长或漂浮在黏液池中，常表现为类圆形无毛刺肿块，可出现分叶，具有强化程度低的特点。

形态：大多数肺腺癌表现为圆形、类圆形或不规则形。

内部密度：肺腺癌内部密度可表现为 mGGN、实性密度，少见钙化。在 mGGN 当中，超过 50% 的实性成分考虑恶性可能性大，实性密度主要是增殖的肿瘤细胞、纤维组织增生及塌陷的肺泡结构的体现。少有报道 MIA 和浸润性腺癌表现为 pGGN。肺腺癌可出现钙化，多为细砂粒状、不定型钙化，而与良性肿瘤的片状、爆米花状钙化有所不同[4]。

瘤肺交界面表现：肺腺癌与肺交界面可出现分叶征、毛刺征、胸膜凹陷征、棘突征、血管集束征。分叶（图 4-6）主要是肿瘤在各个方向生长不一致的一种体现，其中深分叶对恶性肿瘤的诊断意义较大，多是由于肿瘤突破间质向外生长并相互融合所致。毛刺（图 4-6）表现为肿瘤周围放射状的短且硬的、无分支的细线样结构，认为是肿瘤细胞沿肺结构向各方向生长的体现，也有学者认为是肿瘤内部纤维结缔组织对周围肺结构的牵拉所致，该征象对肺腺癌的诊断有重大意义。当毛刺与胸膜相连时，称之为胸膜凹陷征（图 4-7），表现为脏胸膜侧的三角形或喇叭口形状的阴影，多是由于肿瘤内出现纤维增生、瘢痕收缩，通过牵拉肺支架结构传导至脏胸膜所致。棘突征（图 4-8）表现为肿瘤边缘的三角形、尖角状结构，较毛刺更为粗大而钝。血管集束征（图 4-8）为肿瘤周围一支或多支血管向肿瘤集中、截断，或通过肿瘤的表现，血管可出现移位、僵直、扭曲、增粗、增多、截断。

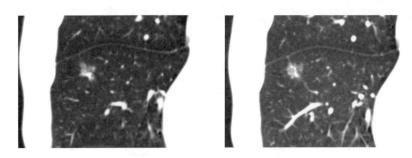

图 4-6　右肺中叶浸润性腺癌

注：男性患者，54岁，体检胸部CT发现右肺中叶结节影19天。右肺中叶外侧段见一mGGN影，病灶形态不规则，边缘可见分叶及细小毛刺，病灶内可见实性密度影，并见形似迂曲增粗血管的高密度影。术后病理提示：浸润性腺癌。

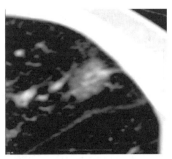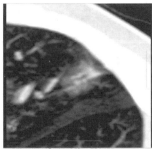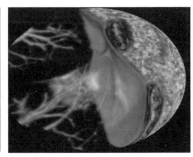

图 4-7　左肺上叶浸润性腺癌（一）

注：男性患者，56岁，体检发现左肺上叶结节2天。左肺上叶下舌段见一mGGN影，边缘可见分叶，胸膜侧可见胸膜凹陷征，病灶内见血管增粗，僵直扭曲，实性成分出现。术后病理提示：左肺上叶浸润性腺癌。

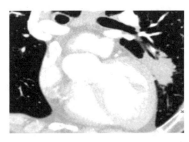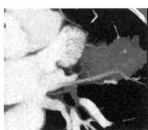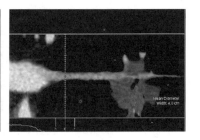

图 4-8　左肺上叶浸润性腺癌（二）

注：男性患者，59岁，咳嗽半月余。左肺上叶下舌段一实性肿块，形态不规则，边缘见分叶及棘突，曲面重建图像显示小支气管截断，注射对比剂后，可见血管扭曲、僵硬、变形、狭窄改变，即血管集束征表现之一。术后病理提示：浸润性腺癌。

　　肿瘤内部表现：部分肺腺癌内部可有一些有提示意义的征象，如空泡征、血管造影征、支气管充气征。空泡征（图4-9）多发生在体积小的肿瘤中，特别是早期肺腺癌，空泡一般小于5 mm，被认为是还未被肿瘤填充的含气肺组织或扩张的小支气管或者被破坏后融合的肺泡腔。血管造影征，为注射对比剂后肺血管在实变病灶中的走形，多见于肺炎型肺癌。

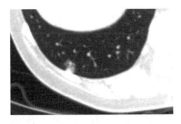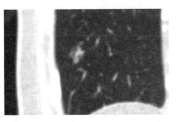

图 4-9　肺腺癌

注：女性患者，42 岁，右肺下叶后基底段建议 mGGN，边缘分叶状改变，局部深分叶，其内可见灶状的实性成分，另可见空泡征。术后病理结果：＜右肺下叶＞肺腺癌（腺泡型 60%+ 微乳头型 25%+ 乳头型 15%），癌组织沿肺泡腔播散；脏胸膜未受累及。

肺炎型肺癌：此型肺癌在影像上的表现有别于其他类型的表现形式，癌细胞被覆于肺泡表面，伏壁生长，致肺泡壁增厚，并可填充肺泡腔，肺泡内气体消失，形成小叶状、段性、大叶实变，形似肺炎表现。而实变区内，支气管管壁僵硬扭曲，管腔有不同程度狭窄，形似"枯树枝"状，故称支气管枯树枝征（图 4-10）。注射对比剂后，实变中可出现血管造影征，同时可出现大量肿瘤血管生长，表现为血管增多、破坏。另外，癌组织可破坏肺间质，致肺泡融合形成小囊状透亮影。而此型表现的肺癌病理类型多为浸润性黏液腺癌，黏液可分布于肺泡及支气管腔内，引起支气管管腔扩大。该类型肺癌具有气道播散的特点，癌细胞可通过气道播散出现簇状分布腺泡样结节征象（图 4-10）。癌细胞可沿肺泡间隔、淋巴管扩散，致邻近肺组织内出现条索状、网格状增厚，出现线状、网格征。

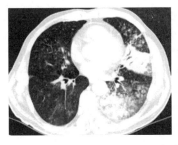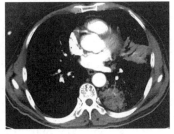

图 4-10　肺浸润性黏液腺癌

注：患者男性，68 岁，双肺多发团片状实变影，其中左肺上叶实变病灶内可见支气管充气，管壁走行僵硬扭曲，管腔不同程度狭窄，形似"枯树枝"状。注射对比剂后，实变病灶内可见血管造影征，左下肺实变区域可见血管增多。此外，双肺内可见多发的大小不等结节影，呈簇状分布。穿刺活检提示：肺浸润性黏液腺癌。

肺胶样腺癌：肺胶样腺癌是原发性肺腺癌的一种少见类型，发病率低，低度恶性，较少出现转移，临床缺乏特征。此类肿瘤癌细胞分泌黏液过多，肺泡腔内充满黏液，形成黏液糊，肿瘤细胞散在地"漂浮在黏液糊"中或衬丁肺泡壁，肺泡壁膨胀、破坏。多为周围型，中央型少见，形态表现为圆形或类圆形、不规则形，边界清楚，边缘可出现分叶征，棘状突起征少见，无毛刺，边缘磨玻璃密度影少见（图4-11）。一般呈囊性密度影，可表现为囊实性密度，但通常实变少见，以囊变密度为主。该类型肿瘤多数无钙化。注射对比剂后，病灶一般呈轻度环形强化或无强化，囊性成分无强化，实性成分较多时出现明显强化。肺内及纵隔淋巴结肿大少见。

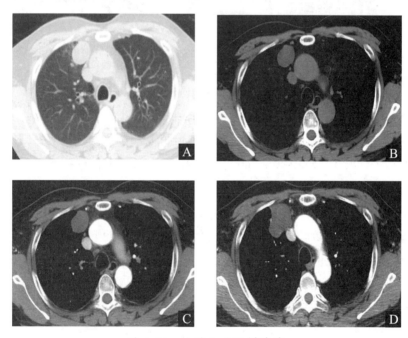

图 4-11　右肺上叶胶样腺癌

注：男性患者，58岁，2012年9月17日体检时发现纵隔右侧病变，无症状，未予特殊治疗。胸部CT（图A、B、C）见右肺上叶前段、纵隔旁一类圆形病变，边界清楚，未见毛刺，病变密度较低且较均匀，注射对比剂后边缘仅轻微强化。2014年6月患者复查胸部CT（图D），病变较前增大，边界清楚，边缘少许分叶，注射对比剂后边缘轻微强化。术后病理提示：右肺上叶胶样腺癌。

（2）肺鳞癌的CT表现。

肺鳞癌以50岁以上男性多见，80%以上具有长期吸烟史。影像上可分为中央型及周围型，中央型居多，中央型起源于段及段以上支气管黏膜上皮，周围型起源于段以下支气管黏膜上皮。癌组织具有易坏死液化的特点。当肿瘤为中央型病变时（图4-12），出现支气管管壁增厚、管腔阻塞或狭窄，肿瘤可沿支气管管壁填充生长，而出现阻塞性肺炎或阻塞性肺不张、远端支气管黏液栓潴留等继发征象，肿瘤内可形成空洞，常表现为偏心性空洞，空洞壁厚薄不均一，可见壁结节。周围型肺鳞癌（图4-13）可表现为肿块或结节，沿着支气管方向形成结节或肿块，形态可表现为不规则形、类圆形或圆形，小支气管阻塞，阻塞性肺炎往往较轻。瘤肺界面多较清楚，边缘可出现分叶、棘突，由于此型肺癌易发生坏死，因此注射对比剂后，肿瘤内可出现不规则的不强化坏死区，当坏死物与小支气管相通时，可通过支气管排出，形成空洞，空洞亦多为偏心性空洞且空洞壁厚薄不均，内壁可出现凹凸不平的癌结节表现。

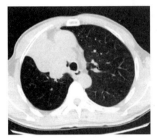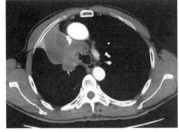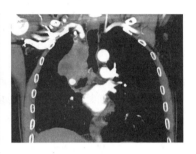

图 4-12　肺鳞癌（一）

注：男性患者，56 岁，吸烟史 20 年，体检发现左下肺病变 2 天。右肺肺门见一肿块影，上叶支气管管壁增厚、管腔狭窄、截断及阻塞，肿块不均匀强化，内部见大片状不强化低密度囊变区域，且形态不规则。气管前方见肿大淋巴结且强化不均匀，与肿块强化形式类似。上腔静脉受累、管腔变窄。病理活检提示：肺鳞癌。

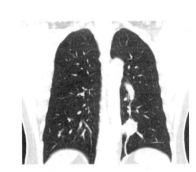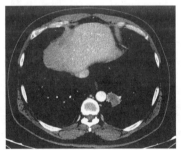

图 4-13　肺鳞癌（二）

注：男性患者，54 岁，已婚，反复咳嗽、咯血 1 年余，伴喘累 20 余天。左肺下叶后底段见软组织结节影，边缘可见棘突，其近段可见小支气管截断，另可见到病变不均匀强化，其内片状不规则坏死无强化区。病理活检提示：肺鳞癌。

（3）肉瘤样癌。

肉瘤样癌是一类兼有上皮及肉瘤两种成分的非小细胞肺癌（NSCLC），分为多形性癌、癌肉瘤和肺母细胞瘤 3 个亚型。多发生于老年男性、重度吸烟患者。高度侵袭性，肿瘤进展迅速，容易发生血行转移及淋巴结转移。影像学缺乏特异性，CT 上多表现为结节或肿块，通常体积较大，直径多大于 5 cm，病灶因肿瘤血管供血不均或不足，常发生坏死，增强后可见到不规则的片状无强化坏死区，实性区域为轻、中度强化，偶见空洞。肿瘤内通常可见到多发的新生、迂曲的小血管，偶可见出血。该肿瘤边缘几乎无毛刺及胸膜凹陷征，钙化少见。肿瘤突破包膜可对邻近结构侵犯（图 4-14）。

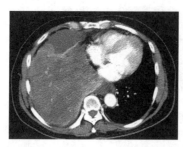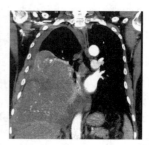

图 4-14　肉瘤样癌

注：男性患者，53岁，咳嗽、胸闷2个月。右肺见一巨大肿块，肿块推压邻近结构，致纵隔左移，内部密度不均匀。注射对比剂后，明显不均匀强化，其内见多发不规则坏死无强化区。另可见肿瘤内多发迂曲增多血管影，提示肿瘤新生血管。术后病理：肉瘤样癌。

（4）其他类型上皮性肿瘤。

其他类型的上皮性肿瘤种类繁多，如LCLC、腺鳞癌、涎腺型肿瘤等，CT表现特异性差。LCLC在CT上通常表现为肿块或结节，多位于外周，呈类圆形或圆形，可出现浅分叶，边缘多光滑，可出现毛刺，钙化及空洞较少见，增强后轻中度强化，常伴有液化坏死区，与其他NSCLC表现相似，不易与常见的肺部恶性肿瘤鉴别。肺腺鳞癌包含腺癌和鳞癌两种成分，其中腺癌或鳞癌的成分至少占肿瘤的10%，根据肿瘤所含成分的不同而具有倾向性，若含腺癌成分较多，则影像表现更易出现分叶、毛刺、胸膜凹陷、血管集束征；若含鳞癌成分多，则更易表现为坏死空洞等[5]。

2. 肺神经内分泌肿瘤的 CT 表现

（1）小细胞肺癌（SCLC）。

2021年WHO将SCLC（图4-15）、混合性SCLC、肺大细胞神经内分泌癌（Pulmonary large cell neuroendocrine carcinoma，肺LCNEC）、混合性肺LCNEC归类于神经内分泌癌。SCLC多被认为起源于支气管黏膜或腺上皮的嗜银细胞，具有侵袭性强、转移早的特点。CT上分为中央型和周围型，大多为中央型，少数为周围型。纵隔淋巴结转移发生早，累及纵隔脂肪间隙，包埋血管，使纵隔固定，形成"冰冻纵隔"（图4-16），侵犯纵隔大血管后，可致血管狭窄、阻塞，继而出现临床表现，如上腔静脉阻塞综合征。中央型SCLC通常表现为不规则的肺门肿块，多结节融合状，边缘可见分叶，病变多沿支气管管壁走行，致支气管狭窄或阻塞。周围型SCLC通常原发灶小，但肺门及纵隔淋巴结明显肿大，当纵隔、肺门均出现病灶且多数病灶融合时，很难辨别原发灶与转移灶。周围型SCLC病灶通常沿支气管黏膜下蔓延，呈分枝状、梭形或类圆形，可引起支气管狭窄或截断，当病灶较大时可呈不规则状或串珠状，伴分叶状轮廓。病灶密度通常较均匀，边缘较清楚、光滑，增强后常常呈轻、中度强化。

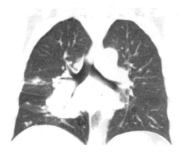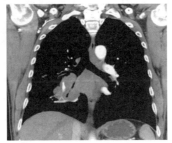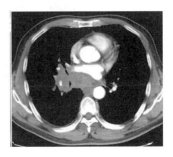

图 4-15　右肺 SCLC

注：男性患者，46 岁，咳嗽 1 月余，右肺门见不规则肿块，边缘见分叶，肿块沿支气管走行致支气管狭窄，肿块侵犯纵隔，左心房受压，并包埋右肺门分支血管。活检提示：右肺 SCLC。

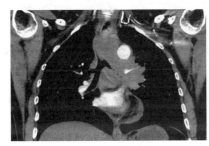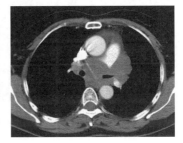

图 4-16　SCLC

注：女性患者，60 岁，咳嗽 20 天，咳白色痰。胸部 CT 左肺门见一较大肿块，肿块沿着气管、左主支气管走行，管壁增厚、管腔狭窄。病灶致纵隔淋巴结转移，累及纵隔脂肪间隙，包埋血管，纵隔固定，形成"冰冻纵隔"。活检提示：SCLC。

（2）类癌。

类癌为一种少见的低度恶性的神经内分泌瘤，可发生在段支气管及以上支气管，亦可发生在肺实质内，中央型更为多见，也可发生在纵隔。CT 上多表现为一个孤立的实性结节或肿块，通常边界清楚、边缘锐利光滑，肿瘤可完全位于支气管腔内，密度均匀或者不均匀，可出现分叶，少见边缘毛刺征，可出现坏死、空洞、钙化。CT 增强扫描强化较为明显，CT 值增幅超过 40 HU，具有一定特征性。肿瘤进展缓慢，很少见淋巴结肿大（图 4-17）。

（3）肺 LCNEC。

肺 LCNEC 属于罕见的肺内恶性程度较高的肿瘤，男性多见，与患者大量吸烟密切相关，临床症状缺乏特异性，副肿瘤综合征极少见。大部分患者诊断时均出现淋巴结转移。该类肿瘤多表现为肺内结节或不规则肿块，周围型多见，边缘可出现分叶，可伴有毛刺、钙化，阻塞性肺炎或肺不张少见（图 4-18）。肿瘤与肺内其他周围型肺癌在影像表现上有相似之处，很难通过 CT 与其他肺部肿瘤相鉴别[6]。

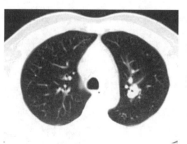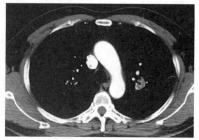

图 4-17　左上肺类癌

注: 男性患者,57岁,间断咯血7年。左肺上叶尖后段见一软组织结节影,边界清楚、边缘光滑,
　　见轻度分叶,未见毛刺征。注射对比剂后,病变明显强化。术后病理:左上肺类癌。

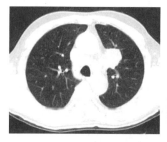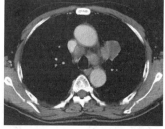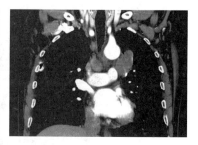

图 4-18　肺 LCNEC

注: 男性患者,56岁。左肺上叶近肺门区见一类圆形实性结节,边界清楚,边缘轻微分叶,无毛刺,
　　无钙化,无阻塞性肺炎,增强后不均匀强化。纵隔内可见多发的肿大淋巴结。

3. 肺部原发淋巴造血系统肿瘤的 CT 表现

淋巴造血系统肿瘤包括结外边缘区黏膜相关淋巴组织(mucosa-associated lymphoid tissue, MALT)淋巴瘤、弥漫性大 B 细胞淋巴瘤、淋巴瘤样肉芽肿病、血管内大 B 细胞淋巴瘤、肺朗格汉斯细胞组织细胞增生症、Erdheim-Chester 病。肺原发淋巴瘤最常见的是 MALT 淋巴瘤,其次为弥漫性大 B 细胞淋巴瘤。

MALT 淋巴瘤起源于支气管黏膜下淋巴组织和肺间质,影像学特征缺乏特异性,通常表现为斑片状或大片状实变,沿肺叶或肺段分布,可见支气管充气征(图 4-19),原因是肿瘤细胞沿支气管黏膜下及肺间质浸润生长,支气管管壁未受侵犯,管腔无肿瘤填充。注射对比剂后,可见到血管造影征,表现为病灶内见穿行的血管,原因为肿瘤细胞通常不侵犯肺血管(图 4-19),肿瘤因缺乏血管而表现为轻度到中度强化。此外 MALT 部分表现为结节肿块样,此类病灶一般边界清楚,可有分叶,无毛刺、无胸膜凹陷征、无钙化,可出现空洞。

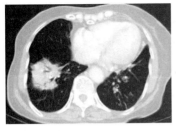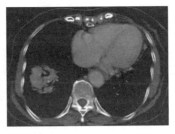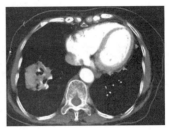

图 4-19　肺部原发淋巴造血系统肿瘤

注：女性患者，76 岁。肺窗上右肺下叶见团片状高密度影，边界较为清楚，其内可见支气管
充气征象，支气管走行较为柔软，未见阻塞征象。纵隔窗可见病变密度均匀，呈等密度影，
注射对比剂后，病灶均匀强化，其内血管走行柔软，未见侵犯征象。

4. 原发性肺肉瘤的 CT 表现

原发性肺肉瘤（primary pulmonary sarcoma, PPS）起源于肺间质、支气管软骨、支气管壁、血管壁等间叶组织，多为软组织肉瘤，其次为骨肉瘤。病理类型包括脂肪肉瘤、平滑肌肉瘤、横纹肌肉瘤、未分化肉瘤、血管肉瘤、软骨肉瘤等。

原发性肺肉瘤在 CT 上通常表现为类圆形或圆形结节或肿块，膨胀性生长，有包膜或者假包膜，边缘光整，可出现分叶，少见毛刺，一般为软组织密度，较大肿块通常可看到低密度坏死区域且坏死区域形态不规则，可以发生钙化，特别是骨源性肉瘤。增强后肿块一般表现为不均匀强化，部分病变内可见到增粗的血管，肿块内空洞少见。原发性肺肉瘤可压迫邻近结构，甚至对其侵犯，但较少出现淋巴结转移，血性转移更为常见。原发性肺肉瘤多见于肺外周带，中央型少见。

（三）肺癌的影像学筛查[7-8]

建议对 50—74 岁的人群及肺癌高风险人群进行肺癌筛查（图 4-20）。肺癌高风险人群应符合以下条件之一：

（1）吸烟：吸烟包年数 ≥ 30 包 / 年，包括曾经吸烟包年数 ≥ 30 包 / 年，但戒烟不足 15 年；

（2）被动吸烟：与吸烟者共同生活或同室工作 ≥ 20 年；

（3）患有 COPD；

（4）有职业暴露史（石棉、氡、铍、铬、镉、镍、硅、煤烟和煤烟尘）至少 1 年；

（5）有 FDR 确诊肺癌（图 4-20）。

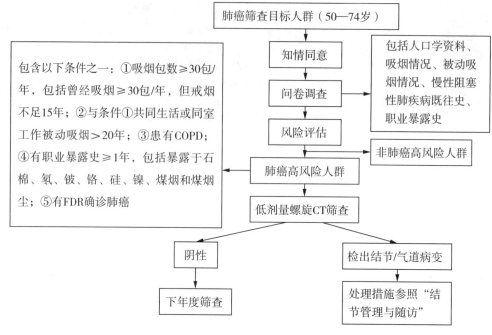

图 4-20 肺癌筛查流程

注：引自赫捷，李霓，陈万青，等的《中国肺癌筛查与早诊早治指南（2021，北京）》。

1. 筛查技术

推荐采用 16 排及以上的多排螺旋 CT、LDCT 进行肺癌筛查，不建议采用胸部 X 线检查进行肺癌筛查。肺癌筛查流程主要包括知情同意、问卷调查、风险评估、LDCT 筛查和结果管理。

2. 基线筛查结果的管理和随访

（1）无肺内非钙化结节检出（阴性），建议进入下年度筛查。

（2）检出的非实性结节平均直径＜ 8.0 mm，或者实性结节 / 部分实性结节的实性成分平均直径＜ 6.0 mm，建议进入下年度筛查。

（3）检出的实性结节或者部分实性结节的实性成分平均直径 ≥ 6.0 mm 且＜ 15.0 mm，或者非实性结节平均直径 ≥ 8.0 mm 且＜ 15.0 mm，建议 3 个月后再复查；对其中的实性结节或者部分实性结节，如具有明确恶性影像学特征，建议进行多学科会诊，根据会诊意见决定是否行临床干预。3 个月复查时如果结节增大，建议进行多学科会诊，根据会诊意见决定是否行临床干预；如果结节无变化，建议进入下年度筛查。

（4）检出的实性结节、部分实性结节的实性成分或者非实性结节平均直径 ≥ 15.0 mm，建议选择以下两种方案：①抗感染治疗后 1 个月或无须抗感染治疗 1 个月后再复查。复查时，如果结节完全吸收，建议进入下年度筛查。如果结节部分吸收，建议 3 个月后再复查，复查时如果结节部分吸收后未再增大，建议进入下年度筛查；如果结节部分吸收后又增大，建议进行多学科会诊，根据会诊意见决定是否行临床干预；如果结节未缩小，建议进行多学科会诊，根据会诊意见决定是否行临床干预或3~6 个月后再复查。②实性和部分实性结节进行活检或 PET/CT 检查。如果为阳性，建议进行多学科会诊，根据会诊意见决定是否行临床干预。如果为阴性或不确定性质，建议 3 个月后再复查，复查时如果结节不变或增大，建议进行多学科会诊，根据会诊意见决定是否行临床干预；如果结节缩小，建议进入下年度筛查。

（5）可疑气道病变，例如管腔闭塞、管腔狭窄、管壁不规则、管壁增厚，与支气管关系密切的肺门异常软组织影，可疑阻塞性炎症、肺不张及支气管黏液栓等，建议进行痰细胞学或纤维支气管镜检查。如果为阳性，建议进行多学科会诊，根据会诊意见决定是否行临床干预；如果为阴性，建议进入下年度筛查（图 4–21）。

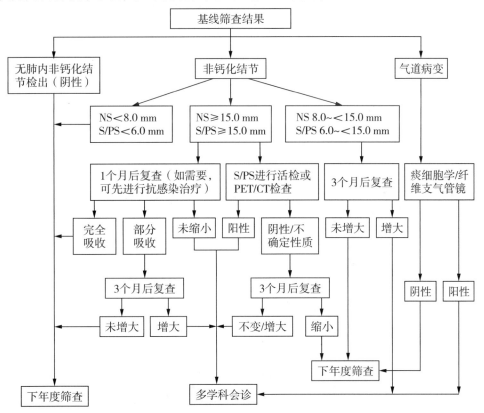

图 4–21 基线筛查结果管理及随访

注：S—实性结节；PS—分实性结节；NS—非实性结节（纯磨玻璃密度结节）。非实性结节指纯磨玻璃密度结节；结节增大指径线增大 ≥ 2.0 mm；PET/CT 检查阳性指代谢增高，放射性摄取高于肺本底；痰细胞学阳性指痰液中发现恶性或者可疑恶性肿瘤细胞；纤维支气管镜检查阳性指支气管镜下见新生物、黏膜异常或取样结果怀疑或提示肿瘤。

引自赫捷、李霓、陈万青，等的《中国肺癌筛查与早治指南（2021，北京）》。

3. 年度筛查检出的结节的管理和随访

（1）无肺内非钙化结节检出（阴性）或结节未增长，建议进入下年度筛查。

（2）原有的结节增大或实性成分增多，建议考虑行临床干预。

（3）新发现气道病变，建议进行痰细胞学或纤维支气管镜检查。如果为阳性，建议进行多学科会诊，根据会诊意见决定是否行临床干预；如果为阴性，建议进入下年度筛查。

（4）发现新的非钙化结节，且结节平均直径＞3.0 mm，建议3个月后复查（如需要，可先进行抗感染治疗）：①结节完全吸收，建议进入下年度筛查。②结节部分吸收，建议6个月后复查。复查时如果结节部分吸收后未再增大，建议进入下年度筛查；如果结节部分吸收后又增大，建议考虑行临床干预。③如果结节增大，建议考虑行临床干预。

（5）发现新的非钙化结节，且结节平均直径≤3.0 mm，建议6个月后复查：结节未增大，建议进入下年度筛查；结节增大，建议考虑行临床干预（图4-22）。

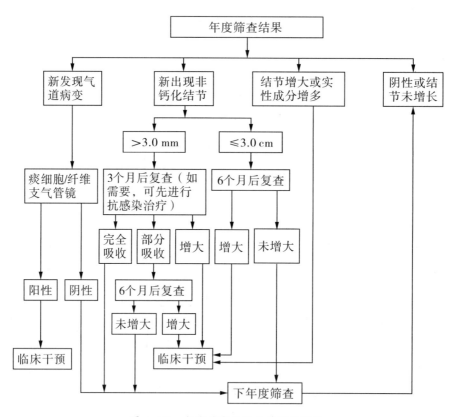

图4-22　年度筛查结果的管理及随访

注：引自赫捷，李霓，陈万青，等的《中国肺癌筛查与早治指南（2021，北京》。

第三节　胸部 MRI 诊断

　　MRI 在肺癌的诊断中应用较少。当肿瘤较大时，MRI 平扫可显示肿块的大小、形态、信号、邻近支气管狭窄及阻塞、纵隔大血管受侵征象以及纵隔淋巴结肿大等征象，可对阻塞性肺炎及阻塞性肺不张进行鉴别。MRI 有助于判断肺门及纵隔淋巴结肿大和肺血管受侵情况，有助于对肺外转移病变进行早期诊断，以更好地识别脑、肾上腺、肝脏及骨骼等转移（图 4-23、图 4-24）。

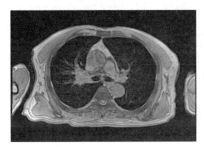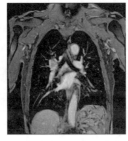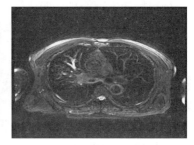

图 4-23　右肺门中央型肺癌

注：胸部 MRI 显示右肺门区软组织信号影，右主支气管阻塞，病灶在 T1WI 呈稍高信号，T2WI 病变等低信号，增强扫描病变明显不均匀强化。

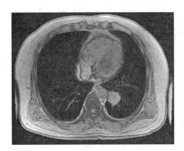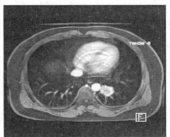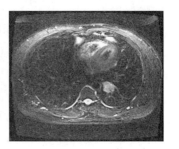

图 4-24　左肺下叶后基底段周围型肺癌

注：胸部 MRI 显示左肺下叶后基底段软组织肿块影，边界清楚，呈浅分叶状，边缘可见毛刺，增强扫描病变明显不均匀强化，内部可见无强化坏死区。

第四节　PET/CT诊断

一、PET/CT检查与相关技术

现阶段，医学影像主要分为两类：解剖学影像（anatomic imaging，又称形态学影像）和功能性影像（functional imaging）。我们常见的X线、CT、MRI及超声都属于前者，其主要提供正常或疾病状态下人体的解剖及形态学信息；后者主要提供与功能有关的生理信息和分子信息，如放射性核素显像及功能性MRI、CT、超声检查等。

PET/CT是一种将解剖学影像与功能性影像相结合的成像方法，可以同时获得CT解剖图像和PET功能代谢图像，两种图像优势互补，使医生在了解生物代谢信息的同时获得精准的解剖定位，可在疾病开始出现症状之前反映病理状态及生理生化特性，从而帮助医生对疾病做出全面、准确的判断。PET/CT是由PET和多层螺旋CT两部分组合而成的，称为多模式成像系统，也称组合式成像系统。该系统主要由PET探测器、CT探测器、共用的机架、共用的检查床和共用的图像采集/处理工作站组成，可以分别得到PET图像、CT图像以及二者的融合图像[9]。

PET/CT成像有一个必要条件——获得有效的正电子放射性示踪剂。常用的正电子示踪剂包括 ^{11}C、^{13}N、^{15}O 和 ^{18}F 等，由于半衰期相对较长，标记灵活，因此，可取代有机分子中的氢原子、羟基和其他卤素原子等。^{18}F 正电子核素在临床上最常见，常由 ^{18}F 标记的 $^{18}F-FDG$（氟代脱氧葡萄糖）作为示踪剂。

在进行PET/CT检查前，接诊医生应首先对受检者及其家属进行详细的病例资料收集，并详细记录。给药护士与受检者沟通并交代注意事项，确定注射部位，一般选择病灶对侧上肢或下肢作为注射点。检查时受检者取仰卧位，采集过程中受检者应保持固定体位，平静呼吸。一般先进行CT数据采集，扫描条件为：管电压120 kV，管电流50~80 mA/s，层厚5 mm。之后进行PET数据采集，受检者会被自动送入位于机架后端的PET扫描野，扫描采用从腿到头的方向，2.5~3分/床位，一般采集5~7个床位。PET数据采集完成后，根据设定好的重建条件，校正好的PET图像与CT图像就会融合生成PET/CT图像[10]。

二、图像分析及判读

正常情况下，双肺是全身摄取最低的部位，PET/CT图像表现为无放射性分布的空白区，但应注意肺部活性变异较多，尤以下肺后段为主。在 60 岁以上的老年人中，肺门及纵隔淋巴结可有较高 ^{18}F–FDG 摄取。儿童常可见倒 V 形的胸腺显影。左心室可有不同程度的 ^{18}F–FDG 摄取，右心室及心房一般不显影。女性，特别是在月经周期的后期，乳腺可以有少量对称性显影。

肿瘤诊断中，常用标准摄取值（standard uptake value, SUV）来衡量病灶的摄取，其是一般定量指标，是指局部组织摄取的显像剂的放射性活度与全身平均注射活度的比值[3]，定义式为

$$SUV = \frac{\text{病灶的放射性浓度（kBq/mL）}}{\text{注射剂量（MBq）/ 体重（kg）}}$$

SUV 与受检者的体格、血糖水平、注药后显像时间、病灶的大小及感兴趣区的勾画等有关，还受采集模式、重建算法、衰减校正方法的影响。因此，注意不要把 SUV 诊断作用绝对化。SUV 可以用来：①鉴别肺部肿瘤的良恶性，一般来说，肿瘤的恶性程度越高，SUV 越高。②预后判定，通常 SUV 越大，预后越差。③疗效监测，一般来说，治疗有效者 SUV 下降明显，而无效者 SUV 变化不大。

由于 PET/CT 图像为 PET 图像、CT 图像及两者的融合图像，数据较大，图像数量较多，因此为减少漏诊，报告时建议按照采集范围从上至下或按照全身系统的顺序对异常所见进行观察描述。随访复查患者，应注意显像剂摄取和病灶大小的测量方法与前次的一致性。对于进行 PET/CT 检查前通过其他影像检查（如 CT、MRI、超声）发现的病变（包括日期），应描述与之相对应的 PET 影像所见[11]。

三、诊断价值

PET/CT 显像对于肺癌诊断的价值包括：①肺癌的诊断及鉴别诊断。②肺癌治疗前分期。③肺癌疗效评估，指导治疗方案的制订和修改。④监测肿瘤复发，肿瘤治疗后再分期。

PET/CT 显像在肺癌诊断中起重要作用，对于已知的肺结节，如果病灶呈显著 ^{18}F–FDG 高代谢，CT 表现又符合恶性肿瘤征象，那么高度提示肿瘤；如果病灶呈显著 ^{18}F–FDG 高代谢，而 CT 恶性征象不明显，那么可结合动态增强 CT 综合分析；如肺内病灶呈显著 ^{18}F–FDG 代谢增高，而 CT 表现为散在病灶，则应高度提示活动性炎性病变；如肺内病灶无显著 ^{18}F–FDG 代谢增高，则应以 CT 征象为主；如肺内病灶无 ^{18}F–FDG 代谢增高，而 CT 为实性结节或肿块，则高度提示为良性病灶。值得注意的是，CT 上直径 1.0 cm 以内 GGO 不能轻易被认定为良性病灶，因为早期磨玻璃样小肺癌因肿瘤成分较少一般无明显 ^{18}F–FDG 代谢增高。

肺癌手术后行 PET/CT 检查能及早发现残留和复发，可帮助医生及时调整治疗方案。

SUV 值在一定程度上反映了肿瘤组织的生长、增殖状态，因此可用于肿瘤的疗效评价。一般认为 SUV_n 值降低 20% 为治疗有效果。此外，PET/CT 还可对因手术造成的正常结构移位、局部瘢痕形成、放射治疗后引起的组织水肿进行鉴别[12]。

第五节　CT 引导下经皮穿刺活检

一、适应证与禁忌证

（一）适应证

（1）需明确病变性质的孤立结节或肿块、多发结节或肿块、肺实变等；

（2）支气管镜、痰细胞学检查、痰培养无法明确诊断的局灶性肺实变；

（3）怀疑恶性的 GGO；

（4）已知恶性病变但需明确其组织学类型或分子病理学类型（再程活检）；

（5）疾病进展或复发后的局部组织学或分子病理学类型再评估（再程活检）；

（6）其他如支气管镜活检失败或阴性的肺门肿块、未确诊纵隔肿块、疑似恶性纵隔淋巴结等。

（二）禁忌证

1. 绝对禁忌证

不可纠正的凝血功能障碍。

2. 相对禁忌证

（1）严重肺动脉高压；

（2）解剖学或功能上的孤立肺；

（3）穿刺路径上有明显的感染性病变；

（4）肺大疱、慢性阻塞性肺疾病、肺气肿、肺纤维化；

（5）机械通气（呼吸机）患者，或儿童全身麻醉状态下。

二、操作步骤及注意事项

（一）选择穿刺点

术前采用 CT 或其他影像设备先行定位扫描，注意避开骨骼、血管、气管等重要解剖结构，尽量选择最短穿刺路径。

（二）局部麻醉

常规消毒后铺无菌巾，用 1%~2% 利多卡因溶液逐层浸润麻醉，根据患者反应、麻醉效果及进针深度，适时调整麻醉剂量。

（三）穿刺及获取标本

对于病灶周围解剖结构复杂或操作经验少者，建议使用分步进针法。根据 CT 定位，先将穿刺针穿刺至壁胸膜外进行局部麻醉，再将穿刺针置于肺组织内，扫描确认。如进针路径正确，则可将穿刺针直接穿刺到病灶。如穿刺第一针位置不佳，可保留此针不变，将其作为引导参考点穿刺第二针。需根据病灶的性质选择活检取材的部位，病灶体积较大时，应避开中央缺血坏死区域；空洞性病变应在实性组织部位取材。

（四）同轴技术

同轴技术创伤较小，一次穿刺可多次活检取材。在出现气胸或血胸等并发症时，可以利用同轴通道抽吸积气或积血、注射药物等。同时，同轴通道的保护作用可在一定程度上降低针道种植转移的风险，可提高小病灶和较深部位病灶穿刺的准确率。

三、并发症及其处理方法

胸部肿瘤经皮穿刺活检术常见的并发症包括气胸、出血、胸膜反应等，其他少见的并发症有系统性空气栓塞、心脏压塞和肿瘤针道种植等。经皮穿刺的死亡率为 0.02%~0.15%。主要死亡原因包括：急性大出血或肺出血、心搏骤停、空气栓塞等[13]。

（一）气胸

气胸是胸部经皮穿刺活检术最常见的并发症，多于术后 1 h 内发生，部分患者术后出现迟发性气胸（24 h 以上），部分患者可能出现皮下气肿。气胸发生的危险因素包括：患者体型高瘦、高龄、吸烟、有肺气肿或慢性阻塞性肺疾病等基础肺部疾病，病灶位置较深，病灶直径小，穿刺针与胸膜切面不垂直，多次经胸膜穿刺，穿刺路径跨肺间裂或肺大疱，手术时间长等。

处理原则：少量气胸、无症状和稳定性气胸无须特殊治疗。气胸超过 30% 或气胸范围持续增大或患者出现严重临床症状，应置管抽吸或行胸腔闭式引流。

（二）出血

出血是经皮穿刺活检术常见并发症之一，通常具有自限性，但也可能有大出血导致死亡。肺内出血的危险因素包括：病灶距胸膜较近、活检次数较多、使用切割针穿刺、病灶位于纵隔内或心脏纵隔旁、富血供病变、病灶靠近扩张的支气管动脉分支、凝血功能障碍、肺动脉高压、抗血小板药物治疗等[14]。

处理原则：少量咯血、肺实质内出血、针道出血以及少量血胸等可以自行吸收，无须特殊处理；咯血量较大时，建议患者患侧卧位（穿刺侧朝下），防止血被吸入健侧支气管，注意保持气道通畅，必要时行气管插管，可用止血药物、输血等处理。血胸量大时则推荐胸腔置管引流。出血量大、持续出血时，及时采用介入手段或外科干预，并组织相关科室救治。

（三）胸膜反应

胸膜反应是经皮穿刺活检术的另一种常见并发症之一，指穿刺过程中患者由于穿刺针刺激而出现的与迷走神经反射有关的一系列症状，包括连续的咳嗽、头晕、胸闷，严重者出现面色苍白、大汗，甚至晕厥。胸膜反应发生的危险因素有：女性患者、青年、体型偏瘦、情绪紧张、基础血糖偏低、多次经胸膜穿刺、病变紧邻胸膜及穿刺位置表浅等。

处理原则：大多数患者症状轻微，停止穿刺或休息后可自行缓解，无须特殊处理；严重者可出现大汗、血压进行性下降等休克症状，应及时给予肾上腺素或葡萄糖溶液对症处理，同时吸氧并注意保暖，监测生命体征，预防情况恶化。

（四）系统性空气栓塞

系统性空气栓塞依据栓子部位分为静脉系统性空气栓塞和动脉系统性空气栓塞，发生于静脉的多无明显症状，而发生于动脉的临床较为罕见，可引起休克、心搏骤停、偏瘫等严重后果，为肺穿刺活检术最严重的并发症。发生诱因包括活检空洞性病变或血管炎性病变、咳嗽、正压通气等。

处理原则：迅速识别空气栓塞并且立即实施治疗十分重要，可以改善部分患者的预后。一旦怀疑空气栓塞，应立即撤针，患者应被置于头低脚高位，密切监测生命体征，积极给予面罩吸氧及其他抢救措施。如发生颅内动脉空气栓塞，条件允许时，可转运至高压氧舱接受治疗。

四、诊断价值

胸部肿瘤经皮穿刺活检术在胸部恶性疾病（包括肺周围病灶、肺门淋巴结、肺门肿物和纵隔肿物）诊断中具有很高的准确率，尤其是恶性疾病，其诊断准确率为64%~97%；对于良性病灶诊断具有一定的局限性，准确率为10%~50%。诊断准确率受病灶大小和位置、操作者经验、引导方式选择、现场细胞学评估等影响。

参考文献

［1］白人驹，张雪林.医学影像诊断学［M］.北京：人民卫生出版社，2010.

［2］葛内.肺部高分辨率 CT［M］.北京：人民卫生出版社，2010.

［3］中华医学会放射技术分会传染病影像技术专业委员会结核学组，中华医学会结核病学分会影像专业委员会.胸部 CT 扫描规范专家共识（2020 版）［J］.中国医疗设备，2020，35（2）：185-189.

［4］TSAO M. The new WHO classification of lung tumors［J］. Journal of Thoracic Oncology, 2021, 16（3）：S63.

［5］范丽，李清楚，刘士远，等.肺部混杂性磨玻璃密度结节的 MDCT 表现［J］.实用放射学杂志，2011，27（1）：46-50，79.

［6］WOLIN E M. Advances in the diagnosis and management of well–differentiated and intermediate–differentiated neuroendocrine tumors of the lung［J］. Chest, 2017, 151（5）：1141–1146.

［7］赫捷，李霓，陈万青，等.中国肺癌筛查与早治指南（2021，北京）［J］.中华肿瘤杂志，2021，43（3）：243–268.

［8］宁晔，谢冬，佘云浪，等.2020 版 NCCN 肺癌筛查指南解读［J］.中国胸心血管外科临床杂志，2020，27（2）：1–5.

［9］ANDERSON I J, DAVIS A M. Incidental pulmonary nodules detected on CT images［J］. JAMA, 2018, 320（21）：2260–2261.

［10］潘中允，屈婉莹，周诚，等.PET/CT 诊断学［M］.北京：人民卫生出版社，2009.

［11］崔新建，兰克涛.实用 PET/CT 肿瘤诊断学［M］.北京：人民卫生出版社，2010.

［12］KIM E E. Radiology for PET/CT reporting［M］. London: Springer, 2015.

［13］F18–FDG PET/CT 肿瘤显像报告书写指南［J］.中华核医学与分子影像杂志，2021，41（2）：124–128.

［14］中国抗癌协会肿瘤介入学专业委员会，中国抗癌协会肿瘤介入学专业委员会胸部肿瘤诊疗专家委员会 . 胸部肿瘤经皮穿刺活检中国专家共识（2020 版）［J］. 中华医学杂志，2021, 101（3）：185-198.

第五章　肺癌的分子诊断

第一节　肺癌的分子诊断概述

一、定义

肺癌的分子诊断是指通过分子生物学技术检测肿瘤组织或体液中癌细胞基因序列突变、表达或蛋白质表达等分子标志物，从而进行肺癌诊断的一种分子生物学技术。狭义上的分子诊断是指核酸诊断，涉及分子生物学中的多种高尖端技术，如 PCR、分子杂交、生物芯片等；广义上的分子诊断则包括基因治疗、生物治疗以及分子靶向治疗等。分子诊断技术可以快速、准确地检测癌症相关基因的突变和表达，是进行肺癌诊断的重要方法。

二、分类

肺癌按组织学特征（根据肺癌细胞在显微镜下的形态特征）可分为小细胞肺癌（SCLC）和非小细胞肺癌（NSCLC），其五年存活率不足 15%。

三、肺癌的现状和诊断

肿瘤的发生是由于多种因素刺激肺支气管上皮组织，促进癌基因以及抑癌基因的突变，引起肺支气管上皮的不典型增生，进一步发展成浸润癌。虽然目前认为不到 10% 的癌症与遗传有关，但随着研究的深入，遗传与肿瘤的关系越来越受到关注。大部分肺癌患者发现不及时，因此确诊的时候已是肺癌中晚期，生活质量较差。尽管临床上应用影像学检查如 CT、MRI、纤维支气管镜检和痰液细胞学检查等提高肺癌的诊断，但这些技术并不能对肺癌进行有效的早期诊断。肺癌患者由于早期诊断不及时，因此发病率和死亡率仍然较高。尽管有研究人员对其进行了广泛的研究，但因为受限于检测技术的敏感性、特异性较差，因此其临床早期诊断仍较困难。随着人类基因组计划的完成和测序技术的发展和成熟，人们对分子生物学领域有了更深入的了解，以 DNA 或 RNA 为基础的肿瘤标志物已进入临床应用。因此，基于基因组学的研究将为临床提供潜在的肺癌标志物，帮助临床及时发现并采取干预手段，进行预后监测。

第二节　肺癌的分子诊断技术和方法

通过检测与肿瘤发生相关的生物大分子水平，一方面，进行分子诊断；另一方面，对肿瘤的治疗效果进行预测，为肿瘤的预后和转归提供参考。以下主要从基因和蛋白层面来讲述。

一、基因诊断

目前常用的分子诊断方法主要有聚合酶链反应（polymerase chain reaction, PCR）技术、逆转录 PCR（reverse transcription PCR, RT–PCR）技术、聚合酶链反应 – 单链构象多态性（polymerase chain reaction–single strand conformation polymorphism, PCR–SSCP）分析技术、PCR– 限制性片段长度多态性（PCR–restriction fragment length polymorphism, PCR–RFLP）分析技术、扩增受阻突变系统 PCR（amplification refractory mutation system PCR, ARMS–PCR）技术、DNA 测序技术、原位杂交（Southern 杂交和 Nothern 杂交）、质谱技术，以及近年来发展起来的基因芯片技术等（图 5–1）。肺癌分子诊断在肺癌发生发展的分子机制的基础上，可实现对肺癌患者个体化精准化的诊断和治疗，对于肺癌患者不同来源的标本和不同分子标志物，选择的检测方法有所不同。这些分子诊断技术各有其优缺点，在选择的时候，需根据检测目的、能够获得的标本种类和数量，结合病情以及患者家庭的经济因素进行合理选择。如高通量测序技术可一次性检测数百上千个基因，包括极低水平的基因异常也能检测，而且能发现未知的、罕见的基因突变，但高通量测序技术操作过程复杂且价格昂贵，需要有资质的专业实验室才可以开展，在一定程度上限制其临床广泛应用，而 ARMS–PCR、PCR–SSCP、PCR–RFLP 因为简单、快速、经济而在临床上有较为广泛的应用。

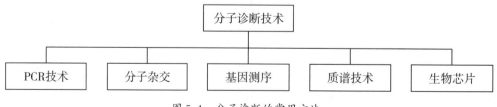

图 5–1　分子诊断的常用方法

二、蛋白诊断

（一）血清肿瘤标志物

血清肿瘤标志物，通常情况下是癌细胞过量产生的具有正常细胞组分的物质。根据生化和免疫的特点，常见的肿瘤标志物包括肿瘤抗原、酶、激素、生化物质、宿主反应类物质以及癌基因及其产物等几个种类。其中血清肿瘤标志物通常是指血清样品中可以使用免疫化学方法检测出的分子[1]。血清肿瘤标志物虽然不能单独用于诊断，但是可以起到辅助诊断、定位转移癌的原发病灶的作用，同时能够监控疾病的复发，判断患者的预后，帮助估计肿瘤体积，对疾病进行分级。在手术后，血清肿瘤标志物水平能够提示整个肿瘤是否被完全切除，对残余的病变进行判断，在疾病的筛查和治疗监控方面也具有重要的作用。

（二）血清学水平

除传统的放射免疫分析（radioimmunoassay, RIA）和酶联免疫吸附分析（enzyme-linked immunosorbent assay, ELISA）外，目前在国内主要有三类全自动免疫化学分析系统（化学发光免疫分析系统、荧光免疫分析系统和电化学发光免疫分析系统）广泛地应用于临床，对血清肿瘤标志物检测具有快速、准确、半定量的特点，可检测 AFP、CEA、CA19-9、CA72-4、CA125、CA15-3、NSE、cyfra21-1、PSA、f-PSA 等。

（三）组织学水平

免疫组化和原位分子杂交组化技术，将免疫学技术和分子生物学技术同组织病理学制片方法巧妙结合在一起，在组织细胞原位显示某些化学成分和特定基因片段。常规标本中 5%~15% 疑难病例或恶性肿瘤需采用免疫组化进行鉴别诊断和预后分析。Porter D. 利用 mRNA 原位杂交检测细胞水平基因表达，在组织芯片上通过免疫组织化学检测乳房导管原位癌和浸润癌病理学特征与临床意义。图像分析技术可以定量测定组织切片上肿瘤细胞 DNA 含量和进行形态学分析，对判断肿瘤恶性程度及预后具有重要临床价值。

（四）细胞学水平

流式细胞术（flow cytometry, FCM）是对细胞和细胞器的结构和某些功能进行定量检测，并利用细胞表面特异性标志物对特定细胞亚群进行分析或分选的技术方法。检测白血病和淋巴瘤肿瘤标志物（CD 系列）利于诊断和鉴别诊断；用 FCM 检测恶性肿瘤细胞的 P 糖蛋白（P-glycoprotein, P-gp），可为临床选择化疗药物提供依据。

第三节　基因类肿瘤标志物

肺癌作为临床一种常见的恶性肿瘤，男性肺癌患者和女性肺癌患者的发病率和死亡率分别占恶性肿瘤的第一位和第二位，中国每年的癌症新发病例中，肺癌占 78 万。肺癌的病因至今尚不完全明确，循证医学表明，长期大量吸烟与肺癌的发生有非常密切的关系。基因的改变在肺癌的发生中起到重要作用[2]，分子靶向药物就是基于驱动基因设计的精准治疗。以下将对肺癌常见癌相关基因进行介绍。

一、基因甲基化与肺癌

基因甲基化是指 DNA 分子上 CpG 双核苷中的胞嘧啶（C）在酶的作用下选择性地添加甲基形成 5′ - 甲基胞嘧啶的过程。肺癌基因甲基化主要发生在启动子区的胞嘧啶磷酸鸟苷富集区（CpG 岛），是细胞中表观遗传学的一种典型表现。肺癌基因甲基化可导致基因沉默，高甲基化状态可能是肺癌的肿瘤标志物。常见的基因甲基化有如下几种：① RASSF1A 和 RUNX3 基因启动子甲基化。采用甲基化特异性聚合酶链反应（methylation specific PCR）检测肺癌患者组织中死亡相关蛋白激酶（death-associated protein kinase, DAPK）、FHIT、H-cadherin、MGMT、p14、p16、RASSF1A、RUNX3 和 TIMP-3 等基因的甲基化状态，单基因分析结果提示，RASSF1A 或 RUNX3 基因发生甲基化患者的存活率显著低于未发生甲基化的患者。② SHOX2 基因甲基化。SHOX2 甲基化可较好区分肺部良恶性病变，灵敏度和特异性分别为 60% 和 90%，是肺癌早期检测的肿瘤标志物，以及 NSCLC 预后的独立预测指标。③ APC、p16（INK4a）等基因的甲基化状态异常导致肺癌发生，是肺癌早期诊断的重要肿瘤标志物。SHOX2、RASSF1A 基因甲基化 DNA 检测试剂盒已用于临床肺癌的早期诊断，可提高早期肺癌检出率，并为肺部病发良恶性鉴别提供重要依据。④ DAPK 是一种丝氨酸 / 苏氨酸激酶，在配体诱导的细胞程序性死亡中起重要作用[3]。英国牛津大学国家癌症研究所学报回顾性分析了 135 例 I 期 NSCLC 患者的临床资料，发现 44% 患者存在 DAPK 启动子高甲基化，5 年存活率显著低于未发生甲基化的患者。启动子的高甲基化抑制了 DAPK 的表达，提示其可作为早期诊断 NSCLC 的重要肿瘤标志物。⑤ RAS 效应器同源基因。有报道证实 RAS 效应器同源基因（RASSF1A）是一种潜在的抑癌基因，它通过启动子区的高甲基化在肺癌和乳腺癌中发生表观遗传失活，从而减少肿瘤细胞集落形成和抑制裸鼠皮下瘤的生长。

二、非编码 RNA 与肺癌

（一）miRNA

MicroRNA（miRNA）是在各种生物中发现的一种小的非编码 RNA，被认为可以调节其他基因的表达[4]。已有研究表明，miRNA 参与细胞增殖、分化、死亡、抗逆性和脂肪代谢。miRNA 的全基因组分析证实，在原发性肺癌和相应的非癌肺组织中，其表达存在明显差异。hsamiR-17-3p、hsa-miR-21、hsa-miR-106a、hsa-miR-146、hsa-miR155、hsa-miR-191、hsa-miR-192、hsa-miR-203、hsa-miR-205、hsa-miR-210、hsa-miR-1、hsa-miR-203、hsa-miR-205、hsa-miR-210、hsa-miR-212 和 hsa-miR-214 的表达较正常肺组织存在明显异常，提示这些 miRNA 可作为潜在的肺癌诊断标志物。miRNA-27a-5p、miRNA-34b-3、miR-138-5p 在肺癌中表达降低，miR-451 与 NSCLC 患者的预后密切相关， miR-451 可靶向 RAB14 表达而抑制 NSCLC 生长，miR-451 为 NSCLC 提供新的治疗靶点。

（二）lncRNA

越来越多的证据表明，长［链］非编码 RNA（long noncoding RNA, lncRNA）能够调控肿瘤的启动、增殖和转移，其可作为 NSCLC 诊断和预后的生物标志物。文献报道 lncRNA 在 NSCLC 和非肿瘤组织、细胞中的表达存在显著差异，例如，MALAT1、HOTAIR 和 GAS5 等。此外，还有研究数据表明，一些 lncRNA 稳定存在于人血清和血浆中，这为随后研究血清和血浆中 lncRNA 在 NSCLC 诊断和预后中的作用提供了便利。

（三）circulating DNA

血游离 DNA（circulating DNA）简称循环核酸，指循环血中游离于细胞外的机体内源性 DNA，最早由 Mandel 和 Metais 于 1947 年发现[5]。在癌症患者血液循环中的游离 DNA 最早在 1987 年被报道的。虽然 DNA 释放到血液中的确切机制仍有待于阐明，但似乎很明显，其中大部分来自凋亡和坏死的肿瘤细胞。有报道指出，在肺癌患者中，其水平明显升高。Gautschi 等人证明肺癌患者的血清 DNA 浓度是血浆 DNA 的 10 倍，可能的原因是在凝血过程中白细胞释放了基因组 DNA，因此血浆 DNA 被认为具有更好的肺癌肿瘤标志物的特征。

三、 微卫星不稳定性与肺癌

癌症基因组的不稳定性导致了肿瘤遗传异质性，被认为与预后不良有关。包括 SCLC 在内的多种癌症中经常出现的短串联 DNA 重复序列（称为微卫星）的数量变化，由于 DNA 错配修复酶的遗传缺陷导致了大规模的遗传不稳定性。另一种形式只发现一个大小改变的条带，称为微卫星不稳定性（microsatellite instability, MIN），已在 SCLC 和 NSCLC 中被描述[6]。虽然微卫星不稳定性与 DNA 修复机制的关系尚未建立，但其可能是某种形式的基因组不稳定性的证据。随着研究的深入，微卫星不稳定性有望发展为新的肿瘤标志物。

四、致癌基因与肺癌

（一）RB 基因

p16-cyclin D1-CDK4/6-pRb 通路是控制细胞周期 G/S 转运的中心通路。在 NSCLC 中，细胞周期蛋白 D1、CDK4 和 p16 的异常较多见。RB 蛋白主要通过阻断 G1/S 进程，发挥其生长抑制功能。当发生等位基因的失活、缺失、突变或剪接异常时，将会失去其原有功能，导致肺癌的发生[7]。此外，研究还发现了两个与 RB 相关的基因 p107 和 RB2/p130 也与肺癌有关。

（二）MYC 家族

在正常细胞中，MYC 的表达和活性受到生长因子刺激和充分的营养状态等多种机制的严格调控。MYC 表达失控和检查点成分的丢失会激活下游基因，刺激细胞分裂。MYC 家族基因包括 MYC、MYCN 和 MYCL，它们都参与 SCLC 和 NSCLC 的发病过程。MYC 基因的激活可能是通过基因扩增或转录失控来实现的，这两种方式都会导致蛋白质的过度表达。MYC 家族成员异常激活在 SCLC 中出现的频率较 NSCLC 高，且患者的生存率较低。

（三）Ras 基因

Ras 基因作为第二信使，可调节细胞增殖、分化、运动和凋亡等多个关键步骤。虽然 K-Ras、H-Ras 和 N-Ras 是编码高度同源的蛋白质，但它们的结构差异决定了其不同的功能。大多数 Ras 突变出现在 K-Ras 的第 12 和 13 位密码子上，对 GTPase 激活蛋白的负调控失去敏感性。此外，其还与肺癌的癌前状态密切相关。

（四）丝氨酸蛋白酶家族成员

丝氨酸蛋白酶被认为是肺癌恶性肿瘤的关键驱动因素和促进剂。有研究人员提出了一条由 PRSS3/mesotrypsin 和激肽释放酶相关肽酶 5（kallikrein-related peptidase 5, KLK5）组成的信号通路在肺腺癌恶性病变中的作用，其高表达预示着肺癌患者预后较差。

五、肿瘤抑制基因与肺癌

（一）肿瘤抑制基因 p53 基因

p53 在大多数细胞类型中是一种敏感的增殖调节因子，当机体暴露在射线中或有致癌物质刺激时，可保持基因组的完整性。DNA 损伤或缺氧等有害刺激时，p53 迅速增加，其作为一种序列特异性的转录因子，可调节下游基因的表达，从而帮助调节细胞周期转变、DNA 损伤检查和调控细胞凋亡。当 p53 发生突变、缺失和错配导致功能丧失时，将失去对细胞增殖的监控能力，允许异常细胞不适当地存活，为多种突变的积累和癌症的演变奠定基础。

（二）PTEN 基因

十号染色体上缺失的磷酸化和张力蛋白同源基因（gene of phosphate and tension homology deleted on chromsome ten, PTEN）又称为多种晚期癌症中发生突变 1（mutated in multiple advanced cancer 1, MMAC1）基因，定位在染色体 10q23.3 区域。PTEN 磷酸酶通过负性调节细胞与细胞外基质的相互作用而发挥肿瘤抑制功能。利用微卫星标志进行等位基因分型发现，在 SCLC 中该基因的杂合性缺失发生率较 NSCLC 高。约 8% 的肺癌细胞中发现 PTEN 基因的纯合缺失，11% 的肺癌中检测到该基因的突变。

（三）TSG101 基因

TSG101 基因是最近新发现的一个肿瘤抑制基因，定位于染色体 11p15[8]。一些研究指出，它可能参与泛素介导的蛋白溶解和细胞周期进程。有研究指出，几乎所有的 SCLC 细胞系中均表达突变型 TSG101 转录本与野生型 TSG101 转录本。相比之下，正常肺组织和原发 NSCLC 标本仅表达野生型转录本，而在 SCLC 中检测到的 TSG101 异常频率却非常高[9]。

（四）DMBT1 基因

DMBT1 基因是位于 10q25.3-26.1 的候选肿瘤抑制基因。通过 RT-PCR 对肺癌细胞进行分析，发现 100%（20/20）的 SCLC 细胞和 43%（6/14）的 NSCLC 细胞缺乏 DMBT1 基因的表达。这些数据提示 DMBT1 失活可能在肺癌发生中起重要作用。

六、其他相关基因与肺癌

（一）VEGF

血管内皮生长因子（vascular endothelial growth factor, VEGF）是血管生成的主要介质，此外，它还直接作用于肿瘤细胞，促进肿瘤的生长和转移。有研究指出，VEGF和VEGF受体（vascular endothelial growth factor receptor, VEGFR）在血管生成以及促进内皮细胞增殖、迁移和侵袭中起重要作用。VEGF可提高现有血管的通透性，增加血浆蛋白的外渗，为细胞迁移奠定支架。此外，VEGF增加了来自骨髓的血管前体细胞的归巢。还有证据表明，VEGF可直接作用于肿瘤细胞，促进肿瘤生长和转移[10]。因此，其可作为肺癌具有代表性的标志物和药物治疗靶点。

（二）Bcl-2和Bax基因

凋亡是指当细胞暴露在生长因子剥夺或DNA损伤等条件下时所启动的程序性死亡，用于从多细胞生物体中清除不需要的或受损的细胞。细胞凋亡在发育和衰老过程中正常发生，是维持组织中细胞数量的一种稳态机制，同时也是一种防御机制。正常凋亡途径的关键成员主要有Bcl-2原癌基因产物和TP53肿瘤抑制基因产物，Bcl-2保护细胞免受凋亡过程的影响。75%~95%的SCLC中Bcl-2过度激活，其已成为肺癌的有效治疗靶点。Bax是Bcl-2家族中第一个被确认为加速凋亡的成员，有研究指出，当Bax和Bcl-2存在于同一细胞时，它们可以相互拮抗，同时其还是p53的下游调控靶点。Bax在组织中广泛表达，没有明显的组织特异性，主要存在于胞浆中。然而，在诱导细胞凋亡时，Bax从可溶性形式转变为膜结合形式，部分可与线粒体共存，在肿瘤组织中可发现其表达异常。

第四节　蛋白类肿瘤标志物

生物标志物（biomarker）是指可以标记系统、器官、组织、细胞及亚细胞结构或功能的改变或可能发生的改变的生化指标，具有非常广泛的用途。肿瘤标志物又称肿瘤标记物，是指特征性存在于恶性肿瘤细胞，或由恶性肿瘤细胞异常产生的物质，或是宿主对肿瘤的刺激反应而产生的物质，并能反映肿瘤的发生、发展，监测肿瘤对治疗反应的一类物质。肿瘤标志物存在于肿瘤患者的组织、体液和排泄物中，能够用免疫学、生物学及化学的方法检测到。通过肿瘤标志物可以获知机体当前所处的生物学过程中的进程，有利于对肿瘤的鉴定、早期诊断及预防，以及治疗过程中进行监控。肺癌的生物标志物主要分为肿瘤相关性抗原、酶类、分子生物学标志物。其中临床常见的蛋白类生物标志物如下。

一、癌胚抗原

癌胚抗原（CEA）是一种参与细胞黏附的糖蛋白，通常在胎儿发育过程中产生，出生后停止产生，因此，CEA通常不存在于健康成年人的血液中。CEA是一种糖基磷脂酰肌醇（glycosylphosphatidy-linositol, GPI）锚定蛋白[11]，其特殊的唾液糖基化糖体作为功能性结肠癌L-选择素和E-选择素配体，可能对结肠癌细胞的转移扩散起关键作用。Wu等人的研究表明，CEA和CA125的联合使用已成为肺癌诊断的有价值的肿瘤标志物。肺癌患者血清CEA也可升高，有助于肺癌的早期诊断和预后评估。CEA经肝脏代谢，肝脏的良性疾病也可导致癌胚抗原升高，但通常升高幅度较小。

二、糖类抗原125

糖类抗原125（CA125），有时也称为癌症抗原125或肿瘤抗原125，是一种由MUC16基因产生的大小为200 kDa的膜黏蛋白样糖蛋白，在20世纪80年代初由Bast等人提出。它与细胞膜功能相关，这种生物标志物最常用于提示卵巢病变。随着研究的深入，有学者发现，血清CA125水平显著升高也见于肺腺癌和LCLC，其可作为评估肺癌预后、治疗效果和早期治疗反应的灵敏指标。在对211例NSCLC患者的CEA、CA125、鳞癌相关抗原（squamous cancinoma-associated antigen, SCC）、CYFRA21-1和NSE进行前瞻性研究，并与临床参数、组织病理学参数、生物学参数、治疗方法进行比较后发现，CA125的肿瘤标志物敏感性为55%，并且与肿瘤分期和组织学有明显关系，当CA125水平为60 U/mL时，可以排除肺腺癌或LCLC的概率为82%和91%[12]。

在肺癌恶性渗出液中也发现CA125的存在，部分肺癌患者血清的CA125也有不同程度升高。

三、糖类抗原15-3

糖类抗原15-3（CA15-3）为多形上皮黏蛋白。CA15-3血清水平升高，见于肺腺癌。CA15-3可在多种腺癌进展期表达，无器官特异性。肺癌患者的血液可能会出现异常，导致血清中CA15-3指标偏高，还可能会伴随呼吸急促、胸痛等症状。CA15-3对肺癌的临床敏感度和阳性率为36%，可联合其他标志物检测对于肺癌的阳性检测率可提高至94%。

四、糖类抗原 199

糖类抗原 199（CA199）属低聚糖肿瘤相关抗原，为一种新的肿瘤标志物，是细胞膜上的糖脂质，分子量大于 1000 kDa。在血清中它以唾液黏蛋白的形式存在，分布于正常成年人肺癌上皮等处。肺癌患者的血清 CA199 水平显著升高，肺腺癌 CA199 的阳性率明显高于肺鳞癌和 SCLC，提示 CA199 可作为肺癌患者的病理分型的辅助手段。肺鳞癌 CA125 的阳性率明显高于 SCLC，NSCLC 组 CA199 的水平明显高于健康对照组，血清 CA199 联合 CA125、NSE、癌胚抗原及 7-AABs、CEA 和 CA199 联合应用可提高 NSCLC 的诊断效率，有助于 NSCLC 的筛查。

五、糖类抗原 72-4

糖类抗原 72-4（CA72-4）是一种肿瘤相关糖蛋白，其是一种高分子糖蛋白类癌胚抗原。由 cc49 和 B72.3 两株单抗识别的黏蛋白样的高分子量糖蛋白，分子量为 220~400 kDa，正常人血清中含量 < 6 U/mL，异常升高。CA72-4 与人肺腺癌的原发组织和转移的 T、N 和 M 阶段相关。

六、鳞癌相关抗原

血清鳞癌相关抗原（SCC）最早是从子宫中分离出来的，它以 SCCA1 和 SCCA2.6 两种亚型存在。这两种亚型都在肺、宫颈、舌头、扁桃体、食管和阴道的鳞癌中表达升高。已有报道指出，在肺鳞癌患者中，SCC 水平与肿瘤分期有关。Kiyohisa Sekizawa 在对 201 例肺鳞癌患者进行分析时发现，有 52.7% 的患者血清 SCC 水平升高，而 438 例非肺鳞癌患者中仅有 14.2% 的患者血清 SCC 水平升高。提示 SCC 在肺鳞癌患者中检出敏感性较高，而在 NSQLC 患者中的检出敏感性似乎较低。暗示其可作为潜在的肺鳞癌的诊断标志物。SCC 存在于肺、咽、食管等恶性肿瘤中，特别是肺鳞癌中，因此是肺鳞癌较特异的标志物。

七、细胞角蛋白

细胞角蛋白（cytokeratin，CK）属于中间丝（intermediate filament, IF）蛋白家族，目前已鉴定出 20 多种不同的细胞角蛋白，根据序列同源性将其分为 I 型和 II 型。目前临床上使用最多的三种细胞角蛋白标志物是组织多肽抗原（tissue peptide antigen, TPA）、组织多肽特异性抗原（tissue peptide specific antigen, TPS）和 NSCLC 相关抗原 21-1（CYFRA 21-1）。细胞角蛋白的表达随着上皮细胞类型、分化程度和组织发育的不同而不同。在正常细胞向恶性细胞转化的过程中，细胞角蛋白的模式通常保持不变，这一特性使得细胞角蛋白能够作为肿瘤标志物应用于临床，因此，细胞角蛋白肿瘤标志物可以比常规方法更准确地预测疾病状态，为治疗提供一种简单、非侵入性、廉价和可靠的检测指标。肺鳞癌和肺腺癌均可见 CYFRA21-1 表达，尤其是肺鳞癌，因此 CYFRA 21-1 对肺癌的病理分型和预后评估具有重要价值。

八、神经元特异性烯醇化酶

神经元特异性烯醇化酶（neuron specific enolase, NSE）是由两个 γ 亚基（γγ）组成的同源二聚体烯醇化酶同工酶，其存在于神经和神经内分泌细胞中，长期以来，NSE 被认为是诊断 SCLC 的首选标志物。NSE 的器官定位导致在各种神经组织病变中发现该标志物水平升高，如缺血性中风、脑出血或创伤后脑损伤等。此外，NSE 还被认为是恶性黑色素瘤、精原细胞瘤、肾癌、类癌、生殖细胞瘤、未成熟畸胎瘤、甲状腺髓样癌等多种神经和神经内分泌组织癌症的标志物。Carney 等人于 1982 年发表了第一项关于 SCLC 的 NSE 研究，表明 NSE 升高的百分比与疾病的分期密切相关，并揭示了该标志物在评估化疗疗效方面的作用。对 SCLC 和 NSCLC 患者、肺部良性病变和其他呼吸系统疾病以及健康人的 NSE 测定结果表明，NSE 诊断的敏感性和特异性分别在 43.8%~70%、84.7%~93.8%。NSE 在 SCLC 中升高明显，在 NSCLC 中也可升高。

九、胃泌素释放肽前体

胃泌素释放肽前体（ProGRP）由 McDonald 等人于 1978 年首次从胃神经纤维中分离出来，它由 27 个氨基酸残基组成。第一次验证 ProGRP 在肺癌患者中的有效性是在 1994 年由 Miyake 等人进行的，他们的研究表明，在肺鳞癌和肺腺癌患者中，其诊断敏感度为 67%~73%。此外还有数据表明，ProGRP 在 62% 的结肠癌患者、59% 的胰腺癌患者、60% 的前列腺癌患者、39% 的乳腺癌患者、74% 的 SCLC 患者中都有表达。健康人血浆 GRP 水平从 100 ng/L 到 542 ng/L 不等，而 SCLC 脑转移患者血浆 GRP 水平则高出 6 倍。目前，检测血清中 ProGRP 的技术主要有 3 种：使用 AutoDELFIA 仪器的时间分辨荧光免疫分析（time-resolved fluoroimmunoassay, TRFIA）、使用 Architect 分析仪的化学发光微粒子免疫分析（chemiluminescence micropartide immunoassay, CMIA）和使用 Cobas 分析仪的电化学发光免疫分析（electrochemi-luminescence immunoassay, ECLIA）。综上所述，ProGRP 可成为检测肺癌的有效标志物，对 SCLC 的诊断具有重要价值，对 SCLC 的疗效评估、复发监测及预后判断也有一定作用。10%~30% 的 NSCLC 也会出现 ProGRP 升高，但一般升高幅度较小。

十、热激蛋白90α

热激蛋白（heat shock protein, HSP）90α 是一种细胞质蛋白质，可以作为肿瘤标志物，于 1992 年被发现。2013 年，罗永章团队通过肺癌临床试验首次证明了血浆 HSP90α 是一个全新的肿瘤标志物。Yuan ZM 等对 175 名肺癌患者和 160 名健康患者共计 335 名受试人群，检测其血浆中的 HSP90α 和标志物（CEA, NSE, CYFRA21-1 和 ProGRP），按肺癌类型、分期和转移状态划分的组中，不同组 HSP90α 的含量有统计学差异（$P < 0.05$），CYFRA21-1 和 ProGRP 在肺癌组中显著高于健康人群（$P < 0.001$）。对于 HSP90α 的 R 值与其他相关标志物在肺癌诊断中的相关性（$P < 0.05$），ROC 分析显示，血浆 HSP90α 的临界点为 50.02 ng/mL 对肺癌具有最佳预测价值。因此，HSP90α 在肺癌的早期筛查和诊断中具有重要的临床价值，联合应用 HSP90α 及相关标志物可有效提高肺癌的早期诊断阳性率。

十一、黏蛋白

黏蛋白（mucins, MUC）是由数百条寡糖链连接的长肽链组成的一个大的 O- 糖蛋白家族，按其结构可分为膜结合型 MUCs 和凝胶型 / 分泌型 MUCs。在细胞与细胞之间、细胞与基质之间和细胞信号转导中发挥重要作用，并调节上皮细胞功能。MUC 被证实与肺癌细胞增殖、生长和凋亡等各种信号通路有关，Qu 及其同事的研究成果发现，MUC1、MUC4、MUC3A、MUC5B、MUC6、MUC7 在支气管类癌中表达，MUC3A 和 MUC6 黏蛋白在 SCLC 中高表达。其他研究者还分析了 4 种肺癌亚型和非癌组织的基因表达谱，发现 MUC2、MUC3A、MUC5B 和 MUC7 的表达与非癌组织相比存在明显差异，MUC 基因在不同亚型肺癌中的表达不同，可能是由肿瘤间异质性决定的。综上，MUC 基因可作为肺癌的肿瘤标志物，辅助亚型诊断。

十二、嗜铬粒蛋白 A

嗜铬粒蛋白 A（chromogranin A, CgA）属于颗粒蛋白（granin）家族，其量仅次于嗜铬粒蛋白 B 和分泌性颗粒蛋白 II，存在于大多数正常和肿瘤 NE 细胞的分泌颗粒中，被认为是神经内分泌肿瘤（neuroendocrine tumors, NETs）的主要非特异性标志物。在胃肠道胰腺肿瘤、神经母细胞瘤和支气管肺网以及甲状腺髓样癌和前列腺癌患者中，CgA 水平显著升高。根据病变部位、疾病分期、组织学恶性程度和表现状态的不同，CgA 的敏感性和诊断特异性有很大差异，尤其在神经内分泌胃肠道胰腺肿瘤（GEP-net）和类癌中，CgA 浓度高，在 SCLC 中，CgA 浓度的敏感性和诊断特异性略低于 NSE 或 ProGRP。因此，其可联合其他肺癌相关的肿瘤标志物，以提高肺癌诊断的敏感性，并进行预后监测。

十三、组织多肽抗原

组织多肽抗原（TPA）是一种非特异性肿瘤标志物。Mross K B 等人的调查研究就发现，约 70% 的急性炎症性疾病患者和 50%~80% 的恶性肿瘤患者 TPA 水平升高。对于前列腺癌、卵巢癌和结肠癌，每个组织多肽抗原表位都有不同的表达水平。TPA 水平升高多见于肺鳞癌、膀胱癌、宫颈癌等鳞状上皮癌，恶性肿瘤血清中的 TPA 水平可显著且持续新增高。肺癌患者 TPA 的阳性率达 60%，尤其在肺鳞癌的诊断和预后判断方面，TPA 是目前最好的肿瘤标志物。

十四、甲胎蛋白

甲胎蛋白（alpha fetoprotein，AFP）是一种糖蛋白，它属于白蛋白家族，主要由胎儿肝细胞及卵黄囊合成，常用于原发性肝癌的血清学诊断和监测。正常人血清 AFP 含量小于 9 ng/mL，患肺癌时血清 AFP 含量会升高，其阳性结果具有一定的特异性。通过对 5 种标志物对肺部胸腔积液诊断价值进行评价，AFP 水平在良、恶性积液组间比较，或在不同组织类型的肺癌中比较，均无明显差异。因此，选其作为肺癌诊断肿瘤标志物，价值较低。

十五、CD44

CD44 是一种多结构、多功能的跨膜糖蛋白，是透明质酸和许多其他细胞外基质成分的受体，也是生长因子和细胞因子的辅因子。因此，可将 CD44 看作一个信号平台，将细胞微环境信号与生长因子和细胞因子信号整合在一起，并将信号转导到膜相关的细胞骨架蛋白或细胞核，以调节与细胞 – 基质黏附、细胞迁移、增殖、分化和生存相关的各种基因的表达水平。研究表明，CD44 是肿瘤干细胞（cancer stem cell, CSC）最常见的表面标志，在 CSC 与微环境的沟通和调节 CSC 的特性中起着关键作用。越来越多的证据表明，CD44 对于肺癌来说是一个很有价值的预后生物标志物和治疗靶点。Song J M 究发现，HA–CD44/RHAMM 信号通路在介导 NSCLC 增殖和存活中起促进作用，靶向抑制该信号通路可能是预防和治疗肺癌的一种有前途的方法[13-14]。

十六、M2 型丙酮酸激酶

M2 型丙酮酸激酶（M2 pyruvate kinase, M2-PK）是糖酵解途径的一个关键限速酶，在多种恶性肿瘤细胞中高表达。在肿瘤糖代谢通路中，M2-PK 可以通过在高活性的四聚体和低活性的二聚体之间相互转化，促进肿瘤的糖酵解和细胞增殖。肿瘤细胞通过多种方式调节 M2-PK 的表达和酶活性如转录调节、变构调节和翻译后修饰调节。

临床数据已证实，M2-PK 的过表达与肺鳞癌的肿瘤大小、淋巴结转移、分期、疾病进展和总生存期有关。在正常肺组织和肺癌切片中发现，肺癌细胞呈强阳性染色，而正常肺组织未见染色[15]。正常肺组织 M2-PK 由四个相等的亚基组成，而在肺癌细胞中发现的 M2-PK 同工酶通常是二聚体。其参与肿瘤物质代谢的多个过程，与糖酵解酶复合体中的其他糖酵解酶结合，转化为丙酮酸和乳酸。在核苷酸二磷酸底物方面，M2-PK 对 ADP 的亲和力最高，同时也能使 GDP 磷酸化；相反，UDP、CDP 和 TDP 的磷酸化活性较低。因此，M2-PK 的四聚体形式与低 ADP 和 GDP 水平以及高 ATP 和 GTP 水平相关，从而导致 ATP/ADP 和 GTP/GDP 比率升高。综上所述，可将 M2-PK 视为有价值的肺癌诊断标志物。

十七、程序性死亡［蛋白］1

程序性死亡［蛋白］1（programmed death-1, PD-1）及其配体 PD-L1 属于免疫检查点途径蛋白。该通路的激活可导致肿瘤免疫逃逸，促进肿瘤细胞生长，包括 T 细胞耐受、T 细胞凋亡、T 细胞耗竭、增强免疫抑制 Treg 细胞功能、诱导共刺激分子和 PD-1 失衡等各个方面[16]。目前已有几种针对 PD-1 及其配体 PD-L1 和 PD-L2 相互作用的单克隆抗体用以阻断 PD-1 通路；NSCLC 的临床试验表明，大约 20% 的 NSCLC 患者对抗 PD-1 的单克隆抗体（如纳武单抗 nivolumab 和帕博利珠单抗 pembrolizumab）和抗 PD-L1 的抗体（如 MPDL3280A）的治疗持续有效[17]。免疫组化染色结果提示，PD-L1 在 NSCLC 中已经被确定为一个潜在的预测抗 PD-1 和抗 PD-L1 单克隆抗体治疗反应的标志物，也可以作为一个预后生物标志物。

十八、乳酸脱氢酶

乳酸脱氢酶（lactate dehydrogenase, LDH）是一类 NAD 依赖性激酶，有 LDHA、LDHB、LDHC 三种亚基，可构成六种四聚体同工酶。动物乳酸脱氢酶是由四个亚单位组成的四聚体，常见的 A、B 两种亚基构成五种 LDH 同工酶（LDH1-5），C 亚基则仅组成一种 LDH 同工酶即 LDH-C4。

乳酸脱氢酶为含锌离子的金属蛋白，分子量为 135~140 kDa，是糖无氧酵解及糖异生的重要酶系之一，可催化丙酸与 L- 乳酸之间的还原与氧化反应，也可催化相关的 α- 酮酸。LDH 广泛存在于人体组织中，以肾脏含量最高，其次是心肌和骨骼肌。红细胞内 LDH 约为正常血清的 100 倍。分别选择 88 例 SCLC 患者作为观察组和对照组，检测其血清中 LDH 的水平，观察组的血清 LDH 水平高于对照组，比较有统计学意义，$P < 0.05$；疗效良好患者的血清 LDH 水平均低于疗效不佳患者，比较有统计学意义，$P < 0.05$。因此，SCLC 鉴别诊断中应用血清 LDH 作为肿瘤标志物具有较高价值，且可依据其水平变化作为评价治疗效果的依据。

十九、谷光苷肽 S 转移酶

谷胱甘肽 S 转移酶（glutathiones S-transferase, GST）主要存在于胞液中，有多种形式，不同的学者对 GST 的分类有不同的标准。根据编码基因的不同，GST 可以分为 3 个亚家族：微粒体 GST、细胞质 GST、质粒编码的细菌磷霉素抗性 GST。

GST 一般由 25~27 kDa 的两条亚基以同源或异源的方式聚合而成（等电点为 pH4~5），每个亚基都含有两个空间结构不同的基本结构域。血清型 GST（GGT）可用作某些疾病的指标，如 GST 可以作为一种新的、更准确并优于 γ-谷氨酰转肽酶的标志酶，由于其他许多肿瘤标志物只能在组织中检测到，而 GST 在组织和血清中都能检测到，且检测血清中的 GST 对机体没有侵袭性，因此大大方便临床的应用。Tan X 研究者的研究表明，谷胱甘肽 S 转移酶 P1（GSTP1）与脱铁性贫血的发生密切相关，靶向 GSTP1 抑制肿瘤细胞逃避脱铁导致放射性耐药性的潜在机制，提示 GSTP1 可能通过脱铁途径在肺癌的放射增敏中发挥关键作用。

二十、基质金属蛋白酶

基质金属蛋白酶（matrix metalloproteinase, MMP）是一个大家族，因其需要 Ca^{2+}、Zn^{2+} 等金属离子作为辅助因子而得名。其家族成员具有相似的结构，一般由 5 个功能不同的结构域组成：①疏水信号肽序列。②前肽区，主要作用是保持酶原的稳定。当该区域被外源性酶切断，MMP 酶原被激活。③催化活性区，有锌离子结合位点，对酶催化作用的发挥至关重要。④富含脯氨酸的铰链区。⑤羧基末端区，与酶的底物特异性有关。MMP 成员在上述结构的基础上各有特点。各种 MMP 间具有一定的底物特异性，但不是绝对的。同一种 MMP 可降解多种细胞外基质成分，而某一种细胞外基质成分又可被多种 MMP 降解，但不同酶的降解效率可不同。J Safranek 等研究后发现，应用 91 名 NSCLC 患者的肿瘤组织和周围无癌肺组织样本及 12 名因"良性"大疱性肺气肿或间质性肺病接受手术的患者的肺组织，从组织中分离出 mRNA，并使用实时 RT-PCR 方法评估 mRNA 的表达，与来自相同患者的正常肺组织相比，NSCLC 组织中 MMP-7、MMP-9 和 TIMP-1 mRNA 的表达显著更高。发现 MMP-7 在肿瘤组织和亚组中的表达显著高于良性疾病的肺组织，肺鳞癌、肺腺癌与良性组织相比较显著。MMP-7 和 MMP-9 在肿瘤组织中的表达显著高于在周围组织或良性肺病组织中的高表达，由此说明金属蛋白酶在肺癌生长中的重要作用。

二十一、肿瘤坏死因子

1975 年 Carswell E A 等人发现接种卡介苗的小鼠注射细菌脂多糖后，其血清中出现了一种能使多种肿瘤发生出血性坏死的物质，将其命名为肿瘤坏死因子（TNF）。

TNF 主要由活化的巨噬细胞、NK 细胞及 T 淋巴细胞产生。1985 年 Shalaby 把巨噬细胞产生的 TNF 命名为 TNF-α，把 T 淋巴细胞产生的淋巴毒素（lymphotoxin, LT）命名为 TNF-β。1984 年 TNF 基因的克隆开辟了临床试验的时代，TNF 是第一个用于肿瘤生物疗法的细胞因子，但因其缺少靶向性且有严重的副作用，目前仅用于局部治疗。

二十二、α 干扰素

α 干扰素（interferon，IFN-α）是机体免疫细胞产生的一种细胞因子，是机体受到病毒感染时，免疫细胞通过抗病毒应答反应而产生的一组结构类似、功能接近的低分子糖蛋白。干扰素在机体的免疫系统中起着非常重要的作用。IFN-α 具有三个功能：广谱抗病毒作用、免疫调节作用、抗肿瘤作用。

二十三、可溶性白细胞介素 -2 受体

可溶性白细胞介素 -2 受体（soluble interleukin-2 receptor, SIL-2R）是一种复合性黏蛋白，同时具有与抗 Tac 单抗和白细胞介素 -2 结合的信息，与白细胞介素 -2 结合不需任何辅助因子。SIL-2R 是一种重要的免疫抑制剂，可中和活化 T 细胞周围的白细胞介素 -2，减弱机体的内分泌效应，抑制已活化的 T 细胞的克隆化扩增。SIL-2R 能结合白细胞介素 -2 并存在于血液中，可延长白细胞介素 -2 在体内的半衰期，能将白细胞介素 -2 运送到远离白细胞介素产生部位的组织。SIL-2R 可释放白细胞介素 -2，使之与高亲和力的 SIL-2R 结合，从而起到正反免疫调节作用。Tozuka T 等研究者评估了血清 SIL-2R 水平与抗 PD-1/PD-L1 抗体联合化疗对 NSCLC 患者的疗效之间的关系。招募接受抗 PD-1/PD-L1 抗体联合铂类化疗的 NSCLC 患者，测量血清 SIL-2R。54 名患者中有 43 人为非肺鳞癌。SIL-2R 的临界值为 533 U/mL。SIL-2R 高组和低组的中位无进展生存期（progression free survival, PFS）分别为 5.1 个月（95%CI，1.8~7.5 个月）和 10.1 个月（95%CI，8.3~ 未达到［NR］个月）（$P = 0.007$）。SIL-2R 高组和低组的中位总生存期（overall survival, OS）均为 10.3 个月，表明 SIL-2R 可能是抗 PD-1/PD-L1 抗体联合化疗疗效不佳的生物标志物。

二十四、神经细胞黏附分子

神经细胞黏附分子（neuronal cell adhesion molecule, NCAM）是一种糖蛋白，能介导细胞与细胞及细胞与细胞外基质间的相互作用，它在细胞的识别及转移、肿瘤的浸润与生长、神经再生、跨膜信号的传导、学习和记忆等方面均起着一定的作用。NCAM 是非钙依赖性黏附因子，它有多种亚型，已经鉴定出的有 20 种。NCAM 属单基因家族，其各种亚型是由控制 NCAM 形成的单一基因经不同的转录、转录后加工、翻译、

翻译后加工形成的。NCAM 属于免疫球蛋白超级家族，是一组密切相关的唾液酸糖蛋白，介导同嗜细胞粘附，在胚胎组织发育过程中起作用。NCAM 在肺癌中的表达与肿瘤的 NE 分化表型相关。多项研究指出，NE 标志物 CD56、CgA、Syn 的表达与 SCLC 的预后密切相关，它们的共同表达在病程早期影响肿瘤进展。神经内分泌标志物免疫组化联合检测不仅能够用于 SCLC 的诊断，还可在临床期间进行预后判断，作为 SCLC 复发预测因子，为个体化治疗提供依据。

二十五、酪氨酸［蛋白］激酶

酪氨酸［蛋白］激酶（tyrosine kinase, TK）是控制细胞生长和分化的重要蛋白质，是在正常和异常增殖过程中起重要作用的癌蛋白和原癌蛋白家族中的成员，在正常细胞分裂和异常细胞增殖中起关键作用。TK 可分为受体型与非受体型[18]。常见的受体型 TK（RTK）主要包括表皮生长因子受体（EGFR）家族、胰岛素受体家族、血小板衍生生长因子受体（PDGFR）家族及成纤维细胞生长因子受体（FGFR）家族等。受体型 TK 的异常激活与新生血管生成、肿瘤侵袭及转移密切相关。非受体型 TK 主要有十大家族，其中明确与恶性肿瘤的发生密切相关的有四个家族：ABL 家族、JAK 家族、SRC 家族及 FAK 家族。

二十六、其他肺癌肿瘤标志物

其他可能的肺癌肿瘤标志物还包括胰岛素样生长因子 1、胰岛素样生长因子 2 和 I 型胰岛素样生长因子受体等。

第五节　各类肺癌相关标志物的诊断试剂盒

基因检测能够在肿瘤的预防、诊断、用药、复发检测各个环节发挥重要作用，常见对肺癌的肿瘤标志物的检测，以此在临床上辅助对肺癌开展诊断和治疗，其中试剂盒的应用对肿瘤个体化治疗有巨大帮助，更有利于靶标基因突变的患者更准确地使用相应的靶向药，以达到"量体裁药"的目的。国内外已有利用传统技术针对单个基因的试剂盒上市，而且各国药监部门也批准了各类的肺癌诊断试剂盒[19]。目前，肺癌体外诊断试剂盒包括自身抗体相关和人类基因检测相关的试剂盒等。市场上已有的肺癌检测试剂盒有如下几种。

一、肺癌相关肿瘤标志物试剂盒

该试剂盒（国械注进 20173405216，2017—2022）用于肺鳞癌、ProGRP、CYFRA 21-1 和 NSE 免疫检测项目的质量控制。

二、NSCLC 相关抗原 21-1 检测试剂盒

该试剂盒有两种，一种是定标液 CYFRA 21-1 CalSet 检测试剂盒（国械注进 20183402662，2018—2023），该产品用于 CYFRA21-1 检测项目的定标；另外一种是 CYFRA21-1 定量测定试剂盒（电化学发光法）Elecsys CYFRA 21-1（国械注进 20183402660，2018—2023），该产品用于体外定量测定人血清和血浆中的细胞角蛋白 19 片段。检测试剂盒主要用于对恶性肿瘤患者进行动态监测以辅助判断疾病进程或治疗效果，不能作为恶性肿瘤早期诊断或确诊的依据，不用于普通人群的肿瘤筛查。

三、七种自身抗体检测试剂盒（酶联免疫吸附分析）

该试剂盒（国械注准 20153402087，2020—2025）是中国国家食品药品监督管理总局（China Food and Drug Administration, CFDA）首个批准用于联合低剂量螺旋 CT 进行早期肺癌检测的一种无创血清检测工具。它基于肿瘤免疫抗体的血液免疫组化技术，检测特异性肿瘤免疫抗体 MAGE A1、SOX2、p53、GAGE 7、PGP9.5、CAGE、GBU4-5 七个指标，对辅助临床医生判断肺部结节的良恶性有重要临床参考价值。该产品对于 8 mm 以下的结节、8 mm 到 20 mm 之间肺部结节有接近 90% 的阳性准确率，能同时检测 SCLC 与 NSCLC；对于肺癌不同亚型都有很好的特异性与敏感性，能有效区分肺部良性疾病与肺癌，在肺癌早期发现方面有重要临床意义。

四、叶酸受体阳性循环肿瘤细胞检测试剂盒

该试剂盒是全球首个肺癌循环肿瘤细胞检测试剂盒（CytoploRare™，靶向 PCR 循环肿瘤细胞），是经 CFDA 批准用于肺癌临床检测的唯一Ⅲ类医疗器械，它配合胸部 CT，可大大提高早期肺癌的检测率，假阳性率下降到 5% 左右。它采用国内原创的"靶向 PCR 循环肿瘤细胞"检测技术，临床用途包括对尚未确诊的肺癌疑似患者进行辅助诊断，监测手术或含铂类化学药物治疗的 NSCLC 癌患者的疾病进程或治疗效果。适用人群包括需要明确诊断的肺部小结节或者团块影患者、需要确认化疗/靶向治疗疗效的 NSCLC 患者、需要评估术后疾病状态及监测是否复发的 NSCLC 患者。

五、VENTANA ALK IHC 试剂盒

该试剂盒属罗氏 VENTANA ALK IHC 检测，是一种伴随诊断，采用 IHC 技术，用

于识别适合克唑替尼治疗的患者的体外诊断 IHC 检测,已在全球超过 53 个国家销售[20]。

六、人类 ROS1 基因融合检测试剂盒

该试剂盒采用 RT-PCR 技术,以 NSCLC 样本 RNA 为检测对象,对 NSCLC 患者中存在的多种 ROS1 基因融合类型进行检测,以辅助临床选择出可受益于克唑替尼的 NSCLC 患者。适用于 NSCLC 患者在进入靶向治疗之前使用,为肿瘤患者个体用药提供科学依据[21]。

七、NGS 肿瘤多基因检测试剂盒

该试剂盒属人 EGFR/ALK/BRAF/KRAS 基因突变联合检测试剂盒(可逆末端终止测序法),是国内首个获得 CFDA 批准的 NGS 肿瘤多基因检测试剂盒。用于定性检测 NSCLC 患者经福尔马林固定的石蜡包埋的组织样本中 EGFR/ALK/BRAF/KRAS 基因突变。其中,EGFR 基因检测用于吉非替尼片、盐酸埃克替尼片、甲磺酸奥西替尼片的伴随诊断,ALK 基因检测用于克唑替尼胶囊的伴随诊断[22]。

八、肺癌肿瘤标志物五项联合检测试剂盒

该试剂盒为同时定量检测人血清中 CYFRA21-1、CEA、NSE、CA125、SCCA 的浓度的试剂盒,适用于肺癌的辅助诊断、治疗的监测。CYFRA21-1 NSCLC 敏感肿瘤标志物;肺癌患者血清中常见 CEA 升高,在肺腺癌中升高更为明显;NSE 是 SCLC 的特异标记物,对 SCLC 的检出率为 70%~80%;在 EGTM 推荐的黄金三项基础上增加 CA125 和 SCCA,提高对肺腺癌和肺鳞癌检测的灵敏度。

九、外泌体 CD171 蛋白检测试剂盒

该试剂盒具有公开专利,通过检测 CD171 的蛋白表达水平,可用于诊断患者是否患有肺癌。经过实验证明,CD171 蛋白可以有效区分肺癌患者和健康人。

十、非磷酸化 JAK1 检测试剂盒

该试剂盒是检测肺癌组织中非磷酸化 JAK1 表达水平的试剂在制备肺癌诊断用试剂中的用途。通过检测肺组织中非磷酸化 JAK1 的表达水平,可以判断患肺癌的风险,为患者采取相关的治疗措施或者决策提供有效的依据,对肺癌的诊断和治疗具有重大意义。

与传统基因检测手段相比,通过基于基因和蛋白质检测的试剂盒,患者只需经过一次检测,即可同时预测和诊断肺癌,为医生及患者提供多种靶向药物的一站式检测解决方案,节省检测样本和检测时间。

第六节　总结与展望

　　随着测序技术的完善、基因组学和蛋白质组学技术的发展，肺癌生物标志物的发现和临床应用取得了重大进展。在肺癌的治疗中，早期诊断是有效治疗的关键。在所有癌症中，肺癌是前三大癌症之一，由于早期诊断率低，因此死亡率最高。许多潜在的 DNA 生物标志物，如启动子的超甲基化、K-ras、p53 和蛋白生物标志物的突变、CEA、CYFRA21-1、血浆激肽释放酶 B1（KLKB1）、神经元特异性烯醇化酶等，已被发现为肺癌肿瘤标志物用以诊断和监测预后[23]。尽管目前已有多种肿瘤标志物用于临床，但由于受限于敏感性、特异性和重复性，还不能很好地服务于临床，基于此，我们依然有必要继续发现和探究更多的肺癌肿瘤标志物。

　　为了继续发现有用的肺癌肿瘤标志物，我们需要从以下 3 个方面考虑。第一，进行大量临床样本分析，继续补充现有的或潜在的肿瘤标志物，分析其和其他非肿瘤疾病特别是炎症性疾病的关系。第二，我们需要寻找更具特异性和低丰度的肺癌肿瘤标志物，集中在特定的肺癌亚型上。第三，我们需要将多个肿瘤标志物组合起来使用，使其真正用于临床。

参考文献

［1］DALTON W S, FRIEND S H. Cancer biomarkers: an invitation to the table［J］. Science, 2006, 312: 1165-1168.

［2］LARA-GUERRA H, ROTH J A. Gene therapy for lung cancer［J］. Critical Reviews in Oncogenesis, 2016, 21（1/2）: 115-124.

［3］TANG X, KHURI F R, LEE J J, et al. Hypermethylation of the death-associated protein（DAP）kinase promoter and aggressiveness in stage I non-small-cell lung cancer［J］. Journal of the Egyptian National Cancer Institute, 2000, 92（18）: 1511-1516.

［4］YANAIHARA N, CAPLEN N, BOWMAN E, et al. Unique microRNA molecular profiles in lung cancer diagnosis and prognosis［J］. Cancer Cell, 2006, 9（3）: 189-198.

［5］XIE Y, ZHANG Y, DU L, et al. Circulating long noncoding RNA act as potential novel biomarkers for diagnosis and prognosis of non-small cell lung cancer［J］. Molecular & Cellular Oncology, 2018, 12（5）: 648-658.

［6］HERBST R S, MORGENSZTERN D, BOSHOFF C. The biology and management of non-small cell lung cancer［J］. Nature, 2018, 553: 446-454.

［7］ZHANG Y, WANG H, WANG J, et al. Global analysis of chromosome 1 genes among patients with lung adenocarcinoma, squamous carcinoma, large-cell carcinoma, small-cell carcinoma, or non-cancer［J］. Cancer and Metastasis Reviews, 2015, 34（2）: 249-264.

［8］FERRAIUOLO R M, MANTHEY K C, STANTON M J, et al. The multifaceted roles of the tumor susceptibility gene 101（TSG101）in normal development and disease［J］. Cancers（Basel）, 2020, 12（2）: 450.

［9］CHUA H H, KAMEYAMA T, MAYEDA A, et al. Cancer-specifically re-spliced TSG101 mRNA promotes invasion and metastasis of nasopharyngeal carcinoma［J］. International Journal of Molecular Sciences, 2019, 20（3）: 773.

［10］GOEL H L, MERCURIO A M. VEGF targets the tumour cell［J］. Nature Reviews Cancer, 2013, 13: 871-882.

［11］WU L X, LI X F, CHEN H F, et al. Combined detection of CEA and CA125 for the diagnosis for lung cancer: a meta-analysis［J］. Cellular and Molecular Biology（Noisy-le-grand）, 2018, 64（15）: 67-70.

［12］DOCHEZ V, CAILLON H, VAUCEL E, et al. Biomarkers and algorithms for diagnosis of ovarian cancer: CA125, HE4, RMI and ROMA, a review［J］. Journal of Ovarian Research, 2019, 12（1）: 28.

［13］YAN Y, ZUO X, WEI D. Concise review: emerging role of CD44 in cancer stem cells: a promising biomarker and therapeutic target［J］. Stem Cells Translational Medicine, 2015, 4（9）: 1033-1043.

［14］Hyaluronan-CD44/RHAMM interaction-dependent cell proliferation and survival in lung cancer cells［J］. Molecular Carcinogenesis, 2019, 58（3）: 321-333.

［15］XU D, LIANG J, LIN J, et al. PKM2: a potential regulator of rheumatoid arthritis via glycolytic and non-glycolytic pathways［J］. Frontiers in Immunology, 2019, 10: 2919.

［16］ZHU X, LANG J. Soluble PD-1 and PD-L1: predictive and prognostic significance in cancer［J］. Oncotarget, 2017, 8（57）: 97671-97682.

［17］ZHANG J, GAO J, LI Y, et al. Circulating PD-L1 in NSCLC patients and the correlation between the level of PD-L1 expression and the clinical characteristics［J］. Thoracic Cancer, 2015, 6（4）: 534-538.

［18］GUO Y N, LIANG L, REN S, et al. CD117 expression is correlated with poor survival of patients and progression of lung carcinoma: a meta-analysis with a panel of 2645 patients [J]. Polish Journal of Pathology, 2019, 70 (2): 63-78.

[19] 刘大路, 臧林泉. 肺癌诊断试剂盒的研制 [J]. 临床肿瘤学杂志, 2015, 20 (1): 61-64.

[20] 张趁华. 肺癌免疫酶组化检测试剂盒的研制 [D]. 重庆: 重庆理工大学, 2010.

[21] 贾友超, 商琰红, 臧爱民. 肺癌分子检测在发展中国家的应用 [J]. 国际肿瘤学杂志, 2014 (1).

[22] NAGANO T, TACHIHARA M, NISHIMURA Y. Dacomitinib, a second-generation irreversible epidermal growth factor receptor tyrosine kinase inhibitor (EGFR-TKI) to treat non-small cell lung cancer [J]. Drugs Today (Barc), 2019, 55 (4): 231-236.

[23] BARBATO L, BOCCHETTI M, DI BIASE A, et al. Cancer stem cells and targeting strategies [J]. Cells, 2019, 8 (8): 926.

第六章　肺癌的早期诊断与风险评估

第一节　肺癌的早期诊断

肺部肿瘤的主要发病区域为支气管、肺泡，分为良性和恶性两种类型，良性肿瘤通过科学的干预可以获得有效的恢复，恶性肿瘤则需要进行综合干预，包括手术、放疗和化疗等，后期可能出现转移的问题，因此早期对疾病的干预非常必要。如果在疾病早期发现病灶，通过手术进行干预，可以改善预后，延长生存时间。但是我国肺癌早期的诊断率较低，75%以上的患者确诊时已经处于晚期，导致5年以上存活率非常低，疾病治疗的预后较差，因此需要寻找更加有效的疾病确诊方法，准确对早期肺癌进行评估，对治疗方案进行优化，保证个体化以及精准化的治疗，从而提升治疗有效率。影像学是对肺癌进行早期诊断非常重要的方式，CT作为一种简单便捷、广泛普及的检查方法，对于肺癌来讲，其诊断率较高，并且可实现肿瘤治疗的追踪分析[1]。支气管肺泡灌洗液、肿瘤自身抗体、miRNA、肺癌驱动基因、肺癌呼吸标志物等标志物和机器学习、模型预测等手段逐渐被报道。本部分内容主要对CT在肺癌的早期诊断中的作用加以阐述。

多年来，国内外一直致力通过筛查来实现肺癌的早期发现和早期诊断，并最终降低病死率。X线胸片普及率高，辐射量小，但分辨率低，不易检出肺部微小病灶，在早期肺癌的检出方面有一定局限性，因此X线胸片不推荐作为肺癌筛查的手段。胸部CT是目前筛查和诊断肺癌的重要手段，可显示病变所在的部位、范围和其与周围组织的关系，可为鉴别其良恶性提供重要参考意见。LDCT可以有效发现早期肺癌，已经逐步取代X线胸片成为肺癌筛查的重要工具。NLST结果显示，LDCT筛查与X线胸片相比，可降低高危人群肺癌病死率的20%[2-3]。LDCT肺癌筛查能够有效地发现早期肺癌，但是LDCT筛查在发现恶性结节的同时，也检出了大量良性和性质难以确定的结节，导致了假阳性率高、过度诊断、增加医疗费用和辐射诱发癌变等问题[4]。美国的早期肺癌行动计划（early lung cancer action program，ELCAP）和NLST研究发现，

LDCT 检出的肺癌病例仅占所有受检者的 1.3%~2.7%，而检出的良性病变是肺癌的 10 倍左右，说明肺癌筛查的特异度很低。检出良性病变的患者极可能接受不必要的后续检查，部分患者甚至被误诊为肺癌，并接受了外科手术，增加了发生手术风险和术后并发症的机会[5]。因此，肺结节的早期定性诊断至关重要，恶性肺结节在早期得到明确诊断，可以早期进行手术治疗，提高患者生存率，降低肺癌病死率；良性肺结节在早期得到明确诊断，可以减少 CT 随访次数，降低 X 线辐射剂量，同时减轻患者的恐惧情绪。

李本辉[6]在 2018 年 1 月至 2020 年 1 月期间，抽取肺癌早期患者 40 例，将其分为两组，将其分为两组，两组患者均实施 X 线检查（X 线组）与 CT（CT 组）检查，对比两组检查征象、结节、类型以及疾病治疗有效率。结果发现：CT 组分叶征、空洞征、毛刺征、胸腔积液征各征象检出率均高于 X 线组（$P < 0.05$），实性结节检出率与 X 线组无差异（$P > 0.05$）；CT 组周围型肺癌、中央型肺癌、弥漫型肺癌检出率以及总体准确率均高于 X 线组（$P < 0.05$）；CT 组疾病干预后治疗有效率为 67.50%，X 线组疾病干预后治疗有效率为 40.00%，CT 组高于 X 线组（$P < 0.05$）。在肺癌的早期诊断及疗效评估中，CT 技术可以更加准确地区分各种征象，显示结节情况，实现疾病更加有效的指导，对于疾病治疗有效率的提升具有积极作用。高雅鹏等人[7]回顾性分析了 2018 年 10 月至 2020 年 2 月在陕西省康复医院的多层螺旋 CT 仪引导下进行穿刺活检或手术后病理学检查确诊的肺 GGN 患者 84 例，研究其 CT 检查影像学资料，对比分析良性患者、无典型症状患者及恶性患者之间是否存在差异。结果显示，84 例患者中，有恶性病变患者 53 例、良性病变患者 22 例和无典型症状患者 9 例，3 组患者分别在病灶大小、形状、边界清晰度、边缘形态等方面存在显著差异，具有统计学意义（$P < 0.05$）。对比良性患者、无典型症状患者、恶性患者的年龄及病灶大小。年龄：良性患者<无典型症状患者<恶性患者；病灶大小：恶性患者>良性患者>无典型症状患者（$P < 0.05$）。单纯 GGN 患者多为良性（81.82%），其病灶形状多为不规则形状，边缘形态多为毛刺，GGN 边界多为模糊。恶性 GGN 患者的病灶边缘多为分叶且比例显著高于良性患者（$P < 0.05$）。不同类型的 GGN 患者的多层螺旋 CT 影像表现不同，多层螺旋 CT 对 GGN 患者的良恶性鉴别具有较高的识别率（表 6-1、表 6-2、图 6-1）。

表 6-1 84 例 GGN 患者的一般临床资料与病理学检查结果比较[7]

临床资料		良性患者 （n=22）	无典型症状患者 （n=9）	恶性患者 （n=53）	P
（男／女）／例		9/13	4/5	25/28	＞ 0.05
年龄／岁		43.29 ± 7.59	49.88 ± 12.35	56.15 ± 15.47	＜ 0.05
病灶大小/cm		0.89 ± 0.17	0.56 ± 0.11	1.49 ± 0.36	＜ 0.05
位置	右肺上叶	5	3	16	＞ 0.05
	右肺下叶	6	2	15	
	左肺上叶	7	3	19	
	左肺下叶	4	1	13	

表 6-2 GGN 患者的多层螺旋 CT 扫描影像特征比较[7]

CT 影像症状		良性患者 （n=22）	无典型症状患者 （n=9）	恶性患者 （n=53）	P
病灶 形状	圆形／椭圆形	9	5	39	＜ 0.05
	不规则	13	4	14	＜ 0.05
边界	清晰	8	3	21	＜ 0.05
清晰度	模糊	14	6	32	＜ 0.05
边缘	分叶	9	6	35	＜ 0.05
形态	毛刺	13	3	18	＞ 0.05
支气管充气征		9	1	8	＞ 0.05
空包征		4	3	11	＞ 0.05
胸膜凹陷征		5	3	15	＜ 0.05
血管集束征		7	2	19	＜ 0.05

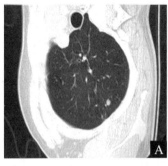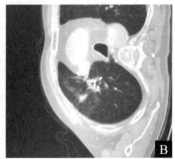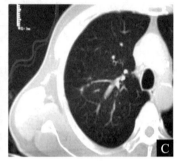

图 6-1　3 种 GGN 患者影像学资料[7]

注：A. 良性 GGN 患者；B. 恶性 GGN 患者（有呼吸道症状）；C. 恶性 GGN 患者（无症状）。

李骏宇等人[8]分析低剂量 CT 扫描与普通剂量扫描对早期肺癌的临床诊断价值，他们选取 2016 年 4 月至 2019 年 4 月收治的 50 例早期肺癌诊断患者，所有患者均接受低剂量 CT 扫描与普通剂量扫描，分析两种扫描方式的检出率、图像优良率、最大有效辐射剂量、权重 CT 剂量指数。结果发现，两种诊断方式的检出率对比无明显差异（$P > 0.05$）；最大有效辐射剂量、权重 CT 剂量指数对比，低剂量 CT 扫描比普通剂量扫描低，差异具有统计学意义（$P < 0.05$）；两种扫描方式图像优良率对比，低剂量 CT 扫描低于普通剂量扫描，差异具有统计学意义（$P < 0.05$）。相较于普通剂量扫描，低剂量 CT 扫描图像质量虽会下降，但不会影响检出率，且辐射剂量更低、安全性更高，值得临床应用。

第二节　肺癌的风险评估

一、中国肺癌筛查标准

中华预防医学会发布了中国肺癌筛查标准（T/CPMA 013—2020）[9]，其中风险评估的内容如下：

（1）依据问卷调查（图 6-2）的结果，对参加筛查者进行风险评估。

（2）风险评估可在医疗机构进行，也可通过信息化技术为居民提供自评服务，并由医疗机构工作人员予以必要的咨询和解答。

（3）负责评估或解释评估结果的人员应接受肺癌筛查相关专业知识培训后上岗。

肺 癌 风 险 评 估 问 卷

姓名：_____ 　　　性别：1.男　2.女

出生日期：_____年_____月_____日（请填写阳历生日）

籍贯 _____省_____市_____县（区）

民族：1.汉族　2.蒙古族　3.回族　4.满族　5.壮族　6.维吾尔族　7.哈萨克族　8.其他，请注明_____

身份证号：_____

本人联系电话：_____（手机）

紧急联系人电话：_____（手机）

常住地址：_____

工作单位：_____

A.吸烟情况
A1.您是否吸烟（每天吸1支以上并连续或累计6个月以上者定义为吸烟）？ 　　0.否，从不吸（跳转至B1） 　　1.是，目前仍在吸 　　2.以前吸，目前已戒烟
A1.1.开始吸烟年龄 A1.2.如果您仍在吸烟或曾吸烟，每天吸烟多少支（1两烟叶≈50支卷烟）？ A1.3.如果您仍在吸烟或曾吸烟，扣除戒烟年数，共吸烟多久？ A1.4.如果您目前已戒烟，这次戒烟已持续多久？
B.被动吸烟情况
B1.对于不吸烟者，是否与吸烟的家人共同生活超过20年？　　0.否（跳转至B2）1.是
B1.1. 该家人目前是否戒烟？　0.否　　1.是 B1.2. 如果是，该家人是否戒烟不足15年？ 　　0.否　　1.是 B1.3. 该家人平均每天吸烟多少支？ B1.4. 扣除戒烟年数，该家人共吸烟多少年？
B2. 对于不吸烟者，是否与吸烟的同事同室工作超过20年？　　0.否（跳转至C1）1.是

B2.1. 该同事目前是否戒烟？　0.否　1.是 B2.2. 如果是，该同事是否戒烟不足15年？ 　　0.否　1.是 B2.3. 该同事平均每天吸烟多少支？ B2.4. 扣除戒烟年数，该同事共吸烟多少年？
C. 慢性阻塞性肺疾病既往史
C1. 您是否患有慢性阻塞性肺疾病？　0.否　　1.是
D. 职业暴露史
D1. 您是否有有害物质职业接触史（1年及以上）？ 　　0.否（跳转至E1）　1.是
D1.1. 职业接触何种有害物质（可多选）？ 　　1.石棉 　　2.氡、铍、铬、镉、硅 　　3.煤烟和煤烟灰 　　4.其他，请注明
E. 肺癌家族史
E1. 您的父母、子女或者兄弟组妹（同父母）是否患有肺癌（经正规医疗机构明确诊断）？　0.否　　1.是
填写人签字：_____ 填写日期：_____年_____月_____日

图 6-2　肺癌风险评估问卷

图6-3给出了基线和年度筛查结果的管理与随访方案。

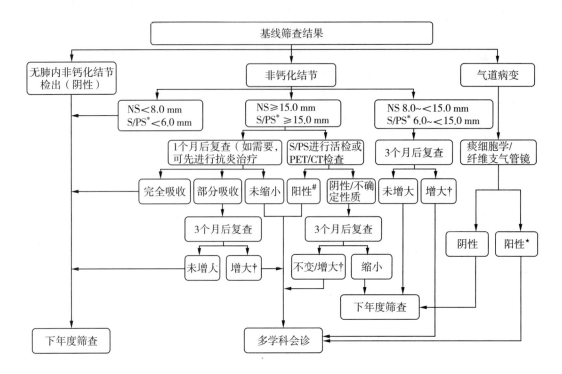

图 6-3 基线和年度筛查结果的管理与随访方案

注：S—实性结节；PS—部分实性结节；NS—非实性结节（纯磨玻璃密度结节）；*—实性结节或者部分实性结节的实性成分；#—阳性指代谢增高（放射性摄取高于肺本底）；†—结节增大指径线增大不小于 2.0 mm；★—痰细胞学阳性指痰液中发现可疑恶性肿瘤细胞，纤维支气管镜检查阳性指支气管镜下见新生物、黏膜异常或取样结果怀疑或提示肿瘤。

在该标准中，明确了筛查流程、肺癌相关的风险评估方法和路径，值得参考。

二、老年肺癌合并恶性胸腔积液的疗效评价及风险评估

约 40% 的肺癌患者在病情发展过程中出现恶性胸腔积液，导致出现呼吸困难、咳嗽、胸痛、无法平卧等症状。目前胸腔积液的治疗以胸腔闭式引流术、胸膜固定术、腔内灌注化学药物等为主。有研究表明，化疗联合合理的热疗可提高恶性胸腔积液的治疗效果[10]。胸腔热灌注化疗时，药物可直接作用于肿瘤细胞，使肿瘤缩小或消失，且不损伤周围正常组织。目前临床热疗配合化疗已作为恶性肿瘤的二、三线治疗方案，主要用于恶性肿瘤的增敏化疗，具有低毒性、疗效确切等特点，成为恶性肿瘤的重要补充性治疗手段之一，而热疗也将成为临床肿瘤学的重要分支[11-12]。铂类化合物是临床治疗肿瘤的重要药物，顺铂作为铂类药物的代表已被广泛应用，但它对肾脏和消化系统有严重的毒副作用，常导致患者住院时间延长以及治疗成本增加。随着药物研发的进展，新的铂衍生物——奈达铂出现，其具有与顺铂类似的疗效，但所引起的不良事件减少。目前比较奈达铂、顺铂胸腔热灌注化疗治疗老年肺癌合并恶性胸腔积液

效果的临床研究较罕见。杨海湾等人[13]评估了奈达铂胸腔热灌注、顺铂胸腔热灌注治疗老年肺癌合并恶性胸腔积液的临床效果及风险。他们回顾性分析了2017年3月至2018年4月新乡医学院第一附属医院胸外科收治的58例老年肺癌合并恶性胸腔积液患者的临床资料，根据灌注治疗药物不同将患者分为奈达铂胸腔热灌注治疗组（NR组）和顺铂胸腔热灌注治疗组（FR组），各29例，治疗后随访观察3~6个月。比较两组治疗效果，治疗前后血小板计数、白蛋白/球蛋白比值、白细胞计数、血红蛋白、谷草转氨酶（glutamic-oxaloacetic transaminase，GOT）、谷丙转氨酶（glutamic-pyruvic transaminase，GPT），治疗后不良反应以及生存情况，结果显示，治疗后，NR组和FR组的总有效率分别为89.66%（26/29）和86.21%（25/29），总改善率均为93.10%（27/29），两组总有效率和总改善率比较差异无统计学意义（$P > 0.05$）。血小板计数、白蛋白/球蛋白值、白细胞计数、血红蛋白、GOT、GPT的时点间与组间不存在交互作用（$P > 0.05$）；不考虑测量时间，两组间血小板计数、白蛋白/球蛋白值、白细胞计数、血红蛋白、GOT、GPT的主效应差异无统计学意义（$P > 0.05$）。治疗前后血小板计数、白细胞计数的主效应差异有统计学意义（$P < 0.05$），其他指标的主效应差异无统计学意义（$P > 0.05$）。两组骨髓抑制、白细胞抑制发生率比较差异无统计学意义（$P > 0.05$），NR组胃肠道不良反应发生率低于FR组［3.90%（2/29）比27.59%（8/29），$P < 0.05$］。治疗后，两组患者每4周均随访1次，NR组与FR组中位生存时间均为22个月（NR组：95%CI，20.782~23.218，FR组：95%CI，20.918~23.086），两组比较差异无统计学意义（$P > 0.05$）。奈达铂胸腔热灌注和顺铂胸腔热灌注治疗效果相当，但奈达铂胸腔热灌注安全性更好，老年患者在热灌注期间的不良反应少。

三、肺癌患者深静脉血栓的形成风险

肺癌患者在诊断、治疗过程中会出现多种并发症如上腔静脉综合征、大咯血、慢性阻塞性肺疾病和静脉血栓栓塞（venous thromboembolism，VTE）等[14]，极大地增加了肺癌患者的死亡风险。其中VTE是恶性肿瘤的常见并发症之一，研究表明，恶性肿瘤合并VTE的发生率为4%~20%[15]；另有数据显示，恶性肿瘤是VTE的危险因素，可大大增加患者发生VTE的风险，约为非肿瘤患者的4倍[16]。VTE包括深静脉血栓形成（deep venous throm-bosis，DVT）和肺血栓栓塞症（pulmonary thromboembolism，PTE），是血液于静脉血管内的异常凝结形成的血栓，若栓子脱落后随体循环到达肺动脉及其分支，则可引起肺循环障碍，造成严重后果。VTE常急性发作，可表现为患肢肿胀、疼痛、色素沉着，甚至破溃等，但缺乏特异性症状及体征，给临床诊断、治疗造成了阻碍，因此VTE具有高漏诊率、高误诊率的特点[17-18]。而恶性肿瘤合并VTE可进一步增加患者的死亡风险。研究表明，肿瘤患者合并VTE，其死亡风险可增加 2~6 倍[19]，因此 VTE 已经成为除肿瘤本身外导致恶性肿瘤患者死亡的第二大原因[20]，严重影响了肿瘤患者的预后及生存质量[21]。

周建西等人[22]对 Caprini 血栓风险评估模型预测肺癌患者深静脉血栓形成风险的有效性进行了深入研究。他们探讨了 Caprini 血栓风险评估模型预测肺癌患者深静脉血栓形成发生风险的有效性，为临床工作者制定符合我国国情的血栓风险评估量表提供依据。他们采用病例对照研究，回顾性收集了 2014 年 1 月至 2018 年 12 月就诊于承德市中心医院的肺恶性肿瘤患者共 300 例，将其中的肺癌合并 VTE 的 100 例患者作为病例组（血栓组），按照 1∶2 的比例选择同时期入院的非 VTE 肺癌患者 200 例作为对照组，收集、整理了两组患者的一般临床资料。依据 Caprini 血栓风险评估量表对两组患者分别进行血栓风险评分和危险度分级，并比较两组患者的一般临床资料、评分情况及危险度分级的构成；采用二元 Logistic 回归模型分析 Caprini 量表中的危险因素，得出肺癌合并 VTE 的危险因素，同时分析不同的危险度分级与肺癌患者 VTE 发病风险的关系。比较两组患者一般临床资料得出，血栓组患者吸烟率（55.0%）、D-二聚体升高率（67.0%）、化疗率（89.0%）均明显高于对照组患者的吸烟率（42.5%）、D-二聚体升高率（15.5%）及化疗率（76.5%），差异具有统计学意义（$P < 0.05$）；另外两组患者的肿瘤分期构成比、手术率差异具有统计学意义（$P < 0.05$）。血栓组患者 Caprini 风险评分（6.94±2.260）明显高于对照组（2.60±1.620），差异有统计学意义（$P < 0.001$）；血栓组中通过 Caprini 血栓风险评估量表被评定为高危及以上患者所占比例达 97.0%，明显高于对照组（41.0%），差异有统计学意义（$P < 0.001$）；对 Caprini 风险评估量表中的危险因素进行 Logistic 回归分析得出：严重的肺部疾病，含肺炎（1 个月内）、卧床的内科疾病患者、下肢水肿、中心静脉置管、既往恶性肿瘤、深静脉血栓或肺栓塞病史 6 个 Caprini 血栓风险评估量表中的因素是肺癌合并 VTE 的主要危险因素。进一步分析得出：D-二聚体、卧床的内科疾病患者、下肢水肿、中心静脉置管、既往恶性肿瘤、深静脉血栓或肺栓塞病史是肺癌合并 VTE 的独立危险因素。危险度分级为高危及以上的患者是肺癌发生 VTE 的主要人群，高危和极高危肺癌患者合并 VTE 的发病风险分别是低危患者的 10.929 倍和 166.731 倍。最后，他们得出结论：Caprini 血栓风险评估模型能够很好地评估肺癌患者 VTE 的发病风险，为我国恶性肿瘤尤其是肺癌患者制定出相应的血栓风险评估量表提供了依据。

四、肺癌放疗患者跌倒风险评估量表的构建

跌倒是住院患者最常发生的不良事件之一，一旦发生跌倒，轻者可发生软组织挫伤，重者可出现脑出血、骨折，甚至死亡。肿瘤患者因其疾病具有侵袭性、转移性等特点，已成为跌倒的高危人群。有研究表明[23]，在跌倒的肿瘤患者中，肺癌占

30.8%，尤其高发。分析原因，其与肺癌患者常伴剧烈咳嗽、上腔静脉压迫、胸腔积液等，发生脑血流灌注及氧供应不足引起患者眩晕、平衡能力下降有关。放疗作为肺癌患者的有效治疗手段，在杀灭癌细胞的同时，其照射部位会随着放疗的进行，抑制胸骨造血细胞造血，进而出现贫血、乏力等症状，加大了患者跌倒的风险[24]。同时，由于晚期肺癌患者并发症多、各种治疗方法综合应用等原因，使跌倒风险评估存在假阴性，临床隐患较大。目前，国内大多使用 Morse 跌倒评估量表来预测跌倒风险，但该量表未将肿瘤相关因素纳入跌倒高危因素中，缺乏针对肺癌放疗患者这一跌倒高危人群的特异性评估，因此临床迫切需要一套能够结合肺癌放疗患者疾病、治疗特点，对患者进行跌倒风险综合全面准确评估的工具[25]。李响等[26]构建了适用于肺癌放疗患者的跌倒风险评估量表。他们通过文献回顾、病例讨论及医护调查，建立初始量表条目池，采用德尔菲函询法，对 22 名专家进行 2 轮函询，对跌倒高危因素进行指标筛选及权重赋值。2 轮专家函询有效回收率分别为 100%、95.2%，专家的权威系数分别为 0.880、0.898，专家的肯德尔和谐系数分别为 0.335、0.458（$P < 0.001$）。最终制定出具有肺癌放疗专科特点的跌倒风险评估量表。他们得出结论：通过德尔菲法构建的肺癌放疗患者跌倒风险评估量表科学、全面，可用于肺癌放疗患者的跌倒风险评估。

参考文献

［1］中华医学会放射学分会心胸学组．低剂量螺旋 CT 肺癌筛查专家共识［J］．中华放射学杂志，2015，49（5）：328-335．

［2］欧肯明，霍金工作组，克瓦勒帕，等．通过胸片和肺部筛查癌症死亡率：前列腺、肺、结肠直肠和卵巢（PLCO）随机试验［J］．美国医学会杂志，2011，306（17）：1865-1873．

［3］国家肺筛查试验研究小组，ABERLE D R，ADAMS A M，等．低剂量计算机断层扫描筛查降低肺癌死亡率，New England Journal of Medicine，2011，365（5）：395-409．

［4］任冠华，范亚光，赵永成，等．低剂量螺旋 CT 肺癌筛查研究进展［J］．中国肺癌杂志，2013，16（10）：553-558．

［5］张国桢，白春学．胸部低剂量 CT 筛查肺癌的是与非［J］．中华结核和呼吸杂志，2015，38（4）：241．

［6］李本辉．肺癌早期诊断及疗效评估中 CT 新技术的应用价值［J］．数理医药学杂志，2021，34（9）：1391-1393．

［7］高雅鹏，钱才．多层螺旋 CT 在肺混合磨玻璃结节早期诊断中的应用［J］．延安大学学报：医

学科学版, 2021, 19（2）: 62-65.

［8］李骏宇, 龚芬, 刘永辉. 低剂量 CT 扫描与普通剂量扫描对早期肺癌的临床诊断价值［J］. 医学理论与实践, 2020, 33（16）: 2716-2718.

［9］中国肺癌筛查标准（T/CPMA 013—2020）［J］. 中国慢性病预防与控制, 2021, 29（1）: 1-8.

［10］张伟, 王捷忠, 张惠珊, 等. 局部晚期非小细胞肺癌深部热疗联合同步放化疗疗效研究［J］. 吉林医学, 2018, 39（9）: 1744-4746.

［11］邓文英, 李苏宜. 射频透热增敏肿瘤化疗机理的研究进展［J］. 临床肿瘤学杂志, 2006, 11（8）: 636-638.

［12］王旭杰, 王松, 冯卫华, 等. 铂类药物在原发性肝癌介入治疗中的临床研究进展［J］. 齐鲁医学杂志, 2014, 29（4）: 373-374.

［13］杨海湾, 党新臣, 赵宝生. 奈达铂与顺铂胸腔热灌注疗法治疗老年肺癌合并恶性胸腔积液的疗效评价及风险评估［J］. 医学综述, 2020, 26（18）: 3734-3738, 3744.

［14］陈勃江, 李为民. 肺癌与呼吸系统合并症［J］. 中国实用内科杂志, 2019, 39（5）: 399-402.

［15］LYMAN G H, KHORANA A A, FALANGA A. American society of clinical oncology guideline: recommendations for venous thromboembolism prophylaxis and treatment in patients with cancer［J］. Journal of Clinical Oncology, 2007, 25（34）: 5490-5505.

［16］黄梦微, 杜靖然, 杨永秀. 子宫内膜癌患者术后并发静脉血栓的临床特征［J］. 现代妇产科进展, 2019, 28（12）: 909-912.

［17］马军, 吴一龙, 秦叔逵, 等. 中国肿瘤相关静脉血栓栓塞症预防与治疗专家指南（2015 版）［J］. 中国实用内科杂志, 2015, 35（11）: 907-920.

［18］张旭华, 李晶, 陈东红. 静脉血栓栓塞症误诊 7 例分析［J］. 中国误诊学杂志, 2012, 12（11）: 2640-2640.

［19］KHALIL J, BENSAID B, ELKACEMI H, et al. Venous thromboembolism in cancer patients: an underestimated major health problem［J］. World Journal of Surgical Oncology, 2015, 20（13）: 204-207.

［20］ELYAMANY G, ALZAHRANI A M. Cancer-associated thrombosis: an overview［J］. Clinical Medicine Insights–Oncology, 2014, 4（8）: 129-137.

［21］方日, 颜娇贵. 恶性肿瘤并发血栓形成的危险因素及治疗［J］. 河北医学, 2014, 20（4）: 620-624.

［22］周建西. Caprini 血栓风险评估模型预测肺癌患者深静脉血栓形成风险的有效性研究［D］. 承德: 承德医学院, 2020.

［23］高翠娥, 皮远萍, 唐玲, 等. 住院肿瘤患者跌倒原因分析与对策［J］. 检验医学与临床, 2016, 13（1）: 138-140.

［24］戚晓芳，刘丽华，谢淑萍，等.肺癌患者在不同放化疗阶段血红蛋白与跌倒风险的相关因素分析［J］.护士进修杂志，2018，33（10）：921-923.

［25］张亚茹，杨红，李燕琴，等.肿瘤放化疗住院患者跌倒原因分析及对策［J］.中华现代护理杂志，2014，20（31）：3958-3961.

［26］李响，张庆芬，吴茜.肺癌放疗患者跌倒风险评估量表的构建研究［J］.天津护理，2021，29（4）：390-395.

第七章　基于传感器技术的肺癌检测

近年来，各项新技术的出现极大地推动了生物医学领域的研究，针对肺癌的检测也涌现了诸多新研究，本章就基于传感器技术的肺癌检测做一介绍。

第一节　生物传感器概述

生物传感器（biosensor）是将生物或化学相关信号转化成为电、光、声、磁等信号，通过对信号的分析处理，可以快速、实时地获得待检测生物信号的检测结果。这些待检测生物信号包括蛋白质、核酸、多糖、细菌、病毒等与疾病相关的生物分子。自20世纪60年代开发形成葡萄糖生物传感器以来，生物传感器检测疾病相关分子的研究报道大量涌现；加上传感器具有微型化、数字化及智能化等特点，生物传感器已经逐渐被认识到可以在生物医学领域中发挥越来越广泛、越来越重要的检测价值。

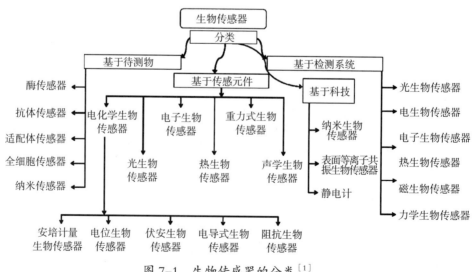

图 7-1　生物传感器的分类[1]

根据待测物或检测原理的不同可以对生物传感器进行分类，如图 7-1 所示。根据待测物不同，可以分为酶传感器、抗体传感器、适配体传感器、全细胞传感器、纳米传感器等；根据传感元件不同，可以分为电化学生物传感器、光生物传感器等；根据检测系统的不同，可以分为光生物传感器、电生物传感器、热生物传感器、磁生物传感器、力学生物传感器等。

近年来，基于传感器技术对肺癌检测的研究也逐渐开展并呈现增加趋势，对肺癌的检测具有潜在应用价值，有望在肺癌临床诊断中发挥更大作用。这里总结了近年来该领域的主要研究进展，根据生物传感类别分别介绍几种生物传感器在肺癌检测中的研究进展。

第二节　电化学生物传感技术用于肺癌检测

一、电化学生物传感器

建立在传感器及电化学原理的基础上，针对生物医学相关分子进行检测逐渐发展为电化学生物传感领域，基于此开发的器件就是电化学生物传感器（electrochemical biosensor）。它们具有灵敏、检测限低、特异识别性能好等优势，是最广泛的一种生物传感器。近年来，电化学生物传感器在生物医学中的研究越来越丰富，彰显着越来越广泛的生物医学应用前景。

图 7-2 给出了电化学生物传感器的结构示意图。通常，待测物（analyte，如酶、核酸、抗体、细胞等）与电化学生物传感器界面上相匹配的生物媒介分子之间可以特异性识别，而识别引发电化学反应，使媒介分子与传感元件之间的物理化学信号变化，并被传感元件（或传感电极）转换为合适的可测量的电信号。这些电信号的变化及大小与待测物浓度之间存在相关性，从而可以对待测物做出相应标定，实现对这些生物医学物质的检测。

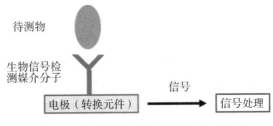

图 7-2　电化学生物传感器结构示意图

根据识别方式的不同，电化学生物传感器可以分为两大类：生物酶促型及生物亲和识别型。最典型的葡萄糖生物传感器就是葡萄糖氧化酶的酶促作用产生了可被电化学传感器识别的分子（过氧化氢），并通过传感元件转化为电信号。此外，诸如检测全细胞、细胞器、组织等一般也都是使用该种类型的电化学生物传感器。酶促型电化学生物传感器有自身的不足，比如，酶的价格往往昂贵，有的酶还没有商业化提纯的产品，酶促反应需要严苛的实验条件，酶的活性窗口时间短，实验重复性也因酶活性的差异而出现不同。而且，多数生物酶也没有合适的传感器来做出选择性识别或恰当的信号转换。

生物亲和识别型传感器建立在待测物与相应媒介分子之间，可以强烈地特异性识别，比如，基于 DNA 双链的识别、抗原抗体的特异识别、配体与受体间的对应识别等。这种类型的生物传感器往往表现出高的特异性和灵敏度，有很好的选择性，在一定程度上规避了酶促型电化学生物传感器的不足。例如，基于抗原抗体特异性结合的免疫电化学生物传感器可以敏锐地检测出痕量待测物，并被广泛地应用于食品、医药、环境等研究领域。再比如，随着对核酸结构的深入了解及核酸操作技术的进步，基于 DNA 特异识别的生物传感器越来越显示出重要的应用价值，在食品、刑侦、环境、疾病监测等各领域都有应用。

由此可见，电化学生物传感器的关键是如何选择媒介分子以实现高效、特异地检测待测物，以及选择传感元件提供的传感转换方式。合适的媒介分子不但要保证能灵敏地识别到待测物，还要尽量规避干扰物的影响，提高检测的特异性。因此，媒介物的选择必须根据待测物本身的特性而定。传感元件是传感器中另一个关键要件，直接影响着传感信号的转换方式、传感的效率、响应时间及信号质量等，其中，电极起着关键作用。发生在电极表面的电化学反应会被转换为电信号，电极自身的特性会直接影响电子转移效率、信号的转换及质量。只有合适的传感元件实现有效的信号转换，才能建立起电信号和待测物间的关系。因此，在进行生物传感器设计时，需要抓住待测物质及传感两个关键因素。

二、 针对不同待测物进行肺癌检测的电化学生物传感器的应用

随着对肺癌检测标志物的发现和研究推进，肺癌的检测方法已经不再停留在传统的影像学、活检或病理学手段上。研究表明，很多特异蛋白（如 CEACAM、CYFRA21-1、VEGF、HER2、EGFR、BRAF、PI3K 及 NSE）、循环肿瘤 DNA（ctDNA）、自体免疫蛋白、微小 RNA（miRNA）、甲基化的 DNA 片段等，都具有肺癌标志物的特性。基于这些肺癌标志物的研究成果，建立于电化学生物传感检测原理上的肺癌诊断方法不断出现，针对各种待检测标志物不断有新的研究报道。

CEA 在正常成年人体内的表达量很低，但是在包括肺癌在内的多种癌症中却呈现高表达。CEA 是一个常用的癌症标志物，常常作为癌症诊断、检测等的重要指标。研究显示，相比传统的免疫组化检测方法，电化学传感器方法显示出更快捷、灵敏及高的特异性能。例如，Wang 利用电化学检测方法构建了基于硫化铅纳米粒连接 CEA 单抗抗体的探针，成功地从人体血清环境中检测出了掺入的 CEA，检测限可以达到 0.5 ng/mL，实现了快速、简便及低成本的标志物检测[2]。最近，Gu 报道了在自组装的二茂铁衍生物 – 金纳米颗粒基础上结合抗 –CEA 抗体的检测探针，可以用电化学传感器的方法实现在体外对 CEA 的灵敏检测（图 7–3）。研究表明，检测限可以达到 0.1 ng/mL，并且表现出良好的特异性、稳定性，以及可重复使用的性能，有希望成为肺癌检测的良好的检测方法。

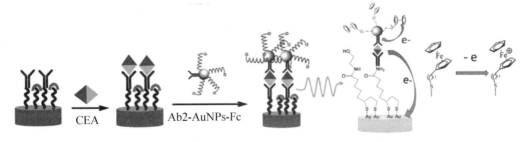

图 7–3　电化学传感器对 CEA 蛋白的检测[3]

相似的蛋白类标志物的检测还有很多，如 CYFRA21–1 是细胞角蛋白 19 的一个可溶性片段，会在细胞凋亡的过程中释放。一半以上的非小细胞肺癌（NSCLC）患者的血清中都高度表达这个蛋白，它被认为是潜在可参考的肿瘤标志物。Yang 通过借助金纳米粒子复合 CYFRA21–1 抗体的探针，构建成了电化学传感器，成功地从血清中检测到了掺入的 CYFRA21–1 片段，检测限是 0.18 ng/mL。而且这项研究还表明，可以利用该电化学传感器同时检测到 CYFRA21–1 和 CEA，可以实现快速、复合检测，并且有良好的稳定性、特异性及可重复性[4]。

检测 DNA 的电化学生物传感器的研究也有新进展。例如，通过构建核黄素单磷酸钠修饰的二硫化钼纳米片，并在其表面进行 DNA 固定，Zhang 成功实现了对肺癌相关基因 PIK3CA 的检测，检测限可达 1.2×10^{-17} ng/mL。此外，该研究还表明，通过简单的表面 DNA 修饰，可以检测其他不同类型的相应基因。这些进展提示，今后基于该研究思路的相关报道值得关注。Xu 报道了另一种检测的设计思路，他针对 EGFR 外显子 19 设计了不同表达框内缺失系列，并应用电化学方法，成功地从 NSCLC 患者的手术样本中检测到了该段 DNA 序列的系列设计片段。研究结果表明，该 DNA 电化学传感器能体现出更快、便捷，以及良好的选择特性。

20 世纪末发现了一类只有 18~25 个核苷酸的非编码 miRNA，它们可以在 mRNA、翻译及降解中发挥重要作用，调控基因的表达，并参与调控增殖、凋亡、代谢、分化等各生命过程。迄今为止，已有 1200 多种人类 miRNA 被发现。自 2008 年报道体液中的 miRNA 与肿瘤及其他疾病存在相关性后，miRNA 被视作诊断标志物的研究逐渐展开，基于此开发的电化学传感器对肺癌进行诊断的研究也是重要的研究方向之一。例如，Bo 通过构建一种双重特异核酸酶和 DNA 桥连 - 金纳米粒子的体系，可以把检测信号放大至 3 倍左右，便于电化学信号检测；并且从肺癌患者的血清样本中灵敏地检测出了 miRNA-21。这种方法和 RT-PCR 相比较，省去了逆转录严苛的操作过程、PCR 反应中的温度条件维持，以及时间的消耗，是一种有潜力的快速、灵敏、特异的新方法[5]（图 7-4）。Liu 报道了一种新的设计，他将三维的 DNA 折纸结构和二维的核酸颈环结构相结合，通过修饰在金电极上，实现对肺癌相关 miRNA-21 的检测。这一电化学传感器的检测限可以达到 10 pmol/L[6]。诸如此类的大量研究都在不断探索利用电化学原理，经过各种巧妙的设计，实现新的快速、灵敏的 miRNA 的检测，从而为肺癌更快、更早地做出诊断提供方案。

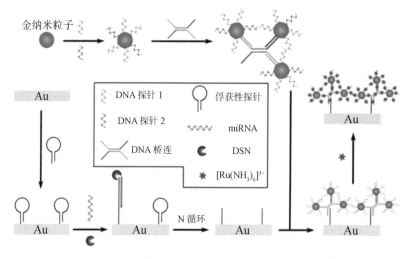

图 7-4　电化学传感器对 miRNA 的检测举例[5]

第三节　气体传感器用于肺癌检测

每个人都会在一呼一吸间发生体内物质与外界物质的交换，比如人们熟知的氧气和二氧化碳。其实，每个人都会在呼吸间呼出上千种挥发性有机化合物（volatile organic compound, VOC）。很多疾病都显示呼出 VOC 的成分及含量发生了变化，尤其是对肺癌患者而言，VOC 可以作为肺癌检测的指示特征，甚至可以在肺癌的早期检测中发挥作用。通过收集呼吸气体进行检测的方式简单、方便，制约条件少，易于操作，且对患者没有机体损害，因此非常容易被患者接受，也非常便于做人群肺癌的筛查，是一种很有潜力的肺癌诊治新技术（图 7-5）。

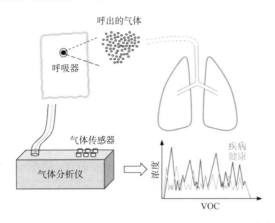

图 7-5 分析呼出气体做疾病诊断的示意图[7]

一、 设计不同传感界面材料进行 VOC 检测

电子鼻（electronic nose, E-nose）是常用的一种气体检测的传感器。一般在传感器基底上会修饰一层特异材料，以增加其性能，比如增加气体的吸附量、提高检测灵敏度、提高对某些 VOC 的检测特异性、提升传感转换效率等。这些气体传感器不但可以用于环境检测，也在医学检测中大有用武之地，尤其在肺癌检测中被认为是颇有潜力的技术（图 7-6）。

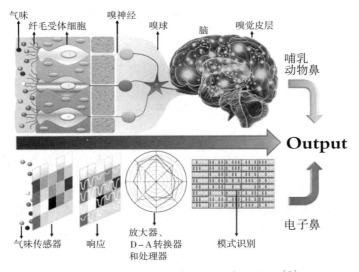

图 7-6 哺乳动物鼻和电子鼻示意图[8]

在一篇报道中，作者仔细研究了对传感层进行复合修饰的方案和机理。该研究通过采用易行、低成本、常规的喷雾－溅射－退火的方法合成了 $TiO_2/Cu_2O/CuO$ 传感面，以获得敏感的气体传感检测结果。实验结果表明，420 ℃退火条件下得到的 Cu_2O/CuO，在厚度为 20~30 nm 时，能非常敏锐地检测到呼出气体中的酒精[9]。

近年来，能在室温条件下进行检测工作的传感界面的研究颇受重视，而且在医学应用场景中更能发挥其作用。这种类型的界面在检测中体现出显著优点，比如可以拥有更好的检测稳定性、高灵敏性、高选择性、快速的传感转换，以及可重复利用等特点。但是，在室温条件检测时不可避免地会受到环境湿度、对某些待检气体的低反应性及基线波动等因素的影响。Kuang 报道的传感界面可以实现在室温条件下进行肺癌检测的工作。研究者合成了 $Ti_3C_2Tx–TiO_2$ 复合材料，并基于此对肺癌患者呼出气体 VOC 进行检测。和 MXene 传感材料相比较，该合成复合物的检测响应性提升了 1.5~12.6 倍，而且对己醛检测表现出强信号及良好灵敏性，检测限可达 217×10^{-9} mol/L[10]。基于碳纳米管的导电特性，Leghrib 报道了一个在室温条件下对 VOC 常见组分的气体（苯）进行测定的研究。该实验通过对多壁碳纳米管（multiwall carbon nanotube, MWCNT）表面进行金属修饰（Ru、Pd、Au、Ni 等），表明可以根据对苯敏感及不敏感而做出痕量检测，检测限可达 50×10^{-9} mol/L[11]。

手机的普及使得现在越来越多的工作可以在手机上进行，另一篇文献报道了手机辅助的气体传感检测。研究者设计了一种可以快速、简便得到的 ZnO 纳米片结构，并用其进行与肺癌患者相关的 VOC 的检测。实验表明，该传感器能够快速、敏感地检测出低浓度的戊酮（LOD $=0.9 \times 10^{-9}$ mol/L）、丙酮（LOD $=4 \times 10^{-9}$ mol/L）和异丙醇（LOD $=11 \times 10^{-9}$ mol/L），并且不会受到环境湿度、己烷、氨和二氧化碳等的干扰。这项研究通过蓝牙将检测过程与智能手机关联，实现便捷的数据获取和结果呈现，为未来医学检测的智能化提供了思路，将会给医生及患者都带来方便[12]。

关于气体传感器界面的制备能力，已经从制作比较厚的基底推进到制作比较薄的基底，这都得益于基于物理及化学基础上开发的气相沉积技术。现在更规整的由更细小颗粒组成的界面可以被制备出来，不但能得到薄的检测界面，还可以获得更好的孔洞，从而有利于为被检测气体的吸附提供灵敏检测的基础，进而获得痕量检测性能。更先进的适于在室温条件下检测气体的传感界面主要在 3 个方面有更多研究（基于石墨烯的界面、基于逐层分布的氧化特性纳米界面，以及基于 2D 过渡金属卤化物的界面）。这些基础研究为推进气体传感器在肺癌 VOC 检测中得到更灵敏、准确的应用奠定了基础。

二、传感器阵列检测肺癌

关于传感器界面的各种改进研究层出不穷，新的检测结果也有很多报道，但是仅利用单独的传感器进行检测还存在弊端，尤其是在对肺癌患者呼出的样本进行检测时，这种不足显得尤为突出。VOC 气体成分复杂多样，一个界面的性质特点应对多个性质不同的待检测气体时，往往无法实现同时检测；如果采用逐个检测，则耗费时间，效率不高，也存在传感器可重复性限制，并且实验的操作误差也不可避免。针对这些问题，传感器阵列面对一个样品里复杂的气体成分可以实现同时检测，阵列中所含的检测单元越多，效率越高，而且相对于质谱技术来说，传感器阵列的样品前处理过程简单很多。因此，阵列式的传感检测越来越受到研究者及使用者的青睐。传感器阵列有很多种类型，根据待检物的特性及传感机理，可以在各种检测情境都发挥作用，比如环境、食品、微生物及医学等领域。针对肺癌的传感阵列，其中可以检测 VOC 的气体传感阵列，以及检测其他标志物的类型应用最广，相关研究也越来越多。

　　Tirzite 等人使用阵列式传感器，分析了 475 个呼出气体样本（其中混有 252 个肺癌患者的样本）。作者同时还根据吸烟者或非吸烟者这两个干扰因素进行分组研讨。检测结果显示，他们能够从 475 个样本中检测出肺癌样本，准确率为 96%；吸烟组的特异性是 92.3%，非吸烟组的特异性为 90.6%[13]。Machado 用气体传感器阵列分析了 76 例临床样本，成功从中辨识出肺癌的样本，敏感度为 71.4%，特异性为 91.9%。通过对检测结果进行数据分析，还探讨了分析方法的可用性[14]。Chang 在其最近的研究中，通过搭建传感器体系，检测了 85 例临床呼吸气体的样本（其中 37 例为Ⅰ、Ⅱ期 NSCLC 患者，48 例是健康对照样本），结果表明，检出肺癌的准确率为 75%，敏感度为 79%，特异性为 72%。而且，该传感系统可以辨识出术前较早期的肺癌样本。此外，通过将样本分类为术前、术后第一次回访、术后第二次回访三组，发现健康样本在这三类中检测结果没有发生多少变化，而肺癌患者的样本会有 45.2% 发生变化，与检测及病情状况相一致，提示该传感系统可以在预后中起到参考价值[15]。Shlomi 使用金纳米颗粒传感器阵列分析 119 例临床呼吸气体样本，其中 89 例是肺癌患者（16 例为早期，73 例为晚期），30 例是肺良性结节患者。结果是可以从肺癌患者样本中区分出 19 例具有 EGFR 突变，准确率达 83%，敏感度为 79%，特异性为 85%；该检测也可以区分出良性结节和早期肺癌，准确率达 87%。但是在区分肺癌伴随重度吸烟者与肺癌伴随不吸烟者时两者的表现一般，准确性为 76%[16]。

　　几十年来，针对肺癌气体传感阵列的理论研究、分析模型及临床试验研究不断推动着该领域的进步，越来越多的新型界面设计、分类器、算法及临床数据得到报道。这些研究展现了气体传感阵列在肺癌检测中的便捷性、易操作性、快速及低成本等优点。在诊断早期的肺癌、区分不同分期的肺癌，以及预后上有潜在价值。

　　阵列传感器在肺癌检测实际使用中极大地提升了检测效率，但是也不可避免地存在一些问题，主要有两个层面：传感器设计层面及检测层面。在设计层面，与传感界面性质、系统设计、校准体系及数学模型等都有关。在检测层面，与环境因素及 VOC 气体组分等有关。比如样品的湿度，取样时间、体积、方式方法，患者的年龄、性别、饮食状态、是否抽烟、是否有其他伴随疾病，患者所处的病理分期等都会对检测结果造成干扰。患者在不同环境因素下得到的 VOC 组分可能出现较大差异，甚至不同方法得出的结果也无法相互印证，这些问题对使用该技术进行诊断造成了一定的困难。对此，目前还没有得到有效解决，也没有形成统一的诊疗方案，需要各方面共同努力，深入研究，攻坚克难。

三、基于比色进行 VOC 检测

比色传感器是由一些对某些物质敏感且与其结合后会发生颜色变化的化学物质制备而成的。比色传感器一般也做成传感器阵列。比色传感器与待检测气体接触后产生颜色变化，这种前后的变化组合反映了检测气体（如 VOC）中的成分特征，并可进一步分析确定其与肺癌的相关性，有利于对疾病进行诊断（图 7-7）。

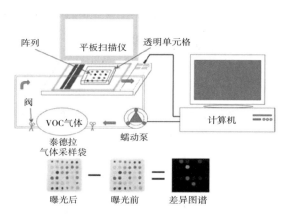

图 7-7　比色传感器示意图[17]

Zhong 设计了一种比色传感器，检测了和肺癌密切相关的 20 种 VOC 相关气体。实验实现了通过分析颜色变化分辨出 20 种 VOC 成分，准确率可以达到 90%，稳定性及重复率都比较理想。此外，这个过程只消耗不足 5 min 时间，检测快速[17]。Yu 的研究也证实了比色传感器在检测肺癌相关 VOC 气体中的优势，该研究报道了一种结合有金属卟啉的 5×5 比色传感器阵列，通过检测 45 个气体样本，实现了 3 min 即可辨别出低浓度下 VOC 混合气体中 8 种待测成分（戊烷、癸烷、丙酮、己醛、1，2，4-三甲苯、苯、甲苯、苯乙烯），而且检测灵敏，比如苯的检测限可达 49 nmol/L。研究显示该比色传感器还具有良好的可重复性[18]。Mazzone 的研究气体来自 40—75 岁的临床样本，其中 92 例是肺癌患者，137 例是对照样本。借助小巧便携的比色传感器，可以从对照中区分出肺癌样本，但其准确性中等，并对肺癌组织学状态、病理分期等的对应鉴别都表现出可行但准确性中等。研究提出利用该技术更好地检测肺癌，需要同时结合临床数据进行。

比色传感器的优势显而易见，便携小巧、制作简单，检测结果直观呈现，检测快速。但是，这项技术也存在其不足。比如，在把待测气体与比色传感器接触反应的时候，需要仔细操作，保证传感器表面的物质和气体充分、有效地结合，而且要确定好反应时间，才能尽量避免失真的颜色变化。此外，随后对得到的比色图像的分析，以及结合肺癌生物学特性及临床特性的相关性进行深度数据分析，还需要进一步研究。

第四节　其他类型传感器用于肺癌检测

一、压电生物传感器用于肺癌检测

建立在石英晶体微天平（quartz crystal microbalance, QCM）原理基础上的压电生物传感器也在肺癌检测中有研究。QCM 传感是在石英的表面上修饰金属卟啉物质。当待检肺癌患者呼出的气体分子吸附在金属卟啉上后，会改变石英晶体的质量和振荡频率，可根据这些改变进一步推测出所吸附的气体成分。Natale 利用这种传感器检测了 62 例呼出气体的临床样本，其中 35 例为肺癌患者，18 例为正常对照样本，9 例是术后呼气样本。实验成功地从这 62 份样本中检测出 35 例肺癌样本，其敏感度达 100%，准确性有 90%，特异性为 94%[19]。这份早先的工作结果表明了基于 QCM 在肺癌 VOC 气体检测中的优势。Chen 在其文章中报道了一种修饰有疏水型导电分子印迹材料的 QCM 气体传感器。该传感器还可以检测到己醛、辛醛、壬醛、乙醇、氨气、丙酮、乙醚、乙酸气体等肺癌 VOC 中的重要成分气体。其中，QCM 对己醛有很高响应，由于己醛分子可以通过氢键和基底结合，并且因为基底的疏水特性，检测不易受湿度干扰，所以对己醛的检测非常灵敏，检测限可达 14.1×10^{-6} mol/L。

Zhao 在其研究中先用一系列非共轭亲水高分子修饰石英晶体界面，然后来检测氨。研究结果表明，当选用聚乙烯吡咯烷酮（polyvinyl pyrrolidone, PVP）时，传感器可以非常灵敏地从多种气体混合物中检测出氨，检测限可达 0.5×10^{-6} mol/L[20]（图 7-8）。患者呼出的气体一般都具有较高的湿度，良好的检测器要能够适应这样的使用场景。这项研究就是在潮湿条件下进行的，非常接近临床采得的样品的性状，为未来临床应用提供了重要的研究基础。该项研究的成功也得益于被测气体是氨，氨本身具有诸多特点。然而，VOC 中成分繁多的其他气体可能不具有和氨一样的性质，所以该 QCM

气体传感器使用场景可能有限，需要更多研究继续探讨能对肺癌患者 VOC 做出良好检测的传感检测技术及装置。

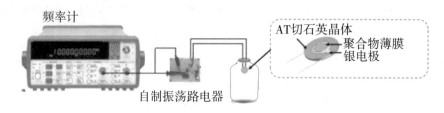

图 7-8　QCM 检测示意图[20]

二、声表面波传感器用于肺癌检测

声表面波（surface acoustic wave，SAW）是沿物体表面传播、能量集中于表面附近的一种弹性波（导波），是英国物理学家瑞利（Rayleigh）在 19 世纪 80 年代研究地震波的过程中偶尔发现的一种声波（图 7-9）。压电材料可以感受外界压力、温度、振动等，并将机械能转换成电能。压电晶体的性质是声表面波传感器发展的基础之一。能在压电材料表面激励声表面波的金属叉指换能器（interdigital transducer, IDT）的发明，又再次大大加速了声表面波技术的发展，极大地拓展了其应用。声表面波传感器即利用压电晶体，通过 IDT 机电耦合将机械能转换成电能。声表面波传感器的优点体现在精度高、灵敏度高、适用于微小量程的测量，结构轻巧、功耗低、易于集成，而且便于批量生产，与微处理器相连的接口简单，能很好地面向应用[38]。

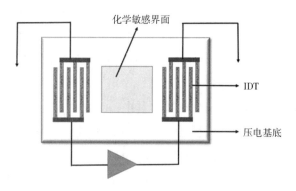

图 7-9　SAW 传感器示意图

声表面波传感器在肺癌的检测中也得到应用。对肺癌患者呼出的气体 VOC 中成分的分析，是目前肺癌诊断中广受关注的研究方向之一[39-40]。Funda 在 2021 年的文献中报道了他们将环芳烃通过巯基结合在金纳米棒和银纳米立方体表面，然后构建声表面波传感器，并检测了一些气体分子，这些分子是肺癌患者 VOC 中重要的鉴别成分。研究表明，该传感器能够从多种极性及非极性气体中分别识别出甲苯和氯仿，在特异性、灵敏度、检测限及传感器响应时间方面有更好的表现。这些研究尝试提示可以对患者呼出的气体进行检测来帮助诊断肺癌[41]。此外，SAW 传感器被用于对肺癌患者呼出物浓缩样本里的生物标记分子（癌胚抗原、神经特异性抗原、鳞状细胞肿瘤抗原）进行检测的研究。比如，Zou 等利用免疫夹心法结合金纳米沉积构建了基于 SAW 的传感器，对 17 名肺癌患者和 13 名健康志愿者的呼出物浓缩物进行检测，并对其检测能力进行了分析和对比。结果表明，该传感器能够检测出肺癌患者呼出物浓缩物中的这些生物标志物。如上文献报道为 SAM 传感器在肺癌检测中的应用提供了有益的探索，更灵敏更好的研究结果必将推动其在未来能更好地应用于临床[42]。

参考文献

[1] NARESH V, LEE N. A review on biosensors and recent development of nanostructured materials-enabled biosensors [J]. Sensors, 2021, 21（4）: 1109.

[2] WANG S, ZHANG X, MAO X, et al. Electrochemical immunoassay of carcinoembryonic antigen based on a lead sulfide nanoparticle label [J]. Nanotechnology, 2008, 19（43）: 435501.

[3] GU X, SHE Z, MA T, et al. Electrochemical detection of carcinoembryonic antigen [J]. Biosensors & Bioelectronics, 2018, 102: 610–616.

[4] YANG H, BAO J, HUO D, et al. Au doped poly–thionine and poly–m–Cresol purple: synthesis and their application in simultaneously electrochemical detection of two lung cancer markers CEA and CYFRA21–1 [J]. Talanta, 2021, 224: 121816.

[5] BO B, ZHANG T, JIANG Y, et al. Triple signal amplification strategy for ultrasensitive determination of miRNA based on duplex specific nuclease and bridge DNA–gold nanoparticles [J]. Analytical Chemistry, 2018, 90（3）: 2395–2400.

[6] LIU S, SU W, LI Z, et al. Electrochemical detection of lung cancer specific microRNAs using 3D DNA origami nanostructures [J]. Biosensors & Bioelectronics, 2015, 71: 57–61.

[7] MARZORATI D, MAINARDI L, SEDDA G, et al. A review of exhaled breath: a key role in lung cancer diagnosis [J]. Journal of Breath Research, 2019, 13（3）: 034001.

[8] BEHERA B, JOSHI R, VISHNU G K A, et al. Electronic nose: a non–invasive technology for breath analysis of diabetes and lung cancer patients [J]. Journal of Breath Research, 2019, 13（2）: 024001.

[9] LUPAN O, SANTOS–CARBALLAL D, ABABII N, et al. TiO2/Cu2O/CuO multi–nanolayers as

sensors for H–2 and volatile organic compounds: an experimental and theoretical investigation ［J］. ACS Applied Materials & Interfaces, 2021, 13（27）: 32363–32380.

［10］KUANG D, WANG L, GUO X, et al. Facile hydrothermal synthesis of Ti3C2Tx–TiO2 nanocomposites for gaseous volatile organic compounds detection at room temperature ［J/OL］. Journal of Hazardous Materials, 2021, 416: 126171.

［11］LEGHRIB R, FELTEN A, DEMOISSON F, et al. Room–temperature, selective detection of benzene at trace levels using plasma–treated metal–decorated multiwalled carbon nanotubes ［J］. Carbon, 2010, 48（12）: 3477–3484.

［12］SALIMI M, HOSSEINI S M. Smartphone–based detection of lung cancer–related volatile organic compounds （VOCs）using rapid synthesized ZnO nanosheet ［J］. Sensors and Actuators B–Chemical, 2021, 344: 130127.

［13］TIRZITE M, BUKOVSKIS M, STRAZDA G, et al. Detection of lung cancer with electronic nose and logistic regression analysis ［J］. Journal of Breath Research, 2019, 13（1）: 016006.

［14］MACHADO R F, LASKOWSKI D, DEFFENDERFER O, et al. Detection of lung cancer by sensor array analyses of exhaled breath ［J］. American Journal of Respiratory and Critical Care Medicine, 2005, 171（11）: 1286–1291.

［15］CHANG J E, LEE D S, BAN S W, et al. Analysis of volatile organic compounds in exhaled breath for lung cancer diagnosis using a sensor system ［J］. Sensors and Actuators B–Chemical, 2018, 255: 800–807.

［16］SHLOMI D, ABUD M, LIRAN O, et al. Detection of lung cancer and EGFR mutation by electronic nose system ［J］. Journal of Thoracic Oncology, 2017, 12（10）: 1544–1551.

［17］ZHONG X, LI D, DU W, et al. Rapid recognition of volatile organic compounds with colorimetric sensor arrays for lung cancer screening ［J］. Analytical and Bioanalytical Chemistry, 2018, 410（16）: 3671–3681.

［18］YU W, DAN Q H, CHANG J H, et al. Colorimetric artificial nose for identification of breath volatile organic compounds of patients with lung cancer ［J］. Chemical Research in Chinese Universities, 2014, 30（4）: 572–577.

［19］DI NATALE C, MACAGNANO A, MARTINELLI E, et al. Lung cancer identification by the analysis of breath by means of an array of non–selective gas sensors ［J］. Biosensors & Bioelectronics, 2003, 18（10）: 1209–1218.

［20］ZHAO H, LIU L, LIN X, et al. Proton–conductive gas sensor: a new way to realize highly selective ammonia detection for analysis of exhaled human breath ［J］. ACS Sensors, 2020, 5（2）: 346–352.

第三编　肺癌治疗新进展

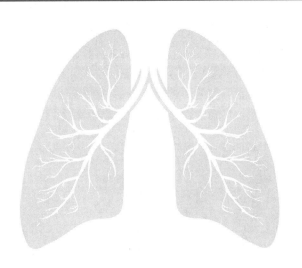

第八章 肺癌的手术治疗

第一节 手术治疗原则

一、一些定义

目前，对于早中期的非小细胞肺癌（NSCLC）患者，外科手术根治性切除仍是实现肿瘤治愈的重要的局部治疗手段，其手术方式包括解剖性肺叶切除、复合肺叶切除、全肺切除，伴或不伴有支气管或肺血管成形，同时需进行系统性纵隔淋巴结清扫或采样。肺癌手术应做到完全性切除。依据 CSCO 发布的原发性肺癌诊疗指南如下：

（1）完全性切除的定义为：①切缘阴性，包括支气管、动脉、静脉、支气管周围、肿瘤附近组织；②淋巴结至少6组，其中肺内3组、纵隔3组（必须包括7区）；③切除的最高淋巴结镜下阴性；④淋巴结无结外侵犯。

（2）不完全性切除的定义为：①切缘肿瘤残留；②胸腔积液或心包积液癌细胞阳性；③淋巴结结外侵犯；④淋巴结阳性但不能切除。

（3）不确定切除的定义为切缘镜下阴性，但出现下列情况之一者：①淋巴结清扫未达要求；②切除的最高纵隔淋巴结阳性；③支气管切缘为原位癌；④胸腔冲洗液细胞学阳性。

此外，NSCLC 的治疗是一个多学科综合治疗的问题。肺癌是个全身性疾病，即使在 I 期，肺癌仍存在微转移灶的可能。手术时因挤压出血可促使癌细胞在局部种植或经血循环、淋巴循环转移，而手术后患者抵抗力下降，又可促进癌的转移，因而如何设计和合理安排手术前后的综合治疗，减少肿瘤的复发和转移，成了其中的一个重要议题。尽管 NSCLC 患者接受了肿瘤完全切除术，但是所有术后患者仍都存在肿瘤复发转移的危险，且危险度随分期的增加而增大。因此需要在术后进行药物或其他形式的治疗，以进一步提高长期生存率。这些术后的治疗手段统称为辅助治疗。同时，对于部分 NSCLC 患者，是否可以通过术前的化疗或放疗等使得患者增加外科手术中全切除的机会并在术后得到更为优异的预后，也被广泛研究。

二、外科手术前评估及个体化手术方案的制订

（一）术前诊断评估的原则

（1）依据美国国立综合癌症网络（National Comprehensive Cancer Network, NCCN）非小细胞肺癌临床实践指南 2020 版，临床上高度怀疑是 I 期或 II 期肺癌的患者（基于风险因素和影像学表现），在手术前不需要活检。活检增加了时间、费用和程序风险，并可能对治疗决策没有影响。但如果强烈怀疑不是肺癌，就可以通过芯针活检或细针穿刺术（fine-needle aspiration, FNA）进行诊断，术前活检可能是合适的。如果术中诊断看起来困难或风险高，那么术前活检可能是合适的。如果术前没有得到组织诊断，那么在肺叶切除术、双肺叶切除术或全肺切除术之前，术中诊断（如楔形切除、针吸活检）则是必要的。

（2）支气管镜检查更推荐在外科切除手术中进行，而不是作为一个单独操作。手术前单独的支气管镜检增加时间、费用和程序风险，并可能对治疗决策没有影响。但如果是中央型肺癌需要对活检、手术计划（如潜在袖状切除）或术前气道准备（如去除阻塞）进行术前评估，那么术前可进行支气管镜检。

（3）对于大多数临床 I 期或 II 期肺癌患者，建议在手术切除前进行侵入性纵隔分期（纵隔镜检查），最好在计划手术切除前（在同一的麻醉操作中）进行，而不是作为单独的操作。对于接受 EBUS/EUS 分期的患者，如果现场无法获得快速的细胞学分析，可能需要单独进行纵隔分期操作。单独的纵隔分期操作增加了时间、费用、治疗协调、不便和额外的麻醉风险。术前侵入性纵隔分期可能适用于临床高度怀疑 N2 或 N3 或术中细胞学 / 冰冻切片分析无法获取的情况。

（二）个体化手术方案的制订

要彻底地治疗 NSCLC 及制订手术相关方案，必须依据疾病的分期以及患者的身体状况（如年龄及肺功能等）（表 8-1）。

图 8-1 不同分期 NSCLC 的手术相关治疗建议

分期		TNM 情况	初步治疗	辅助性治疗
第 I 期	A	T1N0M0	外科手术切除	门诊追踪
	B	T2aN0M0	外科手术切除	门诊追踪，可考虑追加化学治疗

续表

分期		TNM 情况	初步治疗	辅助性治疗
第Ⅱ期	A	T1N0M0，T2bN0M0，T2aN1M0	外科手术切除	门诊追踪，可考虑追加化学治疗或放射治疗
	B	T2bN0M0，T3N0M0	外科手术切除	门诊追踪，可考虑追加化学治疗或放射治疗
第Ⅲ期	A	T1–3N2M0，T3N1–2M0，T4N0–1M0	前导化学治疗/放射治疗	手术 ± 化学治疗
	B	T1–4N3M0，T4N2–3M0	化学治疗/放射治疗	可考虑追加其他治疗
第Ⅳ期		T1–4，N0–3，M1	体能佳：以化学治疗或靶向治疗为主 体能不佳：以靶向治疗或症状治疗为主	可考虑追加化学治疗、放射治疗或靶向治疗
治疗后复发			视复发的病情而定	

对于第Ⅰ期及第Ⅱ期的肺癌患者,若身体状况许可,则手术切除肿瘤是最好的选择。至于术后是否要追加辅助性放射治疗或化学治疗,则视局部肿瘤是否切除干净及是否有淋巴结转移而定。第Ⅲ期肺癌,由于手术切除肿瘤有困难或无法手术切除肿瘤或有纵隔腔淋巴结侵犯,因此通常不建议直接手术治疗,最好先接受前导化学治疗或放射治疗,之后再评估手术的可行性。至于第Ⅳ期肺癌,有远程器官转移,此时需视转移的部位及患者的身体状况评估治疗的方式,例如只有单一脑部转移时,切除脑部病灶可以延长患者的存活时间。若有多处转移时,假如患者体能状况良好,则可以使用化学治疗或口服靶向药物,以延长患者的存活时间。但倘若患者身体太过虚弱,也可以采取保守疗法,以减轻患者的痛苦。至于手术后再度复发的病例,则必须重新评估复发的病灶是否局限于肺部或已有远处器官的转移,治疗的方式则视复发的病情而定。

第二节 常规术式

一、肺癌外科术式的历史和进展

肺癌的手术从第一个有文字报道的病例开始,至今有100多年的历史,最开始记录的是1895年Macewen采用热凝固法分期完成的世界上第一例全肺切除术。方法为:先把肿瘤外置,再把壁胸膜和脏胸膜缝合在一起,然后把肿瘤烧灼切除。从首例开始,到 1931 年才有 6 例成功手术的报道，并且在当时并未获得广泛的关注。随着笑气麻醉的临床应用，Evarts A. Grallam 于 1933 年 4 月 5 日为他的朋友 James Gilmore 完成第一例肺癌全肺切除术。当时手术是从左胸切除第 6 和第 7 肋骨开胸，接着切除第 3~5 及 8~11 肋骨（共 9 根肋骨），以萎陷胸廓，用时约 1 小时 45 分钟。术后病理诊断为左肺上叶上皮癌，有淋巴结转移。因术后出现并发症，共住院 44 天后出院。术后，患者存活 30 年。这极大地刺激了外科医师，他们开始了用外科方法治疗肺癌的实践和探索。从此以后，对于肺癌的治疗，外科手术成为首选方法和最有效手段。当然，在早期，由于人的认知有限、药物治疗缺乏，认为只要最大限度地切除肿瘤，就可取得满意的治疗效果，所以当时肺癌的外科治疗以全肺切除为主。随着时间的推移，手术患者的数量广泛增多，大量的临床数据有比较的意义，1948 年 Nenhof Overholt 在比较了全肺切除和肺叶切除的治疗效果后，认为对于病变局限于肺叶内的肺癌，肺叶切除的效果优于全肺切除。同时美国肺癌研究协作组通过多年的回顾性研究，认为肺叶切除是最佳的肺癌外科治疗术式。治疗的进展，让我们认识到淋巴结在肿瘤的转移中起着重要的作用，医生们开始留意淋巴结的切除，Cahan 于 1951 年在国际上第一次介绍了肺癌外科治疗时纵隔淋巴结清扫的概念。20 世纪 60 年代末，日本的成毛韶夫以及其他欧美学者总结了肺癌淋巴引流的规律，让肺叶切除（包括复合肺叶切除）加纵隔淋巴结切除术成了肺癌外科最常用和最有效的手术方式。近年来，随着多排螺旋 CT 扫描精度的提高，肺小结节的诊断率较以往大幅度提高，对于很多较早期的肺癌，亚肺叶切除包括楔形切除及肺段切除，在临床上有了更为广泛的研究及应用。

二、纵隔淋巴结清扫

淋巴结清扫及采样是外科手术的必要组成部分。关于纵隔淋巴结的切除方式，目前多主张进行系统性清扫术，即按照纵隔淋巴结的解剖分组，逐一分离将其切除，并分组装瓶进行病理检查。临床随机对照研究表明，该切除方式有利于准确分期和提高生存率。目前一般认为，肺癌的解剖性肺叶切除术或亚肺叶切除术同时至少应整块清除或系统采样 3 组纵隔淋巴结（左侧第 4L、5、6、7、8、9 组，右侧第 2R、4R、7、8、9 组）。对于淋巴结清扫或采样个数，至少清扫或采样纵隔和肺内 12 个淋巴结。Ⅰ~Ⅲ期肺癌在术前规范纵隔分期未发现淋巴结转移（PET/CT 或 EBUS、纵隔镜检查阴性）的前提下，淋巴结清扫较采样并未明显升期或带来术后生存优势，但术前若仅行影像分期（未行 PET/CT 或 EBUS 纵隔镜分期）者，仍推荐行淋巴结清扫。此外，对于术前影像学显示以纯 GGO 为主（成分＞50%），且术中冰冻以伏壁生长为主的浸润型腺癌，纵隔淋巴结转移概率极低，可选择性采样 1~3 组（左侧第 4、5、7 组，右侧第 2、4、7 组）纵隔淋巴结。如图 8-1 所示。

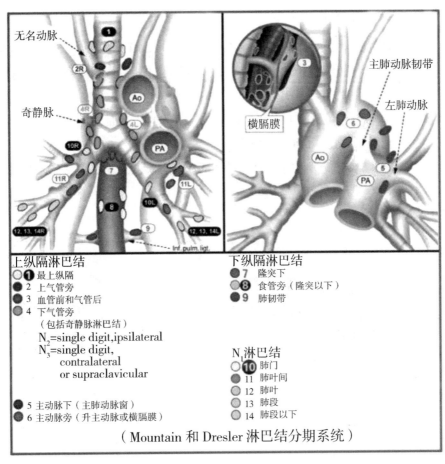

图 8-1 肺癌相关各组纵隔淋巴结分组情况

三、肺癌的常规术式

（一）传统肺叶切除术

传统肺叶切除术包括单叶、双叶肺切除术（右肺）及肺叶袖式切除术，肺叶切除加纵隔淋巴结清扫是目前公认的外科治疗肺癌的标准术式。传统的肺叶切除术以胸部后外侧切口作为标准术式。而标准的后外侧切口是从腋前线到第四胸椎棘突水平处，肩胛骨内侧缘与棘突连线的中点作切口，长 20~30 cm，要切断背阔肌、前锯肌和斜方肌，必要时还要横断菱形肌和斜方肌，并要切除或切断一根肋骨。此术式提供了充分的手术视野，满足了绝大部分肺癌手术的需要，所以延续使用到现在。但这种切口需要切断胸壁大量肌肉，出血多，创伤大，开胸和关胸时间长，术后并发症多。上述这些原因，使得一些年龄较大、肺功能低下及一般情况差的患者因为不能耐受手术而失去了手术机会。

1. 右肺上叶切除术

（1）将上叶向后牵开，打开纵隔胸膜，显露出上叶肺门血管。先游离出肺动脉的尖支和前支，分别结扎、切断。然后处理肺上静脉的尖支、前支和后支，此时需注意仔细辨别右中肺静脉，避免完全切断或部分切断导致狭窄（图8-2A）。

（2）打开水平裂及斜裂的上半部。在两肺裂相交处的深面，可找到上叶动脉的后支（图8-2B），予以结扎、切断（图8-2C）。

（3）游离出上叶支气管，缝牵引线后切断支气管，缝合残端（图8-2D），并在胸腔内注水确认残端没有漏气。

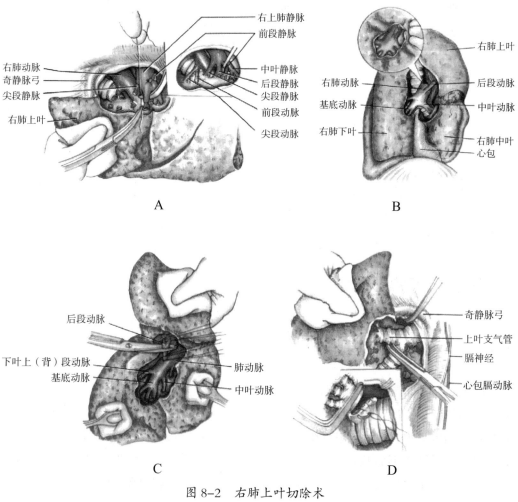

图 8-2　右肺上叶切除术

注：图片来源于丁香园网站，有改动。

（4）如病理明确为肺癌，则需仔细清扫右侧第 2~4、7~9、10~14 组淋巴结，并与肺叶切除标本一起进行常规病理化验。

2. 右肺中叶切除术

（1）打开右侧肺门，找到右中肺静脉，同时注意辨认区别右上肺静脉，将右中肺静脉予以结扎后切断。打开水平裂和斜裂的下半部，中叶向前牵引。在两肺裂相交处的深面，可找到中叶动脉。一般为两支，结扎后切断（图 8-3A、3B）。

（2）解剖出中叶支气管，于根部结扎或缝扎后切断，胸腔内注水确认残端无漏气（图 8-3C）。

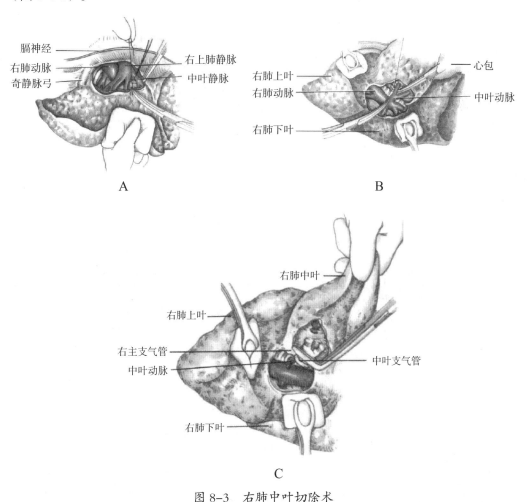

图 8-3　右肺中叶切除术

注：图片来源于丁香园网站，有改动。

（3）如病理检查明确为肺癌，则需仔细清扫右侧第 2~4、7~9、10~14 组淋巴结，并与肺叶切除标本一起进行常规病理化验。

3. 右肺下叶切除术

（1）打开斜裂，右下叶向后牵开，中、上叶向前牵开，显露肺下叶动脉。因背段动脉与中叶动脉往往在同一水平发自右肺动脉干，所以先结扎、切断背段动脉，再处理基底部动脉（图8-4A）。

（2）将下叶向前牵开，结扎、切断肺下韧带。推开纵隔胸膜，游离出肺下静脉，注意辨识中肺静脉并避免误损伤。套线结扎并缝扎后切断（图8-4B）。

（3）游离出下叶支气管。先将背段支气管切断缝合，再处理基底段支气管（图8-4C），胸腔内注水确认残端无漏气。

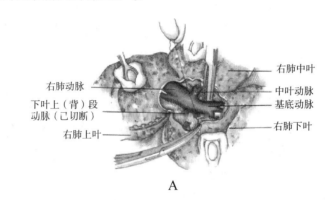

A

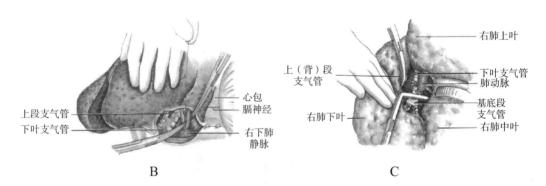

B   C

图 8-4　右肺下叶切除术

注：图片来源于丁香园网站，有改动。

（4）如病理检查明确为肺癌，则需仔细清扫右侧第2~4、7~9、10~14组淋巴结，并与肺叶切除标本一起进行常规病理化验。

4. 左肺上叶切除术

（1）打开斜裂，左下叶向后牵开，左上叶向前牵开，显露左肺动脉干，其内侧由上而下依次为尖后段动脉、前段动脉、上舌段动脉及下舌段动脉。一般为4~6支上叶动脉分支。辨认后结扎、切断（图8-5A）。

（2）将肺上叶向后牵开，显露肺上静脉，结扎后切断（图8-5B）。

（3）游离出上叶支气管，缝牵引线后切断支气管，缝合残端（图8-5C），胸腔内注水确认残端无漏气。

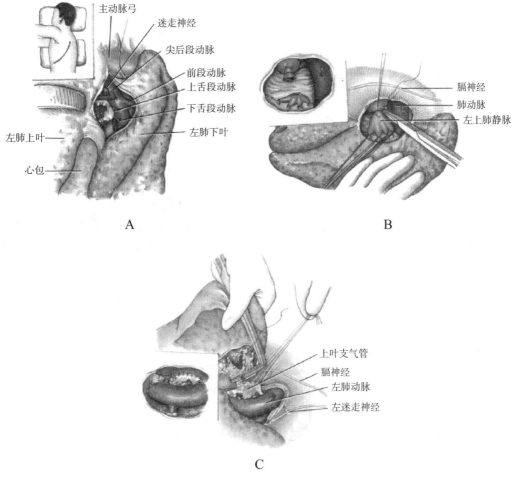

A

B

C

图8-5 左肺上叶切除术

注：图片来源于丁香园网站，有改动。

（4）如病理检查明确为肺癌，则需仔细清扫左侧第4L、5、6、7、8、9、10~14组淋巴结，并与切除之肺叶标本一起进行病理化验。

5. 左肺下叶切除术

（1）打开斜裂，下叶向后牵开，上叶向前牵开，显露肺下叶动脉。因上（背）段动脉与舌段动脉往往在同一水平发自左肺动脉干，所以先结扎、切断上段动脉（图8-6A），避免损伤上肺舌段动脉。

（2）自下舌段动脉下方游离出基底段动脉，结扎并缝扎后切断（图 8-6B）。

（3）将下叶向前牵开，结扎、切断肺下韧带。推开纵隔胸膜，游离出肺下静脉，套线结扎并缝扎后切断（图 8-6C）。

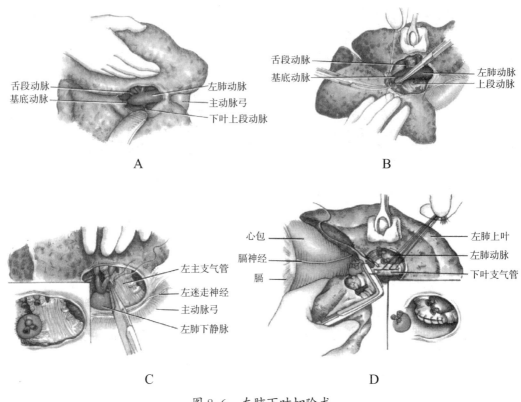

图 8-6　左肺下叶切除术

注：图片来源于丁香园网站，有改动。

（4）游离出下叶支气管，先将背段支气管切断、缝合，再处理基底段支气管（图 8-6D），胸腔内注水确认残端无漏气。

（5）如病理检查明确为肺癌，则需仔细清扫左侧第 4L、5、6、7、8、9、10~14 组淋巴结，并与切除之肺叶标本一起进行病理化验。

6. 肺袖状切除、支气管和（或）肺动脉成形术

当肺肿瘤位于一个肺叶内，但已侵及局部主支气管或中间支气管时，为了保留正常的邻近肺叶，应避免做全肺切除术，可以切除病变的肺叶及段受累的支气管，再吻合支气管上下缘，即支气管袖状肺叶切除术。如果相伴的肺动脉局部受侵，也可同时做部分切除，端端吻合，即支气管袖状肺动脉袖状肺叶切除术（图 8-7）。手术中，应同时行系统性肺门及纵隔淋巴结清扫术。在保证切缘的情况下，支气管和（或）肺

动脉袖式肺叶切除围术期风险小而疗效优于全肺切除。

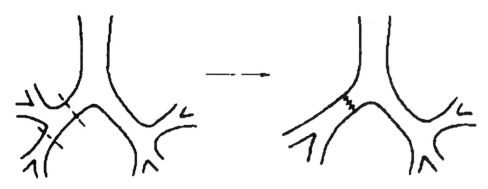

图 8-7 单纯右肺上叶袖状切除术

（二）肺叶部分切除术

肺叶部分切除术包括肺段切除、楔形切除和不规则局部切除。适用于肺功能较差和高龄、肿瘤直径较小、病变局限、周围型肺癌患者。该术式既能缩短手术时间，减少创伤及术后并发症，又能保证较大限度地切除肿瘤，使得患者能够长期无瘤生存。影响远期疗效的重要因素是区域淋巴结转移，因此术中应尽可能地行常规肺门、纵隔淋巴结清扫。

（三）肺癌的扩大切除术

以往当肿瘤侵犯气管、隆凸、心房、大血管（包括无名静脉、上腔静脉、肺动静脉干、胸主动脉），以及食管等部位时，这些部位被认为是手术禁区。而随着胸心外科技术和麻醉技术的迅速发展，利用气管和支气管成形、体外循环、心血管成形和人工血管置换等先进外科和麻醉技术，可对局部晚期肺癌（侵及气管、隆凸、心房等）进行扩大手术切除治疗。它是指在常规肺癌外科治疗原则的基础上切除原发性肿瘤及其相邻器官，同时加以修复、重建或置换。肺癌的扩大切除术使得一部分晚期肿瘤患者有了手术的机会，加以综合治疗，从而提高了患者的生存率。

1. 扩大胸壁切除

8%~10% 周围型肺癌在就诊时，肿瘤已侵犯胸壁。过去，对此类患者多采用局部放疗和全身化疗。近年来，有关肺癌侵犯胸壁行扩大胸壁整块切除的报道日渐增多。对侵犯胸壁的肺癌应尽量做整块切除，胸壁切除范围应超过受累肋骨上下各一根正常肋骨，前后缘做肋骨全长或超过病变边缘 5 cm 的整块切除［包括肋骨、胸膜、肋间肌和（或）浅层胸壁肌］。胸壁受侵犯的肺癌，术前后均应行局部放疗。术前放疗主要用于胸壁受侵犯范围较广者，放疗总量 30 Gy，分 10 天完成，放疗结束后 2~3 周施行肺切除加胸壁切除。术后还应适当补充放疗。

2. 扩大上腔静脉切除

肺癌合并 SVCS 是肺癌最严重的并发症之一。患者一旦出现 SVCS，绝大多数在 3 个月内死亡。外科旁路术和经皮穿刺放置血管内支架虽能暂时缓解上腔静脉梗阻，但患者将在短期内死于癌转移或 SVCS 的复发。近年来，国内外部分学者对这类患者施行肺切除扩大上腔静脉切除、人造血管置换术，获得较好的临床效果，部分患者获得长期无癌生存。肺癌伴 SVCS 的患者，病情严重，全身情况较差，手术适应证的选择应慎重。目前学者较为推崇的标准：内脏功能能耐受本手术；经临床、CT 或 MRI 及全身骨扫描等检查，确定肺癌局限在一侧胸腔，而无对侧纵隔淋巴结和远处转移；NSCLC 者；无名静脉和上腔静脉内无血栓形成者。肺癌伴 SVCS 的患者，行外科手术应给予抗凝治疗，在拔除胸腔引流管前肌注双嘧达莫，每次 10 mg，每天 3 次；拔除胸腔引流管后用华法林抗凝治疗。一般需终身抗凝治疗。此外，均应行术后补充放疗和化疗。

3. 扩大左心房切除

肺癌侵及心包或沿肺静脉干累及肺静脉基底部与左心房汇合处，均可侵及左心房。过去对这类病变均放弃手术，目前则主张采用扩大左心房切除术，甚至在体外循环下施术。肺癌侵犯左心房，行肺切除扩大左心房切除术，适应证如下：内脏功能能耐受本手术者；经临床检查、CT 或 MRI、全身放射性核素骨扫描等检查，确定肺癌局限在一侧胸腔，肺野外对侧胸腔和远处转移者；NSCLC 者；无癌性心包积液者；估计左心房切除范围小于 1/3 者。肺切除扩大部分左心房切除术患者，术后均应给予补充放疗和术后化疗。只要病例选择恰当，术后许多患者可以获得长期无癌生存。

（四）腋下小切口肺叶切除术

该手术切口平均长度为 10~14 cm，手术视野比较充分，能满足大部分肺癌手术的需要。此切口小、肌肉损伤少、创伤小、出血少、开胸和关胸时间短，伤口美观隐蔽，不横断胸壁肌肉，不切除肋骨，术后伤口疼痛轻，利于患者术后咳痰及胸部物理治疗；切口不需牵拉肩胛骨，术后肩关节及上肢活动受影响小，有利于患者术后早期下床活动及生活自理。

（五）一侧全肺切除术

肺癌是否做根治性全肺切除，应根据肿瘤外侵情况而定。部分中晚期肺癌患者需要行全肺切除。一侧全肺切除术，手术创伤大、出血多，术后并发症多，病死率较高。由于患者丧失一半以上的肺功能，术后生存质量明显降低，因此必须严格掌握指征。如患者身体条件较好，重要器官功能基本正常，则可考虑。

1. 右全肺切除术步骤

（1）切口：右胸后外侧切口，经第6肋床或肋间进胸。

（2）环绕肺根部剪开纵隔胸膜，并向肺侧钝性分离，即可显露出肺门血管。

（3）将上叶及下叶肺向后方牵开，暴露出肺门前缘。先将浅面的肺上静脉分出，分别结扎并切断上叶静脉及中叶静脉。

（4）将肺动脉干的第一支（尖前段动脉）结扎、切断后，右肺动脉干即可完全显露。游离出右肺动脉干，先套粗丝线暂时阻断10分钟，观察患者血压、心率及动脉血氧饱和度无明显变化，即可予以结扎、切断。

（5）将下叶向前牵开，结扎、切断肺下韧带。推开纵隔胸膜，游离出肺下静脉，套线结扎并缝扎后切断。

（6）上叶肺向下牵开，在奇静脉弓下方游离出右主支气管，距气管隆嵴0.5~0.8 cm处切断，缝合。

（7）张肺检查支气管残端无漏气后，冲洗胸腔，安放引流管，缝合切口。

2. 左全肺切除术步骤

（1）切口：左胸后外侧切口，经第6肋床或肋间进胸。

（2）环绕肺根部剪开纵隔胸膜，并向肺侧钝性分离，即可显露出肺门血管。

（3）在主动脉弓下方游离出左肺动脉干。如左肺动脉干较短，可先处理尖后段动脉，然后再结扎、切断动脉干。结扎、切断左肺动脉干前，亦应进行阻断试验。

（4）将肺上叶向后方牵开，游离出肺上静脉，予以结扎、切断。

（5）将下叶向前牵开，结扎、切断肺下韧带。推开纵隔胸膜，游离出肺下静脉，套线结扎并缝扎后切断。

（6）游离出左主支气管，距气管隆嵴0.5~0.8 cm处切断、缝合。

（7）张肺检查支气管残端无漏气后，冲洗胸腔，安放引流管，缝合切口。

3. 全肺切除术后处理注意要点

（1）充分供氧。

（2）保持呼吸道通畅。

（3）控制静脉输液速度。

（4）观察心脏体征，防止心律失常。

（5）观察胸腔引流情况，注意气管位置，听诊肺呼吸音。

（六）胸腔镜下辅助小切口肺叶切除术

该术式于第6或7肋间腋中线置入套管用于胸腔镜摄像系统，于第7或第8肋间腋后线做一操作孔，沿第4肋间做5~7 cm的切口，并置入小号胸腔撑开器，用于放入残端闭合器和取出标本。胸腔镜治疗肺癌具有创伤小，恢复快，出血、输血少，对心肺功能损伤小，开胸和关胸时间短，术后并发症少的特点，非常符合现代微创外科技术要求。然而，由于技术和设备受限等原因，尚不能进行特别复杂的手术，而且恶性肿瘤的根治问题仍存在争议。所以，目前胸腔镜下辅助小切口肺叶切除术仅限于对一些肺癌早期或高龄肺功能低下患者的治疗。

（七）微创肌肉非损伤性开胸肺切除术

微创肌肉非损伤性开胸术治疗肺癌的手术方法为：取标准后外侧切口体位，侧胸壁切口，长7~14 cm，切开皮肤、皮下组织，以切口为对角线菱形游离皮下组织下肌层间隙，充分游离背阔肌和前锯肌。向后牵拉背阔肌，沿前锯肌肌肉纤维方向钝性分离至肋间表面，选定目标肋间，沿目标肋骨的上缘进入胸腔。根据手术的不同和胸腔内操作的需要，目标肋间可以是第3~7不同肋间。肋间置入小号撑开器，根据手术的目的、病变的部位和分期进行手术。微创肌肉非损伤性开胸术对切口选择要求比较高，如有必要，可将切口向前、后延伸，改为标准后外侧切口。所以术前应对肿瘤的位置、大小、范围、胸壁或纵隔受侵、纵隔淋巴结转移等情况有明确的判断，原则上切口的选择以方便处理肺门血管为准。此术式进胸和关胸时间明显缩短，保持了背阔肌的完整，使患者术后疼痛减轻，上肢活动无明显受限，恢复时间快，并发症少。

（八）体外循环技术用于晚期肺癌手术

将体外循环技术用于晚期已浸润到肺门、纵隔、心脏和大血管的肺癌，从而使常规方法不能切除的肺癌获得根治性切除，是肺外科领域将心血管外科技术移植到肺癌外科的最好典范。体外循环用于肺癌手术的优点是：体外循环下施术，心脏和肺均无血流，对侵犯心脏、大血管的晚期肺癌，可在无血条件下切除。该法除能使常规方法不能切除的肺癌获得根治性切除外，还可避免常规方法容易导致的意外性大出血；术中无须换气，可将气管、支气管任意开放，施行较复杂的气管、隆凸和支气管重建手术；可避免手术钳阻断下的操作，减少剥离压迫肿瘤或应用手术器械而导致的肿瘤细胞血性播散的机会。

第三节 肺癌姑息性切除术

肺癌是我国发病率和死亡率最高的恶性肿瘤之一。我国国家癌症中心于2019年发布的统计数据显示，肺癌发病率和死亡率均居于恶性肿瘤首位，其年发病人数和死亡人数分别为78.7万和63.1万，分别是第二位恶性肿瘤的近2倍。对于早中期肺癌患者，外科手术根治性切除是实现肿瘤治愈的重要局部治疗手段。在肺癌中，NSCLC占85%左右，是导致肺癌发病和死亡的主要病理类型；而其中约30%的NSCLC患者初诊时为可切除的早中期NSCLC。NSCLC根治手术首选外科治疗手段，术后辅以靶向治疗及放化疗，靶向药物（奥希替尼、吉非替尼、埃克替尼等）尤其对EGFR突变阳性的NSCLC患者往往有良好的治疗效果[1]。超过50%的肺癌患者在就诊时处于中晚期（ⅢB期及Ⅳ期），由于各种原因无法行根治性切除，通过临床、放射学、支气管镜、胸腔镜和纵隔镜检查发现转移证据，以及肺外胸腔内扩散或胸腔外全身播散的临床表现。其中相当一部分患者放弃外科治疗，生存期通常在6个月以内，预后较差。

对于早期可切除肺癌，手术最重要的目标是完全切除肿瘤，通过根治性手术切除，以期达到完整地切除肿瘤的目的，患者往往能够获益；肿瘤的复发转移风险随分期的增加而提高。但大部分患者来院时已经是局部晚期肿瘤或者已经扩散，或者合并有不适合手术的疾病而无法接受手术。对于根治性手术切除的患者，其中也有60%左右最终出现同侧胸腔或远处转移，因而，80%~85%的肺癌患者将需要进一步放化疗及姑息治疗。姑息治疗手段包括姑息手术、放疗、化疗、靶向治疗、免疫治疗等，通常不能通过单一手段缓解患者病症及延缓疾病发展，姑息治疗的目的是缓解症状、减少并发症、改善生存质量并希望能延长患者生存期。

目前中晚期肺癌治疗效果不尽如人意，放化疗效果治疗不佳，其合理有效的治疗方法仍在进一步探索中。本节对中晚期肺癌患者姑息性切除的适应证选择、对患者生存期的影响及预后做相关阐述，探讨外科姑息切除及治疗在中晚期肺癌治疗中的作用。

一、肺肿瘤切除的定义

正确理解和适当使用原发性肺癌手术切除类型中的术语，是为避免对切除目标的混淆和概念上的误解，以及评估多模式治疗方案的作用。肺癌手术分为肺癌的完全切除、不完全切除和姑息性切除[2]。

完全切除是指原发性肿瘤完全切除，无肉眼残留，切缘无显微残留病灶，最高切除的同侧上纵隔淋巴结阴性，无转移瘤，是唯一能治愈原发性肺癌的完全 R0 切除术。完全切除是各类局限性 NSCLC 和 Ⅰ 期局限性 SCLC 手术治疗的最终目的。对于早中期 NSCLC，应力争根治性切除（完全切除），手术方式包括解剖性肺叶切除术、复合肺叶切除、全肺切除，伴或不伴有支气管或肺血管成形术，同时需进行系统性纵隔淋巴结清扫或采样（其中 N1 和 N2 淋巴结各 3 组，每组至少 1 枚，包括隆突下淋巴结）。若根治性切除术后支气管、动脉、静脉、支气管周围组织和肿瘤附近的组织切缘均阴性，同时系统性淋巴结清扫及采样后结外组织无侵犯，且切除的最高淋巴结镜下阴性，则符合肿瘤完全切除的标准。

不完全切除术，即完全切除术不成功，R2 切除边缘残留大肿瘤或 R1 切除边缘存在微小肿瘤。在大多数情况下，不完全切除术不能治愈。肿瘤（T）或淋巴结（N）或两者描述的疾病分期越高，不完全切除的可能性越大，治愈的机会越小。不完全切除必须与姑息性切除区分开来。这些术语的不当使用往往在已发表的外科文献中造成了混淆，并误导了许多胸外科医生。

姑息性切除术，在肿瘤存在已知的肺外胸腔内扩散或存在远处转移的情况下，当治愈不是目标并且目的是缓解局部症状时，对整个或部分肿瘤进行切片化验。根据定义，姑息性切除是不完全切除并残留肿瘤组织。很少有患者通过这种类型的切除术使肺癌得到缓解；它对人体生理造成损害，尤其是在出现意外的术中损伤或术后并发症的情况下，两者往往都会对术后患者的生存时间和生存质量产生不利影响。随着现在放射和化学疗法的进步，我们可以选择使用侵入性和破坏性较小的方法来缓解局部症状。过去，原发性肺癌姑息性切除术在 4 种临床情况下对少见的病例进行了治疗，包括：①控制阻塞性肺炎导致的脓毒症并发症；②预防大咯血窒息；③缓解不稳定的椎体侵犯和即将发生的脊髓压迫；④缓解胸壁和胸椎侵犯引起的剧烈疼痛。

二、肺癌治疗现状

目前肺癌的治疗还是早中期以手术治疗为主、中晚期以放化疗为主的模式。综合治疗的方案较多，而比较成熟的方案是 SCLC 的治疗模式，即：①初诊已明确的 SCLC 患者，如临床判断可手术切除，应先行术前化疗 2 周期，再进行标准手术切除，术后再进行 4 周期的巩固性化疗；②术前未能明确病理诊断的患者，术后应行 4~6 周期的化疗；③直接选择手术治疗的 SCLC 病例，仅限于 Ⅰ 期（T1~2，N0，M0）的患者，术后也需进行 4 周期化疗；④初诊已发现有同侧肺门和纵隔淋巴结转移的患者，如化疗 2~4 周期后明显降期者，也可考虑切除原发病灶后再进行化疗。不宜手术治疗的患者应选择恰当的放化疗方案。

现在国内通行的治疗模式仍然是 ⅢA 期以前的病例优先选择手术治疗，术后根据其病理类型、分化程度、有无淋巴结转移和转移的部位和数量、脉管内有无瘤栓、切缘是否干净以及手术方式（根治性或姑息性）等因素决定术后是否进行放化疗和具体的放化疗方案。而术前辅助化疗的方案仍在探索中，虽然一些学术论文以及一些国际会议中建议和倡导对 Ⅱ 期以上的可切除的肺癌患者实施术前化疗以期提高生存率，但在临床实践中，由于其实际治疗效果是否优于传统模式仍待观察，因此治疗费用的增加和治疗周期的延长以及化疗后手术并发症发生率的提高等因素限制了其在临床的实际应用。由于目前 NSCLC 的非手术治疗疗效不佳，总的五年生存率不到 10%，因此虽然肺癌治疗指南提出了种种限制，但外科治疗的范围仍在扩大，探索在某些情况下外科治疗的合理性和实用性，如目前大多数专家学者已认可的某些局部晚期（T4）患者的手术治疗（包括部分心房切除、上腔静脉置换、隆凸切除成形术等），以及一些已发生远处转移（M1）和治疗后复发转移的病例的手术治疗。世界卫生组织及相关权威机构发布的治疗指南对各种不同发展阶段的肺癌提出了相应的指导性治疗意见，但对于本文论述的有关肺癌局部晚期或已发生远处转移或治疗后复发的患者选择外科治疗的这类情况没有明确的指导意见，其原因可能有以下几点：①局部晚期或发生远处转移的肺癌属晚期肺癌范畴，按指南意见不适宜选择外科治疗；②局部晚期或发生远处转移或治疗后复发的病例的治疗模式个性鲜明、情况多样，难以归纳总结形成条文。近几十年来许多国家的肿瘤治疗学专家学者对肺癌的各种治疗模式进行了大量的长期不懈的探索和努力，但治疗效果仍没有发生根本性改变，其疗效远远低于人们的期望值。尤其是单纯放化疗的患者，五年生存率仍在低水平上徘徊。虽然各种新药不断涌现，如铂类（顺铂、卡铂、草酸铂等）、长春碱类（长春碱、长春新碱等）、紫杉醇类、吉西他滨（健择）等以及各种先进放疗技术不断出现，如适形放疗等，但它们均未能明显提高 NSCLC 的治愈率和生存率[3]。由于非手术治疗的疗效不佳，因此随着外科技术和麻醉技术的提高，一些胸外科治疗专家尝试对一些超越手术适应证范围的病例实施外科治疗，逐步取得了一些治疗经验和较好的效果。

三、认识肺癌姑息切除

姑息一词源自拉丁文 lenimentum，意思是舒缓，意味着在不消除病因的情况下减轻疾病带来的症状。为达到在特定的肺癌患者中使用姑息治疗来减轻痛苦的目的，我们有必要首先了解某些临床表现的发病机制。这些临床表现中的每一种对生存质量的影响，以存活时间和患者在该期间的一般状态来衡量。手术对于肿瘤的作用可以通过两点来评估：①通过姑息治疗减轻痛苦的效果；②姑息治疗对晚期患者生存时间的影响。

姑息治疗对延长患者生存时间的预期效果很难定义，但必须超过 9 个月（因为大多数晚期肺癌患者在诊断后 6 个月内死亡），在此期间，患者应该能够照顾自己。晚期疾病并发症的持续时间应该少于 1 个月，此时患者或多或少无法照顾自己，需要最好的支持性临终关怀、吸氧和阿片类药物等。

（一）可能需要行姑息性切除术的胸部临床表现

（1）由主或大叶支气管（位于中心的肿瘤）近端引起的肺癌所引起的支气管肺症状，引起支气管刺激、溃疡或阻塞，远端肺不张和未解决的感染导致败血症并发症。

（2）主支气管和远端气管肿瘤近端受累构成紧急缓解急性气道阻塞的肿瘤急症。

（3）大咯血危及生命，需要紧急处理以防止窒息死亡。

（4）未消退的远端肺炎并发感染，形成肺脓肿、肺炎旁积液和肺脓肿破裂，导致脓胸、气胸。

（5）弥漫性肺黏液腺癌伴或不伴有支气管黏液溢。

（二）由肺癌直接侵犯邻近结构或转移至肺门和纵隔淋巴结引起的肺外胸腔内症状

（1）起源于肺实质（周围型肺癌）的肿瘤可能穿透胸膜表面进入胸壁引起剧烈疼痛，或进入胸膜腔产生大量胸腔积液导致严重呼吸困难。

（2）转移扩散到纵隔淋巴结（通常指中央型肺癌：SCLC、鳞状细胞肺癌）可能导致吞咽困难、食管移位和阻塞，面部肿胀阻塞上腔静脉，中断喉返神经导致声音嘶哑，主肺动脉和主支气管联合阻塞引起的严重呼吸困难，或主隆突浸润和溃疡引起的喘鸣。在极少数情况下，隆突下的转移性恶性淋巴结可能会同时侵犯主隆突和食管，产生瘘管连接并继而导致吸入性肺炎。

（3）直接侵入右侧纵隔（来自位于中心的肿瘤）可导致阻塞上腔静脉或侵犯左侧喉返神经。

（三）选择姑息治疗的考虑因素

在不可切除和无法治愈的原发性肺癌的姑息治疗计划中，对患者的治疗前评估至关重要，以衡量其接受计划治疗的能力，并在进入肺癌终末期之前仍然保持足够的生理、心理和社会功能能力。由肺内或肺外但仍位于胸内的癌性生长引起的局部并发症引起的临床表现，以及对生命或功能和生存质量造成直接威胁；原发性肿瘤的治疗前评估[肿瘤、淋巴结、转移（TNM）分期中的 T 描述符，从 T1/T2/T3/T4 开始分级]可确定局部生长范围及其并发症；局部和区域淋巴结的治疗前评估（N，从 N0/N1/N2/N3 递增），对预后和特异性姑息治疗的选择有关键影响；胸腔探查手术准确评估术中肺外胸腔内扩散的程度（从 N0/N1/N2 逐渐增加淋巴结转移，M1a 胸膜转移伴或不伴胸腔积液，直接侵入心包、胸壁、食管、胸主动脉的描述和 TNM 分期中的喉返神经），以及全身扩散的评估（转移的常见部位是脑、骨、肺、肝、肾上腺）。

（四）识别需要姑息治疗肺外胸腔内的不良预后指标

（1）T4 和 N2 组淋巴结转移，单独或合并。

（2）同侧多发纵隔淋巴结转移（N2 组）影响近端气道、食管、上腔静脉、左喉返神经。

（3）PET/CT 发现一个或多个对侧 N3 组转移或定向活检进行确认。

（4）胸膜转移伴或不伴胸腔积液（M1a 级）。

（5）同一肺叶 T3 中的其他卫星恶性病变，同侧的其他肺叶 T4。

（6）对侧肺转移（M1b）。

（7）存在直接的纵隔浸润（T4）。

（8）胸壁越过肋骨更深地浸润到上覆的软组织（T3 或可能的 T4）。

（9）肺上沟肿瘤。在早期往往无法明确诊断，进行诊断和治疗时疾病已发展到无法有效缓解癌痛的状态，难以治愈。最初的症状经常被误诊，首发症状经常是肩部和上肩胛骨旁区域持续的局部疼痛；由于肿瘤直接侵犯，肺上沟瘤典型临床特征出现霍纳综合征（侵犯交感神经链和星状神经节），上胸和肩部疼痛加重（侵犯肋间神经、1~3 肋骨，可能还有胸 T_1 和 T_2 椎体侵犯），从肩部沿前臂的尺骨表面向下辐射到手的小指和无名指（来自下臂丛 C_8 和 T_1 的侵犯），手部小肌肉萎缩（来自 T_1 神经根的侵犯），以及神经系统并发症癌症通过脊髓孔（T_3 或可能是 T_4）的中央神经周围延伸导致的硬膜外脊髓压迫。

对侵犯第 1 和第 2 肋骨前部、锁骨下血管和下臂丛神经（T_3 或可能的 T_4）的前上沟肿瘤（非经典 Pancoast 肿瘤）难以诊断明确。

椎旁沟中的原发性肺癌直接侵犯胸椎，伴有即将发生的骨折和塌陷导致脊髓受压的并发症（T_3 或可能的 T_4）。

（10）有或无心包积液侵犯心包。

（11）恶性食管瘘。

（12）弥漫型浸润性黏液伴严重支气管溢。

（五）肺癌姑息切除手术适应证

（1）年龄小于 70 岁：病期较晚的高龄肺癌患者手术危险较大，术后并发症较多，疗效往往与保守治疗接近，因此年龄是决定是否手术的一大重要因素。

（2）心肺功能欠佳不能耐受较大手术打击及较多肺功能损失者。

（3）有严重并发症如大咯血、上腔静脉综合征、顽固性感染等。

（4）局限性远处转移灶，患者体质状况佳，可行转移灶加肺肿瘤切除术。

（5）对放化疗不敏感者。

（6）放化疗后获完全缓解（complete response，CR）的 SCLC 患者[4]。

当需要做出姑息性切除术或姑息性治疗的决定时，要跟患者家属进行充分沟通，这在治疗中有重要意义，要告知患者家属治疗目标是减轻痛苦而不是治愈，与患者和家属的沟通质量决定了治疗进程。患者在听到这样的结果时往往会有情绪激动、震惊和愤怒的反应。这在临床治疗中是比较困难的，非常考验外科医生的经验和智慧，最终帮患者以积极的态度和管理计划来处理这些情绪非常必要。沟通应该既有效又不急于求成，应留出充足的时间进行有效的沟通和讨论，回答所有问题，让他们满意。必须解释手术的目标，并且必须充分了解患者。由熟练护士尤其是专科护士、家庭医生和专家提供支持性护理非常重要。外科医生在讨论不同的姑息治疗方案以及有或没有姑息治疗的生存时间或质量时，应充分了解情况并真诚。应注意整个过程中要保护患者的隐私。

四、肺癌局部晚期或远处转移或复发后可能选择外科治疗的病例

（一）初诊时肺癌已累及上腔静脉、心房、食管、胸椎等器官

临床分期的 T 分级已属 T4，但未发现远处转移（M0）和估计淋巴结转移未达 N3，在常规手术的基础上置换部分上腔静脉或切除部分心房、食管、椎体等可以达到局部无明显肿瘤组织残留和机体相关功能的损伤及障碍时，可实施积极的外科治疗[5]。

（二）初诊时同期发现有远处转移的患者

如原发病灶有可切除性，而转移病灶仅为单发的脑转移或一侧肾上腺转移，同样具有可切除性，则可视病变危害程度的大小决定手术方案。如肺癌脑转移患者，可先行脑转移瘤切除术（脑转移瘤的危害程度往往大于肺原发性肿瘤）再行原发性肿瘤切除术。有一些首先在转移部位产生临床症状，如肺癌脑转移的患者，他们有比较明显的脑部症状，临床检查发现脑部占位性病变，诊断为脑原发性肿瘤实施外科治疗；甚至有部分患者因脑部症状严重行急诊手术治疗，术后病理检查证实为脑转移瘤，其中的大部分的原发病灶是肺癌，其后这类患者才转入对原发肺癌的治疗。但从治疗的经验发现，这些患者中有相当一部分切除脑转移瘤后再切除原发肺癌，获得了较好的生存质量，部分患者长期生存。而单发的肾上腺转移可先行肺原发性肿瘤切除术再行转移瘤切除术。同样，如发现单发的肝转移瘤、肾转移瘤和脾转移瘤时，也可考虑在切

除原发性肿瘤后再切除转移瘤。

（三）原发肺癌根治手术切除后，复查时发现其他器官单发的转移瘤

如脑转移、肾上腺转移、肝转移以及其他肺叶转移瘤时，可考虑行手术切除。

（四）原发肺癌根治性治疗后复发的患者

这里谈到的复发是一个相对广义的概念，包括肺癌行肺叶根治性切除术后残端复发或邻近的肺叶发现病变，估计与前次病变有关甚至考虑是第二原发、原发性肺癌行根治性放疗或化疗后局部复发等状态，可考虑行复发病灶的切除术或一侧完成式全肺切除术。

（五）其他

如初诊肺癌时发现同一肺叶内有其他病灶，临床考虑有肺内转移（T4），可行手术切除；而同期发现同侧其他肺叶内有单发结节，考虑为转移瘤时（M1），可在切除原发性肿瘤时行转移瘤局部切除术；另一种情况是原发肺癌术前判断为可根治性切除的病例，术中发现有胸膜转移，过去遇到这种情况时均放弃手术，仅做活检，现在均采取比较积极的态度，在不扩大手术范围和创伤的前提下，主张按原计划行肺叶切除术加同侧肺门和纵隔淋巴结清扫，然后用电刀逐一处理胸膜转移病灶。笔者近几年对这类患者的治疗实践显示这种方法有较好的临床效果，通过减瘤手术后再行放化疗的患者，疗效和生存质量及生存期均有所提高，一些患者已存活 3 年以上。另有一些其他器官恶性肿瘤根治性治疗后的患者发现肺部病变，临床考虑可能是肺转移瘤或第二原发性肿瘤时，可考虑行手术治疗。[6]

五、根据临床症状进行的姑息手术切除治疗

（一）恶性胸腔积液

恶性胸腔积液可能是原发性肺癌的第一个表现。胸腔大量积液可造成患者严重呼吸困难、胸痛及咳嗽，通常会导致患者出现明显的呼吸不适和丧失能力，并干扰他们在有限的生存时间内（通常为 6 个月或更短）积极和独立生活的能力。

NSCLC 伴恶性胸腔积液：在所有 T4 期 NSCLC 中，这类患者的手术治疗效果最差。研究表明，NSCLC 伴恶性胸腔积液手术后五年生存率为 0，三年生存率为 26.7%。其中单纯恶性胸水者的预后要优于伴有（或仅有）胸膜转移者，原发性肿瘤为 T1~T2 期

仅有少量恶性胸水（＜300 mL）而无胸膜转移者术后可获得较好的生存率。但研究表明，手术治疗对伴有少量恶性胸腔积液的 NSCLC 患者无益。

许多措施如反复胸腔穿刺抽液、胸膜粘连术或者留置导管引流都是行之有效的方法。因为姑息治疗对这些患者非常重要，所以了解参与恶性胸腔积液形成的因素及其诊断和处理是必不可少的。胸腔积液细胞学检查和胸腔镜胸膜活检对 90% 的患者确诊恶性胸腔积液有价值。早期姑息治疗是最重要的，最好通过完全清除游离胸腔积液来扩张肺并减少呼吸窘迫来获得。一旦胸膜腔被抽空并且诊断得到确认，支气管镜检查和无创分期检查对于在跨学科指导下规划进一步治疗就是有价值的。当胸腔积液被定位，肺的扩张被癌症阻止，并且引流后没有发生胸膜表面接合时，管理是复杂的。最好的姑息治疗是插入 PleurX 导管和全身化疗。去皮胸膜切除术或姑息性肺切除术没有作用，与标准的局部胸腔内治疗相比，这两种手术都具有更高的发病率和死亡率，但没有生存优势（没有患者存活超过 6 个月）。

（二）无胸腔积液的恶性胸膜受累

无胸腔积液的恶性胸膜受累可能是在对局部肺癌进行手术以治愈性切除术进行肺切除术时偶然发现的胸膜转移。这种胸膜转移可能是孤立的或弥漫的。虽然肺切除术在技术上是可能的，但这是不明智和毫无意义的，因为存活超过 6 个月的情况很少见。

在这类肺癌患者中，诱导化疗和放疗以及使用弥漫性恶性间皮瘤的姑息性胸膜外肺切除术是有积极作用的。超过 80% 的原发性肺癌胸膜转移患者在诊断后 6 个月内死亡，而用三联疗法的中位生存期为 21 个月（在大多数情况下是无法治愈的）。对于年轻且健康，最好年龄小于 50 岁，并且没有 N2 淋巴结转移和全身扩散的肺癌胸膜转移患者，考虑这种类型的姑息治疗可能是合理的。有报道指出手术患者 1 例生存 24 个月，2 例生存 36 个月，生存质量良好，直至死亡，说明三联疗法对于有胸膜转移的肺癌患者有积极良好的效果。分享两例病例如下：

患者 1：52 岁男性，表现为非典型左胸痛，并被发现在舌根部患有 NSCLC。纵隔手术分期正常。左开胸探查性切除术显示多发胸膜转移（Ⅳ 期，M1a）；根据定义，这是一种无法治愈的疾病。选择了积极的手术方法，通过给予诱导化疗并随后进行胸膜外心包内全肺切除术来控制疾病，但不能达到治愈。最终病理学检查结果是腺鳞癌。尽管由于没有残留而认为切除是完整的壁胸膜转移，但仍被发现是 T4N0 病。该患者于 3 年后因全身性脑转移复发死亡。未进行尸检。

患者 2：34 岁女性，右肺肺炎，右肺中叶腺癌，T2N0M0 期。诱导化疗后，纵隔手术分期显示转移性扩散至 R10 淋巴结（N1）。为治愈性肺切除术而进行的右胸探查显示活检证实有多处胸膜转移性肿瘤沉积，Ⅳ期，M1a。在接下来的 6 个月里，进一步的化疗使病情得到了很好的控制，没有出现癌症胸外远处扩散的表现。初次手术后8个月，患者接受了姑息性右侧胸膜外全肺切除术，以最大限度地对持续性癌症进行最佳局部控制，而不一定是治愈。患者2年后死于转移性疾病，没有进行尸检。

（三）大咯血

大咯血是危及生命的咯血，定义为24 h内咳出600 mL以上的血液。随后导致的窒息，可以使患者在几分钟内丧命。如果持续大量出血且以每小时150 mL或更快的速度快速流失超过1000 mL的血液，并且由于血容量不足的附加作用而导致死亡率接近100%，此即为失血性咳血。咯血都会危及生命，并且在肺癌中很少发生。当这种并发症出现时，癌症通常处于晚期。当癌症发生在主支气管时，最有可能发生梗阻导致阻塞性肺炎和肺部感染。大咯血的另一个原因是空洞性肺癌合并感染导致恶性肺脓肿的形成或由放射治疗引起的主要肺动脉分支的侵蚀损伤引起。窒息引起的大咯血致猝死只需要150 mL血量，能够完全覆盖解剖腔道，能够迅速干扰阻止气体交换；由于窒息，它可以在几分钟内致命。90%的出血源来自支气管动脉，通过支气管动脉循环对肿瘤和远端感染肺的营养血流量增加的需求满足支气管动脉的增生和扩张，从而增加脆弱血管破裂的风险。在由感染性肺不张（经常存在）引起的胸膜炎症引起胸膜黏连的情况下，非支气管侧支动脉从胸壁全身动脉发展，也进一步导致出血。

存在以下情况，应不惜一切代价避免急诊肺切除手术，尤其是中央型肺癌：

（1）大咯血急诊肺切除术的手术死亡率高达15%～20%，令人无法接受，而在切除术期间存在持续气道出血的情况下，死亡率增加至33%。

（2）对于肺癌分期不明确的肿瘤。

（3）大咯血中止血药物治疗往往效果显著，改进的双腔气管插管实现满意的肺萎陷，支气管镜引导下可准确放置双腔管，冰盐水和稀释肾上腺素溶液冲洗支气管，以及支气管和非支气管动脉造影和栓塞介入放射学方面的进步。支气管动脉栓塞术以及非支气管侧支动脉栓塞术可立即控制超过85%的患者的出血。

（4）调强放射治疗（intensity modulated radiationtherapy, IMRT）和SRT等放射治疗的进展。在通过最佳医疗措施处理危及生命的情况后，咯血和咳嗽可能是最常见的令人痛苦的症状，可以通过放疗轻松控制。多达75%的患者获得了显著的缓解。

一名60多岁的男性患者出现气道大出血（1000 mL），出血源为右肺中央型原发癌。在手术室进行紧急硬质支气管镜检查以清除气管支气管中的血凝块并恢复左肺通气后，用冷盐水和稀释的肾上腺素溶液冲洗，出血消退。经肿瘤活检冰冻切片确诊为NSCLC后，采用左侧双腔气管导管进行肺萎陷。由于无法进行紧急支气管动脉造影和栓塞术，因而急诊行右侧胸廓切开术并进行肺切除术。肿瘤局部晚期，无法切除，姑息将肺门处的心包包皮坏切，将右主支气管后壁的支气管动脉结扎，将胸膜粘连和肺韧带分开，中断包含来自全身胸壁动脉（胸廓内动脉、肩胸动脉、肋间动脉和胸外侧动脉）的非支气管侧支动脉循环。出血几乎立即停止，进一步行姑息性放疗。因此笔者建议，如果遇到类似的情况，除非是失血性咯血，否则严重的气道出血几乎总是可以通过目前的医学治疗来止血，即在手术室进行硬质支气管镜检查，用冷盐水或稀释的肾上腺素溶液冲洗，然后进行肺萎陷，用双腔气管插管保护好肺，同时保持继续冲洗出血侧的能力，然后进行紧急血管造影和栓塞。止血后，有足够的时间和机会让功能恢复满意，并调查患者的健康状况和做适当的肺癌分期以进行特异性治疗。

（四）胸壁浸润

胸壁浸润是由位于周围的肺癌穿透胸膜表面然后侵入胸壁（壁胸膜、肋骨膜、肋间神经、椎体和肋骨）引起的。伴随的胸腔积液并不常见。骨性胸廓和周围软组织的受累范围越广，由此产生的胸壁疼痛就越严重，治疗起来就越困难。因为在确认没有N2 纵隔淋巴结转移和全身播散的情况下，对于侵犯胸壁的 NSCLC，推荐在诱导化疗后行肺和胸壁肿物切除术，目的是治愈。其他情况下的胸壁疼痛姑息性切除术是不需要的，因为胸壁疼痛可以用最先进的放射疗法有效治疗。大多数患者胸壁或肋骨受累引起的局部疼痛经放疗后可部分缓解，但臂丛神经根尖病变引起的疼痛对放疗反应较差[7]。

严重的顽固性胸痛和侵袭性肺癌，无论其位置如何，都趋于严重和恶化，因为它破坏了更多的组织，并损害了受影响患者的生理和心理健康。身体衰退是由睡眠障碍、食欲不振、恶心和呕吐引起的，通常会导致过度用药。这个过程会导致全身疲劳和虚弱。癌痛的心理影响是导致行为改变、抑郁和情绪爆发。不受控制的癌痛的社会影响表现为与家人和朋友的人际关系恶化，感觉无用，失去独立性。缓解严重胸痛的症状，减轻无法应用三联疗法的患者的痛苦，需要结合麻醉镇痛药、放疗、化疗、硬膜外脊髓阻滞，可能还需要中枢神经系统刺激治疗。

胸壁侵犯可能是侧向或前向，患者主诉持续性剧烈疼痛，有时伴有由侵蚀肋骨以外的更深侵犯引起的扩大和疼痛的胸壁肿块。由于肺癌浸润较深，因此有可能进入体胸壁淋巴系统并扩散至颈部和腋窝淋巴结，排除了那些有或无诱导治疗切除治愈可能的患者。因为深度侵袭的疾病无法控制，所以生存质量在治疗中变得重要。为了最好和持久地控制疾病、缓解患者症状，诱导治疗后对原发性肿瘤和受累胸壁进行整块切除是合理可行的。

顶端胸壁侵犯通常是在 Pancoast 肿瘤的肺极尖处发生的肺癌。它开始于骨性胸廓入口范围内，通常生长到第 1、第 2（有时第 3 肋骨）、交感星状神经节和下臂丛神经的后部，在 C_8 和 T_1 皮节分布区引起严重的神经性疼痛。直接侵犯相邻的胸椎体也很常见。它具有特定的临床表现，所有患者都有严重的上胸壁和肩部疼痛，随着癌症逐渐侵入更多相邻结构而恶化，持续时间从考虑正确诊断前的 2~18 个月不等。此时为时已晚，肿瘤局部侵袭加剧，严重疼痛无法有效缓解，治愈无希望。在这个阶段，只能行姑息治疗，以缓解严重的神经性疼痛并防止侵入性脊柱骨折和脊髓压迫。伴随着严重的上胸壁和肩部疼痛（从上胸壁和第 1、第 2、第 3 根肋骨的侵犯开始，并可能在 T_1 和 T_2 椎体处侵犯邻近的胸椎），患者通常有持续疼痛症状，沿尺骨辐射手臂的一侧有手部小肌肉萎缩，伴有相关的无力和感觉异常（随着肿瘤进展，累及下臂丛神经：C_8 和 T_1 神经根、T_2 神经根和肋间臂神经）以及霍纳综合征（来自内侧延伸侵犯交感神经链和星状神经节）。在胸背部，癌细胞可以沿着神经周围淋巴管扩散到脊髓孔中，最终导致硬膜外脊髓受压[8]。

肺上沟瘤的三联疗法是目前推荐的潜在的可手术切除肿瘤的治疗方法，包括诱导化疗和同步放疗，然后是完全根治性整块切除术和辅助放疗。然而，肺上沟瘤很少见，占所有肺癌的不到 5%。因为它们很少见，所以正确的诊断常常为时已晚，并且在考虑诊断时，疾病已经发展到无法有效缓解剧烈疼痛并且没有治愈的希望。随着疾病继续局部侵袭骨和臂丛神经，放射治疗仅用于控制癌痛，治疗方法就变成了姑息治疗。

有病例报道指出患者因右肩和腋窝不适 14 个月，右手无力 6 个月，确诊为上沟瘤。手部小肌肉萎缩，伸正常，但手指屈曲受损。头部 MRI 存在孤立性脑转移或梗死的问题。神经外科、放射肿瘤学家、影像科会诊建议继续进行 Pancoast 肿瘤切除术。臂丛神经 MRI 示右侧 Pancoast 肿瘤侵犯 T_1、T_2 神经根及臂丛下干，可能累及 C_8 神经根；肿瘤侵犯了椎间孔。给予诱导化疗和放疗。整块切除术：Dartevelle 入路探查臂丛神经、右后开胸、胸壁上 3 肋切除、椎板切除术 T_1 至 T_3、右半椎体切除术 T_1 和 T_2 及脊柱内固定，分离 T_1/T_2 神经根，保留部分下躯干臂丛神经。3 个月后，开颅切除孤立性脑转移瘤，在接受上沟瘤切除术后 3 个月肿瘤复发。该手术是姑息性切除术，其唯一目的是在胸廓入口处获得对浸润癌的最佳局部控制，在症状出现 14 个月后确诊，并有望在可能脑转移存在的情况下通过多模式治疗实现局部进展和治愈。

后胸壁浸润来自周围型肺癌，起源于椎旁沟，最终可侵入相邻的胸椎，引起剧烈疼痛，并有因硬膜外伸展或椎体病理性骨折而压迫脊髓和塌陷的风险。诱导化疗和放疗后的姑息治疗可能需要整块切除带瘤叶并进行脊柱切除和器械稳定。放疗作为替代治疗有发生放射性脊髓炎的风险，应避免。

（五）上腔静脉阻塞综合征

上腔静脉阻塞综合征是一种特殊的临床症状，病因有多种。最常见的原因是恶性疾病，特别是位于右主或上叶支气管的原发性肺癌，直接侵犯和包裹静脉或被肿大的转移性右侧气管旁淋巴结压迫。局限于上半身的特定临床症状和体征是由固定的静脉压升高引起的。它通常发生在 SCLC 中，因为它具有广泛的局部扩散倾向。12% 的 SCLC 患者表现为上腔静脉阻塞。除了上腔静脉阻塞外，这类肺癌患者往往有肺外胸腔内及胸腔外全身播散的证据表现。

患者经常有头面部疼痛和胀痛，前曲时加剧。通常面部肿胀，特别是在眼睛下方，同时上肢肿胀，胸壁出现扩张的侧支静脉，心前区有一条细小的扩张的紫色静脉。患者可能因气管支气管树或喉部水肿而继发喘鸣、呼吸困难和声音嘶哑，可能是由潜在的局部晚期肺癌引起的支气管阻塞导致的。在足够的侧支循环建立之前，中心静脉高压有迅速发展的风险，导致大脑功能受损。如果阻塞完全，那么能否存活取决于能否建立足够的侧支循环。

姑息治疗是紧迫的，需要明智地使用利尿剂和限制液体、放射治疗和化学疗法。放疗可缓解上腔静脉阻塞综合征，半数以上患者能完全缓解。如果怀疑有复杂的静脉血栓形成，那么抗凝可能会有所帮助。需要急诊联合放疗和化疗，以迅速缓解中心静脉高压。在开始治疗后的几天内，临床上的快速改善应该是明显的。如果姑息治疗的目标没有按预期迅速实现，那么进行全身抗凝治疗很重要，由介入放射科医生计划插入血管内支架，随后继续针对特定癌症进行放疗和化疗。通过介入放射学插入血管内支架在几天内快速缓解疼痛具有有益作用，并且这种专业知识在姑息治疗环境中非常有价值。虽然姑息性肺切除术在大多数继发于局部晚期肺癌的上腔静脉综合征病例中是禁忌的，但在某些情况下，通过使用大隐静脉或人造血管 Gore-Tex 或 Dacron 移植物进行静脉旁路手术对患者是有益的。这种手术目前应用较少，只有在没有介入放射学专业知识的情况下才可能推荐使用。

（六）阻塞性肺炎

阻塞性肺炎是恶性肿瘤导致支气管部分或完全阻塞的临床特征，由主支气管或肺叶支气管产生的肿瘤干扰支气管气流并加剧阻塞远端的肺感染。由此产生的持续存在的远端阻塞性肺炎通常对抗生素反应不佳，感染可能迅速发展为坏死性化脓并形成脓肿，可能会出现胸腔积液或脓胸，或肺脓肿可能破入胸膜腔导致严重的脓气胸和毒血症，或导致危及生命的大量气道出血或因真菌性脑动脉瘤或转移性脑脓肿破裂而死亡。急需治疗以解除支气管阻塞，应尝试在手术室的受控环境中进行，通过用硬质支气管镜取出肿瘤和清创，然后应用激光治疗以实现进一步清创和凝固，以使阻塞的支气管恢复通畅。伴发胸腔积液时需要进行肋间胸腔引流。该紧急治疗方案允许通过支气管引流和抗生素在早期解决肺脓毒症。它允许建立疑似支气管癌的准确诊断和细胞类型，以及准确的肺癌分期和评估患者的适合度，以进一步确定治疗。虽然对于局部晚期肺癌，肺切除术是阻塞性肺炎的禁忌证，但通过前面提到的支气管内治疗恢复阻塞支气管的通畅是有益的，并有助于插入支气管支架。进一步的放疗姑息治疗和化学疗法，虽然在脓毒症肺中是绝对禁忌，但在充分支气管引流和肺胸膜脓毒症消退后是可能的。大约一半的放射治疗患者的恶性支气管阻塞可以得到改善。在罕见的恶性支气管阻塞和相关的败血性肺的情况下，当认识到支气管内治疗无法恢复足够的气道通畅或无法进行治疗时，姑息性肺切除术可能是必要和有益的，并且化疗治疗禁忌肺脓毒症和放射治疗的存在是不明智的。完全支气管阻塞和远端感染性肺不张是进行放化疗治疗的禁忌证，对其可行扩大切除手术，术后给予辅助化疗，有报道称 5 年后患者仍然存活且生理功能良好。

当肿瘤经历中央坏死和空洞并继发感染时，恶性肺脓肿进展较快。这种情况尤其可能发生在位于外周的肺鳞癌中。临床表现是患者肺部有大的空洞性肿瘤块，导致持续性支气管肺症状与严重的咳嗽、发热、明显咯血、胸膜炎性胸膜炎和发热的组合。缓解症状是必要的。脓毒症不能放疗和化疗，放疗过程中存在肺大动脉分支损伤和大咯血的潜在风险，可通过手术干预进行肺切除以缓解症状。患者若因肿瘤中央坏死、继发感染而出现恶性肺脓肿形成的严重并发症，则姑息性肺切除术是该患者唯一的治疗选择。

（七）多中心黏液性肺腺癌和支气管黏液溢

支气管黏液溢是具有微观贴壁病理特征的弥漫性黏液性单侧多中心肺腺癌的过多支气管分泌物淹没的致残症状。在腺瘤样增生、AIS、侵袭性腺癌的非典型谱中，一种致残的临床表现是类似于由感染 jaagsiekte 绵羊逆转录病毒的绵羊产生大量、稀薄和黏液样痰。由于 2 型肺泡细胞和 Clara 细胞的分泌功能过度活跃，因此这种情况被称为支气管溢出症。在肺实变的情况下，常被误诊为肺炎，用几个疗程的抗生素治疗无济于事。正确的诊断往往被忽视数月。当最终做出诊断时，治疗选择仅限于缓解主要症状和控制疾病。单纯全肺切除术或联合单肺移植是一种治疗选择，但手术风险较高。

（八）肺癌的异位和副肿瘤综合征

所有组织学细胞类型的原发性肺癌，主要是 SCLC，存在各种肺外非转移性表现，分类为内分泌和代谢、神经肌肉、骨骼、皮肤和血管。在所有病例中，除 SCLC 外，除有全身扩散或不能切除的肺外胸腔内扩散的证据外，均可切除以治愈。

晚期肺鳞癌异位分泌甲状旁腺激素引起的高钙血症可通过药物治疗得到有效控制，临床医生应小心陷阱，避免不必要的姑息性肺切除术。

肥厚性肺骨关节病可见于所有组织学细胞类型，除了小细胞外，如果是晚期且不能手术切除的原发性肿瘤，对放射治疗反应良好，则可考虑行同侧腔镜辅助的肺门迷走神经切断术，不必行姑息性肺切除术。表现为指节疼痛、关节疼痛和肿胀、疼痛骨膜炎和关节痛，这可能是原发性肺癌的首要表现症状。

游走性血栓性静脉炎可见于所有细胞类型的肺癌，伴有下肢近心端静脉血栓的有发生肺血栓栓塞的风险。对于植入临时或永久性下腔静脉滤器的介入放射学准备，加快了处理这些困难情况的非手术治疗，并有助于避免随之而来的不必要的姑息性肺切除术的高风险。

（九）吞咽困难

食管胸上段位于后上纵隔靠近右肺上叶处，有可能受到右上肺后叶肺癌的直接侵袭。胸下段食管在下后纵隔受下叶肺癌侵犯的风险与此类似。在这两种情况下，吞咽困难更有可能是由食管移位和向肺外扩散的肿块直接压迫引起的，很少有证据表明食管黏膜受到侵犯和破坏。肺癌引起吞咽困难的一个更常见的机制是肿瘤扩散到隆突下和下纵隔淋巴结，这些淋巴结变大而压迫食道。肺切除术被认为是一种可接受的治疗方法。在没有纵隔淋巴结转移的情况下，在极少数情况下，肿瘤的外压是吞咽困难的原因。否则，当病因是巨大的纵隔淋巴结病压迫食道时，任何类型的姑息性肺切除术和纵隔淋巴结切除术通常都没有作用。最有效的短期缓解方法是置入永久性或临时性食管支架，行放射治疗结合化疗。在纵隔淋巴结肿大导致食管受压的情况下，80% 的患者可以通过放射治疗缓解吞咽困难。在所有病例中，单独使用支架的存活率通常被限制在 6 个月以下，其中 28% 的病例存活期不到 6 个月；35% 的病例在加放疗和化疗的情况下，存活期不到 12 个月；15% 的病例在加治疗的情况下存活期不到 18 个月。只有少数病情良好的患者对治疗反应良好，并在不包括姑息性肺切除术的综合姑息治疗后存活到第三年。

（十）心房内肿瘤

心房内肿瘤作为来自肺部的恶性肿瘤，在原发性肺癌中很少见，但在肉瘤和肾癌的肺转移瘤中，有通过肺静脉延伸到左心房，成为全身肿瘤栓子和梗死的来源的报道。国外有报道某患者行肺癌性右下叶切除术后不久，在恢复室出现双侧急性下肢缺血的主动脉远端鞍状癌栓。这很难被诊断及鉴别，肿瘤静脉索从位于右下叶中心位置的肿瘤沉淀物延伸到下肺静脉，在肺叶切除术中被栓塞，往往需要行紧急救助性紧急栓子切除术。在这种条件下，往往仅能行姑息性肺切除术。有报道指出，肾细胞癌行肾切除术发生偏瘫卒中的患者，中风一般是由肿瘤栓子引起的，而肺肿瘤是先前肾细胞癌的转移瘤。可以通过无体外循环顺利完成左下叶切除术，方法是将左主肺动脉和上肺静脉流入、流出血管夹闭，下肺静脉切开，控制背部出血，将癌栓从左心房排出。手术是为了减轻下叶不稳定的心房内肿瘤延伸引起的复发肿瘤栓子的进一步潜在和严重的神经系统并发症，姑息治疗的效果有限。姑息性手术既是为了缓解症状，又是为了避免系统肿瘤血栓栓塞的未来风险。一例 LUL 的多发性转移性乳腺癌结节患者，静脉延伸到左心房行联合手术，首先切除心房内肿块，然后在体外循环下用牛心包补片重建心房，再切除左上肺叶。术后患者身体状况良好，但 6 年后出现脑转移。

（十一）心包受累

心包受累是病变直接扩散到心包，导致心包炎和心包积液。只有当大量有症状的心包积液即将发生或有实际的心脏压塞时才需要行姑息治疗。治疗目的是缓解症状、解除填塞和防止复发。只有当心内科医生不能通过心包穿刺将导管插入心包间隙以缓解心脏压塞时，才会要求胸科或心脏外科医生进行剑突下心包切开术，称在局部麻醉下更安全。治疗方法包括单纯心包引流和化学硬化剂治疗，也可在全麻下通过胸腔镜或者更常用的经剑突下心包开窗完成。应避免为伴有恶性心包积液的肺癌患者行姑息性切除术。

六、肺转移瘤的姑息治疗

（一）脑转移

孤立性的脑转移灶可以完全切除。脑转移病灶数量少，可采取立体定向放射治疗，转移灶多通过全脑照射缓解。

（二）骨转移

放疗是骨转移的标准治疗，长骨骨折预期生存期在 3 个月以上者，内固定是控制疼痛、恢复功能及允许患者恢复正常活动的最有效的办法。

七、总结

外科手术是肺癌的一个治疗选择，但只有一小部分患者可以手术。对于大多数患者而言，主要治疗目的是缓解病情，通过缓解症状、心理支持及延长生存期的办法可有效地达到这一目的。如未完全切除，考虑术后行辅助化疗，如切缘阳性，推荐术后放疗和行含铂方案化疗。局部晚期 NSCLC 采取以外科治疗为主的多学科综合治疗，是更好、更为切合实际的规范化的治疗方法。术前合适的化疗、术后辅助的放化疗可以明显提高患者的生存质量及生存时间。

姑息性手术（不只包含肺切除）是为了缓解使人丧失能力和降低生存质量的症状；治疗带来的益处比长期生存更重要，考虑到在大多数情况下治愈的可能性不大，任何其他方法都无法实现，姑息治疗必须以改善患者的生活质量为目标。在做出行姑息性切除术的决定时，重要的是要考虑除原发癌外的不良预后指标、患者的类型和适合性、需要缓解的症状或症状的类型、达到目的所需的手术类型，以及因引起高发病率和死亡率而对患者造成的成本。关键是要避免术中并发症，术后发病率低，才能让患者在术后的余生中享受到满意的姑息治疗，这跟患者肿瘤分期密切相关[9]。

本节讨论了目前不能手术、不能切除的肺癌的姑息治疗方案。治疗选择不再受到缺乏技术和非手术专业的限制，除了胸部探查之外，还有其他姑息治疗选择，但伴随着高并发症和病死率。该领域的最新进展如下：

（1）介入放射学，用于支气管和非支气管动脉侧支的血管造影和栓塞，以阻止危及生命的大量气道出血，以及用于插入血管内支架，以迅速缓解上腔静脉阻塞综合征的症状。

（2）治疗性电子硬质支气管镜治疗气管或主支气管急性阻塞，通过去除阻塞的肿瘤，使用激光治疗可实现凝固和清创，并插入支架以维持气道通畅，从而解除气管或主支气管的急性阻塞。

（3）用于快速气道管理和肺分离技术的胸腔麻醉在高频喷射通气方面有专长，以及术中和术后可通过硬膜外镇痛控制急性胸痛。

（4）采用不同的放射治疗模式，如影像引导放射治疗、调强放疗、SRT 和近距离放射治疗等减少对正常组织的损伤，以缓解严重的胸壁疼痛、上腔静脉阻塞所致的中心静脉高压和恶性纵隔淋巴结肿大所致的吞咽困难。放射治疗对症状的成功缓解几乎总是由肿瘤消退达成的，因此有必要使用可靠地产生肿瘤反应的技术和剂量。

（5）PleurX 导管置入术可治疗症状性恶性胸腔积液。

（6）气管内及/或食管支架置入术可治疗恶性食管气管瘘，预防吸入性肺炎。

（7）目前有更有效的靶向化疗。

肿瘤侵犯程度、分期、病理类型、淋巴结转移、手术切除程度以及术后治疗情况是影响预后的主要因素，淋巴结转移和侵犯程度可能间接反映肿瘤的生物学行为，手术减瘤后可提高生存质量，而较差的生存质量对生存起负效应，故以手术为主的综合治疗疗效较好。我们认为，术后治疗措施的选择至关重要，尤其对治疗近期客观有效者特别是 CR，是延长生存期的关键。对有明显残留病灶者尽早放疗并及时施行合理有效的化疗方案是延长生存期的重要措施，这常常是降低术后复发率，提高疗效的关键；否则，一旦术后复发，疗效较差。很多证据的来源主要是案例报道及小样本的回顾性研究，最佳的治疗策略仍有待进一步研究。

第四节　微创外科

一、微创外科在肺癌外科手术中的历史

20 世纪 80 年代末期开始，随着新腔镜手术设备和器械的出现，腔镜技术在肺癌的外科手术治疗中得到了快速的发展，Swanson 等将电视胸腔镜下肺叶切除定义为通过电视屏幕观察胸腔，行血管、支气管分别结扎处理和肺门、纵隔淋巴结切除或采样，胸壁 2~3 个孔，没有用拉钩或肋骨撑开。LPwis 于 1992 年首先采用电视胸腔镜下肺叶切除治疗肺癌。2006 年，美国的 McKenna 报道了上千例胸腔镜下肺叶切除的经验，引起了全球胸外科医生的广泛兴趣。目前，胸腔镜手术已经成为肺癌外科治疗的主要术式。此外，达芬奇机器人外科手术系统也被广泛应用于微创肺癌手术治疗中。

随着胸腔镜及达芬奇机器人外科手术技术的大量普及，肺段切除、亚肺段切除、联合亚段切除等微创化手术方式进一步出现。2012 年，世界首例单孔胸腔镜肺段切除手术顺利完成。解剖性肺段切除术定义为：解剖性分离结扎单个或多个肺段的血管和段支气管。1889 年，Ewart 首次在解剖学上定义肺段。1939 年，Churchill 和 Belsey 进行了首例肺段切除术，用于治疗左上肺舌段支气管扩张。1993 年，Raviaro 等报道了世界上第一例胸腔镜辅助小切口肺段切除手术。解剖性肺段切除术的基础为：右肺可分为 10 段，左肺可分为 9 段（亦可为 8 段），每一肺段都有自己的动脉和支气管，相邻两个肺段共用一条静脉。由于每一肺段有相对独立的血液供应循环体系和独立的支气管分支，因此它们在解剖学上可以作为相对独立的功能单位。通过解剖分离肺段支气管、肺动脉，并切除相应的肺组织，在解剖手术学上可行。

关于亚肺叶切除，目前仍处于临床研究阶段。日本 JCOG0802/WJOG4607L 和北美 CALGB 140503 两项早期肺癌肺叶切除与亚肺叶切除比较的前瞻性多中心随机对照试验均在进行当中，围手术期未发现两种切除范围之间手术并发症发生率或死亡率有统计学意义。JCOG0802 的初步研究结论显示：肺段切除在总生存期（OS）和肺功能上优于肺叶切除，且具有显著性差异；对于 ≤ 2 cm，心胸比例（cardiothoracic ratio, CTR）> 0.5 的外周型 NSCLC，肺段切除可取代肺叶切除；五年 OS：肺段 94.3%，肺叶 91.1%；五年无复发生存（recurrence free survival, RFS）：肺段 88.0%，肺叶 87.9%；FEV 1.0 mL（6 个月和 1 年：肺段下降 10.4% 和 8.5%，明显优于肺叶的 13.1% 和 12.0%）。但其他类似研究结论尚未发布，相关结论有待进一步证实。目前较为公认

的意向性亚肺叶切除仅适用于以下情况。①患者功能状况无法耐受肺叶切除。②直径 ≤ 2 cm 的周围型小结节，同时具备以下条件之一：GGO 成分大于 50%；长期随访肿瘤倍增时间 ≥ 400 天；病理为 AIS 或 MIA。③亚肺叶切除要求，应保证切缘 ≥ 2 cm 或大于等于病灶直径；相比于楔形切除，更推荐解剖性肺段切除；同时，应尽可能行肺门、纵隔淋巴结采样，除非患者功能状况不允许。NCCN2017 非小细胞肺癌诊疗指南提出，肺段切除手术的适应证为：年龄 > 75 岁。心肺功能差或其他合并症不能耐受肺叶切除术者（妥协性切除术）。周围型结节 ≤ 2 cm 并至少有下列一项（意向性肺段切除术）：病理为 AIS 的病灶；CT 上磨玻璃成分 ≥ 50% 的 GGO 倍增时间 ≥ 400 天的结节；良性肺结节不需切肺叶者（不适合做肺楔形切除术者）；肺转移性癌不适合做楔形切除术者；有肺切除史或多原发的肺癌，需要行多个病灶切除术，需要尽可能保留肺功能者。多发癌（妥协性切除术）。亚肺叶切除及肺段解剖示意图分别如图 8-8、图 8-9 所示。

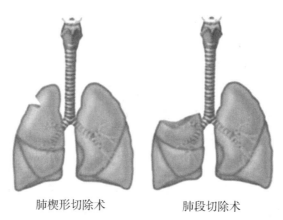

肺楔形切除术　　　　　　肺段切除术

图 8-8　亚肺叶切除（肺楔形切除及肺段切除）示意图

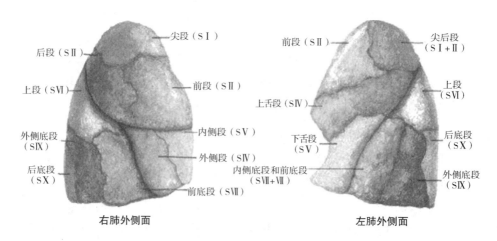

右肺外侧面　　　　　　　左肺外侧面

图 8-9　肺段解剖示意图

（一）胸腔镜手术

传统治疗肺癌的手术方法需要在胸部皮肤切开一个长 30 cm 左右的切口，还要切断胸壁的肌肉，切开两根肋骨间的肌肉，将肋骨撑开使切口宽达到 10~15 cm，有时还要断 1~2 根肋骨，只有这样才能充分显露手术区域从而完成病变肺叶的切除。传统的剖胸手术创伤很大，术后要 2 周左右才能出院，部分患者因为身体条件无法承受手术的创伤而失去了手术的机会。术后切口疼痛也是困扰患者的一个重要问题，实际上，术中肋骨撑开的宽度才是引起术后疼痛的主要因素。以往的手术都要求眼睛直接看到病灶才能完成，这就要求切口必须被拉宽，否则即使切口再长，也无法显露清楚，也就是说，无论切口多么小，只要在直视下操作，都不可避免地要撑开肋骨，拉宽切口。胸腔镜手术使用现代摄像技术和高科技手术器械装备，是在胸壁套管或微小切口下完成胸内复杂手术的微创胸外科新技术，是胸部微创外科的代表性手术，也是未来胸外科发展的方向。完全胸腔镜手术仅需做 1~3 个 1.5 cm 的胸壁小孔，微小的医用摄像头可将胸腔内的情况投射到大的显示屏幕，等于将医生的眼睛放进了患者的胸腔内进行手术。手术视野根据需要可以放大，显示细微的结构，比肉眼直视下更清晰、更灵活。所以，胸腔镜手术视野的暴露、病变细微结构的显现、手术切除范围的判断及安全性好于普通开胸手术。胸腔镜下肺叶切除治疗肺癌，只需要在胸部切 3 个长约 1.5 cm 的切口。它不但在切口长度上较以往术式明显短，更关键的是它不需要撑开肋骨，避免因撑开肋骨引起的创伤。与传统手术不同的是，医生不是在肉眼直视下完成操作。手术时将一个直径 1 cm 的管状内镜经一个切口放入胸内，外接光缆将胸内情况传入电视显示器，另 1~2 个切口放入直径 0.5~1 cm 的专用长柄器械。术者看着电视，手不需要入胸，而是在胸腔外通过操作这些长柄特殊器械，完成肺癌根治手术。随着胸腔镜操作经验的积累，目前已经由原来的 3~4 孔逐步过渡到了 2 孔，甚至单孔。单孔微创和多孔（2 孔、3 孔、4 孔）微创手术均为肺微创手术中可选择的手术入径，外科医生应根据自身习惯、患者的病情或其他特殊情况选择不同的手术入径，而不应拘泥于其中一种，所有的选择均应基于患者的安全及肿瘤彻底切除的原则之上。一般认为胸腔镜下肺癌手术的优点是：①手术创伤小：普通开胸手术的创伤很大，切口在 500 px 以上，胸壁损伤严重，切断了胸壁各层肌肉，而且还要强行撑开肋间 10~500 px，术后疼痛一直难以解决。而胸腔镜手术一般在胸壁上开 3 个 37.5 px 长的小切口即可完成，且无须撑开肋间，大大减少了手术创伤，胸腔镜手术后当天患者即可下床活动。②术后疼痛轻：普通开胸手术因胸壁创伤大，术中强行撑开肋间，术后疼痛明显，胸痛可持续数月至数年，大部分患者术后活动受限。胸腔镜手术因无须撑开肋间，术后患者疼痛明显减轻，手术当天即可下床活动，术后 2~4 周可恢复正常工作。③对肺功能影响小：胸腔镜手术出于不切断胸壁肌肉，不撑开肋骨，与常规开胸手术相比在很大程度上保留了胸廓的完整性和患者的呼吸功能，因此患者术后肺功能情况和活动能力均优于常规开胸手术患者。④对免疫功能影响小：手术不同程度地会降低机体的免疫功能，手术创伤越大对免疫功能的影响就越大，胸腔镜和传统开胸相比明显减少手术创伤，对免疫功能的影响大大减少。⑤术后并发症少。⑥术后瘢痕小，更美观。曾有研究回顾了21个中心的数据资料，发现胸腔镜肺叶切除手术可以完全像传统开胸手术一样，完整清扫胸腔各组淋巴结，而且显示其五年生存率明显好于传统开胸手术，这意味着胸腔镜肺叶切除手术的适应证已经得到了国际公认。胸腔镜下肺癌根治手术如图8-10所示。

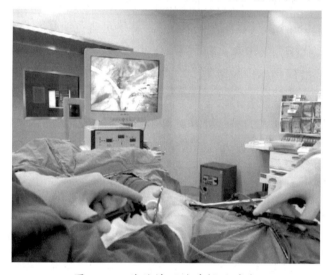

图8-10　胸腔镜下肺癌根治手术

（二）达芬奇机器人肺叶切除术

机器人外科手术系统模拟了人手操作与人眼成像，所以与普通胸腔镜相比，机器人手术系统具有独特的意向运动能力、活动范围甚至可大于人手的灵活的内转腕机械手臂（图8-11）。外科医生可真正实现将自己的手"送入"患者体内，有别于传统腔镜的"筷子式"操作。此外，机器人手术系统还特有"滤过系统"，可过滤术者手部的细微颤抖。这些特点大大提高了手术流畅度和术者的舒适程度，明显缩短手术时间、减少麻醉药用量。操作更准确，三维视觉可放大10~15倍，使手术准确度大大增加。与其他手术方式相比，达芬奇手术机器人在肺癌治疗中的优势主要有：创伤更小，微小的创口使手术适应证扩大、术中出血少；减少并发症、减轻术后疼痛、缩短住院时间；术后恢复快，愈合好，对患者身体造成的负担较小，患者可以更快恢复正常生活；机械运动灵活准确，可以多角度、多维度在靶器官周围操作。

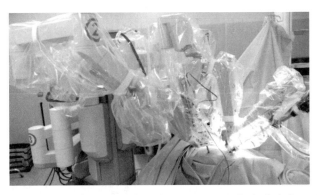

图 8-11 达芬奇机器人手术系统应用于肺癌外科手术治疗

（三）3D 胸腔镜下肺癌根治术

传统的临床使用的二维腔镜系统只能平面成像，提供不了立体和景深；屏幕是二维屏幕，能将器官、组织、血管呈现在同一平面上，却无法呈现物体在真实世界中的自然深度感。3D 手术技术用的镜头和成像系统都有革命性变化，它采用人类双眼观看事物的方式，有两个摄像孔，借助特殊的"眼睛"，呈现在眼前的是一个三维立体的解剖世界，好像"进入胸腔一般"。能够重现事物在水平和垂直方向之外的深度信息，且能将患者胸腔内部的组织放大 4~10 倍。该技术能降低解剖难度，可以极大限度地提高医生的手眼配合度，提高手术解剖、切割、缝合、止血等环节的精确度和整体效率，显示出了更多的优势。手术医生及护士只需佩戴一副简单的偏正光眼镜，就可使手术操作更加安全。虽然 3D 胸腔镜技术是最先进的，手术时间大大缩短，但手术费用并没有增加。3D 胸腔镜通过立体成像，使每一根神经、血管、肌肉、气管、肺叶都变成立体的，能看得非常清晰，纵深感很强烈，带给术者更精确的距离和方向感觉，他们可以更自如地开展手术，仿佛触手可及，不需要进行任何视觉修正即可进行精确的空间定位，给外科医生最真实的操作体会，从而完成高难度的腔镜手术。如图 8-12 所示。

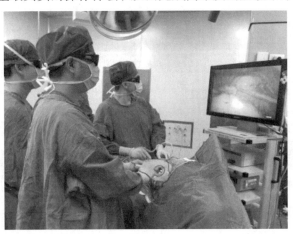

图 8-12 医生佩戴 3D 眼镜进行 3D 胸腔镜肺癌根治手术

（四）荧光腔镜在肺部手术中的应用

由于现在高分辨率 CT 在体检中广泛应用，因此越来越多的肺部 GGN 被发现，其中相当部分是早期肺癌。目前胸腔镜肺癌根治术是手术治疗肺癌的首选方法。手术的关键点为"尽可能完全切除肿瘤，尽可能保留健康肺组织"。此外，由于肺 GGN 直径多＜2 cm，且多为 AIS 和 MIA，因此实施解剖性肺段切除术就可为患者提供更好的生存预后，同时保留了更多肺功能。但由于肺段没有肺裂发育，缺乏可靠的术中实时区分肺段间平面手段，手术创面大，因此术后肺组织漏气发生率较高。近年来，荧光腔镜被应用于肺部分切除手术。在荧光显像胸腔镜肺段切除术中，医生将荧光剂——吲哚菁绿直接注入外周静脉中，吲哚菁绿快速弥漫到需要保留的肺组织，开启近红外荧光后，需保留肺组织都会因吸入了吲哚菁绿而变成绿色，需要切除的靶段肺组织无显影，使得医生能明显将其与周围肺组织结构区分出来，主刀医生可以做到更安全、更精细、更完整的切除，且较传统区分肺段的膨胀萎陷法（需要 15~20 min）能在更短的时间内区分肺段界面，手术变得更精准快捷（图 8 13、图 8 14）。

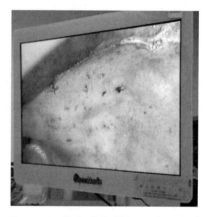

图 8-13　荧光染色剂标记肺小结节

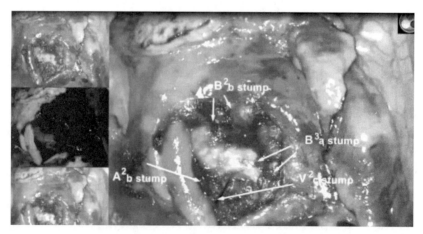

图 8-14　荧光腔镜下肺段组织染色标记

二、肺癌微创外科手术的展望

（一）柔性微创器械技术

目前，胸腔镜手术器械均为硬直类器械，在操作方向上不够灵活，且易造成误损伤。有研究报道提供了一类柔性手术器械，包括器械驱动机构、器械柔性臂、器械柔性臂主动执行机构和操作钳。器械柔性臂第一端与所述器械驱动机构连接；器械柔性臂主动执行机构第一端与所述器械柔性臂第二端连接；操作钳与所述器械柔性臂主动执行机构第二端连接；所述器械驱动机构用于驱动所述器械柔性臂主动执行机构和操作钳的动作；所述器械柔性臂随着所述器械柔性臂主动执行机构运动。该柔性手术器械的优势在于：实现柔性布局与操作，适于各种不同的手术环境，应用性广。

（二）微创手术机器人技术

微创手术具有创口小、出血量少、恢复时间快及美容效果好等诸多优点。传统微创手术工具多为长直杆状，由医生手持，经由胸腔、腹腔或其他部位的微小创口置入，配合医用内窥镜，在显示器画面下完成手术操作。在此种操作模式中，需由主刀医生、持镜医生及其他辅助医生多人配合进行手术操作，手术过程中常因相互配合不协调或显示器画面中视野不合理以及手术器械运动不符合直觉操作规律等多种原因，出现手术工具干涉等问题，进而影响手术的顺利进行。微创手术机器人是针对微创手术所研发的外科手术机器人，其手术器械工作原理与传统微创手术器械相似，即将长直杆型手术器械通过微小创口置入患者体腔内，但医生并不直接操作机器人手术器械，而是通过操作机器人的操纵平台对手术器械进行运动控制，微创手术机器人多采用主－从控制系统，通过运动学、动力学、控制系统原理、机器人学、机器视觉等多种原理，使手术器械的运动能够精准地模拟医生手部动作，从而更加高效安全地实施手术。微创手术机器人可大致分为三类：多孔微创手术机器人、单孔微创手术机器人及经人体自然腔道微创手术机器人。此三类手术机器人依据不同手术类型的特点与约束，各自针对适应的环境进行手术，因此，某一类手术机器人只能适用于一类手术，即多孔微创手术机器人只能用于多孔微创手术，单孔微创手术机器人只能用于单孔微创手术，自然腔道手术机器人只能用于自然腔道手术。鉴于微创手术种类繁多，病灶部件各不相同，环境需求迥异，体内操作空间约束繁杂，某一类微创手术机器人亦不能完全适应其所针对的手术领域，医院需要配备多种类型手术机器人才能满足不同患者的手术需求。

第五节　新辅助治疗

肺癌的术前治疗，即新辅助治疗（neoadjuvant therapy），是指对潜在可接受手术切除的患者，先给予术前抗肿瘤治疗后再行手术治疗，包括化疗、放疗、免疫治疗、激素 / 内分泌治疗、热疗等。1994 年，Rosell 和 Roth 团队首先对新辅助治疗进行了系统的研究和描述，开启了新辅助治疗的新时代[10-11]。肺癌的新辅助治疗通过术前治疗可以缩小肿瘤体积，降低肿瘤分期，并且可以杀灭患者机体中的循环肿瘤细胞及微转移病灶，令患者远期生存获益。NCCN 指南（v3.2021）推荐对临床诊断为 N2 阳性、术后需要维持治疗的 II 期和 IIIA（T3N1）的 NSCLC 患者在手术前采用新辅助治疗[12-13]。在进行首次治疗前，条件允许的情况下可使用纵隔镜对纵隔淋巴结（N2）镜下活检以明确 N2 是否被累及；若无法取得病理学标本，则可以采用代谢影像学，如 PET/CT，明确是否有 N2 转移。新辅助化疗已经在肺癌的新辅助治疗中得到较为广泛的应用。近年来，随着靶向治疗及免疫治疗在晚期肺癌中的一线应用取得不错的效果，越来越多的靶向新辅助及免疫新辅助治疗在潜在可切除肺癌中得到应用。

一、肺癌的新辅助化疗

新辅助化疗（neoadjuvant chemotherapy, NCT）又称诱导化疗或术前化疗，指恶性肿瘤在局部治疗（手术或放疗）前给予全身化疗。

（一）新辅助化疗的优点

（1）通过术前化疗，可以缩小肿瘤，减轻肿瘤负荷，增加手术全切除的机会，尽量把不能手术的肺癌转变为可切除的肺癌，延长患者生存期；

（2）术前化疗由于肺癌血供保持完整，因而药物可以更多地运送到癌变部位，且可使手术时肿瘤细胞活力降低，不易播散入血；

（3）术前化疗可以被看作药物的敏感试验，从切除的标本了解化疗敏感性，能更客观地评价肿瘤对药物的反应情况，从而为以后的化疗确定更有效的方案；

（4）有证据表明原发性肿瘤可产生血管形成抑制物，在进行有效的化疗前切除原发性肿瘤，会促使肿瘤新血管形成，从而导致微小转移灶的生长，早期的化疗可以消灭微小转移灶，利于减少术后的复发和转移；

（5）术前化疗可以消灭大多数对化疗敏感的癌细胞，剩下的耐药细胞可以通过之后的手术治疗消灭，减少抗药性的产生；

（6）对因各种因素如高血压、心肌梗死等而致手术延迟的患者可起到控制肿瘤、治疗肿瘤的作用，为择期手术和综合治疗创造条件。

（二）新辅助化疗的适应证

1. ⅢA 期 NSCLC

对于ⅢA 期 NSCLC，可选择术前新辅助化疗。2003 年美国临床肿瘤学会（American Society of Clinical Oncology, ASCO）会议中，Dr. Giaccone 提出新辅助治疗已成为欧美对ⅢA 期 NSCLC 的标准治疗。新辅助化疗的理论认识主要来源于ⅢA 期的治疗实践。大量的研究资料显示，ⅢA 期 NSCLC 患者的手术疗效取决于手术切除情况，能手术切除尤其是完全切除者的预后通常比未完全切除的要好。ⅢA 期 NSCLC 患者单独手术治疗失败的主要原因是局部肿瘤复发和转移，因而有必要行有效的全身化疗。Roth 等和 Rosell 等分别进行的研究表明，术前接受新辅助化疗的ⅢA 期 NSCLC 患者其中位生存时间、三年和五年生存率均明显优于单独手术组。上述两项随机研究的临床结果是目前新辅助化疗能够提高ⅢA 期 NSCLC 患者术后长期生存率的最权威资料，尤其在经过对这两个研究的综合 Pooled 分析后，结果仍是有利于新辅助化疗，从而确定了术前新辅助化疗在ⅢA 期 NSCLC 多学科综合治疗中的重要地位。然而，有些研究却有不同的结果。日本临床肿瘤组的一项前瞻性随机研究，比较了术前新辅助化疗和单纯手术对初次治疗且有可能切除的Ⅲ期（N2）NSCLC 患者的疗效，有 62 例经病例证实为 N2的 NSCLC 患者随机入组，新辅助化疗和单纯手术组各 31 例。新辅助化疗组术前用 3个疗程的顺铂加长春花碱，结果新辅助化疗组的中位生存时间和生存率与单纯手术组无统计学差异。另外，两组复发的时间也无统计学差异。这是首项认为新辅助化疗对N2 ⅢA 期 NSCLC 患者在生存时间上没有益处的随机研究。

2. 较早期 NSCLC

这里的"较早期肺癌"暂且定义为包括ⅠB 期、Ⅱ期以及有纵隔淋巴结微小转移的"偶然性 N2"的ⅢA 期肺癌（ⅠA 期 T1N0M0 除外）。许多学者对其新辅助化疗进行了临床研究，法国 De Pierre 等进行的一项有 355 例患者入选的随机研究显示：术前化疗组与单纯手术组比较，无病生存期（disease-free survival, DFS）分别为 27 个月和 13 个月（$P=0.033$），4 年生存率分别为 43.9% 和 35.3%。术前化疗组对肺癌患者的生存期有利，优于单独手术组，尤其是对没有纵隔淋巴结转移的 N0-1 患者。2005 年 Pisters 等报道了西南癌症组（southwest oncology group）进行的Ⅲ期随机对照研究（s9900）的研究结果。该研究的对象为ⅠB~ⅢA 期的 NSCLC 患者，患者随机分为单纯手术组和术前给予紫杉醇＋卡铂化疗组。共有354例患者入组，其中 IB、ⅡA 期占70%，化疗反应率为41%，术前化疗组和单纯手术组无进展生存期（PFS）无明显统计学差异，但仍显示了有利于术前化疗的趋势。同样，Nicolson 等进行的 LU22 试验也提示了新辅助化疗组与单纯手术组相比，新辅助化疗并不能增加 NSCLC 患者的 OS 和 PES。根据目前的资料，超过90%的接受术前化疗的患者可按计划行手术治疗，显示了术前化疗这一方法的可操作性，但新辅助化疗的优越性在早期 NSCLC 中仍然是一个悬而未决的问题，需要更多的随机对照研究进一步证实。

3. ⅢB 期 NSCLC

ⅢB 期 NSCLC 的新辅助治疗也是目前研究的热点，国外研究较多采用术前同步放化疗，研究结果显示了新辅助治疗的潜在益处——较高的手术完全切除率、病理学缓解率及生存率。

（三）新辅助化疗后的手术时机

根据国内外众多研究机构报道的 NSCLC 术前新辅助化疗的临床研究资料和新辅助化疗专题研讨会总结得出：NSCLC 术前新辅助化疗以 2~3 个周期为宜，既可达到术前新辅助化疗的目的，又可不过度影响患者的体质和免疫力，从而达到最大限度减少化疗后手术并发症的发生。新辅助化疗后手术前需进行全面复查，判断化疗疗效（化疗药物敏感性），并重新进行肺癌的 TNM 分期和临床分期。化疗后 3~4 周，如无开胸手术禁忌证，则择期行开胸手术。过早手术，患者一般状况及免疫功能未能恢复正常，且组织充血水肿明显，术中渗血多，术后恢复慢；过迟手术，则组织粘连重，分离肺血管困难，且血管脆性大，术中易致大出血。术中应注意观察肿瘤组织周围有无坏死，手术过程中的出血现象，注意观察化疗后的血管改变。术后根据病理报告和化疗后的病理形态学改变以及 TNM 分期，确定术前新辅助化疗的有效率，以指导并修订手术后的辅助化疗方案，继续完成手术后的序贯化疗和放疗，有助于提高肺癌患者手术后的中位生存率和五年生存率。

二、肺癌的新辅助放疗

单纯新辅助放疗即使可以导致切除标本的病理学缓解，但不能改善可切除率或总生存率。术前放疗的目的是通过减少局部肿瘤复发来改善生存率。例如 Pancoast 综合征患者，局部肺功能缺失对其生存质量造成影响，减少局部肿瘤复发是其初衷。文献报道，在 Pancoast 综合征患者早期的治疗经验中，通过新辅助放化疗后，不完全切除肿瘤的比例降低。但也有研究表明，传统放疗用以 NSCLC 新辅助治疗的病理学完全缓解（pathologic complete response, pCR）率仅不足 10%，提示其疗效可能较为有限。

三、肺癌的靶向新辅助治疗

随着靶向和免疫治疗在晚期肺癌中取得惊人的效果，越来越多的临床研究探索是否可以将靶向治疗或免疫治疗作为潜在可切除或早期可切除肺癌患者的术前新辅助治疗。与传统新辅助化（放）疗力求缩小肿瘤病灶，获得术前降期的目的不同，新辅助免疫治疗更多地着眼于通过诱导机体对于肿瘤的免疫效应来实现长期获益。有研究建议应在早、中期肺癌患者中应用免疫新辅助治疗。免疫新辅助治疗的理论依据有：早期未治疗的 NSCLC 患者体内存在大量肿瘤新抗原，PD-1/PD-L1 抑制剂可以激活抗肿瘤免疫从而建立早期的免疫记忆，消除潜在转移灶，延长患者生存期。新辅助免疫治疗的获益或可持续存在。近期，一项关于可切除 NSCLC 术前新辅助免疫治疗的 Meta 分析发表在 *Lung Cancer* 上。文章共纳入了来自 7 项研究的 252 名患者，采用主要病理缓解（major pathologic response, MPR）和 pCR 评价新辅助免疫治疗的疗效。与 MPR 小于 25%、pCR 为 2%~15% 的新辅助化疗相比，新辅助免疫治疗的 MPR 值明显高于新辅助化疗（MPR: OR = 0.59; 95%CI, 0.36~0.98; pCR: OR = 0.16; 95%CI, 0.09~0.27）。安全性评价指标为治疗相关不良事件（TRAE）发生率、手术切除率、手术并发症发生率和手术延迟率。TRAE 发生率、手术并发症发生率和手术延迟率的合并 OR 值分别为 0.19、0.41 和 0.03，明显优于新辅助化疗组（95%CI 分别为 0.04~0.90；0.22~0.75；0.01~0.10）。平均手术切除率为 88.70%，与报道的 75%~90% 的新辅助化疗手术切除率相似（OR = 7.61; 95% CI, 4.90~11.81）。因此文章得出结论：新辅助免疫治疗的疗效优于化疗；新辅助免疫治疗的安全性优于化疗；新辅助免疫治疗中未发现有绝对优势的免疫检查点抑制剂（immune checkpoint inhibitor, ICI）。相较于传统放化疗，术前新辅助靶向和免疫治疗的确为 NSCLC 患者带来更高的疾病缓解率，但术后的 DFS 和 OS 仍需进一步观察。另外，新辅助靶向和免疫治疗所带来的手术相关风险（例如手术延迟和疾病进展等）和围手术期并发症也需要外科医生去关注。与晚期肺癌一样，如何寻找有效的生物标志物，对患者进行分层，筛选获益最大的人群，降低毒副反应，也需要进一步研究探讨。无论如何，新辅助靶向和免疫治疗为早、中期可切除或潜在可切除 NSCLC 患者的术后长期生存带来了希望。未来仍需更多的转化研究和临床试验来进行深入的探究。

四、NSCLC 的术前辅助治疗

（一）术前采用新辅助治疗为 NSCLC 患者带来的益处

手术前患者对药物治疗的耐受性更好[14]，术前药物可以通过完整的血管床到达肿瘤；术前即可评估新辅助所使用的药物的敏感性及耐药性，需要时可以在术后调整优化治疗方案；提高肿瘤的可切除率；在临床研究中可以更快地评估病理学缓解率等主要试验终点，有利于加速临床研究转化药物批准[15]。新辅助治疗虽然可以为部分患者带来临床获益，但可能会因新辅助治疗无效或效果不佳，使肿瘤有进展、无法完整切除的可能，甚至失去手术机会。

NCCN 指南（v3.2021）推荐对非鳞癌 NSCLC 患者在术前使用顺铂联合培美曲塞，对肺鳞癌患者术前采用顺铂联合吉西他滨或多西他赛进行新辅助化疗[16-19]。与直接手术相比，手术加辅助/新辅助化疗能显著改善 OS，但对于淋巴结未受累的患者，还没有明确的证据表明该治疗方案的优越性[20]。在 IB~ⅢA 期患者中，接受新辅助化疗的患者 RFS 和远处复发时间均有显著获益。年龄、性别、组织学（鳞癌 vs 非鳞癌）、表现状态（0 vs 1 vs 2+）、化疗方案、化疗周期数（2 vs 3）、化疗药物的种类数量、铂剂的使用类型和术后是否给予放疗，没有显著影响新辅助化疗的 OS 获益。与直接接受手术的患者相比，接受新辅助化疗的患者全肺切除率更低，肺叶切除率更高。目前尚没有明确的证据表明，新辅助化疗对提高或降低完全切除率或局部复发有影响，但推迟手术会增加完全切除的难度。新辅助化疗具有更好的减小微转移的潜力，其 5 年远处复发的绝对获益为 10%（术后化疗辅助仅 5%）。[21]

术前进行新辅助放疗并不能为 NSCLC 患者带来更多的临床获益，更推荐采用新辅助同步放化疗。新辅助同步放化疗推荐方案如下：卡铂 AUC5 day1，培美曲塞 500 mg/m² day1 每 21 天 4 周期，同步放疗（非鳞癌）；顺铂 75 mg/m² day1，培美曲塞 500 mg/m² day1 每 21 天 3 周期，同步放疗，加或不加额外的 4 周期培美曲塞 500 mg/m²（非鳞癌）；紫杉醇 45~50 mg/（m²·周），卡铂 AUC2，同步放疗，加或不加紫杉醇 200 mg/m²；卡铂 AUC6 每 21 天 2 周期（鳞癌）。多中心的临床研究还没有证实在术前新辅助治疗中加入放疗是否能使 ⅢA（N2）期 NSCLC 患者获益，但目前大多学者均同意对术前多处淋巴结转移且淋巴结 > 3 cm 的患者应先使用同步放化疗。[19, 22-26]

靶向药物对无手术指征的患者的治疗效果有目共睹，术后辅助靶向治疗也进行了大量临床研究，目前术前新辅助靶向治疗还处于探索阶段。靶向治疗可以靶向抑制/阻断肿瘤相关通路，临床发现对无法切除的患者使用靶向药物后，肿瘤变小甚至消失，临床分期降低。对这类患者进行手术可以发现其肿瘤细胞数量减少，肿瘤细胞增殖指数减慢，肿瘤明显被纤维化瘢痕组织取代，病灶残余肿瘤集中于纤维间质和淋巴细胞浸润区域，靶向治疗为该类患者带来了手术机会[27-30]。熊丽纹团队比较了传统化疗和厄洛替尼的疗效，认为接受厄洛替尼的患者有更好的临床客观缓解率（objective response rate, ORR）、病理缓解率和 OS[31]。在术后靶向辅助治疗 CTONG1104 临床试验中，在 Ⅱ ~ ⅢA（N1-N2）期 NSCLC 和 EGFR 驱动基因阳性患者中比较吉非替尼、铂基双药的疗效，吉非替尼组患者获得了更长的 DFS，虽然 DFS 的获益并没能带来 OS 的改善，但认为靶向治疗的使用可以将晚期 NSCLC 患者亚群转化为完全切除后相对早期 NSCLC 亚群[32]。开放标签、随机对照研究 CTONG1103 在 EGFR 第 19 或 21 外显子突变ⅢA/N2 期 NSCLC 患者中发现，与术前新辅助化疗组（吉西他滨联合顺铂）相比，术前新辅助厄洛替尼组患者可以获得更高的缓解率和更长的 DFS，但 MPR 均较低，所有患者在 3 年内均发生疾病进展[32]。

使用 ICI 阻断程序性死亡受体 1（programmed death-1, PD-1）/ 程序性死亡受体配体 1（programmed death-ligand 1, PD-L1）调节轴的免疫治疗，进一步改变了驱动基因阴性、转移性 NSCLC 和不适合手术切除的Ⅲ期 NSCLC 的治疗结局。通过阻断 PD-1/PD-L1 轴，肿瘤反应性 T 细胞能够更好地识别和消除癌细胞，已经成为晚期 NSCLC 的主要治疗方法。在 PD-L1 高表达的患者中，与化疗相比，使用 PD-1 抑制剂帕博利珠单抗（pembrolizumab）可以得到更好的生存获益；在 PD-L1 表达水平较低的患者中，与单独化疗相比，化疗加 ICI 也得到了更好的生存获益。随机、开放标签的 CheckMate-816 试验证实与单独术前新辅助化疗相比，在术前新辅助化疗中加入纳武利尤单抗（nivolumab）可以改善 pCR 和病理反应率（pathological response rate, PRR）[33]。使用 ICI 双药或许可以诱导更多 T 细胞亚群增殖，在术前新辅助免疫治疗中，使用纳武利尤单抗联合伊匹单抗（ipilimumab）与单独使用纳武利尤单抗相比，可以获得更长的 MPR 和 pCR 的改善[34]。ICI 的使用可能使机体免疫自稳状态发生紊乱，造成免疫治疗相关不良反应。免疫治疗相关不良反应包括皮肤损害（如银屑病、白癜风样色素脱失等）、心肌炎、免疫治疗相关性肺炎、急性肾损伤、血液系统毒性（再生障碍性贫血、自身免疫性溶血性贫血、中性粒细胞减少症等）、ICI 相关性结肠炎、甲状腺炎等。在新辅助免疫治疗的患者病程中，若出现免疫相关性肺炎，应尽早诊断并给予高剂量皮质类固醇（1~1.5 mg/kg），临床症状和影像学检查改善后逐渐减量；若出现Ⅲ ~ Ⅳ级免疫治疗相关不良反应，则应停药[35]。

目前有许多与术前新辅助治疗相关的临床研究，但依然存在许多问题亟待探索。如何确定术前新辅助治疗的指征？术前新辅助化疗、新辅助靶向治疗、新辅助免疫治疗的治疗周期该如何确定？如何把握手术时机？如何寻找有效的生物标志物来预测患者对 ICI 的反应？当出现免疫治疗相关不良反应时，如何制订下一步治疗计划？在术前新辅助治疗中，如何使免疫治疗更安全、更有效？这些都是我们持续关注的问题。

（二）NSCLC 辅助治疗后的手术治疗

手术切除提高生存获益的重要因素是实现完全切除和纵隔淋巴结的降期。与临床 N2 阴性（定义为治疗前 CT 扫描 N2 < 1.0 cm）或单站 N2 累及的患者相比，接受手术的临床持续 N2 阳性（定义为治疗前 CT 扫描 N2 > 1.0 cm）或多站 N2 累及的患者五年生存率显著降低[36]。

术前应对接受新辅助化疗、新辅助同步放化疗、新辅助靶向治疗、新辅助免疫治疗及新辅助免疫加化疗的患者进行全面评估，尤其注意肺功能检查，评估患者对手术的耐受性，制订个体化治疗方案。对于新辅助免疫治疗的患者，应对影像学假性进展予以甄别。

术中需要注意应从纵隔淋巴结评估可切除性，纵隔淋巴结阴性的患者预后更好。应按照初次诊断时所行的影像学检查结果来规划手术切除病变范围。切除肿瘤时，需注意要完整切除气管旁淋巴结；术中推荐多次送检冰冻切片，评估是否达到阴性切缘。Mansour 评估了新辅助治疗后持续 N2、新辅助治疗后降期至 N0/1、直接行手术的患者的五年生存率，分别为 32.2%、34.8%、12.4%，推测淋巴结切除的范围和完整性在远期生存中起重要作用，认为根治性纵隔淋巴结切除可以作为 R0 肺切除的补充，即使在诱导治疗后不降期，也可能获得可接受的远期生存结果[36]。如果淋巴结被认为是可切除的，则应评估原发性肿瘤的可切除性，应尽一切努力完全予以切除；对于确实不能切除的患者，不推荐部分切除，术后可行辅助放射治疗[37-38]。对于在术中发现 N2 阳性的患者，应继续按计划切除并行纵隔淋巴结清扫[19]。对于持续 N2 的患者，即使能够达到完全切除，能获得长期生存的概率也很小，是否选择手术治疗，需进行多学科诊疗（multi-disciplinary treatment, MDT）讨论。

新辅助化疗后进行全肺切除术，特别是右肺切除术，可能有较高的风险。2001 年，在 Sloan-Kettering 纪念肿瘤中心对 470 例接受新辅助治疗的患者进行了研究，结果发现整体手术死亡率为 3.8%，其中右肺切除术后的死亡率为 23.9%。虽然有研究者将此归因于预先使用丝裂霉素，但多变量分析未能证实这类化疗增加了死亡的概率[39]。除此之外，右侧全肺切除术与支气管胸膜瘘风险增加显著相关[40]。

目前有确切的证据表明，肺叶切除术合并支气管和/或血管重建在肿瘤上与全肺切除术相当，术后并发症没有增加，死亡率更低，由于保留了肺组织，因此生存质量更好[41]。新辅助治疗会引起炎症和纤维化反应，导致支气管和血管可能嵌入因新辅助治疗产生的纤维、瘢痕组织，增加分离肺门和纵隔的困难和危险。

新辅助化疗或同步放化疗后，支气管残端瘘是肺切除术后的严重并发症，其发生机制可能与受损的支气管血流有关，并可能因术前放疗而加重。Yamamoto 测量了未接受诱导治疗和接受化疗或放化疗作为诱导治疗的患者术前和术后的支气管黏膜血流。放化疗组术前支气管血流较无诱导治疗组低 30%，且唯一的支气管胸膜瘘并发症发生在该组[42]。为了减少这一并发症，需要对其分支点近端进行最小限度的支气管剥离，并用带血管蒂的移植物覆盖残端。合适的移植物包括肋间肌束、心包脂肪垫，偶尔也可使用前锯肌。

　　在手术前为 NSCLC 患者选择新辅助治疗方案时，应综合考虑患者的基本状况（是否有吸烟史等）、共病情况、经济情况，评估患者对新辅助治疗的耐受程度；应积极地评估患者对新辅助治疗的反应，挑选恰当的手术时机；应提前考虑若患者对前期新辅助治疗无反应或在新辅助治疗中病情进展时的备用治疗方案。在术前新辅助治疗的方案、时机和手术方式的选择上，还有许多问题需要积极探索。

参考文献

［1］2018 年版原发性肺癌诊疗规范［J］. 实用心脑肺血管病杂志, 2018, 26（S2）: 222.

［2］付圣灵, 付向宁, 廖永德 . T4 期局部晚期非小细胞肺癌以手术为主的综合治疗进展［J］. 临床外科杂志, 2009, 17（5）: 346-348.

［3］张立新, 王启文 . 肺癌姑息性切除 58 例分析［J］. 中国肿瘤临床, 2001（11）: 826-828.

［4］刘向阳, 叶波 . 肺癌局部晚期远处转移或复发的外科治疗［J］. 中国医刊, 2007, 42（6）: 7-9.

［5］SHAMJI F M, DESLAURIERS J. Surgeon's view: is palliative resection of lung cancer ever justified?［J］. Thoracic Surgery Clinics, 2013, 23（3）: 383-399.

［6］LISTED N. The lung cancer study group: final analysis［J］. Chest, 1994, 106（6Suppl）.

［7］GO′MEZ-ROMA′N J J, DEL VALLE C E, ZARRABEITIA M T, et al. Recurrence of bronchioloalveolar carcinoma in donor lung after lung transplantation: microsatellite analysis demonstrates a recipient origin［J］. Pathology International, 2005, 55: 580-584.

［8］WILSON P, BEZJAK A, ASCH M, et al. The difficulties of a randomized study in superior vena caval obstruction［J］. Journal of Thoracic Oncology, 2007, 2: 514-519.

［9］MARTINI N, YELLIN A, GINSBERG R J, et al. Management of non-small cell lung cancer with direct mediastinal involvement［J］. Annals of Thoracic Surgery, 1994, 58: 1447-1451.

［10］ROSELL R, GÓMEZ-CODINA J, CAMPS C, et al. A randomized trial comparing preoperative chemotherapy plus surgery with surgery alone in patients with non-small-cell lung cancer［J］. New England Journal of Medicine, 1994, 330（3）: 153-158.

［11］ROTH J A, FOSSELLA F, KOMAKI R, et al. A randomized trial comparing perioperative chemotherapy and surgery with surgery alone in resectable stage ⅢA non–small–cell lung cancer［J］. JNCI–Journal of the National Cancer Institute, 1994, 86（9）: 673–680.

［12］HOWINGTON J A, BLUM M G, CHANG A C, et al. Treatment of stage Ⅰ and Ⅱ non–small cell lung cancer: Diagnosis and management of lung cancer, 3rd ed: American College of Chest Physicians evidence–based clinical practice guidelines［J］. Chest, 2013, 143（5 Suppl）: e278S–e313S.

［13］BURFEIND WR JR, HARPOLE DH JR. Surgical strategies and outcomes after induction therapy for non–small cell lung cancer［J］. Seminars in Thoracic and Cardiovascular Surgery, 2005, 17（3）: 186–190.

［14］MARTINS R G, TA D'AMICO, LOO B W, et al. The management of patients with stage Ⅲ A non–small cell lung cancer with N2 mediastinal node involvement［J］. Journal of the National Comprehensive Cancer Network, 2012, 10（5）: 599.

［15］WATANABE SI, NAKAGAWA K, SUZUKI K, et al. Neoadjuvant and adjuvant therapy for stage Ⅲ non–small cell lung cancer［J］. Japanese Journal of Clinical Oncology, 2017, 47（12）: 1112–1118.

［16］KREUTER M, VANSTEENKISTE J, GRIESINGER F, et al. Trial on refinement of early stage non–small cell lung cancer. Adjuvant chemotherapy with pemetrexed and cisplatin versus vinorelbine and cisplatin: The TREAT protocol［J］. BMC Cancer, 2007, 7（1）: 77.

［17］PÉROL M, CHOUAID C, PÉROL D, et al. Randomized, phase Ⅲ study of gemcitabine or erlotinib maintenance therapy versus observation, with predefined second–line treatment, after cisplatin–gemcitabine induction chemotherapy in advanced non–small–cell lung cancer［J］. Journal of Clinical Oncology, 2012, 30（28）: 3516–3524.

［18］FOSSELLA F, PEREIRA J R, VON PAWEL J, et al. Randomized, multinational, phase Ⅲ study of docetaxel plus platinum combinations versus vinorelbine plus cisplatin for advanced non–small–cell lung cancer: the TAX 326 study group［J］. Journal of Clinical Oncology, 2003, 21（16）: 3016–3024.

［19］NCCN Clinical Practice Guidelines in Non–Small Cell Lung Cancer（2021 Version I）［DB/OL］.

［20］PISTERS K, VALLIERES E, BUNN P, et al. S9900: surgery alone or surgery plus induction（ind）paclitaxel/carboplatin（PC）chemotherapy in early stage non–small cell lung cancer（NSCLC）: follow–up on a phase Ⅲ trial［J］. ASCO Meeting Abstracts, 2007, 25（18 suppl）.

［21］NSCLC Meta–analysis Collaborative Group. Preoperative chemotherapy for non–small–cell lung cancer: a systematic review and meta–analysis of individual participant data［J］. Lancet, 2014, 383（9928）: 1561–1571.

［22］GOVINDAN R, BOGART J, STINCHCOMBE T, et al. Randomized phase Ⅱ study of peme-trexed, carboplatin, and thoracic radiation with or without cetuximab in patients with locally advanced unresectable non-small-cell lung cancer: Cancer and Leukemia Group B trial 30407 ［ J ］. Journal of Clinical Oncology, 2011, 29（23）: 3120-3125.

［23］CHOY H, GERBER D E, BRADLEY J D, et al. Concurrent pemetrexed and radiation therapy in the treatment of patients with inoperable stage Ⅲ non-small cell lung cancer: a systematic review of completed and ongoing studies ［ J ］. Lung Cancer, 2015, 87（3）: 232-40.

［24］SENAN S, BRADE A, WANG L H, et al. PROCLAIM: randomized phase Ⅲ trial of pemetrexed-cisplatin or etoposide-cisplatin plus thoracic radiation therapy followed by consolidation chemotherapy in locally advanced nonsquamous non-small-cell lung cancer ［ J ］. Journal of Clinical Oncology, 2016, 34（9）: 953-962.

［25］CURRAN WJ JR, PAULUS R, LANGER C J, et al. Sequential vs. concurrent chemoradiation for stage Ⅲ non-small cell lung cancer: randomized phase Ⅲ trial RTOG 9410 ［ J ］. JNCI-Journal of the National Cancer Institute, 2011, 103（19）: 1452-1460.

［26］SHAH A A, BERRY M F, TZAO C, et al. Induction chemoradiation is not superior to induction chemotherapy alone in stage IIIA lung cancer ［ J ］. Annals of Thoracic Surgery, 2012, 93（6）: 1807-1812.

［27］SUN L, GUO Y J, SONG J, et al. Neoadjuvant EGFR-TKI therapy for EGFR-mutant NSCLC: a systematic review and pooled analysis of five prospective clinical trials ［ J ］. Frontiers in Oncology, 2021, 10: 586-596.

［28］LARA-GUERRA H, CHUNG C T, SCHWOCK J, et al. Histopathological and immunohisto-chemical features associated with clinical response to neoadjuvant gefitinib therapy in early stage non-small cell lung cancer ［ J ］. Lung Cancer, 2012, 76（2）: 235-241.

［29］LARA-GUERRA H, WADDELL T K, SALVARREY M A, et al. Phase Ⅱ study of preoperative gefitinib in clinical stage Ⅰ non-small-cell lung cancer［ J ］. Journal of Clinical Oncology, 2009, 27（36）: 6229-6236.

［30］NING Y, BAO M, YAN X, et al. Surgery for advanced non-small cell lung cancer patient after epidermal growth factor receptor tyrosine kinase inhibitor neoadjuvant therapy ［ J ］. Annals of Translational Medicine, 2018, 6（20）: 407.

［31］XIONG L, LOU Y, BAI H, et al. Efficacy of erlotinib as neoadjuvant regimen in EGFR-mutant locally advanced non-small cell lung cancer patients ［ J ］. Journal of International Medical Research, 2020, 48（4）: 300060519887275.

［32］ZHAI H, ZHONG W, YANG X, et al. Neoadjuvant and adjuvant epidermal growth factor receptor tyrosine kinase inhibitor （EGFR-TKI）therapy for lung cancer ［ J ］. Translational Lung Cancer Research, 2015, 4（1）: 82-93.

［33］ZHONG W Z, WANG Q, MAO W M, et al. Gefitinib versus vinorelbine plus cisplatin as adjuvant treatment for stage Ⅱ－ⅢA（N1－N2）EGFR－mutant NSCLC: final overall survival analysis of CTONG1104 phase Ⅲ trial［J］. Journal of Clinical Oncology, 2021, 39（7）: 713－722.

［34］FORDE P M, CHAFT J E, FELIP E, et al. Checkmate 816: a phase 3, randomized, open－label trial of nivolumab plus ipilimumab vs platinum－doublet chemotherapy as neoadjuvant treatment for early－stage NSCLC［J］. Journal of Clinical Oncology, 2017, 35（15suppl）: TPS8577－TPS8577.

［35］CASCONE T, WILLIAM WN, WEISSFERDT A, et al. Neoadjuvant nivolumab（N）or nivolumab plus ipilimumab（N1）for resectable non－small cell lung cancer（NSCLC）: clinical and correlative results from the NEOSTAR study［J］. Journal of Clinical Oncology, 2019, 37（suppl15）: 8504－8504.

［36］ESPAÑA S, GUASCH I, CARCERENY E. Immunotherapy rechallenge in patients with non－small－cell lung cancer［J］. Pulmonology, 2020, 26（4）: 252－254.

［37］ANDRE F, GMNENWALD D, PIGNON J P, et al. Survival of patients with resected N2 non－small－cell lung cancer: evidence for a subclassification and implications［J］. Journal of Clinical Oncology, 2000, 18: 2981－2989.

［38］HERBERT D, PAUL D L, JOHAN V, et al. Surgical multimodality treatment for baseline resectable stage ⅢA－N2 non－small cell lung cancer. Degree of mediastinal lymph node involvement and impact on survival［J］. European Journal of Cardio－Thoracic Surgery, 2009（3）: 433－439.

［39］BUENO R, RICHARDS W G, SWANSON S J, et al. Nodal stage after induction therapy for stage IIIA lung cancer determines patient survival［J］. Annals of Thoracic Surgery, 2001, 70（6）: 1826－1831.

［40］MARTIN J, GINSBERG R, ABOLGODA A, et al. Morbidity and mortality after neoadjuvant therapy for lung cancer: the risks of right pneumonectomy［J］. Annals of Thoracic Surgery, 2001, 72: 1149－1154.

［41］D'ANDRILLI A, VENUTA F, MAURIZI G, et al. Bronchial and arterial sleeve resection after induction therapy for lung cancer［J］. Thoracic Surgery Clinics, 2014, 24（4）: 411－421.

［42］GUDBJARTSSON T, GYLLSTEDT E, PIKWER A, et al. Early surgical results after pneumonectomy for non－small cell lung cancer are not affected by preoperative radiotherapy and chemotherapy［J］. Annals of Thoracic Surgery, 2008, 86: 376－382.

第九章　肺癌靶向治疗

第一节　靶向治疗的依据与决策

近年来,研究发现某些基因的突变可以驱动肺癌的发生和发展,即肺癌的驱动基因。基因分析和分子诊断技术的不断发展以及下一代测序技术的应用,将更方便地分析肺癌的基因组突变概况并发现更多新的肺癌驱动基因,简化临床上肺癌基因的检测方法,为肺癌的靶向治疗提供更多潜在的药物靶点,提高患者的预后和长期生存率,为肺癌患者的长期生存带来新的希望。

肺癌的驱动基因,是与肺癌发生发展相关的重要基因,找到驱动基因后,可帮助指导肺癌的临床治疗。根据肺癌的病理类型,其可分为两大类,即小细胞肺癌（SCLC）和非小细胞肺癌（NSCLC）。其中 NSCLC 是我国肺癌的主要病理类型,约占肺癌总数的 80%,NSCLC 又可分为肺腺癌、肺鳞癌和大细胞肺癌（LCLC）等。因为 SCLC 恶性程度较高,且该类型对于放疗和化疗的敏感性很高,目前来说针对 SCLC 的靶向药物都达不到如此疗效,所以仍然没有有效的靶向药物问世。如果患者需要使用靶向药物,那么可以选择抗血管生成的药物,比如阿帕替尼、安罗替尼等。本章主要讨论 NSCLC 的靶向药物。

2021 版 NCCN 的 NSCLC 指南推荐肺癌患者应检测的靶点为 EGFR、ALK、ROS1、BRAF、KRAS、NTRK、PD-L1 及新兴靶点 MET、RET、HER2,另外还有肿瘤突变负荷（tumor mutation burden, TMB）。实际上,越来越多的基因位点改变及其介导的细胞通路在近年来被逐一发现和明确,使得临床上治疗各类 NSCLC 更加有据可依,主要是有赖于逐渐发展的基因检测方法,现在已经有两个数据库作为识别肺癌的驱动基因数据库,即"癌症驱动基因鉴定的外显子序列数据库"（Driver DB）和"候选癌基因数据库"（Candidate Cancer Gene Database, CCGD,来自小鼠前向遗传筛选的癌症驱动基因的数据库）。数据库的产生不仅为驱动基因的鉴定带来了极大的便利,同时也提高了癌症研究的效率,为驱动基因的检测提供了依据。

第二节　常用靶向治疗的选择

尽管在检测各种类型肺癌的驱动基因方面取得了快速进展，但在临床实践中，肺癌的靶向治疗仍主要集中在肺腺癌上。当前，主要用于临床实践的靶向药物是EGFR（表皮生长因子受体）-TKI（酪氨酸激酶抑制剂）和ALK（间变性淋巴瘤激酶）-TKI。

一、EGFR-TKI 阳性 NSCLC 靶向治疗研究进展

EGFR 亦简称为 ErbB1 或 HER1，是 NSCLC 最常见的驱动基因（图 9-1、图 9-2）。全球 NSCLC 患者大规模基因检测结果显示，10% ~ 15% 的 NSCLC 患者携带 EGFR 驱动基因突变，主要在肺腺癌、亚裔、非吸烟及女性患者中。无吸烟史者比例高达 50%~60%，常见的突变位点是外显子 19 和 21，占 90%，称为经典型突变，其余 10% 为外显子 18 和 20 的突变。EGFR-TKI 属于首个取得巨大突破的 NSCLC 靶向治疗药物。根据作用靶点、结合位点、抑制机制以及临床耐药性表现，主要将 EGFR-TKI 分为 3 代。

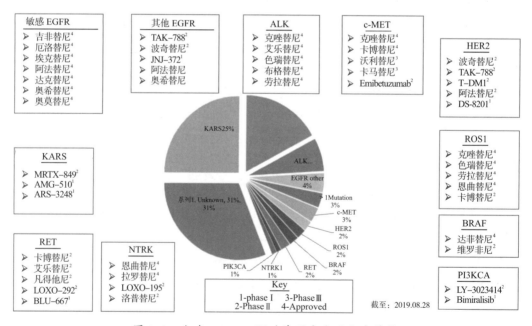

图 9-1　全球 NSCLC 驱动基因突变及上市药物

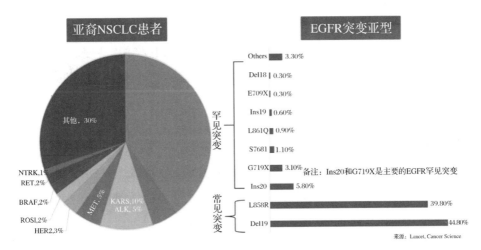

图 9-2 中国 NSCLC 驱动基因突变

注：图片来源于 Lancet, Cancer Science。

（一）一代靶向药

一代靶向药的代表药物有吉非替尼、厄洛替尼、埃克替尼，这些药物与靶点的结合并不牢固，是可逆的。目前第一代靶向药的临床资料较多，疗效恒定，各药物差别不大，耐药机制比较清楚，无论国内外指南，大都将其作为 1 类推荐。主要药物如下。

1. 吉非替尼

适应证：可用于一线治疗转移性 NSCLC 患者，该类患者肿瘤具有特定类型的 EGFR 基因突变。吉非替尼对 EGFR 外显子 19 缺失和外显子 21（L858R）取代突变患者敏感。

用药建议：每天口服一次 250 mg 剂量，在每天同一时间段服用，伴随或不伴随食物，漏服剂量不能在下次服药前的 12 小时内补服，直接服用下次即可。

不良反应：皮疹、腹泻、瘙痒、皮肤干燥和痤疮、食欲减退等。

国产吉非替尼于 2016 年上市，基本用法情况同易瑞沙（iressa，吉非替尼）。

IPASS 研究：与传统化疗方案相比，接受吉非替尼靶向治疗的 EGFR 敏感突变晚期 NSCLC 患者的效果更优（ORR：71.2% vs 47.3%，中位 PFS：9.6 个月 vs 6.3 个月，中位 OS：21.6 个月 vs 21.9 个月），毒副作用（如骨髓抑制）明显减少。该研究将吉非替尼确定为 EGFR 突变 NSCLC 患者的一线治疗药物。IPASS 的最新结果显示，无论 EGFR 突变状态如何，两组患者的总体生存率都相似。

2. 厄洛替尼

适应证：有 EGFR 19 号外显子缺失或 21 号外显子（L858R）突变的转移性 NSCLC 的一线用药；或晚期 NSCLC 首次化疗无效后；或作为晚期 NSCLC 稳定期的维持用药（4 个疗程的含铂化疗方案后）。

用药建议：推荐剂量为 150 mg/d，至少在进食前 1 h 或进食后 2 h 服用。持续用药直到疾病进展或出现不能耐受的毒性反应。

不良反应：皮疹、腹泻、瘙痒、皮肤干燥和痤疮、食欲减退等。

ENSURE 研究：厄洛替尼组及化疗组的中位 PFS 分别为 11.0 个月和 5.5 个月，中位 OS 分别为 26.3 个月和 25.5 个月，ORR 分别为 62.7% 和 33.6%。

3. 埃克替尼

适应证：用于 EGFR 基因具有敏感突变的局部晚期或转移性 NSCLC 患者的一线治疗。适用于治疗既往接受过至少一个化疗方案失败后的局部晚期或转移性 NSCLC，既往化疗主要是指以铂类为基础的联合化疗。不推荐将本品用于 EGFR 野生型 NSCLC 患者。

用药建议：推荐剂量为每次 125 mg，每天 3 次。口服，空腹或与食物同服，高热量食物可能明显增加药物的吸收。

不良反应：皮疹、腹泻、GPT 和（或）GOT 升高、恶心等。

随机、双盲、平行对照临床试验（ICOGEN）：表明埃克替尼在治疗 ⅢB/Ⅳ 期 NSCLC 时，其疗效与吉非替尼相似，但其耐受性及安全性更优于吉非替尼，之后的一项 Ⅳ 期试验进一步证实了这一点。

CONVINCE 研究比较了一线使用埃克替尼与传统化疗方案（"顺铂 + 培美曲塞"联合培美曲塞维持治疗）治疗 ⅢB/Ⅳ 期 EGFR 敏感突变的 NSCLC 患者。结果表明埃克替尼组的中位 PFS 较化疗组明显延长（11.2 个月 vs 7.9 个月）且前者的安全性及耐受性明显优于后者，但中位 OS 两组并无显著差异。

INCREASE 研究成果提示高剂量埃克替尼可以有效改善 NSCLC 患者 21-L858R 突变的 mPFS 和 ORR，且具有可接受的耐受性，可以成为一种新的治疗选择。

2021 年欧洲肺癌大会（European Lung Cancer Congress, ELCC）有一篇中国学者梁文华教授的 e-poster（68P：一代 EGFR-TKI 吉非替尼、厄洛替尼、埃克替尼，用于 EGFR 突变阳性 NSCLC 术后辅助治疗的比较）发现，使用吉非替尼、厄洛替尼或埃克替尼进行辅助治疗的疗效相当。此外，不同 EGFR-TKI 治疗失败的原因未见显著差异，特别是在脑转移（吉非替尼组为 6.1%，厄洛替尼组为 7.5%，埃克替尼组为 3.9%）和骨转移（吉非替尼组为 8.6%，厄洛替尼组为 9.4%，埃克替尼组为 7.0%）方面。本研究是第一项也是迄今最大的一项对比不同的第一代 EGFR-TKI 用于肿瘤完全术后 EGFR 敏感突变阳性 NSCLC 患者辅助治疗有效性的真实世界研究。

（二）二代靶向药

二代靶向药的代表药物主要有阿法替尼和达克替尼，特点是与 EGFR 靶点的结合是不可逆的，永久性地锁住靶点。对于某些靶点，二代 EGFR-TKI 比一代更有效，如 G719X、L861Q 和 S768I；另外，二代比一代的作用靶点更为广泛，不仅可以抑制 HER1（EGFR），还可以抑制 HER2；但毒性更大，且不能克服耐药问题，限制了第二代的发展。代表药物如下。

1. 阿法替尼

适应证：具有 EGFR 基因敏感突变的局部晚期或转移性 NSCLC，既往未接受过 EGFR-TKI 治疗。含铂化疗期间或化疗后疾病进展的局部晚期或转移性鳞状组织学类型的 NSCLC。

用药建议：推荐剂量为 40 mg，每日 1 次。目前尚无充分证据支持患者可从 50 mg 剂量中得到更大获益。本品不应与食物同服。在进食后至少 3 小时或进食前至少 1 小时服用本品。应整片用水吞服。

不良反应：最常见的不良反应为腹泻和皮肤相关不良事件，以及口腔炎和甲沟炎。

Ⅲ 期临床试验（LUX-LUNG3、LUX-LUNG6）：表明阿法替尼作为 EGFR 突变 NSCLC 患者的一线治疗药物，与传统标准化疗相比，中位 PFS、ORR 均有显著改善，但中位 OS 无显著差异。在最新的 LUX-LUNG6 亚组分析中显示，阿法替尼可改善 EGFR19 外显子缺失患者的 OS，而该基因 Leu858Arg 突变的患者 OS 无显著获益。

ⅡB 期临床试验（LUX-LUNG7）[1-2]：是全球首个头对头比较阿法替尼和吉非替尼作为一线药物用于 EGFR 突变（Del19 或 L858R）阳性的 NSCLC 患者的二期临床试验。该试验的主要复合终点为独立审查 PFS、治疗失败时间（time to treatment failure，TTF）和 OS，次要终点包括客观有效率、疾病控制率、肿瘤体积缩小、患者报告的结局与安全性。该研究共入组 319 例（13 个国家，64 个中心）携带常见 EGFR 突变（Del19 或 L858R）的晚期 NSCLC 患者。入组的患者中一半以上是亚洲患者，95% 以上都是Ⅳ期患者，两组发生 Del19 突变患者占 58%，L858R 突变患者占 42%，入组患者以 1:1 的比例接受每日口服阿法替尼 40 mg 或每日口服吉非替尼 250 mg。研究结果显示，与吉非替尼相比，阿法替尼显著降低肺癌进展风险 27% 和治疗失败风险（HR：0.73，TTF：13.7 个月 vs 11.5 个月）。关于 OS，据最新的统计结果，与吉非替尼相比，阿法替尼治疗有改善 OS 的趋势，但未达到统计学意义。最常见的治疗相关的 3 级或 4 级的不良反应为腹泻（阿法替尼：13% vs 吉非替尼：1%）、皮疹或痤疮（阿法替尼：9% vs 吉非替尼：3%）和肝酶升高（阿法替尼：无 vs 吉非替尼：9%）。与治疗相关的严重的不良事件发生率分别为 11%（阿法替尼组）和 4%（吉非替尼组）。两组治疗相关停药事件发生率较低，均为 6%。

2. 达克替尼

适应证：用于 19dDel 和 21-L858R 突变的晚期 NSCLC 患者的一线治疗。

用药建议：每日口服 45 mg，含或不含食物。哺乳期：建议不要母乳喂养。

不良反应：最常见的不良反应是（发病率 > 20%）腹泻、皮疹、甲沟炎、口腔炎、食欲减退、皮肤干燥、体重减轻、脱发、咳嗽和瘙痒。

注：目前在研药物迈华替尼、来那替尼也属于 EGFR-TKI 二代靶向药物。

Ⅲ期头对头临床试验（ARCHER 1050）：结果显示，达克替尼、吉非替尼中位 PFS 为 14.7 个月 vs 9.2 个月，最新数据中位 OS 为 34.1 个月 vs 26.8 个月。达克替尼是第一个显示出 OS 有显著改善的 EGFR-TKI，在最新的 NCCN 指南中，达克替尼已被视为 EGFR 突变晚期 NSCLC 患者的一线治疗选择。

（三）三代靶向药

三代靶向药的代表药物主要有奥希替尼和阿美替尼。使用一、二代 EGFR-TKI 一段时间后，往往会发生获得性耐药，其中最主要的原因是 EGFR 基因上发生 T790M 突变，而三代药物如奥希替尼可以克服 T790M 导致的耐药。另外，奥希替尼对一、二代 EGFR-TKI 的敏感位点也同样有效。

1. 奥希替尼

适应证：适用于既往经 EGFR-TKI 治疗时或治疗后出现疾病进展，并且经检测确认存在 EGFR T790M 突变阳性的局部晚期或转移性 NSCLC 成人患者。2021 年首版 NCCN 指南推荐对 IB~ ⅢB 期 EGFR 阳性 NSCLC 患者（接受过辅助化疗或不适合含铂双药辅助化疗）给予奥希替尼辅助靶向治疗。

用药建议：推荐剂量为每日 80 mg，直至疾病进展或出现无法耐受的毒性。如果漏服本品 1 次，则应补服本品，除非下次服药时间在 12 小时以内。本品应在每日相同的时间服用，进餐或空腹时服用均可。

不良反应：最常见的不良事件为腹泻（42%）、皮疹（41%）、皮肤干燥（31%）和指（趾）甲毒性（25%）。

奥希替尼是第一个被批准用于 EGFR T790M 突变阳性 NSCLC 患者的 EGFR-TKI。

在一项三期、随机、开放的国际多中心临床研究中，对奥希替尼和化疗双药治疗T790M突变的肺腺癌患者的疗效进行了研究。该项研究入组了419位经过一线EGFR-TKI药物治疗产生了T790M突变的肺腺癌患者，研究者将参与者以2∶1的比例随机分为两组，一组接受奥希替尼口服治疗（80 mg，po qd），另一组接受培美曲塞（500 mg/m^2）加卡铂（AUC取值为5）或者顺铂（75 mg/m^2）治疗。使用奥希替尼治疗T790M突变的肺腺癌患者的中位PFS明显高于铂加培美曲塞组（10.1个月 vs 4.4个月；HR：0.30；95% CI：0.23~0.41；$P < 0.001$）。奥希替尼组（71%；95% CI，65%~76%）的ORR明显优于铂加培美曲塞组（31%；95% CI，24%~40%）。在144例转移至中枢神经系统（central nervous system, CNS）的患者中，接受奥希替尼治疗的患者的PFS的中位持续时间长于接受铂加培美曲塞的患者（8.5个月 vs 4.2个月；风险比为0.32；95% CI：0.21~0.49）。上述结果表明，与化疗相比，奥希替尼可以成为经一线EGFR-TKI药物治疗产生了T790M突变的肺腺癌患者的另一种更佳的选择。

目前，另一项比较奥希替尼与吉非替尼或厄洛替尼作为一线药物治疗EGFR突变NSCLC（NCT02296125）患者的Ⅲ期研究正在进行。患者在对照组出现疾病进展后允许被交叉到AZD9291组。根据OncLive非小细胞肺癌高端科学峰会的讨论结果，奥希替尼将会转型为一线治疗药物。虽然这些消息听起来很让人振奋，但仍然要面对一个残酷的问题：奥希替尼也会产生耐药，C797S突变是最常见的类型，T790M患者在经奥希替尼治疗5~17个月后便会出现C797S突变引起的耐药[3]。

2. 阿美替尼

适应证：本品适用于既往经EGFR-TKI治疗时或治疗后出现疾病进展，并且经检测确认存在EGFR T790M突变阳性的局部晚期或转移性NSCLC成人患者。

用药建议：推荐剂量为110 mg，每天1次口服使用，直至出现疾病进展或不可耐受的毒性。本品空腹或餐后服用均可。建议每天大致同一时间服用，整片吞服，并用一整杯水送服，不要咀嚼或压碎。如果漏服本品1次，若距离下次服药时间大于12小时，则应补服本品。

不良反应：最常见的不良反应是血肌酸磷酸激酶升高（17.6%）、天冬氨酸氨基转移酶升高（11.9%）、瘙痒（11.5%）、皮疹（11.5%）、丙氨酸氨基转移酶升高（10.7%）。

2019年9月，在第20届世界肺癌大会（World Conference on Lung Cancer, WCLC）上，上海交通大学附属胸科医院陆舜教授发表了国产第三代EGFR-TKI阿美替尼Ⅱ期临床试验最新结果的口头报告，该研究课题名为"阿美替尼在第一／二代EGFR-TKI治疗进展的EGFR T790M突变阳性的局部晚期或转移性NSCLC中的疗效和安全性研究"，纳入来自中国大陆和中国台湾的244例受试者，中位治疗时间为9.5个月（截至2019

年5月25日），经评估，ORR为68.4%，疾病控制率（disease control rate，DCR）为93.4%。亚组分析显示，阿美替尼在脑转移患者中也显示出良好的治疗效果。基线有脑转移的患者，其ORR为61.5%，基线无脑转移患者的ORR为72.6%。影像学也证实了阿美替尼对脑转移患者的疗效，在治疗后6周及12周，可以观察到脑转移病灶显著缩小甚至消失。研究中出现的常见不良反应可耐受，且为临床可控的1或2级水平，3级及以上不良反应发生率、减量率和停药率低，研究期间未见患者出现间质性肺病。

3. 艾维替尼

2019年ASCO年会公布了艾维替尼治疗NSCLC的Ⅱ期临床研究结果。在艾维替尼推荐剂量（300 mg，bid）治疗的200多例受试者中，90%的患者靶病灶明显缩小，ORR为52.2%，DCR为88.0%，中位缓解持续时间（duration of overall response，DOR）为7.6个月。安全性数据显示，艾维替尼治疗受试者报告的不良事件主要为1级或2级，最常见的3/4级药物相关不良事件是GPT增加（7.0%）、GOT增加（4.8%）、腹泻（4.4%）。

4.BPI-7711

BPI-7711 Ⅰ期研究（治疗剂量为30~300 mg）共纳入了119例T790M突变晚期NSCLC患者，其中有44.5%的患者为脑转移患者。

结果显示，总人群的ORR为61%，DCR为89%。在180 mg队列中，ORR为68.1%，DCR为95.7%。脑转移的总ORR为38.8%，DCR为98%；180 mg的ORR为45.8%，DCR为100%。中位PFS为9.92个月（未成熟）。总体来说，BPI-7711给T790M突变患者带来了高效方案，并且入脑能力强。

此外，其他的EGFR-TKI也在研发中，如艾氟替尼、纳扎替尼、AZD3759、艾维替尼（AC0010）、Mavelertinib（PF-06747775）、Lazertinib（YH25448/GNS-1480）。仅从研究数据而言，整体有效率上，三代EGFR-TKI药物的二线有效率均比较优秀，其中阿美替尼其二线PFS超过一年（表9-1）。奥希替尼的颅内控制力较优，对于脑转移EGFR突变患者来说具有重要意义。目前国产三代EGFR-TKI仅获批准二线适应证，一线适应证亟待填补空缺。在精准治疗时代，药物无绝对优劣之分，应根据患者实际情况选用合适的药物，将药物效果发挥最大化，为NSCLC患者带来长期生存的希望。

表 9-1　目前已上市的 EGFR-TKI

	药品	商品名	靶点	上市情况	mPFS/月	2018 年全球销售/亿美元
一代 EGFR-TKI	Gefitinib	易瑞沙	EGFR 可逆抑制剂	2003 年 5 月美国上市 2010 年 1 月中国上市	8.3	5.18
	Erlotinib	特罗凯	EGFR 可逆抑制剂	2004 年 11 月美国上市 2012 年 2 月中国上市	9.7	5.38
	Icotinib	凯美纳	EGFR 可逆抑制剂	2011 年 6 月批准中国上市	7.8	12.08 亿人民币
二代 EGFR-TKI	阿法替尼	妥复克	不可逆 EGFR/HER2 双靶点抑制剂	2013 年 7 月美国上市 2017 年 2 月中国上市	11	暂无
	达克替尼	多泽润	不可逆抑制剂（EGFR/HER2/HER4）	2018 年 9 月美国上市 2019 年 5 月中国上市	14.7	—
三代 EGFR-TKI	奥希替尼	秦瑞莎	EGFR T790M 抑制剂	2015 年 11 月美国上市 2017 年 2 月中国上市	18.9	18.6

（四）四代靶向药

四代靶向药多数在研发或临床试验当中，有望近年上市。

EGFR 基因上出现 C797S&T790M 顺式突变，可导致奥希替尼耐药。目前四代 EGFR-TKI 如 EAI045、TQB3804 正在临床试验中，初步结果显示有一定疗效。

二、ALK 阳性 NSCLC 靶向治疗研究进展

恶性肿瘤在发生发展过程中常伴随分子水平的异常，针对这些异常的分子进行治疗就称为靶向治疗。近年来，随着分子生物学的发展，晚期 NSCLC 的治疗由传统的化疗转向以基因分型为指导的分子靶向治疗。间变性淋巴瘤激酶（anaplastic lymphoma kinase, ALK）是继 EGFR 之后在 NSCLC 中发现的第 2 个靶向治疗的靶点。

（一）ALK 靶点的发现及介绍

1. 什么是 ALK 基因

ALK 最早是在间变性大细胞淋巴瘤（anaplastic large cell lymphoma，ALCL）的一个亚型中被发现的，因此定名为间变性淋巴瘤激酶（ALK）。ALK 融合到核磷蛋白的 N-

末端部分（NPM-ALK）导致组成性激活。ALK蛋白是酪氨酸激酶受体中胰岛素受体家族的一员，在人类中由1620个氨基酸组成，是一种膜结合蛋白，包括1个胞外配体结合域、1个跨膜区域和1个胞内激酶催化区域，ALK蛋白位于细胞膜上[4]。正常生理条件下，胞外的肝素结合生长因子及多效生长因子等配体与ALK的结合将两个ALK蛋白偶联后诱发了二聚化，二聚化作用促进了ALK的自体磷酸化，下游细胞内信号转导通路的配体依赖性激活，促进细胞增殖和生长。

当ALK基因产生变异时，有3种突变类型：融合突变、点突变、扩增突变，融合突变是ALK最常见的突变。ALK在很多肿瘤中均有发现，在NSCLC中，以EML4-ALK（棘皮动物微管结合蛋白样4-间变性淋巴瘤激酶）融合突变为主，表现为重排发生于EML4和ALK之间。EML4和ALK两个基因分别位于人类2号染色体的p21和p23带，相隔约10 Mb距离。这两个基因片段的倒位融合使得组织能够表达新的融合蛋白EML4-ALK。ALK和EML4融合时，所有ALK基因融合都发生在20号外显子（A20），而EML4断裂点则表现出多样性。已经检测到的断裂点有2、6、13、14、15、17、18、20号外显子，形成EML4-ALK融合基因多种变体，它们中大部分被证实有促进肿瘤生成的活性，其中EML4外显子13与ALK外显子20的融合（E13：A20）最为常见，在ALK+ NSCLC中的发生率高达33%。EML4-ALK基因融合位于细胞质内，在不依赖于配体结合的情况下产生二聚化作用并促使其自体磷酸化，具有组成性活性的EML4-ALK通路激活细胞内的信号级联反应，促使细胞增殖和存活。表达ALK融合蛋白的细胞的增殖和存活依赖于ALK信号传导，临床前模型显示：在表达EML4-ALK的细胞中对ALK的抑制诱导了细胞凋亡，因此将ALK融合蛋白作为治疗靶点。在ALK+肿瘤中，对ALK的抑制通过诱导细胞凋亡，以及抑制肿瘤细胞生长和增殖，促进了肿瘤细胞的死亡。

2.ALK基因的检测

随着分子医学的进展和靶向药物的不断涌现，NSCLC的治疗已由化疗为主进入个体化分子靶向"精准"治疗时代，分子分型指导下的靶向治疗为患者带来更多生存获益，基因检测成为治疗前诊断时不可或缺的环节。目前针对ALK融合基因型肺癌，因其具有明确的分子靶点、靶点检测技术和可及上市的相应靶向药物，故临床疗效得到显著提高。

ALK基因主要在胚胎期表达合成蛋白质，促进神经细胞增殖，在脑和外周神经系统的发育过程中起作用。当神经系统发育完善后，通常进入休眠状态。人体细胞基本不表达ALK，如果ALK基因在错误的时间错误的部位表达出来，便会引起疾病。

正常肺组织中无EML4-ALK及ALK的表达。肺癌中ALK的变异主要为ALK基因发生重排与其他基因融合，其中 EML4-ALK 融合基因变异是其主要类型，而一旦与 EML4 发生融合，ALK 蛋白表达水平就显著上调。ALK 基因重排为 NSCLC 的一个重要亚型，在晚期 NSCLC 中占 3%~7%。与 EGFR 突变率相比较，ALK 为低频融合突变靶点，但是每年新发病例数在中国仍接近 30 000 例。在 NSCLC 的病例中，多种 EML4-ALK 融合基因的突变体已经被发现，多数是由于 EML4 基因的断裂点不同导致，因此精确诊断 EML4-ALK 阳性肿瘤需要检测 EML4 基因和 ALK 基因 cDNA 的所有融合方式。现已发现并确认至少 9 种 EML4-ALK 融合基因的突变体：v1、v2、v3a、v3b、v4、v5a、v5b、v6、v7。各亚型对 ALK 抑制剂的耐药性有差异。ALK 基因的检测方法有很多种，针对 ALK 融合基因检测常用的方法有 4 种：DNA 层面的 FISH、RNA 层面的 PCR 扩增技术（RACE-PCR 或 RT-PCR 联合测序技术、qRT-PCR 等）、检测蛋白的 IHC 以及高通量基因测序（二代测序，NGS）。这几种方法都已通过许多临床试验验证，其中 FISH 为金标准，IHC 可用以初筛，NGS 可测突变丰度。

对于晚期 NSCLC，推荐所有肺腺癌患者或含腺癌成分的 NSCLC 患者在诊断时常规进行 ALK 融合基因或 ALK 融合蛋白检测；无法保证肺腺癌的准确诊断、不能判断组织学类型的肺癌，推荐进行 ALK 检测；对于小活检标本或者不吸烟的肺鳞癌患者，也建议进行 ALK 检测。其中肺鳞癌患者中 ALK 融合基因的发生率约为 1.3%，考虑到 ALK 总体突变频率仅有 5% 左右，对肺鳞癌患者行 ALK 检测可以发现潜在的融合突变。大量的临床研究证实，EML4-ALK 融合基因阳性患者中，年轻、男性、不吸烟或轻度吸烟、病理类型为肺腺癌的患者比例较高，大多数为伴有印戒细胞形态的肺腺癌。不同种族间的 ALK+ NCSLC 发生率相对一致。

（二）ALK 抑制剂的应用与选择

从 2007 年首次在 NSCLC 中发现 ALK 基因，到一代、二代、三代 ALK 抑制剂迅速应用到临床，与 EGFR-TKI 相比，ALK 抑制剂发展得更为迅猛。在靶向药物精准治疗的时代，针对 EML4-ALK 融合基因靶点的小分子抑制剂具有良好的临床疗效及耐受性。

1. 一代 ALK 抑制剂

克唑替尼（crizotinib）是第一个被批准用于 ALK 阳性 NSCLC 的第一代唯一小分子 TKI，除了抑制 ALK 之外，对 ROS1、c-MET 亦具有抑制作用。

PROFILE 1007 研究是第一个针对 ALK 阳性的 NSCLC 进行头对头比较克唑替尼二线治疗和标准化疗的 III 期临床研究。研究共纳入 347 例局部进展或转移性 ALK 阳性 NSCLC 患者，分成克唑替尼组（$N = 173$）及培美曲塞或多西他赛组（$N = 174$）。主要终点 PFS 两组显著差异：克唑替尼组为 7.7 个月，化疗组为 3.0 个月（$P < 0.001$）。克唑替尼的 ORR 为 65%，而对照组化疗的 ORR 为 20%（$P < 0.001$）。研究表明，在 PFS 和生存质量方面，克唑替尼的疗效均优于单药化疗，显著提高了复治 ALK 阳性晚期 NSCLC 患者的治疗疗效。亚组分析表明，即使存在高龄、吸烟史、脑转移等多种不良因素，克唑替尼亦有获益。此项研究确立了克唑替尼作为既往治疗过的晚期 ALK 阳性 NSCLC 的标准治疗地位。

随后开展的 PROFILE 1014 研究是第一项关于对比克唑替尼与含铂化疗方案一线治疗 ALK 阳性晚期 NSCLC 的 Ⅲ 期临床研究。对照组选择了肺腺癌标准治疗方案培美曲塞联合铂类的方案，主要终点为 PFS。结果显示，克唑替尼较化疗显著提高中位 PFS（10.9 个月 vs 7.0 个月，$P < 0.001$）；ORR 亦显著提高（74% vs 45%，$P < 0.001$）。两组患者的中位 DOR 为 1.4 个月 vs 2.8 个月，而中位 DOR 分别为 11.3 个月 vs 5.3 个月。提示使用克唑替尼靶向治疗的 ORR 是快速而持久的。与化疗相比，克唑替尼表现出了高有效性和安全性，视觉障碍和消化道的副反应是克唑替尼最常见的不良事件（AEs）。综合 PROFILE1014 与 PROFILE1007 两项研究，克唑替尼在一线使用与在二线使用相比，其 PFS 提高了 3 个月（10.9 个月 vs 7.7 个月），充分证明一线使用克唑替尼可最大限度地增加生存获益。这个临床研究的结果确定了克唑替尼在 ALK 阳性 NSCLC 患者中一线治疗的地位。

一项回顾性研究[5] 分析比较了克唑替尼治疗进展后是否接受克唑替尼继续治疗的临床获益，120 例 ALK 阳性并且克唑替尼治疗进展后的患者接受了继续克唑替尼治疗，发现接受继续克唑替尼治疗的患者 ECOG PS 0~1 分占比更高（vs 未继续克唑替尼患者，$P=0.02$），疾病进展后 OS 更长达 16.4 个月（vs 未继续克唑替尼患者 3.9 个月，$P < 0.0001$）；自初始克唑替尼治疗算起中位 OS 也明显延长，达 29.6 个月（vs 未继续克唑替尼患者 10.8 个月，$P < 0.0001$）。研究证明，在 ALK 抑制剂耐药后继续使用原抑制剂具有显著的生存获益，其主要的获益人群为克唑替尼初次治疗达到完全缓解／部分缓解或具有较长疾病进展时间以及具有良好的状态的患者。

2. 二代 ALK 抑制剂

为解决一代药物治疗后出现 ALK 激酶的继发突变，以及一代药物血脑屏障通透性差的问题，多个二代药物被研制出来。第二代 ALK 抑制剂的结构和克唑替尼有很大不同，可以有效抑制 ALK，且对多种 ALK 区耐药突变有较大活性。

（1）塞瑞替尼（ceritinib）。

塞瑞替尼是继克唑替尼之后上市的第二个 ALK 抑制剂，也是一种选择性小分子的酪氨酸激酶抑制剂，具有很高的特异性，生物化学分析显示，其对 ALK 的选择性更强。

塞瑞替尼的临床效价比克唑替尼高 20 倍，口服生物利用度大于 50%。实验室已经证实塞瑞替尼对克唑替尼敏感及耐药的肿瘤均有抗肿瘤活性。

ASCEND-1 研究是一项Ⅰ期、开放临床研究，共纳入 246 例 ALK 重排的 NSCLC 患者（包括 ALK 抑制剂经治和初治患者），旨在评估塞瑞替尼的疗效。患者入组并接受 750 mg/d 的塞瑞替尼治疗，研究结果提示初治患者的中位 DOR 为 17.0 个月，而经治组为 8.3 个月。中位 PFS 在 ALK 抑制剂初治的患者中为 18.4 个月，经治组为 6.9 个月。塞瑞替尼对 ALK 阳性 NSCLC 患者而言，具有快速、持续并且高活性的抗肿瘤作用。不考虑塞瑞替尼对于 ALK 抑制剂的前期疗效如何，该药对于这类肿瘤患者确有获益。

ASCEND-4 研究进一步展示了塞瑞替尼 vs 铂类联合化疗治疗一线 ALK 重排阳性晚期 NSCLC 的疗效和安全性。这是一项随机、开放的Ⅲ期多中心研究。376 名患者被随机分配到塞瑞替尼组或化疗组。其中 72% 化疗组进展后允许交叉到以塞瑞替尼为主的 ALK 抑制剂组。在主要研究终点上，塞瑞替尼组 PFS 明显优于化疗组：16.6 个月 vs 8.1 个月（$P < 0.0001$）。截至数据分析时，生存数据尚不成熟，塞瑞替尼组中位 OS 未达到，化疗组为 26.2 个月；而两组的 2 年生存率分别为 70.6% 和 58.2%。该研究表明，与化疗相比，塞瑞替尼显示出明显的生存获益优势。因此塞瑞替尼可以作为 ALK 重排 NSCLC 患者的一线治疗药物的重要选择。

ASCEND-5 研究是另外一项随机、对照、开放的Ⅲ期多中心临床试验，它探索了作为二线治疗方案，对比塞瑞替尼与单药化疗在接受克唑替尼或含铂双药化疗后进展的晚期 ALK 重排 NSCLC 患者中的疗效和安全性。结果显示，塞瑞替尼显著改善中位 PFS（5.4 个月 vs 1.6 个月，$P < 0.0001$），同时有更高的 ORR（39.1% vs 6.9%）。此研究进一步提升了塞瑞替尼在克唑替尼耐药后作为二线 ALK 抑制剂的证据级别及应用地位。

（2）阿来替尼（alectinib）。

阿来替尼是一种具有高度选择性的 ALK 抑制剂，对大多数获得性克唑替尼耐药的 NSCLC 患者有效。值得关注的是，与其他 ALK 抑制剂如克唑替尼、塞瑞替尼不同，阿来替尼不是 P-gp 的底物，因此具有较高的脑 - 血浆药物浓度比。

AP28673 研究是一项单臂、多中心的全球Ⅱ期临床试验，该研究共纳入了 138 名 ALK 重排的晚期 NSCLC 克唑替尼耐药患者，其中合并中枢神经系统转移者达 61%。AP28761 研究是一项单臂、北美多中心的Ⅱ期临床试验，共入组 87 名ⅢB~Ⅳ期 ALK 重排阳性的 NSCLC 且克唑替尼耐药患者。两项研究的目的均在于评估治疗克唑替尼耐药的 ALK 重排晚期 NSCLC 患者的疗效和安全性。这两项Ⅱ期临床试验荟萃分析显示独立评审委员会评估的 ORR 为 51.3%，中位 PFS 为 8.3 个月，中位 OS 为 26.0 个月，其中 51 例中枢神经系统转移患者的 ORR 为 61%，DOR 达到 9.1 个月，中枢神经系统

CR 是 18%。与塞端替尼的同期研究数据相比，阿来替尼在疗效以及副反应上具有明显优势。基于这两个临床研究的结果，阿来替尼获批应用于克唑替尼耐药的 ALK 阳性 NSCLC 患者。

J-ALEX 研究是阿来替尼 vs 克唑替尼一线治疗日本 ALK 阳性晚期 NSCLC 的Ⅲ期临床试验，是首个头对头比较二代与一代 ALK 抑制剂的临床研究。在随访了 42 个月之后，阿来替尼组和克唑替尼组疾病进展或死亡发生率分别为 54% 和 86%。最终阿来替尼组的中位 PFS 为 34.1 个月，而对照组为 10.2 个月；阿来替尼组的 ORR 明显高于克唑替尼组，分别为 92% 和 79%。J-ALEX 研究结果显示出阿来替尼在 ALK 阳性一线 NSCLC 患者中的疗效优势，推动一线 ALK 阳性患者的治疗策略的改变。

ALEX 研究是首个在全球范围内一线对比阿来替尼与克唑替尼的Ⅲ期临床研究，也是迄今为止靶向治疗获得最长 PFS 的临床研究。2019 年发表的最终生存更新结果显示，阿来替尼组的中位 PFS 达到了史无前例的 34.8 个月，较克唑替尼组延长了 3 倍。研究同时显示阿来替尼能显著降低脑转移的发生风险（阿来替尼 12% vs 克唑替尼 45%）。2020 年 ASCO 公布了阿来替尼一线治疗患者的五年总生存率达到了惊人的 62.5%。ALEX 研究及 J-ALEX 研究均证明相对于克唑替尼，阿来替尼显示出了更好的临床疗效和更低的治疗毒性，由此奠定了阿来替尼在 ALK 阳性 NSCLC 一线治疗中的优先推荐地位。

（3）布加替尼（brigatinib）。

布加替尼是 ALK、EGFR 的抑制剂，覆盖的克唑替尼继发的耐药位点较多，对 F1174C、L1196M、S1206R、E1210K 和 G1269S 的突变都有明显抑制作用。

一项双臂的、开放标签的、多中心的布加替尼Ⅱ期临床试验（ALTA，NCT02094573）：每日口服 90 mg 的布加替尼，总体缓解率达到了 48%，脑转移患者的 ORR 为 42%；每日口服 90 mg 的布加替尼，但是在一周后剂量上升至每日 180 mg，ORR 为 53%，其中脑转移患者的总体缓解率为 67%。在 90 mg 剂量组中，中位 PFS 为 9.2 个月；180 mg 剂量组的 PFS 为 15.6 个月，较 90 mg 剂量组的患者，疾病进展或死亡的风险降低 45%。基于此研究，2017 年美国食品药品监督管理局（Food and Drug Administration, FDA）批准布加替尼用于 ALK 阳性晚期 NSCLC 克唑替尼耐药后的二线治疗。

ALTA-1L 是一项多中心的、开放标签的、随机的Ⅲ期研究，旨在头对头比较布加替尼与第一代 ALK 抑制剂克唑替尼用于未经 ALK 抑制剂治疗的 ALK 阳性晚期 NSCLC 患者的疗效和安全性。结果显示，在亚洲和非亚洲人群中，与克唑替尼相比，布加替尼均有显著 PFS 改善趋势，亚洲人群布加替尼疾病进展风险下降 59%（中位 PFS 未达到 vs 11.1 个月，$P=0.0261$），基线伴脑转移患者的颅内 PFS 在亚洲人群（HR=0.15，

$P=0.0037$）较克唑替尼也有显著改善。基于此，布加替尼获批一线治疗 ALK 阳性 NSCLC 患者。

（4）恩沙替尼（ensartinib）。

恩沙替尼是相对较新的二代 ALK 抑制剂，与 ALK 蛋白的结合力、效价均强于克唑替尼，对多个已知耐药位点，如 L1196M、F1174 等均有较好抑制作用。

一项恩沙替尼治疗克唑替尼进展 ALK 阳性克唑替尼耐药后晚期 NSCLC 国内单臂多中心Ⅱ期注册研究[6]共入组 160 例患者，入组患者均为克唑替尼进展，结果显示独立评审委员会评估 ORR 为 52%，颅内转移独立评审委员会评估 ORR 为 70%，中位 PFS 为 9.6 个月（95% CI，7.4~11.6）。目前恩沙替尼作为首个国产 ALK 抑制剂，已在国内获批上市。

3. 三代 ALK 抑制剂

劳拉替尼（lorlatinib）是针对 ALK 和 ROS1 重排的一个新型、高效、高选择性、可渗透入颅内，且在临床前试验中显示出对大多数已知的耐药基因突变具有抗肿瘤活性的酪氨酸激酶抑制剂。

一项劳拉替尼的Ⅱ期临床研究（NCT01970865）[7]数据显示：初治患者的 ORR 为 90%，其中颅内病灶的 ORR 为 75%；既往接受过克唑替尼患者的 ORR 为 69%，其中颅内病灶的 ORR 为 68%；接受克唑替尼以外的 ALK 抑制剂患者的 ORR 为 33%，其中颅内病灶的 ORR 为 42%；接受 2~3 种 ALK 抑制剂患者的 ORR 为 39%，其中颅内病灶的 ORR 为 48%。这一结果提示劳拉替尼在脑转移患者中的治疗效果显著，且与既往接受治疗的线数无关。2018 年 11 月，FDA 已批准劳拉替尼用于治疗克唑替尼治疗进展后或至少一种 ALK 抑制剂治疗进展后，或阿来替尼 / 塞瑞替尼作为首个 ALK 抑制剂治疗进展后的 ALK 阳性转移性 NSCLC 患者。

（三）ALK 抑制剂的治疗进展

1. 晚期 ALK 重排阳性 NSCLC 的一线治疗

克唑替尼作为第一代 ALK 抑制剂，曾经是 ALK 基因重排阳性晚期 NSCLC 的标准一线治疗。在 PROFILE 1014 研究中，ALK 阳性的 NSCLC 患者一线接受克唑替尼治疗与以培美曲塞为基础的化疗相比，客观有效率显著提高（74% vs 45%，$P < 0.001$），PFS 显著延长（10.9 个月 vs 7.0 个月）。除了克唑替尼外，目前 NCCN 指南也推荐二代 ALK 抑制剂阿来替尼、布加替尼及塞瑞替尼用于 ALK 阳性晚期 NSCLC 的一线治疗。塞瑞替尼是第二代 ALK 抑制剂，ASCEND-4 研究推动塞瑞替尼向一线的获批，一线治疗 ALK 阳性肺癌患者，PFS 为 16.6 个月，亚洲人群中 PFS 为 26.3 个月，颅内有效率

高达 84%，成为 ALK 一线的另一更优选择。塞瑞替尼已获得 FDA 及 EMA 批准在 ALK 融合阳性 NSCLC 的一线及克唑替尼治疗后进展的适应证，目前正在向国家药品监督管理局（National Medicine Products Administration, NMPA）申请一线治疗适应证。布加替尼也在 ALK 阳性晚期 NSCLC 的一线治疗中展现出了良好的治疗效果，ALTA-1L 研究结果显示与克唑替尼相比，布加替尼在中位生存期、疾病进展风险及基线伴脑转移患者的颅内中位生存期方面均有显著改善。基于此，FDA 已经批准布加替尼一线治疗 ALK 阳性 NSCLC 患者，但我国尚未上市。在亚洲人群中进行的头对头比较阿来替尼与克唑替尼的 III 期临床研究 ALESIA 的结果与 ALEX 研究一致，阿来替尼组中位 PFS 显著延长（未到达 vs 11.1 个月，$P < 0.001$）；颅内 ORR 阿来替尼组达 94.1%，显著优于克唑替尼组的 28.6%。基于该研究结果，NMPA 2018 年批准阿来替尼用于 ALK 阳性的局部晚期或转移性 NSCLC，包括一线及克唑替尼治疗进展后的二线用药，同时基于充足的临床研究证据及良好的安全性，CSCO 指南推荐优先选择阿来替尼作为 ALK 阳性患者的一线治疗。需要指出的是，第一代克唑替尼存在腹泻、皮疹、肝脏转氨酶升高以及神经毒性等毒副作用，所有对克唑替尼不耐受的患者可以改用塞瑞替尼、阿来替尼或布加替尼等第二代 ALK 抑制剂。此外，另一个二代 ALK 抑制剂恩沙替尼也在 I / II 期临床研究中展现了一线治疗的良好效果（PFS 26.2 个月）及安全性，其与克唑替尼比较用于一线治疗的随机对照 III 期临床研究（eXalt3）仍在正常推进中。第三代 ALK 抑制剂劳拉替尼与克唑替尼头对头比较用于 ALK 阳性 NSCLC 一线治疗的 CROWN 研究也正在进行，结果值得期待。

2. ALK 抑制剂的耐药机制

耐药现象已经成为靶向药物临床应用最普遍也是最大的障碍。使用克唑替尼的患者往往在 1~2 年内出现对克唑替尼的耐药，以中枢神经系统的复发进展较为常见。克唑替尼的耐药机制可分为三大类型。第一大类型是 ALK 本身的二次变异。ALK 阳性 NSCLC 患者出现继发性耐药问题，约 37% 归因于 ALK 继发性耐药突变，包括 ALK 激酶区突变（28%）和 ALK 基因拷贝数扩增（9%）。ALK 激酶区突变是最早明确的耐药机制，包括 L1196M、L1152R、G1202R、G1269A、151Tins、S1206Y、C1156Y、F1174C 和 D1203N，其中 L1196M 的频率稍高一些，也被称为守门员突变。它们很多时候都是同时存在的，即突变具有广谱性，使得 ALK 药物的耐药机制异常复杂。激酶区突变会影响药物进入 ALK 活性位点的能力，使得药物失效耐药。ALK 融合基因拷贝数扩增首次是在 ALK 阳性细胞系出现对克唑替尼耐药时发现的，相应的体外试验也证实了 ALK 基因拷贝数增加或扩增可以导致 ALK 阳性肿瘤细胞对克唑替尼的耐药。第二大类型为旁路激活，癌细胞激活新的突变通路：EGFR 突变、MET 扩增、KRAS 突变等。ALK 阳性肿瘤细胞主要通过 ALK 及其下游信号通路来控制肿瘤细胞的生长和迁移。当使用克唑替尼阻断该信号通路时，肿瘤细胞会激活其他信号通路，取代肿瘤细胞对 ALK 及其下游信号的依赖，从而导致克唑替尼无法有效地抑制肿瘤细胞的生长。该类型的耐药又被称为 ALK 不占优势的耐药。第三大类型为肿瘤的异质性，NSCLC 是基因和细胞异质性最大的肿瘤之一，在不同时间和不同空间，肿瘤细胞可能存在不同的驱动基因，由于取样偏差的问题，活检组织的基因检测结果并不能完全代表肿瘤基因突变的全貌，而且有限的检测亦无法保证显示所有的细胞耐药的类型。值得注意的是，极少数 ALK 阳性 NSCLC 会发生向肉瘤样癌转化和肺腺癌转化为 SCLC 的现象，从而导致克唑替尼耐药。

二代 ALK 抑制剂的耐药机制与克唑替尼存在差异。二代 ALK 的耐药机制中，ALK 点突变更加明显，达到 50% ~70%。另外，二代 ALK 耐药的突变位点与克唑替尼也存在差异，35% ~60% 为 G1202R 突变，而该突变在克唑替尼耐药患者中发生率仅为 10%。值得注意的是，不同二代 ALK 抑制剂的常见耐药位点也并不相同。塞瑞替尼的主要耐药原因为 G1202R 突变和两个点以上的突变，其他还有 L1196M、F1174C/L、G1202del；阿来替尼的主要耐药原因为 G1202R 突变，其他还有 I1171T/N/S、V1180L、L1196M 突变。也就是说，G1202R 突变是二代 TKI 药物主要的耐药原因：接受塞瑞替尼、阿来替尼治疗，G1202R 的突变率分别为 21%、43%。针对三代药物劳拉替尼耐药机制的研究表明，ALK 的复合突变，如 G1202R+F1174L、C1156Y+L1198F 及 E1210K+D1203N+G1269A 等可能是导致劳拉替尼耐药的重要原因。

3. ALK 抑制剂耐药后的治疗策略

（1）对于靶向药物治疗过程中出现获得性耐药的 NSCLC 患者，一个很重要的观点是认为如果仅发生 ALK 基因拷贝数增加或扩增，那么这种耐药往往不完全，因此当疾病进展时，仍有部分肿瘤细胞能够继续被靶向药物所抑制。一项关于继续使用克唑替尼抑制 ALK 阳性 NSCLC 疾病进展的研究是研究者对 PROFILE 1001 和 PROFILE 1005 两个临床研究的患者进行回顾性分析，对比克唑替尼治疗出现疾病进展后，继续使用克唑替尼与停用克唑替尼，6 个月总生存率分别为 76.3% vs 31.2%，1 年总生存率为 64.7% vs 32.9%，OS 为 16.4 个月 vs 3.9 个月。对其总生存的 Cox 进行回归分析发现，克唑替尼持续使用可以使生存获益（风险比：0.27，$P < 0.0001$）[5]。如果只是出现原发灶缓慢进展、寡进展或中枢神经系统进展，那么可以继续服用原 ALK 抑制剂，并针对局部病灶进行治疗。若一线应用克唑替尼治疗，则可更换第二代 ALK 抑制剂如塞瑞替尼、阿来替尼等。

（2）第二代 ALK 抑制剂的结构和克唑替尼有很大的不同，不仅对存在 EML4-

ALK 融合基因的肿瘤细胞具有活性，而且对已鉴定出来的多种 ALK 激酶区耐药突变均具有活性，因而能够抑制 ALK 继发性耐药突变。在克唑替尼耐药后，使用二代药物塞瑞替尼、阿来替尼或布加替尼作为二线治疗，总体 ORR 为 38% ~71%，PFS 为 5.7~16.7 个月，颅内有效率为 45% ~67%。根据一些临床试验数据，综合疗效、不良反应、中位 PFS、脑转移病灶缓解情况的数值进行横向比较，二代 ALK 抑制剂也存在先后推荐顺序：布加替尼 > 阿来替尼 > 塞瑞替尼。塞瑞替尼是第一个二代 ALK 抑制剂上市药物，显示了对克唑替尼耐药突变 L1196M、G1269A、C1156Y、S1206Y、I1171T、F1245C 等的显著活性。阿来替尼是一种强效的选择性 ALK 抑制剂，其效力比克唑替尼强 10 倍，对已知大多数 ALK 耐药类型有效（除 G1202R）。布加替尼也是一种新型 ALK 抑制药物，为 ALK 和 EGFR 双靶点抑制剂，表现出对大多数已知的 ALK 临床抗药性突变的抑制作用，并且对 G1202R、G1202del 显示中等抑制，优于克唑替尼、塞瑞替尼和阿来替尼。由于不同二代 ALK 抑制剂对克唑替尼耐药位点的抑制谱存在差异，因此推荐在克唑替尼耐药后进行再次活检及基因分析，明确具体耐药机制，从而个体化地选择二代 ALK 抑制剂。如 C1156Y 突变对塞瑞替尼耐药，但对布加替尼敏感，因此对于由于该位点突变导致克唑替尼耐药的患者，应优先选择布加替尼。如果肿瘤存在 EGFR 和 ALK 基因同时突变，即共突变，那么该类患者需用两种靶向药物同时抗肿瘤，联合使用 EGFR 和 ALK 的抑制剂较好，但是联合治疗副作用会较大，这部分患者可以考虑使用布加替尼，该药是 ALK 和 EGFR 双靶点的抑制剂，可以考虑参加入组试验等。药物的选择顺序上不仅要考虑到药物的疗效和安全性，更应该考虑到该药物对 ALK 激酶的突变位点的覆盖谱以及后续耐药机制，如阿来替尼一线治疗的中位生存期能达到 25.7 个月，而在克唑替尼耐药的患者中只有 8.3 个月，因为阿来替尼对部分克唑替尼治疗后继发的激酶突变无效。因此，对于众多的 ALK-TKI 如何合理地排序，我们仍期待相关临床研究为我们提供更多的循证医学依据。总体而言，第二代 ALK 抑制剂对未接受克唑替尼治疗和克唑替尼耐药的患者均具有活性，并且每种药物均有部分数据支持其对脑转移灶有效，对于仍依赖于 ALK 信号通路作为驱动基因的肿瘤也许是最佳的选择。

（3）三代药物劳拉替尼可抑制克唑替尼耐药的 9 种突变，具有较强的血脑屏障透过能力，入脑效果较强，也是克唑替尼耐药患者的选择之一。一项发表在 JCO 的研究[8]表明，在仅接受过克唑替尼治疗的患者中，使用劳拉替尼的客观有效率高达 73%，中位 PFS 为 11.1 个月。在接受过一种或多种二代 ALK 抑制剂后耐药的患者中，使用劳拉替尼的客观有效率仍可达 40%，中位 PFS 为 6.9 个月。当二代药物耐药后，劳拉替尼则成为重要的治疗选择，特别适合对其他 ALK 耐药的晚期 NSCLC 患者。值得注意的是，劳拉替尼在这类患者中的效果与耐药机制密切相关。该研究在存在 ALK 基因变异的患者中，有效率高达 69%；而在不存在 ALK 基因变异的患者中，有效率仅为 27%。因此，在经过二代 ALK 抑制剂治疗失败后，强烈建议进行二次活检及基因分析，如果患者是因为出现 G1202R 突变导致克唑替尼耐药，那么由于二代药物均对该位点突变无效，因此劳拉替尼可能是理想的二线治疗选择。除劳拉替尼外，二代药物的贯续使用也是可行的策略。2019 年 ASCO 年会汇报了一项布加替尼用于二代 ALK 抑制剂耐药后患者的 II 期临床研究的初步结果：使用布加替尼的有效率达 40%，中位 PFS 达 6.4 个月。

（4）有 ALK 突变的患者首选 ALK 抑制剂靶向治疗，但这并不代表要放弃传统化疗。在二代靶向药物一线治疗或一代和二代靶向药物治疗都耐药的情况下，可以尝试以化疗为主的联合药物疗法，常见的有含铂两药化疗或联合贝伐珠单抗。在靶向药物及含铂药物均进展的情况下，可考虑单药化疗。作为后线治疗手段，安罗替尼是一种小分子多靶点酪氨酸激酶抑制剂，能有效抑制 VEGFR、PDGFR、FGFR、c-Kit 等激酶，具有抗肿瘤血管生成和抑制肿瘤生长的作用，也显示出了一定的获益，适用于靶向药物治疗无进展且化疗失败的患者。

4. 针对 ALK 重排阳性 NSCLC 的新辅助／辅助治疗

与 EGFR 突变阳性患者因 EGFR 酪氨酸激酶抑制剂获益显著相似，由于 ALK 阳性患者使用 ALK 抑制剂可以获得理想的客观有效率，因此相应的临床研究正在展开以评估 ALK 抑制剂在新辅助及辅助治疗中的作用和地位。一项小样本研究[9]评估了克唑替尼在 N2 淋巴结阳性，且 ALK 基因重排阳性 NSCLC 患者中新辅助治疗的疗效。该研究中共有 11 例患者入组接受克唑替尼作为新辅助治疗，其中 10 例患者取得了部分缓解，10 例患者的肿瘤得到了 R0 切除，2 例患者取得了病理的完全缓解。结果值得期待，未来需要在这一领域开展更多的临床研究。

5. 针对 ALK 重排阳性 NSCLC 的免疫治疗

ALK 阳性 NSCLC 患者单独使用免疫治疗疗效有限。IMMUNOTARGET 研究评估了免疫治疗单药在驱动基因阳性晚期 NSCLC 患者中的疗效，该研究共纳入 551 例 NSCLC 患者，其中 23 例患者为 ALK 基因重排阳性，在这些患者中，没有患者取得客观疗效，中位 PFS 仅为 2.5 个月。归因分析，肿瘤突变负荷低以及肿瘤内浸润淋巴细胞数量少等因素可能导致 ALK 阳性 NSCLC 患者免疫治疗疗效不佳。但是如果将免疫治疗与其他治疗联合运用，则可能对 ALK 阳性 NSCLC 患者产生一定的疗效。据 IMPOWER 150 研究的亚组分析，发现对于 EGFR／ALK 基因变异阳性的患者亚组，单用免疫抑制剂治疗联合化疗的效果似乎不佳，加入抗血管生成抑制剂后疗效增加。但该研究 ALK 突变阳性患者例数有限，需要进一步大样本的证实。总的来说，尽管免疫单药治疗疗效不佳，但免疫治疗与化疗／抗血管生成治疗联合用于 ALK 阳性 NSCLC 仍值得进一步深入探究。

第三节 其他少见突变的靶向治疗

一、MET 基因突变

间质上皮细胞转化因子（c-mesenchymal-epithelial transition factor, c-MET，简称 MET），是可与肝细胞生长因子（hepatocyte growth factor, HGF）结合的一种受体酪氨酸激酶，参与细胞存活、分化、增殖与修复。MET 基因位于人类染色体 7q21-31[10]，含 21 个外显子，编码蛋白产物为 c-MET 蛋白，具有酪氨酸激酶活性。MET 基因异常形式有突变、扩增、重排和过表达。广泛的分子改变导致 METex14 跳跃突变，是主要异常形式。后者产生具有缺失调节结构域的蛋白质，从而激活 HGF/MET 通路，发生异常调节，降低负调节功能，MET 下游信号传导增加，促进肿瘤细胞增殖、生长、迁移、血管生成。

MET 有多种变异，其中 MET 重排在肺癌上非常少见，MET 扩增在 NSCLC 中发生率为 1%，MET 高水平扩增发生率为 0.3%（在 EGFR-TKI 治疗后耐药患者中发生率较高，为 15%~20%）。METex14 跳跃突变和 MET 扩增可能同时发生。 METex14 跳跃突变在肺腺癌患者中的发生率为 3%~4%，在非吸烟老年妇女中更为常见[11]，在其他 NSCLC 患者中的发生率为 1%~2%。肺肉瘤样癌（pulmonary sarcomatoid carcinoma, PSC）中 MET 基因突变的发生率为 20%~31.8%，多见于老年、男性、吸烟的晚期患者。检测方法有 IHC、FISH 及 NGS。NGS 是 METex14 跳突检测的主要方法，基于 RNA 的 NGS 检测效果更好。由于 MET 变异类型多，不同方法所得结果有所误差、遗漏，因此仍然需要改进。

NCCN 指南推荐 METex14 跳跃突变一线治疗／后续治疗使用卡马替尼（capmatinib, INC280）、克唑替尼、特泊替尼（tepotinib）。特泊替尼是一种口服 MET 抑制剂，可抑制 MET 基因突变引起的 MET 受体信号转导，包括 MET 外显子 14 跳跃突变、MET 扩增或 MET 过表达。卡马替尼是一种高选择性小分子 MET 抑制剂。克唑替尼是一种多靶点蛋白激酶抑制剂。这三种药物分别在 ALK、ROS 和 MET 激酶活性异常的肺癌患者中有临床疗效。

MET 基因高水平扩增、高表达可以考虑使用卡马替尼、特泊替尼、卡博替尼

（cabozantinib）、赛沃替尼（savolitinib，原称沃利替尼）、克唑替尼。

赛沃替尼是特异性靶向 MET 激酶的小分子抑制剂，可选择性抑制 MET 激酶的磷酸化，对 METex14 跳变的肿瘤细胞增殖有明显的抑制作用，在中国获批治疗 METex14 跳变的局部晚期或转移性的 NSCLC。

二、RET 重排

转染重排（rearranged during transfection, RET）基因是一种能促进癌细胞增殖和存活的原癌基因，由人染色体 10q11.2 上的 RET 基因编码，是一种酪氨酸激酶的受体。它是在向 3T3 细胞转染人淋巴瘤细胞过程中被发现的。正常情况下，在多种神经细胞、甲状腺细胞、肾上腺髓细胞、泌尿生殖细胞中均有表达。RET 基因的激活突变，编码蛋白活化后可激活下游的信号通路（包含 RAS、MAPK、ERK、PI3K、AKT 等），导致细胞增殖、迁移和分化，从而导致肺癌、甲状腺癌等多种恶性肿瘤发生[12]。主要变异形式为基因重排。目前发现共有 4 个 RET 基因的融合伴侣基因，分别是 KIF5B、CCDC6、TRIM33 和 NCOA4，其中 KIF5B 是最主要的融合基因。

RET 在 NSCLC 中的发生率为 1%~2%[13]，较为常见的融合形式是 KIF5B，其在 RET 融合中占比约为 62%。RET 融合阳性 NSCLC 患者的临床特征：通常较年轻，且多数不吸烟或轻度吸烟；多发生于肺腺癌。RET 基因融合的检测方式主要有 RT-PCR、FISH、IHC、NGS。后者尤其是基于 RNA 的 NGS 方法更适合于融合检测。RET 融合通常与 EGFR、ROS1、BRAF、ALK 变异和 METex14 跳跃突变相排斥。

在靶向药物出现之前，RET 融合阳性肺腺癌患者治疗以含培美曲塞的方案化疗为主。ORR 为 26%~50%，中位 PFS 为 5~9 个月。RET 融合的患者对免疫治疗获益有限。

多种多激酶抑制剂（multi-kinase inhibitor, MKI）对 RET 靶点具有一定抑制作用。卡博替尼对 RET、ROS1、VEGFR2（血管内皮生长因子受体 2）等靶点都具有抑制作用。凡德他尼也是一种 MKI，对 RET、EGFR、VEGFR 等靶点均具有活性。卡博替尼、凡德他尼等 MKI 在 RET 融合阳性 NSCLC 患者中，ORR 为 28%~53%，PFS 为 2.2~5.5 个月。不良事件（adverse event, AE）发生率较高，最常见的 3 级治疗相关 AE 是无症状脂肪酶升高，丙氨酸氨基转移酶、天冬氨酸氨基转移酶和血小板减少，以及低磷血症。

选择性 RET 抑制剂包括：①普拉替尼（BLU-667, pralsetinib），是一种强效的高选择性 RET 抑制剂，可以强效抑制 RET M918T 突变、CCDC6-RET 融合和 RET V804L/M 基因耐药突变，比 MKI 具有更强的 RET 抑制作用和更高的选择性。②塞尔帕替尼（LOXO-292, selpercatinib），同样是一种选择性 RET 抑制剂，可以抑制多种 RET 融合、活化突变和获得性耐药突变，且具有高选择性和中枢神经系统的良好穿透性。

NCCN 指南指出：RET 重排患者一线治疗 / 后续治疗推荐凡德他尼、卡博替尼、普拉替尼和塞尔帕替尼。

三、 BRAF 基因突变

v-Raf 小鼠肉瘤病毒致癌基因同源物 B（v-Raf murine sarcoma viral oncogene homolog B, BRAF）是一种原癌基因，位于人类染色体 7q34，编码 RAS-RAF-MEK-ERK 信号通路中 RAS 蛋白下游的丝氨酸 / 苏氨酸蛋白激酶。BRAF 是典型 MAP/ERK 信号通路的一部分，突变后激活导致 MAP/ERK 通路的信号不受调控，从而出现多种生物学事件。突变主要发生于编码激活区的外显子 15 上，其中约 92% 位于第 1799 位核苷酸上（1799 T ＞ A），导致其编码的谷氨酸被缬氨酸取代（V600E）。除了结直肠癌外，BRAF 在恶性黑色素瘤、甲状腺癌、肺癌、肝癌及胰腺癌等中均存在不同比例的突变。最常见的突变位点为 BRAF-V600E，约占 BRAF 突变的 50%。NSCLC 患者中 BRAF 还有其他类型突变，但对治疗选择的影响目前尚不清楚。

BRAF 基因突变在肺癌中的发生率为 1%~5%。BRAF-V600E 基因突变多见于非吸烟史患者，与患者的性别、年龄、组织学类型及分化程度等无关。RT-PCR、桑格测序和 NGS 是检测 BRAF 突变状态最常用的方法。

对于 BRAF-V600E 突变患者，化疗（例如，卡铂 / 紫杉醇）疗效有限，对 ICI 的缓解率为 25%~33%，中位 PFS 为 3.7~4.1 个月[14]。

达拉非尼 + 曲美替尼（D+T）是当前最佳治疗选择。达拉非尼（dabrafenib）抑制 BRAF V600E 突变；曲美替尼（trametinib）抑制 MEK，抑制 BRAF 信号的下游 MEK 1/2 环节。D+T 方案 NCCN 指南一线推荐（其他治疗后二线推荐），CSCO 指南Ⅲ级推荐。ORR 为 64%，mPFS 为 10.9 个月，69% 患者有一个或多个 3 或 4 级不良事件，包括 GPT 升高、GOT 升高、发热和射血分数降低等。NCCN 指南的其他推荐（D+T 无法耐受）包括：维罗非尼、达拉非尼单药。BRAF 其他突变类型目前没有特殊的靶向治疗药物。

四、KRAS 基因突变

KRAS 位于 12 号染色体短臂上，是 RAS 家族的一个原癌基因。KARS 基因编码一种具有 GTP 酶的 G 蛋白，它属于 RAS 超蛋白家族，是 MAP/ERK 通路的一部分。该家族还包含 HRAS、NRAS 等，在细胞内信号传导通路中起重要作用。在 RAS 基因家族中，KRAS 基因与人类肿瘤的发生发展关系最为密切，且与抗肿瘤药物疗效相关。KRAS 基因突变后，KRAS 蛋白持续保持活化，并与 GTP 持续结合，导致下游的信号通路异常活跃，从而促进细胞的生长与增殖，最终导致细胞持续增生。KRAS 基因突变主要集中在第 12、13 及 61 号密码子位置，其中第 12 号密码子位置的突变占到 80% 以上，包括 G12A、G12C、G12D、G12R、G12S 及 G12V。KRAS G12C（第 12 位的甘氨酸变成半胱氨酸）突变占所有 KRAS 突变的 12%。

KRAS 突变在 NSCLC 中大约占 13%，北美人口肺腺癌患者 KRAS 基因突变发生率约为 25%[15]，在结直肠癌中发生率为 3%~5%，在其他实体瘤中为 1%~2%。KRAS G12C 在中国癌症患者群体中的总体突变率较低（2.4%），在肺癌中为 4.3%。NSCLC 患者 KRAS 变异与吸烟史相关，与 KRAS 野生型患者相比，突变携带者生存期较短，预后不良。KRAS 是 EGFR 信号通路的下游节点，如果 KRAS 发生突变，则针对 EGFR 的抑制剂，如吉非替尼（gefitinb）往往无效。所以，使用针对 EGFR 的靶向药物治疗前，建议检测 KRAS 的突变状态。

目前一线治疗 KRAS 基因突变的晚期 NSCLC 药物，主要是全身化疗。对于 KRAS G12C 突变阳性患者，NCCN 指南 2A 类推荐 sotorasib（AMG510）作为含铂化疗免疫治疗期间或之后进展患者的后续治疗选择。另外，KRAS 基因突变还可以考虑使用的靶向药物包含曲美替尼、司美替尼、MEK162，这三类药物属于 MEK 抑制剂，数据尚欠充分。

研究显示，对于 KRAS 突变型肺癌，PD-1/PD-L1 抑制剂有一定疗效。可能机制为：① KRAS 突变型 NSCLC 为与吸烟有关的肺癌，常是高 TMB；②这些肿瘤常有大量的 T 细胞浸润；③ KRAS 突变型肺腺癌具有较高 PD-L1 表达。在 CheckMate057 中，KRAS 突变亚组纳武单抗治疗组 OS 获益最长[16]。

五、NTRK1/2/3 基因融合

神经营养因子酪氨酸受体激酶（neurotrophin tyrosine receptor kinase, NTRK）是编码 TRK 的基因，有 NTRK1、NTRK2、NTRK3 三位家族兄弟，分别位于染色体 1q22、9q21、15q25 不同区段，对应编码的蛋白称为 TRKA、TRKB 和 TRKC，这些蛋白通常在神经组织中表达。伙伴基因与 NTRK 基因发生融合后，导致 3 个 TRK 受体结构激活，引发信号级联反应，从而驱动促进 TRK 融合肿瘤的扩散和生长。通常不会与其他致癌驱动因素重叠，如 EGFR、ALK 或 ROS1。

NTRK 基因融合可见于多种实体肿瘤，在一些罕见肿瘤中频繁发生，在乳腺癌、甲状腺癌、结直肠癌等常见肿瘤中也占有一定比例。总体来说，肺癌 NTRK 融合突变阳性率较低，约为 0.2%。中国人群肺癌 NTRK 融合突变阳性率较低，约为 0.04%。检测方法：可以使用多种方法检测 NTRK1/2/3 基因融合，包括 FISH、IHC、PCR 和 NGS，但可能会出现假阴性。基于 DNA 的 NGS 可能对 NTRK1 和 NTRK3 融合检测不足，已开发出 NTRK1、NTRK2、NTRK3 单个和组合断裂探针，特别适合于伙伴基因众多的 NTRK 检测。

NTRK 基因融合治疗药物大致分为两类，一种是较为广谱的酪氨酸激酶抑制剂，这类能同时抑制多种激酶的 TKI 药物包括恩曲替尼（entrectinib）、克唑替尼（crizotinib）、卡博替尼（cabozantinib）、来他替尼（lestaurtinib）、阿替拉替尼（altiratinib）、福瑞替尼（foretinib）、帕纳替尼（ponatinib）、尼达尼布（nintedanib）、梅沙替尼（merestinib）、MGCD516、PLX7486、DS-6051b 和 TSR-011，都对 TRK 有抑制效果。目前大多数药物数据不充分或者抑制效力低。另一类药物则能特异性抑制 TRK，拉罗替尼（larotrectinib）为第一代 TRK 抑制剂，已被批准上市；第二代 TRK 抑制剂如 LOXO-195、TPX-0005、ONO-5390556 等药物，在体外研究中也显示出良好活性。拉罗替尼耐药后，未来的 TRK 抑制剂也更值得期待。

目前 NCCN 推荐一线或后线使用拉罗替尼、恩曲替尼治疗 NTRK1/2/3 基因融合。拉罗替尼是一种口服 TKI，可抑制 TRK 融合蛋白，适用于患有不可切除或转移性疾病的各种实体肿瘤，被认为是一种与年龄和肿瘤种类无关的治疗方法。研究显示，拉罗替尼总有效率为 75%，少数患者有 3 到 4 级不良事件。恩曲替尼是一种口服 TKI，可抑制几种酪氨酸激酶，包括 ROS1 和 NTRK 基因融合。与拉罗替尼类似，恩曲替尼也是一种与年龄和肿瘤无关的治疗方法。恩曲替尼的总有效率为 70%，颅内有效率为 67%，3 到 4 级不良事件包括贫血和体重增加、GOT 升高、GPT 升高、血尿酸升高、高尿酸血症、神经系统障碍，没有治疗相关死亡的报告。

对于 NTRK 基因融合患者，也推荐其他全身治疗方案（在某些情况下有用）作为一线治疗选择；与转移性 NSCLC 患者相同的初始全身方案也可以使用（如卡铂 / 紫杉醇）。

第四节　靶向药物不良反应及处理

目前已有多种分子靶向药物应用于 NSCLC 的临床实践中，越来越多的靶向新药在我国上市，靶向药物在 NSCLC 中的显著疗效使众多肺癌患者从中获益。靶向药物凭借低毒高效的特性使得靶向治疗的应用越来越广泛。但这并不意味着靶向药物的不良反应可以忽视，它仍然会引起各种毒副作用，影响患者的生存质量，一些患者因严重的不良反应而停止了治疗。本文以 NSCLC 最为常见的 EGFR/ALK 抑制剂等小分子靶向药物为主，介绍这类靶向药物的最常见不良反应及应对策略。

一、皮疹

（一）临床表现

研究显示，接受 EGFR 抑制剂治疗的患者皮疹的发生率为 66%~80%[17]，EGFR-TKI 所致的皮疹包括痤疮样皮疹、斑丘疹，多在靶向药物治疗后 1~2 周发生，多出现在面部、肩背部和胸部 V 形区等部位，面部皮疹以鼻部、面颊、前额、下颌部较多。严重时下肢也可受累甚至遍及全身，多伴有瘙痒和皮肤干燥，严重者可合并感染、化脓。

（二）分级

1 级：丘疹和 / 或脓疱覆盖小于 10% 体表面积（body surface area, BSA），伴或不伴瘙痒和触痛。

2 级：丘疹和 / 或脓疱覆盖 10%~30% BSA，伴或不伴有瘙痒和触痛；伴心理影响；日常生活中工具使用受限；丘疹和 / 或脓疱覆盖大于 30% BSA，伴或不伴轻度症状。

3 级：丘疹和 / 或脓疱覆盖大于 30% BSA，伴中度或重度症状；生活自理受限；伴局部超感染，需要局部抗生素治疗。

4 级：威胁生命；丘疹和 / 或脓疱累及任意体表范围，伴或不伴有瘙痒或触痛，与广泛超感染有关，需要静脉抗生素治疗。

5 级：死亡。

（三）预防与治疗

皮疹与普通痤疮有区别，部分非处方药类的痤疮治疗药物缺乏疗效；注意防晒，使用防晒系数 SPF 大于等于 30 的广谱防晒用品；每天保持皮肤的清洁与湿润，使用保湿润肤霜每日 2~3 次，温水洗浴后适当涂抹保湿乳霜，避免水温过热。

治疗可局部外用氢化可的松软膏、克林霉素凝胶、夫西地酸软膏等；如伴瘙痒，则局部可使用含清凉剂（如薄荷）的外用产品。全身治疗痤疮样皮疹 1 级时，可使用 1%~2% 的红霉素，治疗 2 级痤疮样皮疹时可口服土霉素。如伴有瘙痒时，则可使用的抗组胺药包括：左西替利嗪、氯雷他定、苯海拉明、非索非那定。重度瘙痒者可使用 γ-氨基丁酸受体激动剂，如加巴喷丁或普瑞巴林。

二、口腔黏膜炎

（一）临床表现

常在用药开始第 13~19 天出现，口腔黏膜出现红斑、水肿、糜烂，进一步形成点状、片状溃疡，可波及上下唇、双颊、舌、口底黏膜。溃疡表现：覆盖伪膜、渗血，引起疼痛、吞咽困难、味觉异常等。

（二）分级

1级：无症状或轻微症状，无须治疗。

2级：中度疼痛或溃疡，不影响经口进食，需调整饮食。

3级：严重疼痛，影响经口进食。

4级：危及生命，需紧急治疗。

5级：死亡。

（三）预防与治疗

注意口腔卫生，完成日常个性化的口腔卫生维护，包括口腔保健品（牙刷、牙膏、牙线、牙缝刷、冲牙器）的选择及使用；保证每日均衡营养及水的摄入；禁烟酒，禁含有酒精的含漱液；唇部干燥时可使用无刺激性的油膏；疼痛影响进食，可在进食前使用利多卡因溶液或利多卡因凝胶等止痛；必要时全身用药，肠外营养等。

EGFR-TKI所致的口腔黏膜炎，其临床处理原则及目的为：控制疼痛，覆盖溃疡面，使其尽早愈合；保持口腔清洁，减少多重感染；阻止口腔黏膜炎发展为3级或4级。国外指南或文献对口腔黏膜炎的管理措施和用药推荐：1、2级，餐后可使用苄达明含漱液，可使用帕利夫明；3级，如严重疼痛影响生存质量，可局部给予2%吗啡含漱剂、0.5%多塞平含漱剂。

三、甲沟炎

（一）临床表现

甲沟炎发生率为14%~32%，可进一步引起脱甲等指甲病变。指甲改变多出现在EGFR-TKI初始治疗后4~8周，可发生于任何指甲或脚指甲，通常由指（趾）甲根部的边缘开始出现红肿、疼痛，之后两侧甲沟逐渐有发炎、溃疡，出现化脓性肉芽组织等症状，使指（趾）甲内嵌，造成患者活动不便。

（二）分级

1级：甲沟肿胀或红斑；甲周皮肤受损。

2级：需要局部治疗；需要口服给药；甲沟肿胀或红斑伴痛；甲板分离或脱落；日常生活中工具使用受限。

3 级：需要手术治疗；需要静脉抗生素治疗；日常生活自理能力受限。

（三）预防与治疗

如何防治：保持手部和足部的皮肤干燥，不要将手和脚浸泡在肥皂水中，经常使用润肤霜；避免指甲受伤；穿鞋前确保脚部干燥；修剪指甲时要小心；戴棉手套；穿宽松、舒适、透气的鞋子保护趾甲；避免皮肤受刺激，坚持温水沐足后涂抹润肤霜，可预防足部皮疹的发生；治疗足癣等原发疾病。常用治疗：在医生指导下，使用复方新霉素软膏、夫西地酸、莫匹罗星及白醋浸泡（1:1 白醋与水的混合液，每天 15 分钟）；外用碘酊；必要时拔甲，停药。

四、腹泻

（一）临床表现

多发生于二代 TKI，如阿法替尼、达克替尼。主要为大便次数明显增多和大便性状的改变。通常，腹泻时的大便性状可表现为稀便、水样便、黏脓便或脓血便。严重腹泻时，患者可出现口渴、皮肤黏膜弹性变差等脱水症状，少数患者还会伴有明显中毒症状（烦躁、精神萎靡、嗜睡、面色苍白、高热或体温不升、外周白细胞计数明显增高等）表现。

（二）分级

1 级：与基线相比，大便次数增加至每天小于 4 次。

2 级：与基线相比，大便次数增加至每天 4 次到 6 次，日常生活中工具使用受限。

3 级：与基线相比，大便次数增加每天大于等于 7 次；需要住院治疗；日常生活中自理能力受限。

4 级：危及生命；需要紧急治疗。

5 级：死亡。

（三）预防与治疗

清淡饮食，避免辛辣、油腻、奶制品食物；密切观察，避免脱水（脱水时可有口干、皮肤黏膜弹性变差、少尿等表现）；停用软便剂，每天饮 1~1.5 L 等渗液体或补液；腹泻物含有大量有害细菌，会导致皮肤损伤、疼痛，可用温水清洁肛门附近区域，去除有害细菌。

1、2 级腹泻，使用洛哌丁胺、益生菌和蒙脱石散。洛哌丁胺从 4 mg 开始（2 片），在此之后，每次腹泻后或每隔 4 h 服用 2 mg（1 片）（最高剂量 16 mg/d），直到排便停止达 12 h 为止。

3 级以上腹泻，暂停 TKI 药物，使用洛哌丁胺（最高剂量 16 mg/d）、益生菌和蒙脱石散，加用可待因，必要时加用抗生素治疗，严重时亦可考虑生长抑素及最佳支持治疗。

五、肝损伤

（一）临床表现

除第二代 EGFR-TKI 阿法替尼，多数 EGFR-TKI 主要通过肝脏酶系代谢，需注意其肝脏毒性。通常无特异性，部分患者可有乏力、食欲减退、厌油、肝区胀痛及上腹部不适等消化道症状。淤胆明显者可有全身皮肤黄染、大便颜色变浅和瘙痒等。少数患者可有发热、皮疹、嗜酸性粒细胞增多甚至关节酸痛等过敏表现，还可能伴有其他肝外器官损伤的表现。

（二）分级

1 级（轻度肝损伤）：血清 GPT 和 / 或 ALP 呈可恢复性升高，总胆红素（total bilirubin, TBIL）小于 2.5 × ULN（upper limit of normal, 正常值上限）（2.5 mg/dL 或 42.75 μmol/L），且国际标准化比值（international normalized ratio, INR）小于 1.5。多数患者可适应。可有或无乏力、虚弱、恶心、厌食、右上腹痛、黄疸、瘙痒、皮疹或体重减轻等症状。

2 级（中度肝损伤）：血清 GPT 和 / 或 ALP 升高，TBIL 大于等于 2.5 × ULN，或虽无 TBil 升高但 INR 大于等于 1.5。上述症状可有加重。

3 级（重度肝损伤）：血清 GPT 和 / 或 ALP 升高，TBIL 大于等于 5 × ULN（5 mg/dL 或 85.5 μmol/L），伴或不伴 INR 大于等于 1.5。患者症状进一步加重，需要住院治疗，或住院时间延长。

4 级（急性肝功能衰竭）：血清 GPT 和 / 或 ALP 水平升高，TBIL 大于等于 10 × ULN（10 mg/dL 或 171 μmol/L）或每日上升大于等于 1.0 mg/dL（17.1 μmol/L），INR 大于等于 2.0，可同时出现腹水或肝性脑病，或与药物性肝损伤相关的其他器官功能衰竭。

5 级（致命）：因药物性肝损伤死亡，或需接受肝移植才能存活。

（三）预防与治疗

预防：有肝病病史患者，谨慎选用吉非替尼；联合使用抑制 CYP3A4 酶的药物时应对靶向药物剂量进行调整,患者就医时应将自己在服的所有药物跟医生说明;用药后,严密监测肝损伤的发生,定期做肝脏生化学检测,定期抽血化验。

美国 FDA 在药物临床试验中建议的停药标准可作为临床停药的参考。出现下列情况之一建议应考虑停用 EGFR-TKI: ①血清 GPT 或 GOT 大于 $8 \times$ ULN; ② GPT 或 GOT 大于 $5 \times$ ULN,持续 2 周; ③ GPT 或 GOT 大于 $3 \times$ ULN,且 TBIL 大于 $2 \times$ ULN 或 INR 大于 1.5; ④ GPT 或 GOT 大于 $3 \times$ ULN,伴逐渐加重的疲劳、恶心、呕吐、右上腹疼痛或压痛、发热、皮疹和(或)嗜酸性粒细胞增多(> 5%)。

药物治疗:

（1）重型成人患者可选用 N- 乙酰半胱氨酸,临床越早应用效果越好。

（2）糖皮质激素应仅限用于超敏或自身免疫征象明显,且停用 EGFR-TKI 后生化指标改善不明显甚或继续恶化的患者。

（3）异甘草酸镁可用于治疗 GPT 明显升高的急性肝细胞型或混合型肝损伤。

（4）有经验表明,轻 - 中度肝细胞损伤型和混合型药物性肝损伤,炎症较重者可试用双环醇和甘草酸制剂。胆汁淤积型药物性肝损伤可选用熊去氧胆酸。

六、间质性肺炎

（一）临床表现

常以咳嗽(以干咳为主)起病,伴有或不伴有渐进性加重的呼吸困难和发热。咳嗽:82%~90% 的患者有不同程度的干咳或少量黏痰;呼吸困难:多数患者表现为隐匿起病,渐进性,活动后呼吸困难;发热:以低热更为常见,容易与肺部感染相混淆。通常没有肺外表现,但可有一些伴随症状,如食欲减退、消瘦、乏力等。

（二）分级

1 级:无症状,仅影像学改变(小于 25%)。

2 级:有症状,工具性活动受限,影像学改变 25%~50%。

3 级:症状显著,自理活动受限,影像学改变 50%~75%。

4 级:症状比较严重,危及生命,影像学改变大于 75%。

（三）预防与治疗

治疗期间加强呼吸功能的监测和影像学检查,做到早发现、早治疗。出现间质性肺炎立即就医,停用致病药物(EGFR-TKI),支持治疗,吸氧,使用糖皮质激素进行经验性治疗。

具体处理措施:

(1)临床上一旦发生或怀疑间质性肺炎时,应立即停止 EGFR-TKI;若有引起或加重间质性肺炎的合并用药(如博来霉素、胺碘酮等),可换用其他无影响的药物。

(2)对于确诊或高度怀疑 EGFR-TKI 相关性间质性肺炎的患者,应立即开始以糖皮质激素治疗,并注意补充钙及维生素 D,监测血糖,预防消化道出血:①1 级:密切监测症状体征和血液学检查,一旦恶化按 2 级到 4 级治疗;②2 级:起始泼尼松龙 0.5~1.0 mg/(kg·d)或等效药物,持续 2~4 周症状体征恢复后缓慢减量,总疗程至少 6 周;③3 级:起始泼尼松龙 1.0~2.0 mg/(kg·d)或等效药物,持续 2~4 周症状体征恢复后缓慢减量,总疗程至少 8 周;④4 级:甲泼尼龙 500~1000 mg/d 冲击治疗,3 天后泼尼松龙 1.0~2.0 mg/(kg·d),持续 2~4 周症状体征恢复后缓慢减量,总疗程至少 8~10 周。

(3)经验性抗生素抗感染治疗(按需或根据微生物学检查结果选择敏感抗感染药物)。

(4)氧疗。

参考文献

[1]PARK K, TAN E H, O'BYRNE K, et al. Afatinib versus gefitinib as first-line treatment of patients with EGFR mutation-positive non-small-cell lung cancer(LUX-Lung 7):a phase 2B, open-label, randomised controlled trial[J]. Lancet Oncology, 2016, 17(5):577-589.

[2]PAZ-ARES L, TAN E H, O'BYRNE K, et al. Afatinib versus gefitinib in patients with EGFR mutation-positive advanced non-small-cell lung cancer: overall survival data from the phase IIb LUX-Lung 7 trial[J]. Annals of Oncology, 2017, 28(2):270-277.

[3]NIEDERST M J, GARCIA A R, PIOTROWSKA Z, et al. The allelic context of the C797S mutation acquired upon treatment with third-generation EGFR inhibitors impacts sensitivity to subsequent treatment strategies[J]. Clinical Cancer Research, 2015, 21(17):3924-3933.

[4]SOLOMON B, VARELLA-GARCIA M, CAMIDGE D R. ALK gene rearrangements a new therapeutic target in a molecularly defined subset of non-small cell lung cancer[J]. Journal of Thoracic Oncology, 2009, 4(12):1450-1454.

[5]OU S H, JANNE P A, BARTLETT C H, et al. Clinical benefit of continuing ALK inhibition with crizotinib beyond initial disease progression in patients with advanced ALK-positive NSCLC[J].

Annals of Oncology, 2014, 25（2）: 415–422.

［6］YANG Y P, ZHOU J Y, et al. Efficacy, safety, and biomarker analysis of ensartinib in crizotinib-resistant, ALK–positive non–small–cell lung cancer: a multicentre, phase 2 trial［J］. Lancet Respiratory Medicine, 2020, 8（1）: 45–53.

［7］SOLOMON B J, BESSE B, BAUER T M, et al. Lorlatinib in patients with ALK–positive non–small–cell lung cancer: results from a global phase 2 study［J］. Lancet Oncology, 2018, 19（12）: 1654–1667.

［8］SHAW A T, SOLOMON B J, BESSE B, et al. ALK resistance mutations and efficacy of lorlatinib in advanced anaplastic lymphoma kinase–positive non–small–cell lung cancer［J］. Journal of Clinical Oncology, 2019, 37（16）: 1370–1379.

［9］ZHANG C, LI S L, NIE Q, et al. Neoadjuvant crizotinib in resectable locally advanced non–small cell lung cancer with ALK rearrangement［J］. Journal of Thoracic Oncology, 2019, 14（4）: 726–731.

［10］COOPER CS, PARK M, BLAIR DG, et al. Molecular cloning of a new trans forming gene from a chemically transformed human cell line［J］. Nature, 1984, 311: 29–33.

［11］VUONG H G, HO A T N, ALTIBI A M A, et al. Clinicopathological implications of MET exon 14 mutations in non–small cell lung cancer: a systematic review and meta–analysis［J］. Lung Cancer, 2018, 123: 76–82.

［12］KOHNO T, TSUTA K, TSUCHIHARA K, et al. RET fusion gene: translation to personalized lung cancer therapy［J］. Cancer Science, 2013, 104: 1396–1400.

［13］GAINOR J F, SHAW A T. Novel targets in non–small cell lung cancer: ROS1 and RET fusions［J］. Oncologist, 2013, 18: 865–875.

［14］DUDNIK E, PELED N, NECHUSHTAN H, et al. BRAF mutant lung cancer: programmed death ligand 1 expression, tumor mutational burden, microsatellite instability status, and response to immune check–point inhibitors［J］. Journal of Thoracic Oncology, 2018, 13: 1128–1137.

［15］SLEBOS R J, HRUBAN R H, DALESIO O, et al. Relationship between K–ras oncogene activation and smoking in adenocarcinoma of the human lung［J］. Journal of the National Cancer Institute, 1991, 83: 1024–1027.

［16］HOSSEIN B, LUIS P, LEORA H, et al. Nivolumab versus docetaxel in advanced nonsquamous non–small–cell lung cancer［J］. The New England Journal of Medicine, 2015, 373: 1627–1639.

［17］CHMIELINSKA J J, KRAMER J H, MAK I, et al. Substance P receptor blocker, aprepitant, inhibited cutaneous and other neurogenic inflammation side effects of the EGFR1–TKI, erlotinib［J］. Molecular and Cellular Biochemistry, 2020, 465（1）: 175–185.

第十章 免疫治疗

第一节 肺癌免疫治疗的理论基础

肺癌作为全球癌症首位致死病因，五年生存率仍然不高。近些年来，免疫治疗已改变肺癌的治疗模式，其中以"免疫检查点抑制剂"和"过继细胞治疗"为代表的免疫治疗逐步登上了肿瘤治疗的舞台。

一、免疫治疗的概念

肿瘤免疫治疗是通过单克隆抗体、细胞因子及靶向肿瘤微环境类等药物，改变效应细胞的数目和功能，激活免疫系统功能，以提高其预防肿瘤复发、控制肿瘤进展和杀伤肿瘤细胞的能力。根据其治疗方式，免疫治疗可分为主动免疫治疗和被动免疫治疗，主要包括疫苗、单抗类药物、细胞因子、免疫检查点抑制剂和（ICI）过继细胞治疗等。

二、人体的免疫细胞及作用

T 淋巴细胞在构成适应性免疫应答过程中起着至关重要的作用，肿瘤浸润淋巴细胞（tumor infiltrating lymphocytes, TIL）已被证实在肿瘤的发生发展过程中起着促进或抗肿瘤作用。TIL 可通过 T 细胞受体（T cell receptor, TCR）靶向肿瘤特异性抗原并产生抗肿瘤效应，具有多克隆性、识别新抗原、克服肿瘤异质性且不需要额外维持治疗就可形成免疫记忆等特性。TIL 的密度与进展期非小细胞肺癌（NSCLC）患者接受 ICI 的疗效呈正相关[1]。

B 淋巴细胞是一类专职抗原提呈细胞，其表面 B 细胞受体（B cell receptor, BCR）结合可溶性抗原内吞、加工后，以抗原肽、主要组织相容性复合体（major histocompatibility complex, MHC）Ⅱ类分子复合物的形式提呈给 CD4$^+$T 细胞，活化的 B 细胞产生大量细胞因子，参与免疫调节、炎症反应及造血。高 B 细胞浸润的肺癌患者预后较好[2]。

树突状细胞（dendritic cell, DC）作为专职抗原提呈细胞，聚集在淋巴结组织和非淋巴结组织器官，能够处理和提呈抗原至 MHC-Ⅰ类和Ⅱ类分子。在肺癌组织中，DC 根据表型可分为 pDC（CD23⁺）、CD141⁺DC 和 CD1c⁺DC，pDC 通过分泌Ⅰ型 IFN-g 增强抗肿瘤免疫反应，CD141⁺DC 和 CD1c⁺DC 参与初始 T 细胞的活化[3]。

自然杀伤细胞(natural killer cell, NK)作为固有免疫系统杀伤细胞，可识别肿瘤细胞、病毒感染细胞、自身组织细胞、寄生虫等[4]，对抑制肿瘤的发生、发展和转移起着重要作用，且不受 MHC 分子限制，NK 细胞功能的失活将促进肿瘤进展。

三、肺癌免疫微环境

肿瘤微环境（tumor microenvironment, TME）与肿瘤的发生、浸润和转移存在密切联系，TME 主要由肿瘤细胞、免疫细胞、基质细胞、血管、神经、细胞因子和细胞代谢产物等构成。免疫细胞根据其免疫调节功能分为免疫抑制性细胞和免疫效应细胞，在 TME 中起到促肿瘤和抗肿瘤的作用（图 10-1）。免疫抑制性细胞主要包括髓源性抑制细胞（myeloid-derived suppressor cell, MDSC）、肿瘤相关成纤维细胞（cancer-associated fibroblast, CAF）、肿瘤相关巨噬细胞（tumor-associated macrophage, TAM）和调节性 T 细胞（regulatory T cell, Treg）等。MDSC 和 CAF 已被证明可促进肿瘤生长和介导化疗耐药性，并参与肺癌的免疫抑制，与不良预后、淋巴结转移和高复发风险相关[5-6]。TAM 根据表型和功能分为 M1（活化后具有促炎、抗肿瘤功能）和 M2（具有促血管生成、免疫抑制和促肿瘤活性），通过调控 M2 向 M1 极化将产生抗肿瘤作用[7]。Treg 被认为是一类具有免疫抑制功能的 CD4⁺T 细胞，已被证实参与肺癌的进展和转移，与不良预后相关。总之，TME 中聚集了大量免疫抑制性细胞和其分泌的细胞因子如 IL-6、IL-10、TGF-β 等，进而在直接或者间接抑制免疫效应细胞功能的同时促进肿瘤进展。肺癌重编程微环境通过诱导炎症、血管生成、调节免疫和抑制治疗相关的反应促进肺癌进展和转移[7]。因此，重塑肿瘤微环境，改变免疫耐受状态和激活效应细胞功能是抗肿瘤研究的方向之一。

肿瘤微环境中的免疫细胞根据对肿瘤的影响分为两类：抗肿瘤作用的免疫细胞主要包括 NK 细胞、DC、T 细胞等；促肿瘤作用的免疫细胞主要包括 CAF、MDSC、TAM 和 Treg 等。

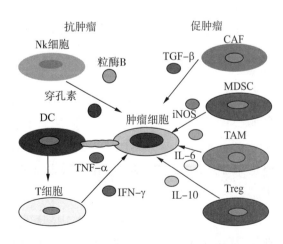

图 10-1 TME 中免疫效应细胞和免疫抑制性细胞

它们通过分泌大量的细胞因子抑制免疫效应细胞功能，从而直接或间接促进肿瘤进展。

四、当前治疗手段的免疫调节作用及局限性

肺癌的传统治疗手段主要包括手术治疗、化学药物治疗、放射治疗和靶向药物治疗。手术治疗主要适用于早期肿瘤患者，化疗、放疗主要用于中晚期、术后辅助治疗或新辅助治疗，驱动基因阳性患者可受益于靶向药物；部分化疗药物具有一定的免疫调节作用，已经证实肿瘤患者体内免疫效应细胞的功能同化疗疗效呈正相关；放射治疗的远隔效应主要是由免疫效应介导的抗肿瘤作用引起的，然而放疗同样可上调肿瘤细胞或抗原呈递细胞表面抑制性配体的表达而诱发免疫逃逸。基于此，化疗或者放射治疗联合免疫治疗将产生优势互补、协同的抗肿瘤作用。此外，靶向药物如抗血管生成药物能促使肿瘤部位的血管正常化，增加淋巴细胞浸润，提高 ICI 的抗肿瘤疗效。

五、免疫治疗主要手段及其基本原理

（一）免疫检查点治疗

在肿瘤或者慢性感染患者体内，由于抗原的持续刺激导致 T 细胞持续活化，多种免疫抑制性分子上调将诱发 T 细胞耗竭，然而 T 细胞耗竭可通过调控抑制性信号通路而得到逆转。免疫检查点中的 PD-1 表达在 T 细胞表面，通过其配体 PD-L1/PD-L2 相互作用抑制自身免疫[8]，因此，阻断 PD-1/PD-L1 信号通路将增强 T 细胞的抗肿瘤功能。细胞毒性 T 淋巴细胞相关抗原 4（cytotoxic T lymphocyte-associated antigen-4, CTLA-4）被认为是另一个免疫检查点，可下调免疫反应[9]，阻断 CTLA-4 将增强 T 细胞的抗肿瘤免疫反应。此外，联合应用 PD-1 和 CTLA-4 单抗将产生协同的抗肿瘤免疫反应。其他免疫抑制性分子如 TIM-3、LAG3、CD160、TIGIT、BTLA 等也被认为是免疫检查点，阻断这些靶点同样具有恢复 T 细胞抗肿瘤功能的作用。

（二）细胞治疗

细胞治疗产品主要包括非基因编辑类细胞产品如 TIL、细胞因子诱导的 NK 和 NKT 细胞等，以及基因编辑类产品如 TCR-T 细胞、嵌合抗原受体修饰 T 细胞（chimeric antigen receptor T cell, CAR-T cell）和基因编辑的 NK 细胞等。目前研究领域的热点主要是基因编辑类细胞产品，因此下面将重点阐述基因编辑类细胞产品的基本原理和应用前景。

TCR 基因工程化 T 细胞通过基因编辑赋予普通 T 细胞特异性 TCR，从而特异性识别并杀伤表达抗原的肿瘤细胞，且存在抗原播散，进一步诱导肿瘤消退。NY-ESO-1-

TCR-T 细胞在晚期肺癌治疗中初步显示了一定的疗效[10]。STAR-T（synthetic T cell receptor and antigen receptor）整合了 CAR-T 和 TCR-T 技术的优势，比传统的 CAR-T 细胞展示更好的肿瘤浸润性和抗原敏感性，疗效优于 CAR-T 细胞。STAR-T 细胞具有类似天然 TCR 样信号传导所赋予的特性[11]。

CAR-T 细胞是通过基因编辑和病毒感染技术使 T 细胞表达包含抗原识别序列及 T 细胞活化信号的 CAR 结构，CAR-T 细胞依赖于 CAR 特异性识别抗原的能力，抗原识别同时能有效刺激 T 细胞的活化和大量扩增，并分泌效应分子如 IL-2、IFN-γ 等，进而诱导肿瘤细胞的凋亡[12]。CD19 CAR-T 细胞已被欧美等国家批准用于复发/难治性特定类型的 B 细胞恶性肿瘤。二代 CAR-T 细胞治疗在实体瘤中的反应率较低，据此，在二代 CAR 结构的基础上优化以提高 CAR-T 细胞在实体瘤中的疗效是肿瘤免疫治疗领域研究的热点，如增加肿瘤部位 CAR-T 细胞的浸润、克服 TME 的免疫抑制或改变 T 细胞抑制性信号通路等[13]。CAR-T 细胞治疗如以 EGFRV Ⅲ 为靶点的 CAR-T 细胞在肺癌模型研究中体内外均具有较好的抗肿瘤能力[14]。基于增强 CAR-T 细胞功能和重塑肿瘤微环境能否提高 CAR-T 细胞治疗在实体瘤中的疗效正处于研究中。此外，由于 CAR 信号的过度激活而导致 CAR-T 细胞耗竭被认为是限制 CAR-T 细胞疗效的重要因素之一，因此动物实验证实短暂地阻断 CAR 信号可以逆转 CAR-T 细胞的耗竭表型，并且向记忆 T 细胞表型转变[15]。同时，通过基因编辑的通用型 CAR-T 细胞也进行了临床研究[16]，通用型 CAR-T 细胞治疗技术的成功将降低生产成本，真正实现 CAR-T 细胞的"现成化、工业化和商业化"。

基于 NK 细胞的疗法可以使用不同的异体细胞来源，这使得"现成"免疫疗法成为可能，副作用减少，生产时间缩短。同时，基因工程化将通过病毒载体转染或非病毒转染技术而增强 NK 细胞在体内的细胞毒性和持久性。据报道，GPC3-CAR-NK 细胞在体内外均可特异性识别并杀伤表达 GPC3 的肝癌细胞株，并且不受实体瘤低氧环境和 TGF-β 的影响，与目前的 CAR-T 细胞治疗相比，CAR-GPC3-NK 细胞治疗可节约大量成本[17]。CAR-NK 细胞治疗复发难治性 B 细胞恶性肿瘤同样具有高效和毒副作用低等优势[18]。此外，诱导多功能干细胞来源的 CAR-NK 细胞具有较强的抗肿瘤作用[19]。

肿瘤疫苗可增强患者体内肿瘤抗原免疫原性，激活患者自身的免疫系统，克服机体免疫耐受，诱导机体细胞免疫和体液免疫应答，从而达到控制或清除肿瘤的目的。利用肿瘤抗原的免疫活性，可设计合成抗原疫苗，对患者进行免疫注射，主要包括新抗原 DC 疫苗、多肽疫苗、DNA 和 RNA 疫苗等。个体化新抗原疫苗已被证实能够有效诱发 T 细胞的抗肿瘤免疫反应，负载新抗原的 DC 疫苗对治疗进展期肺癌显示了初步疗效[20]。肿瘤疫苗为一种新的免疫治疗方法，该方法具有副作用小、多靶点、无癌种限制和免疫记忆等优点。

六、 免疫治疗的联合治疗理论基础

ICI 如 PD-1 单克隆抗体单独应用治疗实体瘤的有效率不足 30%，且其疗效与肿瘤突变负荷、PD-1/PD-L1 表达、微卫星不稳定性和肿瘤浸润淋巴细胞数目等相关，通过放疗/化疗等手段可以改变肿瘤突变负荷和"冷热"肿瘤状态，从而增强 ICI 的疗效。过继回输的细胞到达体内仍受体内免疫抑制性微环境的影响，体外、体内试验证实过继细胞治疗联合 PD-1 单抗将产生协同的抗肿瘤作用。多种 ICI 或者靶向微环境联合应用将提高客观缓解率（ORR）。肿瘤新抗原疫苗联合 PD-1 单抗可有效延长晚期黑色素瘤、膀胱癌、吸烟相关 NSCLC 患者的无疾病进展生存期。

总之，免疫学基础理论研究作为临床转化的前提，其快速发展将为肿瘤患者提供新的治疗策略，并逐渐改变肿瘤的治疗模式。

第二节　肺癌常用免疫治疗药物

免疫治疗被誉为人类最有希望攻克癌症的手段。肿瘤免疫治疗通常包括主动免疫治疗和被动免疫治疗两大类[21]。目前肿瘤免疫疗法主要包括 ICI、联合免疫疗法、过继性 T 细胞疗法和肿瘤疫苗。其中，免疫检查点治疗是解除肿瘤患者的免疫抑制状态以治疗肿瘤的新疗法。在作用机制层面，免疫检查点治疗重新恢复机体免疫平衡，实现免疫正常化[22]，属于肿瘤主动免疫治疗的范畴。

一、 肺癌免疫治疗药物概述

原发性肺癌可分为非小细胞肺癌（NSCLC）和小细胞肺癌（SCLC）两大类。在肺癌治疗领域，目前已经应用到临床肺癌治疗的肿瘤免疫疗法主要为 ICI，涵盖 NSCLC 和 SCLC。联合免疫疗法、过继性 T 细胞疗法和肿瘤疫苗仍处于临床前研究或临床研究阶段。中国原发性肺癌诊疗规范、CSCO 肺癌诊疗指南、NCCN 肺癌临床实践指南、ESMO 肺癌临床实践指南等均对 ICI 给予了充分的肯定。目前，这些应用于肺癌的 ICI 主要包括帕博利珠单抗（pembrolizumab）、纳武利尤单抗（nivolumab）、信迪利单抗（sintilimab）、卡瑞利珠单抗（camrelizumab）、替雷利珠单抗（tislelizumab）、西米普利单抗（cemiplimab-rwlc）等。

ICI，尤其是 PD-1/PD-L1 抗体已成为 EGFR/ 间变性淋巴瘤激酶（ALK）阴性晚期

NSCLC 一线及二线的标准治疗和局部晚期 NSCLC 同步放化疗后的标准治疗，并在辅助 / 新辅助治疗中显示出可喜的结果，改变了 NSCLC 的整体治疗格局[23-24]。在 SCLC 领域，以度伐利尤单抗和阿替利珠单抗为代表的免疫治疗同样取得了满意的疗效[25-26]。下面就肺癌免疫治疗相关的药物逐一阐述。

二、免疫治疗单药

应用于肺癌治疗的免疫治疗单药主要分为 PD-1 抑制剂、PD-L1 抑制剂和细胞毒性 T 淋巴细胞相关抗原 4（CTLA-4）抑制剂 3 类。其中，PD-1 抑制剂种类最多，包括帕博利珠单抗、纳武利尤单抗、信迪利单抗、卡瑞利珠单抗、替雷利珠单抗、西米普利单抗等。

（一）PD-1 抑制剂

PD-1 是细胞膜受体蛋白，其功能是限制机体对抗原的过度免疫反应或防止自身免疫发生，故其被称为免疫检查点。PD-1 高表达于多种免疫细胞，包括 T 淋巴细胞、B 淋巴细胞、杀伤性 T 细胞、激活状态的单核细胞和树突细胞。PD-1 在 T 细胞的表达与其激活状态有关。在激活状态下，T 细胞高表达 PD-1；而在生理状态下，T 细胞低表达 PD-1。T 细胞表面表达的 PD-1 通过接触肿瘤细胞或髓细胞表达的免疫抑制配体 PD-L1 产生免疫应答抑制，诱导 T 细胞凋亡，最终实现肿瘤细胞的免疫逃逸，这就是程序性死亡受体通路 PD-1/PD-L1。PD-1 抑制剂通过阻断 PD-1/PD-L1 的结合，恢复 T 细胞对肿瘤细胞的免疫清除功能[27]。以上为 PD-1 抑制剂的共同分子药理学机制。ICI 治疗属于全身治疗，在带来临床疗效的同时，也带来了全身不良反应，其中，以自身免疫性疾病较为多见，例如自身免疫性肠炎、自身免疫性肝炎、自身免疫性肺炎、自身免疫性肾炎、自身免疫性垂体炎、自身免疫性甲状腺炎、自身免疫性心肌炎、骨髓抑制等。这些不良反应大多数较为轻微，属于 1、2 级不良反应，经过药物减量、激素等对症处理多可缓解，但也有严重 3、4 级不良事件的报道，例如致死性心肌炎、肾功能衰竭等。处理 ICI 不良反应常用的药物包括泼尼松、甲泼尼龙、免疫球蛋白、英夫利昔、维多珠单抗、吗替麦考酚酯等。

1. 帕博利珠单抗

帕博利珠单抗是一种可与 PD-1 受体结合的单克隆抗体，其抗体类型属于人源化 IgG4。其可阻断 PD-1 与 PD-L1、PD-L2 的相互作用，解除 PD-1 通路介导的免疫应答抑制，包括抗肿瘤免疫应答[28]。

使用方法：帕博利珠单抗主要经静脉给药，在稳态下的分布容积较小，经过非特异性途径分解，消除半衰期约 25 d。推荐给药方案为 2 mg/kg 静脉输注 30 min 以上，每 3 周给药一次，直至病情进展或出现不可接受的毒性反应。

不良反应：十分常见的有疲劳、皮疹、瘙痒、腹泻、恶心等；常见的有贫血、输液反应、甲状腺功能异常（包括甲状腺功能亢进和甲状腺功能减退）、食欲减退、头晕头痛、味觉障碍、肺炎、咳嗽、呼吸困难、结肠炎、口干、呕吐、便秘、腹痛、骨骼肌肉及关节痛、水肿、发热等；偶见的有白细胞减少、血小板减少、垂体炎、肾上腺功能不全、1 型糖尿病、电解质紊乱、癫痫、心肌炎、胰腺炎、湿疹、胆红素升高等。

应用范围：根据肺癌的临床分期，目前帕博利珠单抗应用于 IV 期原发性肺癌。在 PD-1 表达阳性率大于等于 50% 的 NSCLC 中，帕博利珠单抗作为一线药物单用或与化疗联合使用，并可用于维持治疗[29]。

2. 纳武利尤单抗

纳武利尤单抗是一种可与 PD-1 受体结合的单克隆抗体，其抗体类型属于人源化 IgG4。其可阻断 PD-1 与 PD-L1、PD-L2 的相互作用，解除 PD-1 通路介导的免疫应答抑制，包括抗肿瘤免疫应答[30]。

使用方法：纳武利尤单抗主要经静脉给药，经过与人体内源性 IgG 相同的方式，通过代谢途径被分解为小肽和氨基酸，消除半衰期约 25.2 天。推荐给药方案为 3 mg/kg，静脉滴注 60 分钟以上，每 2 周给药一次，直至病情进展或出现不可接受的毒性反应。

不良反应：与帕博利珠单抗类似。其中，十分常见的不良反应有中性粒细胞减少、腹泻、恶心、疲乏等；常见的有发热、水肿、体重下降、上呼吸道感染、输液相关反应、甲状腺功能异常、食欲下降、周围神经病变、头晕头痛、高血压、呼吸困难、咳嗽、结肠炎、口腔炎、口干、呕吐、腹痛、便秘、皮肤干燥、红斑、白癜风、脱发、骨骼肌肉酸痛等。

应用范围：根据肺癌的临床分期，目前纳武利尤单抗应用于 IV 期原发性肺癌。具体可用于治疗 EGFR 基因突变阴性和 ALK 阴性的、局部晚期或转移性 NSCLC 的一线治疗。在 PD-1 表达阳性率大于等于 50% 的 NSCLC 中，纳武利尤单抗作为一线药物单用或与化疗联合使用，并可用于维持治疗[23,31]。

3. 信迪利单抗

信迪利单抗是一种全人源化 IgG4，可与 PD-L1 受体结合，阻断 PD-1 与 PD-L1、PD-L2 的相互作用，阻断 PD-1 通路介导的免疫应答抑制，包括抗肿瘤免疫应答[32]。信迪利单抗在我国批准用于至少经过二线系统化疗的复发或难治性经典型霍奇金淋巴瘤和非肺鳞癌的治疗[33]。

使用方法：信迪利单抗主要经静脉给药，消除半衰期约 19.6 天。推荐给药方案为

200 mg/ 次，静脉注射，每 3 周给药一次，直至病情进展或出现不可接受的毒性反应。

不良反应：与帕博利珠单抗和纳武利尤单抗类似。发生率大于等于 10% 的不良反应主要包括发热、贫血、转氨酶升高、乏力、白细胞计数降低。

应用范围：NMPA 批准信迪利单抗一线治疗非肺鳞癌，信迪利单抗联合培美曲赛和铂类（ⅠA 类）一线治疗肺腺癌，Ⅰ级推荐。FDA 尚未批准。

4. 卡瑞利珠单抗

卡瑞利珠单抗是一种 IgG4，可与 PD-L1 受体结合，阻断 PD-1 与 PD-L1、PD-L2 的相互作用，阻断 PD-1 通路介导的免疫应答抑制，包括抗肿瘤免疫应答。目前该药主要用于霍奇金淋巴瘤、肝细胞癌、食管鳞癌和肺癌[34]。

使用方法：卡瑞利珠单抗主要经静脉给药，消除半衰期约 5.5 天。该药推荐给药方案为 200 mg/ 次，静脉注射，每 3 周给药一次，直至病情进展或出现不可接受的毒性反应。在实际临床操作中，卡瑞利珠单抗亦通过静脉滴注的方式给药。

不良反应：除了常见的免疫炎症之外，反应性毛细血管增生症是本品较为突出的不良反应之一。接受卡瑞利珠单抗治疗后，所有毛细血管增生症均发生在体表，少见部位为口腔、鼻腔、眼睑和眼部。据统计，超过 75% 为 1~2 级不良反应，预后较好。

应用范围：目前本品批准用于复发或难治型霍奇金氏淋巴瘤、晚期肝细胞癌、局部晚期或转移性食管鳞癌和肺癌。其中，肺癌的应用限于联合培美塞 / 卡铂治疗 EGFR 基因突变阴性和 ALK 阴性的、不可手术切除的局部晚期或转移性非鳞 NSCLC 的一线治疗[35]。

5. 替雷利珠单抗

替雷利珠单抗是一款人源化 IgG4 抗 PD-1 单克隆抗体，用于治疗复发或难治性经典型霍奇金淋巴瘤、局部晚期或转移性 PD-L1 高表达的尿路上皮癌和局部晚期或转移性鳞状 NSCLC[36]。作用机制上，替雷利珠单抗能与巨噬细胞上的 FcγR 结合，消除抗体依赖的吞噬作用，使得 T 细胞免于清除，减少免疫治疗耐药。

使用方法：替雷利珠单抗消除半衰期约 26 天。因单克隆抗体类药物通常不经过细胞色素酶 P450 或其他药物代谢酶代谢，故合并使用的肝酶诱导剂或抑制剂对本品预期无血药浓度影响。推荐给药方案为 200 mg/ 次，静脉滴注，每 3 周给药一次，直至病情进展或出现不可接受的毒性反应。若与化疗药物联合使用，则先使用本品。

不良反应：发生率大于等于 10% 的不良反应主要包括皮疹、疲乏、谷丙转氨酶升高。其他常见的不良反应为 γ 谷氨酰转移酶升高、天门冬氨酸氨基转移酶升高、自身免疫性肺炎、皮肤反应和低钾血症。

应用范围：联合紫杉醇和卡铂用于局部晚期或转移性鳞状 NSCLC 的一线治疗[37]。

在一项基于中国患者人群中开展的替雷利珠单抗Ⅱ期临床研究中探索了该药联合含铂化疗作为晚期肺癌的一线治疗的疗效与安全性，结果显示，替雷利珠单抗联合化疗显示出令人鼓舞的抗肿瘤活性，并且耐受性良好[38]。

6. 西米普利单抗

西米普利单抗是针对 PD-1 的完全人源化的 IgG4 单克隆抗体。最早的适应证为局部晚期或转移性皮肤鳞状细胞癌[39]。在晚期肺癌临床研究领域，西米普利单抗单药治疗显著改善了 PD-L1 大于等于 50% 的晚期 NSCLC 患者的 OS 和 PFS[40]。在该研究中，以含铂双药化疗方案为对照组，在 PD-L1 大于等于 50% 人群，西米普利单抗（n=283）组的中位 OS 未达到（95% CI 17.9 ~ 不可评估），而化疗组（n=280）的中位 OS 为 14.2 个月，风险比 HR 为 0.57（0.42~0.77，P = 0.0002）。中位 PFS 西米普利单抗组为 8.2 个月，化疗组为 5.7 个月［HR 0.54（0.43~0.68），P = 0.0001］。

使用方法：西米普利单抗消除半衰期约 19 天。推荐给药方案为 350 mg/ 次，静脉滴注，每 3 周给药一次。该药不良反应与其他 PD-1 抑制剂相似，限于该药上市时间较短，目前不良反应研究报道较少。

应用范围：本品用于晚期 NSCLC 患者的一线治疗。FDA 批准 PD-1 抑制剂西米普利单抗单药一线治疗 PD-L1 表达大于等于 50%，无 EGFR、ALK 或 ROS1 突变，不适合手术切除或放化疗的局部晚期或转移性 NSCLC 患者。

（二）PD-L1 抑制剂

PD-L1 抑制剂是独立于 PD-1 抑制剂的另外一类 ICI，同样作用于程序性死亡受体通路 PD-1/PD-L1。PD-L1 可表达在肿瘤细胞和肿瘤浸润性免疫细胞上，有助于在肿瘤微环境中的抑制抗肿瘤免疫应答。当 PD-L1 与 T 细胞及抗原递呈细胞上的 PD-1 和 B7-1 受体结合时，可抑制细胞毒性 T 细胞活性、T 细胞增殖和细胞因子释放。有分析表明，PD-L1 抑制剂的总体不良事件发生率无明显差异，但 3~4 级不良事件发生率低于 PD-1 抑制剂[41]。PD-L1 抑制剂通过阻断 PD-1/PD-L1 的结合，恢复 T 细胞对肿瘤细胞的免疫清除功能。目前应用于肺癌临床治疗的 PD-L1 抑制剂包括阿替利珠单抗（atezolizumab）和度伐利尤单抗（durvlumab）。另外，舒格利单抗（sugemalimab）亦属于 PD-L1 抑制剂，目前正在进行肺癌治疗的临床试验。

1. 阿替利珠单抗

阿替利珠单抗是 FDA 批准的第一个 PD-L1 抑制剂，是一种针对 PD-L1 的人源化 IgG1 单克隆抗体，可直接结合 PD-L1 并阻断其与 PD-1 和 B7-1 受体之间的交互作用，解除 PD-L1/PD-1 产生免疫应答抑制，包括重新激活抗肿瘤免疫应答而不激活抗体依赖性细胞毒性[42]。在同源小鼠肿瘤模型中，阻断 PD-L1 活性可引起肿瘤生长减慢。目前临床应用于 SCLC、NSCLC 和肝细胞癌。

使用方法：一项群体药代动力学分析表明，阿替利珠单抗多次给药后 6~9 周达到稳态，典型的终末消除半衰期为 27 天。推荐给药方案为 1200 mg/ 次，静脉输注，每 3 周给药一次，直至病情进展或出现不可接受的毒性反应。首次静脉输注时间需至少持续 60 分钟。如果首次输注患者耐受性良好，则随后的输注时间可适当缩短，但至少持续 30 分钟。

不良反应：十分常见的有腹泻、恶心、呕吐、疲乏、乏力、发热、尿路感染、食欲下降、关节痛、背痛、骨骼肌肉疼痛、头痛、咳嗽、呼吸困难、皮疹、瘙痒症等；常见的有血小板减少症、甲状腺功能减退症、吞咽困难、结肠炎、腹痛、口咽疼痛、寒战、流感样疾病、输液相关反应、转氨酶升高、肝炎，超敏反应、低钾血症、低钠血症、高血糖、血肌酐升高、缺氧、肺炎、鼻咽炎、皮肤干燥、低血压；偶见的有甲状腺功能亢进症、肾上腺功能不全、糖尿病、胰腺炎、肌炎、急性炎症性脱髓鞘性多发性神经病、脑膜脑炎、银屑状况、重度皮肤不良反应等。

应用范围：对于 SCLC，与卡铂和依托泊苷联合用于广泛期小细胞肺癌（ES-SCLC）患者的一线治疗[43]。在诱导期，第 1 天静脉输注阿替利珠单抗，继之以静脉输注卡铂，之后是依托泊苷。第 2 天和第 3 天静脉输注依托泊苷，共 4 个治疗周期。诱导期之后是无化疗的维持期，在此期间每 3 周静脉输注一次 1200 mg 阿替利珠单抗。对于 NSCLC，为大于等于 50% 肿瘤细胞 PD-L1 染色阳性（TC ≥ 50%），或肿瘤浸润 PD-L1 阳性免疫细胞（IC）覆盖大于等于 10% 的肿瘤面积（IC ≥ 10%）的 EGFR 基因突变阴性和 ALK 阴性的转移性 NSCLC 一线单药治疗[44]。

2. 度伐利尤单抗

度伐利尤单抗是全人源化的 PD-L1 IgG1 单克隆抗体，能够阻断 PD-L1 跟 PD-1 和 CD80 的结合，从而阻断肿瘤免疫逃逸并释放被抑制的免疫反应。目前该药用于 SCLC 和 NSCLC，并在真实世界里获得了较为满意的临床疗效[45]。

使用方法：该药终末消除半衰期约为 18 天。对于 SCLC，推荐给药方案为联合依托泊苷 / 卡铂方案，1500 mg/ 次，静脉输注，每 3 周给药一次，连续 4 周期。继之，1500 mg/ 次，静脉输注，每 4 周给药一次维持治疗。对于 NSCLC，历经 2 个周期以上同步放化疗的不可切除的 Ⅱ / Ⅲ 期患者，1500 mg/ 次，静脉输注，每 4 周给药一次（或 10 mg/kg，静脉输注，每 2 周给药一次），最长不超过 12 个月[46-47]。

不良反应：主要为免疫介导性肺炎、免疫介导性肝炎、免疫介导性结肠炎、免疫介导性内分泌疾病、免疫介导性肾炎、免疫介导性皮肤反应及其他免疫介导性不良反应。

应用范围：局部晚期 NSCLC 是指 TNM 分期为 Ⅲ 期的患者，多学科综合治疗是 Ⅲ 期 NSCLC 的最佳选择，免疫治疗即其中重要的手段之一。局部晚期 NSCLC 分为可切除和不可切除两大类。目前度伐利尤单抗应用于 ⅢB 期肺癌同步放化疗后的继续辅助治疗[48]。同步放化疗后序贯度伐利尤单抗免疫治疗被列为 Ⅲ 期肺癌的标准治疗方案[46-47]。另外，联合化疗用于未经系统治疗的 ES-SCLC 患者的治疗[49-50]。

（三）CTLA-4 抑制剂

CTLA-4 是一种跨膜蛋白，能够抑制 T 细胞活化，抑制 T 细胞免疫应答，是区别于 PD-1 的另一种共抑制信号通路免疫检查点[51]。CTLA-4 表达于活化的 CD4$^+$ 和 CD8$^+$T 细胞表面，与配体 CD80（B7-1）和 CD86（B7-2）结合。在 T 细胞激活状态下，CTLA-4 表达上调。目前，获批应用于临床的 CTLA-4 抑制剂为伊匹单抗(ipilimumab)。

CTLA-4 是一种 T 细胞活性的负调节因子。伊匹单抗是一种全人源化 IgG1 单克隆抗体，它与 CTLA-4 结合，阻断了 CTLA-4 与其配体 CD80/CD86 的相互作用[52]。CTLA-4 的阻断能够增加 T 细胞的活性和增殖，包括肿瘤浸润的效应 T 细胞的活性和增殖。抑制 CTLA-4 的信号转导同样能够调节 T 细胞功能，这可能有助于 T 细胞响应性的普遍提高，包括抗肿瘤免疫响应。该药临床应用于肾癌、恶性黑色素瘤、结直肠癌、肝细胞癌、恶性胸膜间皮瘤和 NSCLC。

使用方法：该药终末消除半衰期约为 15.4 天。①与纳武利尤单抗联合使用：伊匹单抗 1 mg/kg，静脉输注 30 分钟，每 6 周给药一次，纳武利尤单抗 3 mg/kg，每 2 周给药一次；②与纳武利尤单抗、含铂双药化疗联合使用：伊匹单抗 1 mg/kg，静脉输注 30 分钟，每 6 周给药一次，纳武利尤单抗 360 mg，每 3 周给药一次，其间完成 2 周期含铂双药化疗。

不良反应：免疫介导性不良反应可涉及全身各个系统和器官。其中，最常见的严重的免疫介导性不良反应为肠炎、肝炎、皮炎（包括中毒性表皮坏死松解症）、神经炎和内分泌相关不良反应。

肺癌的应用范围：局部晚期或转移性 NSCLC 一线治疗和维持治疗[53-54]。

三、其他肺癌相关免疫治疗方法

目前，除了 ICI 外，还有联合免疫治疗、过继性 T 细胞疗法和肿瘤疫苗等免疫疗法。过继性 T 细胞疗法：自体淋巴细胞经体外激活、增殖后回输患者，直接杀伤肿瘤细胞或激发机体抗肿瘤免疫效应，称为过继免疫细胞治疗，属于被动免疫治疗的范畴。其中，过继性 T 细胞疗法最具有代表性。肿瘤疫苗：肿瘤疫苗通过诱导针对肿瘤抗原的特异性免疫反应或激活机体免疫系统杀伤肿瘤细胞，主要包括树突状细胞（DCs）疫苗、基因疫苗和多肽疫苗三大类。

四、肺癌免疫治疗的临床研究

肿瘤属于多基因复杂性疾病，肺癌亦是如此。肿瘤免疫疗法的理论研究和临床实践仍然存在诸多悬而未决的问题。在临床真实世界里，肿瘤免疫疗法仅对一部分肺癌患者有效，而且存在免疫相关不良反应。如何准确地预测免疫治疗的疗效，找到合适的免疫治疗生物标记物是重要的一环。目前肿瘤免疫治疗尚未推进到肺癌术前新辅助治疗阶段，但来源于小鼠肿瘤模型的实验发现新辅助免疫治疗有助于改善 T 细胞功能和诱导长期免疫记忆，相应的临床试验探索正在进行中[55]。

受限于免疫学基础研究的进展，基于免疫监视和免疫逃逸的理论尚不足以解释肿瘤免疫治疗中遇到的各种理论与临床实践问题。从肿瘤免疫学角度看，单个免疫调控的点或单层次不能正确地认识肿瘤免疫逃逸发生、发展的内在规律，尤其是对整体肿瘤微环境的机制探索上缺乏全面综合的认识，限制了对肿瘤免疫整体宏观上的把控与研究，同时也限制了临床上对肿瘤免疫治疗患者的筛选和疗效评估。基础研究层面，肿瘤免疫微环境和免疫代谢层面的研究是免疫治疗的重要方向之一[56]。临床研究层面，肺癌免疫联合治疗仍然具有巨大的潜力[57]。

五、肺癌免疫治疗药物使用中需要注意的几个问题

药物的合理使用涉及患者与药物两个方面的综合评估，在免疫治疗中，我们需要注意如下问题：①ICI 对高龄和体能评分较差的肺癌患者的有效性和安全性与总体人群无明显差异。研究表明，体力活动状态评分 PS2 分的患者仍然能够从免疫治疗中取得生存获益。②免疫功能受损状态。例如，长期大量使用糖皮质激素、合并自身免疫性疾病或 HIV 感染的患者，目前的研究资料表明其不是 ICI 治疗的绝对禁忌证，但是需要密切监测病情，多学科讨论，谨慎使用。③选择正确的肺癌患者。基于目前临床研究资料，通常达到Ⅲ期及以上 NSCLC 的患者使用免疫治疗药物，以及除外部分同步放化疗的不可切除的Ⅱ期患者也可使用。④选择正确的药物。基于目前 ICI 的不同作用机制和适用范围，以及不良反应发生情况，需要针对患者的具体情况进行分层，综合疗效、安全性和价格来评定。⑤选择合适的受益人群。目前对免疫治疗疗效有预测价值的指标包括 PD-L1 表达情况、微卫星不稳定性及 TMB。这些指标均有助于预测疗效和评估预后。⑥选择合适的给药方式。在真实世界里，部分患者并不是按照免疫治疗药物说明书接受治疗的。基于不同药物的半衰期和其他药物代谢动力学特点，在给药间隔和配伍上依然需要临床医师综合分析，以期在疗效与安全性之间达到最佳的平衡。

第三节　免疫治疗不良反应及处理

ICI 治疗是肿瘤学领域的主要成就之一。虽然这些药物已经彻底改变了各种癌症的治疗结局，但这些药物在激活免疫系统的同时会损害其他器官，这被称为免疫治疗相关不良反应。虽然多个器官、系统都会受到影响，但最常见的是胃肠道、内分泌腺、皮肤和肝脏。而其他系统相对少见[58]。

一、免疫相关的胃肠道毒性

免疫相关消化道毒性以腹泻和肝损伤最为常见，常常导致严重的不良事件，并导致免疫治疗的中断[59]；其他胃肠道毒性包括口腔溃疡、食管炎、胃炎、十二指肠炎、胆管炎和胰腺炎[60]；免疫治疗导致肠神经病变从而引起严重便秘的报道较为少见[61-62]。下面主要介绍腹泻。

研究报道腹泻的发生率在 19% 至 54% 之间[63]，腹泻通常出现在免疫治疗开始后的第 5~10 周，但也可能在第一次治疗后的任何时间出现，甚至在治疗结束后 4 个月出现[64]。目前导致腹泻的病因尚不清楚，结肠炎可能是原因之一。有文献报道，免疫相关结肠炎的发生率为 8%~27%，临床表现为腹痛、腹泻、大便带血和黏液、发热等，上消化道症状少见[65]，该并发症可导致肠穿孔、中毒性巨结肠，并可危及患者生命。发生免疫相关结肠炎的风险因素包括：药物剂量、同时摄入非甾体类抗炎药物、合并炎症性肠病、肠道菌群失调等[66-68]。

对于免疫相关性腹泻应及早诊断，并及时干预。在做出免疫相关性腹泻诊断前应排除肠道病原菌、艰难梭菌导致的腹泻。在排除感染等原因导致的腹泻后，可做出免疫相关性腹泻的诊断。免疫相关性腹泻可与口腔溃疡、肛周异常、关节炎、皮损、肝损害或内分泌失调等相关症状共存，出现上述共存症状提示免疫相关性腹泻；血液学检查可显示贫血、C 反应蛋白升高、低白蛋白血症和粪钙保护蛋白升高[69]。最终确诊需经内镜及组织病理学评估确定。在大多数患者中，直肠和 / 或左结肠受累，因此乙状结肠镜足以诊断。然而，有些患者需要结肠镜检查，内窥镜病变包括红斑、腔内出血、糜烂和溃疡[70-71]。根据腹泻程度（CTCAE v4.0）可将免疫相关结肠炎分为 G1~4 级，ASCO/NCCN 指南根据患者排便次数和免疫相关结肠炎对患者日常生活的影响，将结肠炎分为轻、中、重度。其中，轻度结肠炎（G1 级）定义为每天排便次数高于基础水平，但少于 4 次 / 天，且无结肠炎的症状；中度结肠炎（G2 级）定义为每天排便次数高于基础水平，4~6 次 / 天，有结肠炎症状，但不影响日常生活；重度结肠炎（G3~4 级）定义为每天排便次数高于基础水平，超过 6 次 / 天，有结肠炎症状，干扰日常生活，血流动力学不稳定，需要住院治疗，伴有其他严重并发症（如缺血性肠病、穿孔、毒性巨结肠病）[65]。

无论病因和症状的严重程度如何，第一步措施是改变饮食，减缓肠道蠕动，减少肠道分泌。对于轻度腹泻（CTCAE 为 1 级），无须停止免疫治疗，可在排除感染后应用止泻药如洛哌胺和硫酸阿托品等。如果以上方法无效，并有诊断或强烈怀疑炎症性肠病，应停止免疫治疗，并应用糖皮质激素治疗[72]。激素治疗适合大多数患者，然而部分患者存在激素抵抗，需要早期使用 TNF 抑制剂（如英夫利西单抗）[64-65,72]。

二、免疫相关肝炎

免疫相关肝炎是免疫治疗的第二大常见胃肠道并发症。它通常出现在治疗的第 6~14 周，影响 1%~17% 的患者[73-75]。ICI 相关的肝炎主要表现为转氨酶水平升高伴胆红素水平轻度升高，临床上通常无明显症状。因治疗前常规进行肝功能检查，故一旦发生肝功能受损，通常能够及时发现。肝炎通常是无症状的，如出现包括皮肤黄染或结膜苍白、严重的恶心或呕吐、右上腹疼痛、嗜睡、尿色加深、易出血或皮肤瘀斑、早饱等相关症状时，需引起临床医生及患者重视，并需与病毒性肝炎、酒精性肝病、药物性肝损伤、自身免疫性肝炎等相鉴别。详细的病史采集（嗜酒、药物服用史、自身免疫病病史等）、临床表现（黄疸、腹水）、血清学检测（自身抗体、胆红素水平、谷草转氨酶 / 谷丙转氨酶比值等）、影像学检查（肝脏肿大、肝硬化表现、肝脏新发占位等）均可作为鉴别诊断的依据[76-77]。

对于免疫相关肝脏毒性，可根据 CTCAE 分级进行治疗和随访。对于胆红素水平正常而转氨酶水平升高的患者，按照转氨酶水平进行评估和管理。转氨酶水平轻度（1 级）升高的患者，如果没有相关的临床症状，可继续免疫治疗，但需增加肝功能检测频率直至恢复正常（至少每周重复实验室检查一次）。一旦恶化或出现发热、乏力等表现，应重新进行分级和治疗。对于转氨酶水平中度（2 级）升高的患者，需暂停使用 ICI，并每 3 天检测 1 次血清转氨酶和胆红素水平。2 级肝毒性出现临床症状或持续恶化，在排除其他致病因素后，需使用类固醇皮质激素治疗，剂量为 0.5~1 mg/（kg·d）（甲基）泼尼松龙或其他等效药物。当肝功能损害降至 1 级及以下，且类固醇皮质激素用量降至小于等于 10 mg/d 后，可继续使用 ICI，但激素减量的时间应不少于 1 个月。对于 3 或 4 级转氨酶水平升高的患者，永久停用 ICI，并且使用类固醇皮质激素治疗。3 级转氨酶水平升高患者初始剂量为 1~2 mg/（kg·d）泼尼松龙（甲泼尼龙）或其他等效药物，每 1~2 天检测 1 次肝功能。4 级转氨酶水平升高患者初始剂量为 2 mg/（kg·d）泼尼松龙（甲泼尼龙）或其他等效药物，并每天检测肝功能。如果 3 天内患者对大剂量类固醇皮质激素无反应，应加用吗替麦考酚酯或巯唑嘌呤。因英夫利昔单抗可导致免疫介导肝炎，故被视为禁忌。对于转氨酶水平升高伴胆红素水平轻度（1 级）升高的患者，建议永久停用免疫治疗，并按照 4 级肝脏毒性的标准，开始给予 2 mg/（kg·d）泼尼松龙（甲泼尼龙）或其他等效药物治疗，每天检测肝功能。如果 3 天内患者对大剂量糖皮质激素无反应，应加用霉酚酸酯。在接受适当治疗后，肝炎通常会在 4~6 周内痊愈，而对于未治愈的病例，需要重新考虑其他病因。即使转氨酶水平降至正常，仍需关注患者的临床表现和血清学检测结果，避免转氨酶水平反弹甚至发生急性重型肝炎[78-79]。

三、免疫相关的内分泌毒性

ICI 通过激活免疫系统导致内分泌相关不良事件，内分泌病变通常较轻微（CTCAE 分级 2 级），严重或危及生命的事件（CTCAE 分级 3 级）非常罕见。最常见的内分泌疾病包括甲状腺炎和垂体炎，其症状无明显特异性，因此在治疗过程中需采用合适的诊断程序，必要时可请内分泌科医师协助治疗。

（一）ICI 诱导的垂体炎

ICI 诱导的垂体炎是常见的内分泌相关不良事件，发生率报道不一[80-81]。发生免疫相关性垂体炎的风险因素有性别、年龄等，报道称发生该并发症的患者其生存期相对较长[82]。非特异性症状包括头痛、疲劳、恶心、食欲和体重下降、耐受性差，偶有视交叉压迫的症状。ICI 诱导的垂体炎的诊断是基于临床表现和显示垂体功能低下的激素试验结果。MRI 显示垂体异常，增大，柄增厚，对比度增强。然而，垂体 MRI 的正常图像并不排除 ICI 诱导的垂体炎。大多数患者（80%）有多种激素缺乏，通常影响 ACTH、促甲状腺激素（TSH）、促卵泡激素/促叶黄素生成素的分泌，但可存在孤立性垂体前叶激素缺乏。而尿崩症则极为罕见[83-84]。对于怀疑下垂体炎的患者，需评估 ACTH、清晨皮质醇、FSH、黄体生成素（LH）、TSH、FT4、睾酮（男性）、雌二醇（绝经前女性）水平，并行脑 MRI 平扫或增强扫描。一旦确诊为下垂体炎，则需暂停免疫治疗（1~2 级毒性反应考虑暂停），予甲基泼尼松龙/泼尼松 1~2 mg/（kg·d）。出现肾上腺功能不全时，用氢化可的松（10~30 mg/天口服）可迅速缓解临床症状，并且根据指征给予激素替代治疗，包括左甲状腺素治疗中枢性甲状腺功能减退以及男性患者接受睾酮补充治疗[81,85]。

（二）自身免疫性糖尿病

自身免疫性糖尿病发生率小于 1%，发生时间从开始注射免疫抑制剂的第 1 周到

12 个月不等。典型的特征是血糖快速增加并伴有胰岛素分泌完全缺乏，诊断时无法检测到 C 肽水平。患者常表现为高血糖或酮症酸中毒的体征和症状[86-88]。在免疫治疗过程中应定期检查血糖水平，推荐对于高血糖 / 糖尿病的检测首选空腹血糖。对于新发血糖水平小于 200 mg/dL 和（或）既往 2 型糖尿病病史且高度怀疑糖尿病酮症酸中毒（diabetic ketoacidosis, DKA）的患者，需要寻找高血糖的原因，是否为类固醇相关的高血糖症或既往存在的 2 型糖尿病所致。对于此类患者可以继续免疫治疗，但需在每次给药过程中检测血糖水平。对于新发空腹血糖水平大于 200 mg/dL 或随机血糖水平大于 250 mg/dL 或既往 2 型糖尿病病史伴空腹 / 随机血糖水平大于 250 mg/dL 的患者，考虑为新发的 1 型糖尿病，根据临床情况（是否有烦渴、尿频、无力、呕吐、腹痛等症状）评估是否存在 DKA，并行血 pH、基础代谢组合、尿或血浆酮体、β－羟丁酸等检查。若未发生 DKA，则可继续免疫治疗并在每次给药过程中检测血糖水平；若发生 DKA，则需暂停免疫治疗，并立即住院，在内分泌科医生的指导下使用胰岛素治疗[89]。

四、原发性肾上腺功能不全

原发性肾上腺功能不全是免疫治疗中非常罕见的并发症，但可导致致命性肾上腺危象。实验室检查可出现低钠血症伴高钾血症、低血压和高钙血症[83]。对于怀疑原发性肾上腺功能不全的患者，需要评估 ACTH、清晨皮质醇水平、生化组合检查（Na^+、K^+、CO_2、血糖）及肾素水平。在治疗方面，首先应暂停免疫治疗（1~2 级毒性反应考虑暂停），在给予其他激素替代治疗之前，需优先给予皮质类固醇以避免肾上腺危象的发生。类固醇可选用氢化可的松、泼尼松、氟氢可的松，并根据血压、水肿等症状及实验室检查结果进行调整。对于血流动力学不稳定或其他严重的急性症状（头痛、恶心、呕吐、发热等），应根据指征给予大剂量糖皮质激素治疗及其他对症处理。在开始适当的内分泌替代治疗后，可继续接受免疫治疗[89]。

五、免疫相关皮肤毒性

免疫相关皮肤毒性是 ICI 治疗过程中最常见的不良事件，发生率为 30%~50%[90]。该毒性的发生机制尚不清楚，可能与检查点阻断剂结合的 T 细胞活化密切相关，可能与使用的药物剂量无关[91]。最常见的皮肤毒性反应是皮疹、瘙痒及白癜风，而如斑丘疹、白癜风等皮肤毒性可能与药物的治疗反应有关[92-94]。CTLA-4 的皮肤毒性整体发生率高于抗 PD-1 单抗，分别为 37%~70% 和 17%~37%，而二者的 3 级以上皮肤毒性反应发生率相似，均为 1%~3%[95-96]。大多数皮肤毒性为轻度（grade 1~2），严重的不良事件较少见。皮疹大多为黄斑丘疹，主要发生在躯干，上肢较少，然后扩散到四肢周围。通常在治疗几个周期后出现，随着治疗周期的增加，严重程度也可能增加[91]。皮疹也可能是严重的皮肤不良事件的第一个临床表现，在 ICI 治疗期间，有发生 Stevens Johnson 综合征、多发性红斑、中毒性表皮坏死松解、急性泛发性发疹性脓疱病或药物反应伴嗜酸性粒细胞增多和全身症状（DRESS）的报道[91,97]。发痒是一种常见而棘手的症状，它通常伴随黄斑丘疹发展。大疱性类天疱疮、疱疹样皮炎、癣、血管炎、Sjögren 综合征、皮肌炎都有报道，且这些症状可能同时出现。也存在 Grover 病、结节病、Sweet 综合征和坏疽脓皮病的个别病例的报道。此外，该不良反应也可累及头发和指甲，并导致广泛的脱甲不良事件[91]。皮肤并发症的治疗取决于症状的严重程度。最初轻微的症状可能会突然转变为严重不良症状。因此，正确诊断并确定其严重程度，并尽快采取适当的治疗是非常重要的。在轻微损伤的情况下，适当的皮肤护理和防止紫外线辐射是必要的。对于更严重的病变，建议局部使用皮质类固醇。如果病情好转，则全身使用皮质类固醇。对于 4 级皮肤毒性，强烈建议停止免疫治疗[89]。

六、免疫相关性肺炎

免疫相关的肺部并发症非常常见，免疫相关性肺炎包括新的呼吸体征和症状——呼吸困难、咳嗽、发烧、胸痛，并在胸部显像上可见新的浸润。对于免疫相关性肺炎，需明确 ICI 的应用并排除其他病因导致的肺部感染[98-99]。目前，对于免疫相关性肺炎的发生率报道不一，其风险因素尚未明确，其中，既往基础疾病（肺间质纤维化、慢性阻塞性肺疾病等）、胸部放疗史、吸烟史可能是免疫相关性肺炎的风险因素[64,100]。免疫相关性肺炎中位发生时间为 2.8 个月。若既往接受过大剂量化疗，则不良反应往往发生较早，多见于 3 周内。临床症状不典型，表现为上呼吸道感染的症状，包括咳嗽、胸痛、发热、呼吸困难，可伴有血氧饱和度小于等于 90%。出现免疫相关性肺炎的患者若得不到及时治疗，则严重者可能发展为急性呼吸窘迫综合征，危及生命。影像学表现无特异性，多为弥漫磨玻璃影，常累及多个肺叶，也可表现为肺外野和下野的非特异性间质性肺炎[100]。根据免疫相关性肺炎的临床表现，可将肺炎分为 4 级：1 级肺炎，无临床症状表现，仅有影像学改变；2 级肺炎，轻微影响日常活动能力；3 级/4 级，严重影响日常生活自理能力。1 级肺炎可采用延缓免疫疗法，需密切观察患者症状变化，若有新发症状，则按高等级原则治疗。2 级肺炎可每天监测症状变化，同时口服泼尼松 1 mg/（kg·d），若 72 h 内症状改善至 1 级，则可恢复免疫治疗，激素可于 4 周内缓慢减量；若症状未见好转，则终止免疫治疗。3/4 级肺炎，应终止免疫疗法，静脉应用 2~4 mg/（kg·d）的甲强龙，若症状改善，则可于 4 周内缓慢减量；若 48 h 内症状没有改善，则考虑预防性应用抗生素或加用其他 ICI 以预防机会性感染。对于 ICI 的选择，ASCO/NCCN 指南推荐使用英夫利西单抗、霉酚酸酯或丙种球蛋白[101-102]。

七、免疫相关的心脏毒性

心脏毒性反应主要包括心肌炎、心包炎、心律失常及心力衰竭。其中，目前研究显示，心肌炎的发病率和死亡率最高[103-104]。一项国际多中心登记研究中发现，ICI 相关心肌炎的总患病率为 1.14%，联合治疗（两种或两种以上 ICI）的患病率高达 2.4%[105]。对 ICI 心脏毒性的危险因素了解甚少，联合治疗、糖尿病、肥胖、抗 CTLA-4 治疗及既往存在自身免疫性疾病可能是心脏疾病的风险因素[103-104]。ICI 相关心肌炎可表现为疲劳、肌痛到胸痛、呼吸急促，有时甚至表现为晕厥和心源性猝死。一项多中心的研究显示，近 50% 的 ICI 患者发生了不良心血管事件，包括房性和室性心律失常、完全性心传导阻滞、心力衰竭、心源性休克或死亡。通常发生在 ICI 治疗后的早期，中位时间为 2 个月，大多数病例发生在 3 个月内。然而，在 ICI 治疗期间，心脏毒性随时可能发生，甚至由于药物的持续作用而在停止治疗后偶尔也会发生[58]。如怀疑心脏不良反应，则相关的诊断检查应包括心电图、动态心电图、心脏生物标志物和相关的心脏成像（如超声造影、MRI、计算机断层扫描、血管造影）检测。应根据 ICI 相关毒性的种类及其临床表现选择最佳的诊断工具[106]。

一旦怀疑心脏相关毒性，则需暂停 ICI 治疗，并启用必要的心脏治疗，减轻心脏毒副作用。一旦毒性反应超过 1 级，则需永久停用 ICI 治疗。若病情十分凶险，则需迅速给予泼尼松 1~2 mg/kg，并建议转入冠心病监护病房（cardiac care unit, CCU）。若患者没有立即对大剂量激素产生反应，则需考虑心脏移植。必要时可加用英夫利西单抗、霉酚酸酯及抗胸腺细胞球蛋白[64-65]。

八、其他少见的免疫相关毒性

其他免疫相关毒性如骨骼肌肉（风湿免疫系统）、肾脏（泌尿系统）、神经系统、血液系统、眼部的毒性反应发生率较低，且大多数毒性反应较轻，偶尔可能会危及生命。

（一）风湿性毒性反应

关节炎是最常见的风湿免疫系统的不良反应，其在抗 PD-1/PD-L1 治疗或联合治疗后更为常见。免疫相关风湿性关节炎主要有三种表型：①大关节反应性关节炎（最常见）；②类似于类风湿关节炎的多关节炎，影响手的小关节，血清学阳性者较少见；③血清阴性的少性和多性关节炎[90]。对于炎性关节炎而言，发生 1 级毒性反应可继续使用 ICI 治疗；发生 2~4 级毒性反应暂停 ICI 治疗，同时给予激素治疗。2 级毒性反应予泼尼松小于等于 10 mg/d，3~4 级毒性反应予泼尼松 0.5~1 mg/kg，如果失败可给予缓解病情的抗风湿药物。对于肌炎也类似，发生 1 级毒性反应继续使用 ICI 治疗；发生 2~4 级毒性反应暂停 ICI 治疗，同时给予激素治疗。2 级毒性反应予泼尼松小于 10 mg/d，3~4 级毒性反应予泼尼松 1~2 mg/kg，同时可使用血浆置换、静脉注射免疫球蛋白（IVIg）、其他免疫抑制剂治疗[65,90]。

风湿性多肌痛或系统性红斑狼疮患病率尚不明确。肌痛和关节痛的鉴别诊断是最具挑战性的。一般来说，风湿性多肌痛或肌肉骨骼不良事件的严重程度较轻，出现时间不同并且可逆[64,107]。对于多发性肌病，发生 1 级毒性反应，继续使用 ICI 治疗；发生 2~4 级毒性反应，暂停 ICI 治疗，同时给予激素治疗，2 级毒性反应予泼尼松小于 10 mg/d，3~4 级毒性反应予泼尼松 20 mg/d[65,90]。

风湿系统的其他毒性反应（如系统性红斑狼疮、干燥综合征）相对少见，且患病率不明确，尚需临床数据进一步证实。

（二）神经毒性

与 ICI 相关的神经毒性发生率很低，可能与存在不良事件但未被报道有关[108-109]。涉及中枢及周围神经系统的多种疾病，包括自身免疫性脑炎、重症肌无力、急性炎症性脱髓鞘性多发性神经病、周围神经病、脑炎、无菌性脑膜炎和横贯性脊髓炎。其中免疫治疗相关脑炎、重症肌无力、急性炎症性脱髓鞘性多发性神经病有致死性病例报道。头痛、脑病和脑膜炎为最常见的免疫治疗相关不良反应且多为轻度[110-111]。该不良事件通常发生在治疗期间（神经性癫痫的发病通常较早，通常在治疗的前 2 周内），但仍有神经相关毒性事件在停止注射后较晚发生的报告[64]。ICI 治疗期间出现神经系统症状，需充分排除神经系统感染、中枢神经系统转移或脑膜转移、副肿瘤综合征、维生素 B_{12} 缺乏症和糖尿病神经病变的可能[110]。根据临床表现，诊断检查应包括中枢神经系统影像学、神经传导检查和 / 或腰椎穿刺检查（特征性体征是脑脊液中淋巴细胞增多）[112-114]。对于除轻度神经系统症状外的所有神经系统症状，应坚持 ICI 治疗直到不良事件确诊。在出现中度 / 重度症状的情况下，应立即静脉注射肾上腺皮质激素。另外，在治疗肌无力和急性炎症性脱髓鞘性多发性神经病时，可能需要采用血浆注入或静脉注射免疫球蛋白的积极方法。同时，应做好接受呼吸机治疗等支持措施的准备工作[114]。

（三）眼毒性

ICI 相关眼毒性发生率小于 1%，多为个案报道或病例系列报道，临床表现症状不一，包括葡萄膜炎、周围溃疡性角膜炎、眼球血管膜 – 脑膜炎综合征（VKH 综合征）、脉络膜新生血管、黑色素瘤相关性视网膜病变、甲状腺相关性眼眶炎和特发性眼眶炎。

中位发病时间为治疗后 2 个月。接受 ICI 治疗的患者应告知临床医师所有眼部症状。患者咨询是早期识别眼睛毒性的基础，因为葡萄膜炎可能导致视力清晰度下降，并可能导致视觉功能丧失（这种情况需要永久停止 ICI 治疗）。ICI 治疗患者出现眼部不适时，建议及时请眼科专科干预，同时筛查有无眼外器官受累[110,115]。

（四）血液学毒性

ICI 相关血液学毒性较少见，总发生率小于 1%，血液病性贫血并不常见，主要表现为自体免疫性溶血性贫血、红细胞再生障碍性贫血、中性粒细胞减少症、血小板减少症、血友病 A、骨髓发育不良综合征、致命性再生障碍性贫血、免疫性血小板减少性紫癜等[110,116-117]。在诊断过程中需与其他疾病导致的贫血相鉴别，确诊后需应用激素或其他免疫抑制剂治疗[64]。

参考文献

［1］GATAA I, MEZQUITA L, ROSSONI C, et al. Tumour-infiltrating lymphocyte density is associated with favourable outcome in patients with advanced non-small cell lung cancer treated with immunotherapy［J］. European Journal of Cancer, 2021, 145: 221-229.

［2］PATEL A J, RICHTER A, DRAYSON M T, et al. The role of B lymphocytes in the immuno-biology of non-small-cell lung cancer［J］. Cancer Immunol Immunother, 2020, 69（3）: 325-342.

［3］STANKOVIC B, BJORHOVDE H A K, SKARSHAUG R, et al. Immune cell composition in human non-small cell lung cancer［J］. Front Immunol, 2018, 9: 3101.

［4］MYERS J A, MILLER J S. Exploring the NK cell platform for cancer immunotherapy［J］. Nature Reviews Clinical Oncology, 2021, 18（2）: 85-100.

［5］XIANG H, RAMIL C P, HAI J, et al. Cancer-associated fibroblasts promote immunosuppression by inducing ROS-generating monocytic MDSCs in lung squamous cell carcinoma［J］. Cancer Immunology Research, 2020, 8（4）: 436-450.

［6］YANG Z, GUO J, WENG L, et al. Myeloid-derived suppressor cells-new and exciting players in lung cancer［J］. Journal of Hematology & Oncology, 2020, 13（1）: 10.

［7］ALTORKI N K, MARKOWITZ G J, GAO D, et al. The lung microenvironment: an important regulator of tumour growth and metastasis［J］. Nature Reviews Cancer, 2019, 19（1）: 9-31.

［8］TUMEH P C, HARVIEW C L, YEARLEY J H, et al. PD-1 blockade induces responses by inhibiting adaptive immune resistance［J］. Nature, 2014, 515（7528）: 568–571.

［9］RIBAS A, WOLCHOK J D. Cancer immunotherapy using checkpoint blockade［J］. Science, 2018, 359（6382）: 1350–1355.

［10］XIA Y, TIAN X, WANG J, et al. Treatment of metastatic non–small cell lung cancer with NY–ESO–1 specific TCR engineered–T cells in a phase I clinical trial: a case report［J］. Oncology Letters, 2018, 16（6）: 6998–7007.

［11］LIU Y, LIU G, WANG J, et al. Chimeric STAR receptors using TCR machinery mediate robust responses against solid tumors［J］. Science Translational Medicine, 2021, 13（586）: abb5191.

［12］KOCHENDERFER J N, ROSENBERG S A. Treating B–cell cancer with T cells expressing anti–CD19 chimeric antigen receptors［J］. Nature Reviews Clinical Oncology, 2013, 10（5）: 267–276.

［13］RAFIQ S, HACKETT C S, BRENTJENS R J. Engineering strategies to overcome the current roadblocks in CAR T cell therapy［J］. Nature Reviews Clinical Oncology, 2020, 17（3）: 147–167.

［14］ZHANG Z, JIANG J, WU X, et al. Chimeric antigen receptor T cell targeting EGFRvIII for metastatic lung cancer therapy［J］. Frontiers of Medicine, 2019, 13（1）: 57–68.

［15］MESTERMANN K, GIAVRIDIS T, WEBER J, et al. The tyrosine kinase inhibitor dasatinib acts as a pharmacologic on/off switch for CAR T cells［J］. Science Translational Medicine, 2019, 11（499）: eaau5907.

［16］BENJAMIN R, GRAHAM C, YALLOP D, et al. Genome–edited, donor–derived allogeneic anti–CD19 chimeric antigen receptor T cells in paediatric and adult B–cell acute lymphoblastic leukaemia: results of two phase 1 studies［J］. Lancet, 2020, 396（10266）: 1885–1894.

［17］YU M, LUO H, FAN M, et al. Development of GPC3–specific chimeric antigen receptor–engineered natural killer cells for the treatment of hepatocellular carcinoma［J］. Molecular Therapy, 2018, 26（2）: 366–378.

［18］LIU E, MARIN D, BANERJEE P, et al. Use of CAR–transduced natural killer cells in CD19–positive lymphoid tumors［J］. The New England Journal of Medicine, 2020, 382（6）: 545–553.

［19］LI Y, HERMANSON D L, MORIARITY B S, et al. Human iPSC–derived natural killer cells engineered with chimeric antigen receptors enhance anti–tumor activity［J］. Cell Stem Cell, 2018, 23（2）: 181–192.

［20］DING Z, LI Q, ZHANG R, et al. Personalized neoantigen pulsed dendritic cell vaccine for advanced lung cancer［J］. Signal Transduction and Targeted Therapy, 2021, 6（1）: 26.

［21］曹雪涛, 姚智, 熊思东, 等. 医学免疫学［M］. 北京: 人民卫生出版社, 2018.

［22］SANMAMED M F, CHEN L. A paradigm shift in cancer immunotherapy: from enhancement to normalization［J］. Cell, 2019, 176（3）: 677.

［23］NASSER N J, GORENBERG M, AGBARYA A. First line immunotherapy for non-small cell lung cancer［J］. Pharmaceuticals（Basel）, 2020, 13（11）: 373.

［24］周彩存, 王洁, 王宝成, 等. 中国非小细胞肺癌免疫检查点抑制剂治疗专家共识（2020年版）［J］. 中国肺癌杂志, 2021, 24（4）: 217-235.

［25］ESPOSITO G, PALUMBO G, CARILLIO G, et al. Immunotherapy in small cell lung cancer［J］. Cancers（Basel）, 2020, 12（9）: 2522.

［26］REDDY H G, QIN A, KALEMKERIAN G P. Emerging drugs for small cell lung cancer: a focused review on immune checkpoint inhibitors［J］. Expert Opinion on Emerging Drugs, 2020, 25（3）: 353-366.

［27］GHOSH C, LUONG G, SUN Y. A snapshot of the PD-1/PD-L1 pathway［J］. Journal of Cancer, 2021, 12（9）: 2735-2746.

［28］KWOK G, YAU T C, CHIU J W, et al. Pembrolizumab（Keytruda）［J］. Human Vaccines & Immunotherapeutics, 2016, 12（11）: 2777-2789.

［29］QU J, WANG L, JIANG M, et al. A review about pembrolizumab in first-line treatment of advanced NSCLC: focus on KEYNOTE studies［J］. Cancer Management and Research, 2020, 12: 6493-6509.

［30］YUAN H, LIU J, ZHANG J. The current landscape of immune checkpoint blockade in metastatic lung squamous cell carcinoma［J］. Molecules, 2021, 26（5）: undefined.

［31］ANDO K, KISHINO Y, HOMMA T, et al. Nivolumab plus ipilimumab versus existing immunotherapies in patients with PD-L1-positive advanced non-small cell lung cancer: a systematic review and network Meta-analysis［J］. Cancers（Basel）, 2020, 12（7）: undefined.

［32］ZHANG L, MAI W, JIANG W, et al. Sintilimab: a promising anti-tumor PD-1 antibody［J］. Frontiers in Oncology, 2020, 10: 594558.

［33］朱丹, 李月阳, 宋燕青, 等. PD-1抑制剂信迪利单抗的临床研究进展［J］. 中国医院药学杂志, 2020, 40（1）: 120-123.

［34］罗详冲, 李高峰. PD-1抑制剂卡瑞利珠单抗在晚期恶性肿瘤中的应用进展［J］. 解放军医学杂志, 2020, 45（6）: 672-679.

［35］ZHOU C, CHEN G, HUANG Y, et al. Camrelizumab plus carboplatin and pemetrexed versus chemotherapy alone in chemotherapy-naive patients with advanced non-squamous non-small-cell lung cancer（CameL）: a randomised, open-label, multicentre, phase 3 trial［J］. Lancet Respiratory Medicine, 2021, 9（3）: 305-314.

［36］LIU S Y, WU Y L. Tislelizumab: an investigational anti-PD-1 antibody for the treatment of advanced non-small cell lung cancer（NSCLC）［J］. Expert Opinion on Investigational Drugs, 2020,

29（12）：1355–1364.

［37］WANG J, LU S, YU X, et al. Tislelizumab plus chemotherapy vs chemotherapy alone as first–line treatment for advanced squamous non–small–cell lung cancer: a phase 3 randomized clinical trial［J］. JAMA Oncology, 2021, 7（5）：709–717.

［38］WANG Z, ZHAO J, MA Z, et al. A phase 2 study of tislelizumab in combination with platinum–based chemotherapy as first–line treatment for advanced lung cancer in Chinese patients［J］. Lung Cancer, 2020, 147: 259–268.

［39］AHMED S R, PETERSEN E, PATEL R, et al. Cemiplimab–rwlc as first and only treatment for advanced cutaneous squamous cell carcinoma［J］. Expert Review of Clinical Pharmacology, 2019, 12（10）：947–951.

［40］SEZER A, KILICKAP S, GÜMÜŞM, et al. Cemiplimab monotherapy for first–line treatment of advanced non–small–cell lung cancer with PD–L1 of at least 50%: a multicentre, open–label, global, phase 3, randomised, controlled trial［J］. Lancet, 2021, 397（10274）：592–604.

［41］WANG Y, ZHOU S, YANG F, et al. Treatment–related adverse events of PD–1 and PD–L1 inhibitors in clinical trials: a systematic review and Meta–analysis［J］. JAMA Oncology, 2019, 5（7）：1008–1019.

［42］WANG Z, WU X. Study and analysis of antitumor resistance mechanism of PD1/PD–L1 immune checkpoint blocker［J］. Cancer Medicine, 2020, 9（21）：8086–8121.

［43］FRAMPTON J E. Atezolizumab: a review in extensive–stage SCLC［J］. Drugs, 2020, 80（15）：1587–1594.

［44］HERBST R S, GIACCONE G, DE MARINIS F, et al. Atezolizumab for first–line treatment of PD–L1–selected patients with NSCLC［J］. The New England Journal of Medicine, 2020, 383（14）：1328–1339.

［45］TAUGNER J, KÄSMANN L, EZE C, et al. Durvalumab after chemoradiotherapy for PD–L1 expressing inoperable stage Ⅲ NSCLC leads to significant improvement of local–regional control and overall survival in the real–world setting［J］. Cancers（Basel）, 2021, 13（7）：undefined.

［46］ANTONIA S J, VILLEGAS A, DANIEL D, et al. Overall survival with durvalumab after chemoradiotherapy in stage III NSCLC［J］. The New England Journal of Medicine, 2018, 379（24）：2342–2350.

［47］BAVEREL P G, DUBOIS V, JIN C Y, et al. Population pharmacokinetics of durvalumab in cancer patients and association with longitudinal biomarkers of disease status［J］. Clinical Pharmacology & Therapeutics, 2018, 103（4）：631–642.

［48］GULLAPALLI S, REMON J, HENDRIKS L, et al. Update on targeted therapies for advanced non-small cell lung cancer: durvalumab in context［J］. OncoTargets and Therapy, 2020, 13: 6885-6896.

［49］PAZ-ARES L, DVORKIN M, CHEN Y, et al. Durvalumab plus platinum-etoposide versus platinum-etoposide in first-line treatment of extensive-stage small-cell lung cancer（CASPIAN）: a randomised, controlled, open-label, phase 3 trial［J］. Lancet, 2019, 394（10212）: 1929-1939.

［50］GOLDMAN J W, DVORKIN M, CHEN Y, et al. Durvalumab, with or without tremelimumab, plus platinum-etoposide versus platinum-etoposide alone in first-line treatment of extensive-stage small-cell lung cancer（CASPIAN）: updated results from a randomised, controlled, open-label, phase 3 trial［J］. Lancet Oncology, 2021, 22（1）: 51-65.

［51］ROWSHANRAVAN B, HALLIDAY N, SANSOM D M. CTLA-4: a moving target in immunotherapy［J］. Blood, 2018, 131（1）: 58-67.

［52］HODI F S, STEVEN M D, O'DAY M D, et al. Improved survival with ipilimumab in patients with metastatic melanoma［J］. The New England Journal of Medicine, 2010, 363（8）: 711-723.

［53］HELLMANN M D, PAZ-ARES L, BERNABE CARO R, et al. Nivolumab plus ipilimumab in advanced non-small-cell lung cancer［J］. The New England Journal of Medicine, 2019, 381（21）: 2020-2031.

［54］PAZ-ARES L, CIULEANU T E, COBO M, et al. First-line nivolumab plus ipilimumab combined with two cycles of chemotherapy in patients with non-small-cell lung cancer（checkmate 9LA）: an international, randomised, open-label, phase 3 trial［J］. Lancet Oncology, 2021, 22（2）: 198-211.

［55］AHERN E, SOLOMON B J, HUI R, et al. Neoadjuvant immunotherapy for non-small cell lung cancer: right drugs, right patient, right time［J］. Journal for ImmunoTherapy of Cancer, 2021, 9（6）: undefined.

［56］GIANNONE G, GHISONI E, GENTA S, et al. Immuno-metabolism and microenvironment in cancer: key players for immunotherapy［J］. International Journal of Molecular Sciences, 2020, 21（12）: undefined.

［57］HUANG W, CHEN J J, XING R, et al. Combination therapy: future directions of immunotherapy in small cell lung cancer［J］. Translational Oncology, 2021, 14（1）: 100889.

［58］PATEL R P, PARIKH R, GUNTURU K S, et al. Cardiotoxicity of immune checkpoint inhibitors［J］. Current Oncology Reports, 2021, 23（7）: 79.

［59］HORVAT T Z, ADEL N G, DANG T O, et al. Immune-related adverse events, need for systemic immunosuppression, and effects on survival and time to treatment failure in patients with melanoma treated with ipilimumab at memorial sloan kettering cancer center［J］. Journal of Clinical Oncology: Official Journal of the American Society of Clinical Oncology, 2015, 33（28）: 3193-3198.

［60］SOULARUE E, LEPAGE P, COLOMBEL J F, et al. Enterocolitis due to immune checkpoint inhibitors: a systematic review ［J］. Gut, 2018, 67 （11）: 2056–2067.

［61］ BHATIA S, HUBER B R, UPTON M P, et al. Inflammatory enteric neuropathy with severe constipation after ipilimumab treatment for melanoma: a case report ［J］. Journal of Immunotherapy 2009, 32 （2）, 203–205.

［62］ GAUDY–MARQUESTE C, MONESTIER S, FRANQUES J, et al. A severe case of ipilimumab–induced guillain–barré syndrome revealed by an occlusive enteric neuropathy: a differential diagnosis for ipilimumab–induced colitis ［J］. Journal of Immunotherapy, 2013, 36 （1）: 77–78.

［63］ WOLCHOK J D, KLUGER H, CALLAHAN M K, et al. Nivolumab plus ipilimumab in advanced melanoma ［J］. The New England Journal of Medicine, 2013, 369 （2）: 122–133.

［64］ DOMAGAŁA–KULAWIK J, LESZEK P, OWCZAREK W, et al. Immunotherapy of solid tumors: safety of treatment ［J］. Polish Archives of Internal Medicine, 2020, 130 （9）: 766–778.

［65］彭智，袁家佳，王正航，等.ASCO/NCCN 免疫治疗毒性管理指南解读［J］.肿瘤综合治疗电子杂志，2018, 4（2）: 38–47.

［66］ SOULARUE E, LEPAGE P, COLOMBEL J F, et al. Enterocolitis due to immune checkpoint inhibitors: a systematic review ［J］. Gut, 2018, 67 （11）: 2056–2067.

［67］ CHAPUT N, LEPAGE P, COUTZAC C, et al. Baseline gut microbiota predicts clinical response and colitis in metastatic melanoma patients treated with ipilimumab ［J］. Annals of Oncology: Official Journal of the European Society for Medical Oncology, 2019, 30（12）: 2012.

［68］ JOHNSON D B, SULLIVAN R J, OTT P A, et al. Ipilimumab therapy in patients with advanced melanoma and preexisting autoimmune disorders ［J］. JAMA Oncologyogy, 2016, 2 （2）: 234–240.

［69］ MARTHEY L, MATEUS C, MUSSINI C, et al. Cancer immunotherapy with anti–CTLA–4 monoclonal antibodies induces an inflammatory bowel disease ［J］. Journal of Crohns and Colitis, 2016, 10（4）: 395–401.

［70］ AKEL R, ANOUTI B, TFAYLI A. Late–onset inflammatory bowel disease–like syndrome after ipilimumab therapy: a case report ［J］. Case Reports in Oncology, 2017, 10 （2）: 456–461.

［71］ COLLINS M, MICHOT J M, DANLOS F X, et al. Inflammatory gastrointestinal diseases associated with PD–1 blockade antibodies ［J］. Annals of Oncology: Official Journal of the European Society for Medical Oncology, 2017, 28 （11）: 2860–2865.

［72］ ROCHA M, CORREIA DE SOUSA J, SALGADO M, et al. Management of gastrointestinal toxicity from immune checkpoint inhibitor［J］. GE Portuguese Journal of Gastroenterology, 2019, 26（4）: 268–274.

［73］ LARKIN J, CHIARION–SILENI V, GONZALEZ R, et al. Combined Nivolumab and Ipilimumab or Monotherapy in Untreated Melanoma ［J］. The New England Journal of Medicine, 2015, 373 （13）:

1270–1271.

[74] SOM A, MANDALIYA R, MATTAR M C, et al. Immune checkpoint inhibitor–induced colitis: a comprehensive review [J]. World Journal of Clinical Cases, 2019, 7 (4): 405–418.

[75] LOFTUS E V, JR GUPTA A, KHANNA S, et al. Systematic review: colitis associated with anti–CTLA–4 therapy [J]. Alimentary Pharmacology & Therapeutics, 2015, 42 (4): 406–417.

[76] REYNOLDS K, THOMAS M, DOUGAN M. Diagnosis and management of hepatitis in patients on checkpoint blockade [J]. The Oncologist, 2018, 23 (9): 991–997.

[77] HOFMANN L, FORSCHNER A, LOQUAI C, et al. Cutaneous, gastrointestinal, hepatic, endocrine, and renal side–effects of anti–PD–1 therapy [J]. European Journal of Cancer: Official Journal for European Organization for Research and Treatment of Cancer (EORTC) [and] European Association for Cancer Research (EACR), 2016, 60: 190–209.

[78] REID P D, CIFU A S, BASS A R J J. Management of immunotherapy–related toxicities in patients treated with immune checkpoint inhibitor therapy [J]. JAMA, 2021, 325 (5): 482–483.

[79] DOHERTY G J, DUCKWORTH A M, DAVIES S E, et al. Severe steroid–resistant anti–PD1 T–cell checkpoint inhibitor–induced hepatotoxicity driven by biliary injury [J]. ESMO Open, 2017, 2 (4): e000268.

[80] CHANG L S, BARROSO–SOUSA R, TOLANEY S M, et al. Endocrine toxicity of cancer immunotherapy targeting immune checkpoints [J]. Endocrine Reviews, 2018, 40 (1): 17–65.

[81] MIN L, HODI F S, GIOBBIE–HURDER A, et al. Systemic high–dose corticosteroid treatment does not improve the outcome of ipilimumab–related hypophysitis: a retrospective cohort study [J]. Clinical Cancer Research, 2015, 21 (4): 749–755.

[82] FAJE A T, SULLIVAN R, LAWRENCE D, et al. Ipilimumab–induced hypophysitis: a detailed longitudinal analysis in a large cohort of patients with metastatic melanoma [J]. The Journal of Clinical Endocrinology & Metabolism, 2014, 99 (11): 4078–4085.

[83] TAN M H, IYENGAR R, MIZOKAMI–STOUT K, et al. Spectrum of immune checkpoint inhibitors–induced endocrinopathies in cancer patients: a scoping review of case reports [J]. Clinical Diabetes and Endocrinology, 2019, 5 (1): 1.

[84] ZHAO C, TELLA S H, JAYDIRA D R, et al. Anti–PD–L1 treatment induced central diabetes insipidus [J]. The Journal of Clinical Endocrinology & Metabolism, 2018, 103 (2): 365–369.

[85] GIROTRA M, HANSEN A, FAROOKI A, et al. The current understanding of the endocrine effects from immune checkpoint inhibitors and recommendations for management [J]. JNCI Cancer Spectrum, 2018, 2 (3).

[86] FILETTE J, PEN J J, DECOSTER L, et al. Immune checkpoint inhibitors and type 1 diabetes

mellitus: a case report and systematic review [J]. European Journal of Endocrinology, 2019, 181 (3):
undefined.

[87] STAMATOULI A M, ZOE Q, LUISA P A, et al. Collateral damage: insulin-dependent diabetes
induced with checkpoint inhibitors [J]. Diabetes, 2018, 67 (8): dbi18-0002.

[88] CLOTMAN K, JANSSENS K, SPECENIER P, et al. Programmed cell death-1 inhibitor-induced
type 1 diabetes mellitus [J]. The Journal of Clinical Endocrinology & Metabolism, 2018, 103 (9):
3144-3154.

[89] THOMPSON J A, SCHNEIDER B J, BRAHMER J, et al. NCCN guidelines insights: management
of immunotherapy-related toxicities, version 1.2020 [J]. Journal of the National Comprehensive Cancer
Network, 2020, 18 (3): 230-241.

[90] PUZANOV I, DIAB A, ABDALLAH K, et al. Managing toxicities associated with immune
checkpoint inhibitors: consensus recommendations from the Society for Immunotherapy of Cancer (SITC)
Toxicity Management Working Group [J]. Journal for ImmunoTherapy of Cancer, 2017, 5 (1): 95.

[91] SIBAUD V. Dermatologic reactions to immune checkpoint inhibitors [J]. American Journal of
Clinical Dermatology, 2018, 19 (3): 345-361.

[92] SANLORENZO M, VUJIC I, DAUD A, et al. Pembrolizumab cutaneous adverse events and their
association with disease progression [J]. JAMA Dermatology, 2015, 151 (11): 1206-1212.

[93] HUA C, BOUSSEMART L, MATEUS C, et al. Association of vitiligo with tumor response in
patients with metastatic melanoma treated with pembrolizumab [J]. JAMA Dermatology, 2016, 152 (1):
1-7.

[94] FREEMAN-KELLER M, KIM Y, CRONIN H, et al. Nivolumab in resected and unresectable
metastatic melanoma: characteristics of immune-related adverse events and association with outcomes [J].
Clinical Cancer Research, 2016, 22 (4): 886-894.

[95] EGGERMONT A, CHIARIONSILENI V, GROB J J, et al. Adjuvant ipilimumab versus placebo
after complete resection of high-risk stage III melanoma (EORTC 18071): a randomised, double-blind,
phase 3 trial [J]. The Lancet, 2015, 16 (5): 522-530.

[96] HODI F S, O'DAY S J, MCDERMOTT D F, et al. Improved survival with ipilimumab in patients
with metastatic melanoma [J]. The New England Journal of Medicine, 2010, 363 (8): 711-723.

[97] LAMIAUX M, SCALBERT C, LEPESANT P, et al. Severe skin toxicity with organ damage under
the combination of targeted therapy following immunotherapy in metastatic melanoma [J]. Melanoma
Research, 2018, 28 (5): 451-457.

[98] SURESH K, NAIDOO J, LIN C T, et al. Immune checkpoint immunotherapy for non-small cell
lung cancer: benefits and pulmonary toxicities [J]. Chest, 2018, 154 (6): 1416-1423.

［99］PORCU M, SILVA P D, SOLINAS C, et al. Immunotherapy associated pulmonary toxicity: biology behind clinical and radiological features ［J］. Cancers, 2019, 11（3）: 305.

［100］宋博，邬明歆，贾英杰 .PD-1/PD-L1 抑制剂引起免疫相关性肺炎的研究进展［J］. 国际肿瘤学杂志 , 2020, 47（10）: 627-629.

［101］MA K, LU Y, JIANG S, et al. The relative risk and incidence of immune checkpoint inhibitors related pneumonitis in patients with advanced cancer: a Meta-analysis ［J］. Frontiers in Pharmacology, 2018（9）: undefined.

［102］MARTINS F, SYKIOTIS G P, MAILLARD M, et al. New therapeutic perspectives to manage refractory immune checkpoint-related toxicities ［J］. The Lancet Oncology, 2019, 20（1）: e54-e64.

［103］GANATRA S, NEILAN T G. Immune checkpoint inhibitor-associated myocarditis ［J］. The Oncologist, 2018, 23（8）: 879-886.

［104］GANATRA S, PARIKH R, NEILAN T G. Cardiotoxicity of immune therapy ［J］. Cardiology Clinics, 2019, 37（4）: 385-397.

［105］MAHMOOD S S, FRADLEY M G, COHEN J V, et al. Myocarditis in patients treated with immune checkpoint inhibitors ［J］. Journal of the American College of Cardiology, 2018, 71（16）: 1755-1764.

［106］ESCUDIER M, CAUTELA J, MALISSEN N, et al. Clinical features, management, and outcomes of immune checkpoint inhibitor-related cardiotoxicity ［J］. Circulation, 2017, 136（21）: 2085-2087.

［107］BRAHMER J R, LACCHETTI C, THOMPSON J A. Management of immune-related adverse events in patients treated with immune checkpoint inhibitor therapy: American Society of Clinical Oncology Clinical Practice Guideline Summary ［J］. Journal of Clinical Oncology, 2018, 14（4）: 247-249.

［108］HOTTINGER A F. Neurologic complications of immune checkpoint inhibitors ［J］. Current Opinion in Neurology, 2016, 29（6）: 806-812.

［109］CUZZUBBO S, JAVERI F, TISSIER M, et al. Neurological adverse events associated with immune checkpoint inhibitors: review of the literature ［J］. European Journal of Cancer, 2017, 73: 1-8.

［110］倪军，张力 . 肿瘤免疫治疗相关不良反应研究进展［J］. 中华内科杂志 , 2021, 60（1）: 84-89.

［111］WANG D Y, SALEM J E, COHEN J V, et al. Fatal toxic effects associated with immune checkpoint inhibitors: a systematic review and Meta-analysis ［J］. JAMA Oncology, 2018, 4（12）: 1721-1728.

［112］ANDERSON D, BEECHER G, NATHOO N, et al. Proposed diagnostic and treatment paradigm for high-grade neurological complications of immune checkpoint inhibitors ［J］. Neuro-Oncology

Practice, 2018, 6（5）: 340–345.

［113］BARAIBAR I, MELERO I, PONZ–SARVISE M, et al. Safety and tolerability of immune checkpoint inhibitors（PD–1 and PD–L1）in cancer［J］. Drug Safety, 2019, 42（2）: 281–294.

［114］WICK W, HERTENSTEIN A, PLATTEN M J L O. Neurological sequelae of cancer immunotherapies and targeted therapies［J］. The Lancet, 2016, 17（12）: e529–e541.

［115］DALVIN L A, SHIELDS C L, ORLOFF M, et al. Checkpoint inhibitor immune therapy: systemic indications and ophthalmic side effects［J］. RETINA, 2018, 38（6）: 1063–1078.

［116］JOTATSU T, ODA K, YATERA K J, et al. PD–L1 immunohistochemistry in patients with non–small cell lung cancer［J］. Journal of Thoracic Disease, 2018, 10（18）: S2127–S2129.

［117］KONG B Y, MICKLETHWAITE K P, SWAMINATHAN S, et al. Autoimmune hemolytic anemia induced by anti–PD–1 therapy in metastatic melanoma［J］. Melanoma Research, 2016, 26（2）: 202–204.

第十一章 肺癌的其他生物治疗

第一节 细胞因子与肺癌治疗进展

一、细胞因子概述

细胞因子（cytokine, CK）一般通过结合相应受体调节细胞生长、分化和效应，调控免疫应答。众多细胞因子形成了十分复杂的细胞因子调节网络，广泛参与机体生理功能和某些病理过程的发生发展。

现代基因工程和细胞工程技术的快速发展，为发现更多的细胞因子和研究其结构与功能提供了技术条件。细胞因子的研究成果为临床上预防、诊断、治疗疾病提供了科学基础，特别是利用细胞因子治疗肿瘤、感染、造血功能障碍、自身免疫性疾病等，具有非常广阔的应用前景。

（一）细胞因子的概念及特点

细胞因子是一类由免疫细胞（如单核、巨噬细胞、T细胞、B细胞、NK细胞等）和某些非免疫细胞（内皮细胞、表皮细胞、成纤维细胞等）经刺激而合成、分泌的具有广泛生物学活性的小分子蛋白质（图 11-1）。细胞因子具有调节固有免疫和适应性免疫应答，促进造血，刺激细胞活化、增殖和分化等功能，参与机体免疫反应和炎症反应。靶向细胞因子的新药研发成为肺癌治疗的新策略。监测细胞因子在肺癌治疗过程中的变化，是评估肺癌治疗有效性的手段。

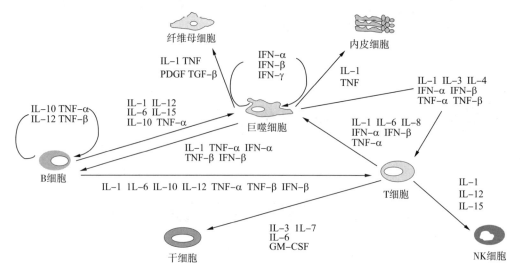

图 11-1 分泌细胞因子的细胞及细胞因子的分泌方式

（二）细胞因子分类

1. 根据来源分类

（1）淋巴因子（lymphokine），主要由淋巴细胞产生，包括 T 淋巴细胞、B 淋巴细胞和 NK 细胞等。重要的淋巴因子有 IL-2、IL-3、IL-4、IL-5、IL-6、IL-9、IL-10、IL-12、IL-13、IL-14、IFN-γ、TNF-β、GM-CSF 和神经白细胞素等。

（2）单核因子（monokine），主要由单核细胞或巨噬细胞产生，如 IL-1、IL-6、IL-8、TNF-α、G-CSF 和 M-CSF 等。

（3）非淋巴细胞、非单核–巨噬细胞产生的细胞因子，主要由骨髓和胸腺中的基质细胞、血管内皮细胞、成纤维细胞等产生，如 EPO、IL-7、IL-11、SCF、内皮细胞源性 IL-8 和 IFN-β 等。

2. 根据结构和功能分类

（1）白细胞介素（interleukin, IL），是由多种细胞产生并作用于多种细胞的一类细胞因子。白细胞介素在传递信息，激活与调节免疫细胞，介导 T、B 细胞活化、增殖与分化，以及在炎症反应中起重要作用。已报道的白细胞介素有 30 余种。

（2）干扰素（interferon, IFN），是最早发现的细胞因子，因其具有干扰病毒感染和复制的能力，故称干扰素。干扰素可分为 Ⅰ 型和 Ⅱ 型：Ⅰ 型干扰素包括 IFN-α、IFN-β，由 APC 和成纤维细胞产生，有较强抗病毒转录复制作用；Ⅱ 型干扰素即 IFN-γ，主要由活化 T 细胞产生，通过激活 APC 功能和巨噬细胞、NK 以及 CTL 细胞功能发挥抗病毒作用。

（3）集落刺激因子（colony stimulating factor, CSF），是指能够刺激多能造血干细胞和不同发育分化阶段的造血祖细胞增殖、分化，在半固体培养基中形成相应细胞集落的细胞因子。目前发现的集落刺激因子有粒细胞-巨噬细胞集落刺激因子（GM-CSF）、粒细胞集落刺激因子（G-CSF）、红细胞生成素（EPO）、干细胞生长因子（SCF）、血小板生成素（TPO）和IL-11等。

（4）肿瘤坏死因子（TNF），因最初被发现其能导致肿瘤组织坏死而得名，包括TNF-α 和 TNF-β，前者主要由活化的单核/巨噬细胞产生，后者主要由活化的 T 细胞产生，又称淋巴毒素（LT）。肿瘤坏死因子超家族（TNFSF）目前已经发现 TRAIL（TNF-related apoptosis-inducing ligand）、FasL、CD40L 等 30 余种细胞因子。TNF 家族成员在调节免疫应答、杀伤靶细胞和诱导细胞凋亡等过程中发挥重要作用。

（5）趋化因子（chemokine），是分子量为 8~10 kDa 的多肽家族。趋化因子的主要功能是招募血液中的单核细胞、中性粒细胞、淋巴细胞等进入感染发生的部位。

（6）生长因子（growth factor, GF），是具有刺激细胞生长作用的细胞因子，包括转化生长因子-β（TGF-β）、表皮细胞生长因子（EGF）、VEGF、成纤维细胞生长因子（FGF）、神经生长因子（NGF）、血小板衍生的生长因子（PDGF）等。

细胞因子分类如图 11-2 所示。

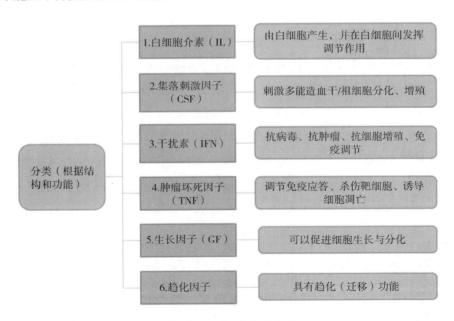

图 11-2　细胞因子分类

二、细胞因子与肺癌微环境

2002 年，经过系统的梳理和总结，Schreiber 等首次提出肿瘤免疫编辑理论，并将其分为免疫清除、免疫平衡、免疫逃逸 3 个阶段。这一学说强调了免疫系统的双重作用，即抗肿瘤和促肿瘤的两面性。在这个免疫系统与癌细胞持续动态博弈的过程中，肿瘤细胞既被清除，也被重塑。清除、平衡和逃逸是动态过程中的 3 种状态，这 3 种状态的时序性是相对并且可逆的，在某些应激条件或免疫抑制剂的影响下，肿瘤有可能越过清除、平衡阶段而直接进入逃逸期。肿瘤微环境中的细胞因子可以直接促进肿瘤细胞的生长或抑制肿瘤细胞的凋亡，也可以间接地通过影响血管生成和招募免疫细胞等方式促进肿瘤生长或杀伤肿瘤细胞。细胞因子是肿瘤免疫微环境的重要调节者。

临床上全面评估患者免疫功能的手段主要是免疫细胞检测和免疫分子检测。仅活化的免疫细胞才能分泌细胞因子，参与机体抗肿瘤免疫应答。检测细胞因子能直接反映机体的抗肿瘤免疫功能。进行免疫治疗的患者，治疗前后及治疗过程中均需对机体细胞因子水平进行监测。肿瘤的精准个体化免疫治疗，在延长患者的生存期和提高生存质量方面都起着至关重要的作用。其中，基于细胞因子的新型肺癌治疗策略也逐渐兴起。

（一）细胞因子与免疫细胞的关系

1. 免疫细胞的起源与分化

机体的免疫细胞均来自骨髓多能造血干细胞（multiple hematopoietic stem cell, MHSC）。MHSC 在骨髓中发育分化为不同谱系的免疫细胞，是受骨髓基质细胞分泌的多种细胞因子（IL-7、SCF、CXCL12 等）所调控的。骨髓和胸腺（T 细胞发育的场所）微环境中产生的细胞因子，对调控造血细胞和免疫细胞的增殖和分化起着关键作用。IL-3 和 SCF 等主要作用于多能造血 T 细胞以及多种定向的祖细胞；GM-CSF 可作用于髓样细胞前体以及多种髓样谱系细胞；G-CSF 主要促进中性粒细胞分化和吞噬；M-CSF 促进单核巨噬细胞的分化和活化；IL-7 是 T 细胞和 B 细胞发育过程中的早期促分化因子；IL-15 促进 NK 细胞的发育分化。

2. 调控免疫细胞在外周免疫器官的发育、分化、活化和功能

IL-4、IL-5、IL-6 和 IL-13 等可促进 B 细胞的活化、增殖和分化。多种细胞因子调控 B 细胞分泌 Ig 的类别转换，如 IL-4 可诱导 IgG1 和 IgE 的产生，TGF-β 和 IL-5 可诱导 IgA 的产生。IL-2、IL-7、IL-18 等活化 T 细胞并促进其增殖，IL-12 和 IFN-γ 诱导 T 细胞向 Th1 亚群分化，而 IL-4 诱导 T 细胞向 Th2 亚群分化。TGF-β 诱导 T 细

胞向调节性 T 细胞（Treg）分化，而 TGF-β 与 IL-6 共同诱导 T 细胞向 Th17 亚群分化，IL-23 促进 Th17 细胞的增殖和功能的维持。IL-2、IL-6 和 IFN-γ 明显促进 CTL 的分化并增强其杀伤功能。IL-15 刺激 NK 细胞增殖。IL-5 刺激嗜酸性粒细胞分化为杀伤蠕虫的效应细胞等。

（二）细胞因子与肺癌的发生发展

近十年，肺癌的综合治疗得到了长足进展，从常规的放化疗时代进入基于基因分型的个体化治疗时代。恶性肿瘤的发生发展与机体的免疫功能失调密切相关，免疫系统无法识别和清除突变的细胞，致使突变的细胞逃逸机体免疫系统的监视和清除，即发生肿瘤免疫逃逸，继而形成肿瘤。

细胞因子作为肿瘤微环境与肿瘤细胞信息交换的桥梁，参与肿瘤疾病的发生发展过程，可评估肿瘤病情的进展及免疫治疗可能引发的细胞因子释放综合征（cytokine release syndrome, CRS）。

细胞因子中具有抗肿瘤作用的包括 IL-2、IL-12、IFN-γ、TNF-α 等，具有促进肿瘤发生发展作用的包括 IL-1β、IL-6、IL-8、IL-10 等。检测肺癌患者细胞因子的水平，可以为患者机体免疫能力与肿瘤发展情况提供指导。若抗瘤因子（IL-2、IL-12、IFN-γ、TNF-α）正常，促瘤因子（IL-1β、IL-6、IL-8、IL-10）升高，则提示机体抗肿瘤免疫低下；若抗瘤因子和促瘤因子均升高，则提示机体处于免疫力与肿瘤对抗阶段；若抗瘤因子升高，促瘤因子正常，则提示机体抗肿瘤能力好。无论是常规治疗手段的放化疗还是靶向治疗，甚至免疫治疗，其最终目标应着力于对于机体免疫状态的重塑，只有当机体的免疫状态改变了，才能自主能动地继续与肿瘤博弈，从而达到长期生存的目标。及时检测细胞因子水平，对临床治疗有重要的指导意义，可通过有效的临床干预手段，使进入逃逸阶段的肿瘤重返平衡（带瘤生存），甚至清除（治愈）肿瘤，达到治疗目的。

三、细胞因子在肺癌诊疗中的应用

随着肿瘤免疫的全面发展，细胞因子进入全新发展时代。IL-2、IL-7、IL-10、IL-12、IL-15、IL-21 等多个细胞因子成为肿瘤免疫的重要赛道。肿瘤细胞可以分泌各种免疫调节细胞因子，来调节 T 细胞并建立免疫抑制环境。很多细胞因子在抗肿瘤的免疫响应中发挥重要的作用。细胞因子同样是评估肿瘤针对性治疗及预后的重要指标。细胞特异性表面抗原及细胞因子联合检测更为省时省力，可以密切跟随肿瘤发展的动向，从而评估现有治疗手段的合理性，是检测肿瘤发生发展的主要手段。

（一）细胞因子检测在肺癌诊断中的应用

（1）用于肿瘤患者机体免疫功能监测：肿瘤是一种细胞免疫异常的疾病，临床上全面评估患者免疫功能的手段主要为免疫细胞检测和免疫分子检测。而仅有活化的免疫细胞才能分泌细胞因子参与机体抗肿瘤免疫应答，因此检测细胞因子能直接反映机体的抗肿瘤免疫功能（图 11-3）。若患者 IL-2、IL-12、IFN-γ 水平升高，则提示为抗肿瘤免疫较好，肿瘤病情好转，或疗效好；若 IL-6、IL-8、IL-10、IL-4 水平升高，则提示为肿瘤病情进展，或疗效不理想。

（2）肺癌患者放 / 化疗后炎症水平监测：放化疗治疗会导致机体免疫功能抑制，易引发感染性疾病，特别是胸腹部肿瘤患者放化疗后炎症 / 感染风险较高。检测 IL-6、IL-8 水平可评估放化疗患者炎症水平及感染严重程度。

（3）肺癌免疫治疗应用指导：对于临床中采用 PD-1 或 PD-L1 类药物进行免疫治疗的患者，治疗前后及治疗过程中均需对机体细胞因子水平进行监测。PD-1 通过与 PD-L1/PD-L2 结合，抑制免疫细胞的增殖及活化，保持机体免疫耐受，抑制肿瘤细胞的免疫逃逸，增强 T 细胞的免疫应答来消除肿瘤。

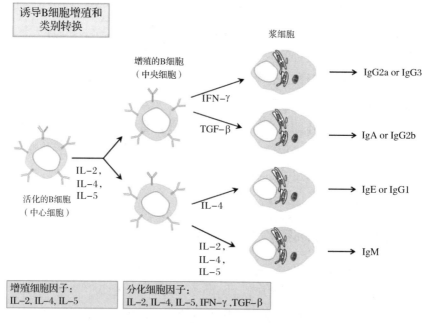

图 11-3　细胞因子作用方式

（二）细胞因子在肺癌治疗中的应用

多种细胞因子可直接或间接抗肿瘤。例如，TNF-α 可直接杀伤肿瘤细胞；IFN-γ

可抑制多种肿瘤细胞生长；IL-2、IL-15、IL-1、IFN-γ 等可诱导 CTL 和 NK 细胞杀伤活性；IFN-γ 可诱导肿瘤细胞表达 MHC Ⅰ 类分子，增强机体对肿瘤细胞的杀伤；TNF-α 可诱导肿瘤细胞或病毒感染细胞发生凋亡；活化 T 细胞表达的 Fas 配体（FasL）可通过膜型或可溶性形式结合靶细胞上的受体 Fas，诱导其凋亡。

细胞因子除了对免疫应答具有正向调节外，亦可发挥重要的负向调节，例如 IL-10、TGF-β 等通过直接抑制免疫细胞的功能或诱导 Treg 间接发挥免疫抑制作用。此外，细胞因子还具有刺激造血、促进组织创伤的修复、促进血管的生成、参与中枢神经系统发育和损伤修复，以及调控多种激素分泌等功能。

1. 抑瘤因子在肺癌治疗中的作用

（1）IL-2。

IL-2 在正常状态下主要由活性 T 细胞和 CD4$^+$T 细胞产生，是有效的免疫细胞（包括 T 细胞和 NK 细胞）生长因子。IL-2 能刺激 T 细胞分化为细胞毒性 T 淋巴细胞，增强其对肿瘤细胞的杀伤性，还可通过诱导 B 细胞的表达从而发挥调节作用（图 11-4）。由于 IL-2 能诱导和增强细胞毒活性，因此目前应用 IL-2 治疗某些疾病，特别是对肿瘤治疗的研究得到了广泛开展，单独使用 IL-2 或与 LAK 细胞联合使用治疗肿瘤取得了一定的疗效，现在 IL-2 的免疫治疗已用于临床。

IL-2 的副作用较大。IL-2 可引起发热、呕吐等症状，还可导致水盐代谢紊乱和肾、肝、心、肺等功能异常；最常见、最严重的是毛细血管渗漏综合征，使患者不得不终止治疗。IL-2 的副作用常与 IL-2 的剂量及用药时间呈正相关，停止用药后症状多迅速减轻或消失。IL-2 引起的副作用主要是由 IL-2 诱导产生的某些因子或杀伤性细胞导致的。给予适当药物（如吲哚美辛、哌替啶、对乙酰氨基酚等）、采取联合用药、改进给药方式（如少量多次短时间输注）和给药途径（如改全身用药为肿瘤局部用药）等，可有效减轻不良反应。

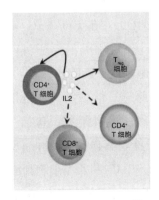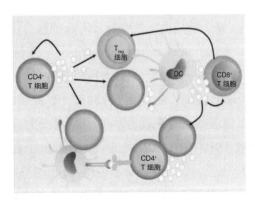

图 11-4　IL-2 免疫调节机制

（2）IFN-γ。

IFN-γ 是细胞因子的一种，由 Th1 细胞产生，能扩增 Th1 细胞，同时抑制 Th2 细胞的增殖。近几年，随着关于 IFN-γ 对各种肿瘤的免疫的深入研究发现，IFN-γ 无论是在免疫系统中，还是在肿瘤微环境内，针对肿瘤清除或者抑制的途径中都有着显著的引导作用[1]。尤其是在免疫系统的调控下，其与药物、抗体等联合应用，给肿瘤的治疗带来了新的思维方式。

IFN-γ 作为免疫系统中不可或缺的成员，它的不断发现以及应用，加快了对肿瘤免疫治疗的进展。IFN-γ 有两个主要功能：其一，激活巨噬细胞，增强后者杀灭微生物的活性；其二，刺激机体产生 IgG 抗体。IFN-γ 可促进 CD8$^+$T 细胞分化成为具有活性的细胞毒性细胞。

IFN-γ 能促进抗肿瘤和抗细胞内感染的先天免疫和适应性免疫。IFN-γ 和 IL-2 能增强肿瘤患者体内 NK 细胞的活性。此外，IFN-γ 通过抑制肿瘤新生血管生成，从而发挥抗肿瘤的作用。基于 IFN-γ 促凋亡、抗增殖和细胞抑制的功能，IFN-γ 常被认为可能用于不同类型肿瘤的辅助免疫治疗。

然而，IFN-γ 在发挥抗肿瘤效应的临床试验中显示出了一些矛盾的结果，IFN-γ 治疗在部分类型的肿瘤中无效或使患者预后更差。肿瘤细胞一方面可以通过影响 IFN-γ 或其下游基因的表达与活性，使其 IFN-γ 依赖性的免疫监视功能减退，进而发生免疫逃逸。另一方面，IFN-γ 也可以通过激活程序性细胞死亡配体 1（PD-1）、细胞毒性 T 淋巴细胞相关蛋白 -4（CTLA-4）等重要免疫逃逸基因，促进髓源性抑制细胞（MDSCs）和 Treg 等免疫抑制细胞扩增和发挥效应，进而实现免疫逃逸。鉴于 IFN-γ 在肿瘤发生发展过程中的重要地位，未来应进一步阐明 IFN-γ 在肿瘤免疫监视和免疫逃逸中的分子作用机制，针对不同肿瘤类型和肿瘤微环境的分子特征制订科学合理的 IFN-γ 治疗方案。

（3）TNF-α。

TNF-α 在人体内由单核细胞及巨噬细胞合成和分泌，它在免疫调节、炎症反应、机体防御当中起着关键的作用。根据不同的细胞微环境，肿瘤坏死因子可以诱导多种反应，如凋亡、坏死、血管生成、免疫细胞激活、细胞分化、细胞迁移。

TNF-α 在感染性疾病和多种肿瘤（如卵巢癌、肺癌、结肠癌、胃癌和非霍奇金淋巴瘤等）患者的血清中表达升高[2]。有研究报道，人类癌细胞株，包括一些肺癌细胞株能表达 TNF-α 的 mRNA，TNF-α 蛋白的表达可能与其自身的抗肿瘤反应产生抵抗有关。有研究显示，与健康对照组相比，小细胞肺癌（SCLC）和非小细胞肺癌（NSCLC）患者血清中的 TNF-α 水平都显著增加，进展期肺癌患者血清中的 TNF-α 表达尤甚。这些结果表明血清中 TNF-α 水平与肿瘤疾病的发展程度相关。因此，TNF 在肿瘤当中是一把双刃剑：一方面，TNF 是一个内源性的肿瘤促进因素，可以刺激肿瘤细胞生长、增殖、侵袭、转移、血管生成。另一方面，TNF 具有杀肿瘤细胞的作用。因此，如果可以调控肿瘤坏死因子的功能，那么将为癌症的治疗提供可能。

（4）IL-12。

IL-12p70 是细胞介导免疫中非常重要的细胞因子。其主要免疫调节作用是诱导早期辅助性 T 母细胞分化为 Th1 细胞，并促进 Th1 细胞的发育和增殖。IL-12 促使 CD4$^+$T 细胞向 Th1 细胞的分化，加强 CTL 和 NK 细胞的细胞毒作用，发挥抗肿瘤的功能。实验发现，相对于健康对照组，肺癌患者组的 IL-12 水平明显降低；而相比较于肿瘤直径小于 5 cm 的患者组，肿瘤直径大于 5 cm 的患者组的 IL-12 的水平显著降低。IL-12 对于免疫细胞的功能表明 IL-12 可以作为肺癌治疗的潜在靶点。

2. 促瘤因子在肺癌治疗中的作用

（1）IL-6。

IL-6 是一种主要的促炎细胞因子，在肿瘤的发生发展过程中起着重要的作用（图 11-5）。肿瘤细胞本身和癌旁细胞都能释放 IL-6，因此肺癌患者外周血中 IL-6 水平升高，血液中高水平的 IL-6 通过抑制细胞凋亡、加强细胞增殖、血管生成以及药物耐受，促进了肺癌的发生和进展。对患者体液中 IL-6 水平进行检测可反映患者的病情变化。实验证实，高水平的 IL-6 与 NSCLC 患者的不良预后相关，晚期和体力评分低的 NSCLC 患者，其血清中的 IL-6 浓度显著升高。

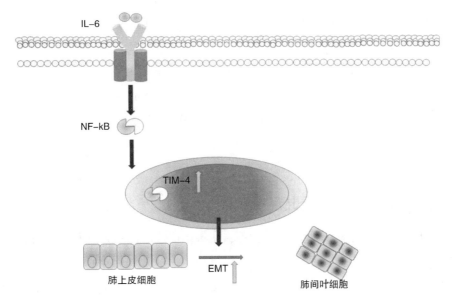

图 11-5　IL-6 免疫调节机制

（2）IL-8。

IL-8 是趋化因子 CXC 家族的一员，是一种多细胞来源的细胞因子，在细胞的多种炎症反应中起调节作用，并且在自身免疫性疾病中也发挥重要作用。IL-8 通过与细胞膜上的 CXC 趋化因子受体 CXCR1 和 CXCR2 相互作用，激活偶联的 G 蛋白，由 G 蛋白进一步激活 PLC、AC、PLD、PI3K、JAK2 及 Ras 等信号分子，从而调控基因表达、细胞增殖和分化、细胞代谢、细胞运动及血管生成等多种细胞生命过程。

IL-8 在多种恶性肿瘤细胞中表达量升高，其高表达与肿瘤细胞增殖、迁移、侵袭、血管生成及上皮间充质转化有密切联系[3]。肿瘤免疫逃逸是肿瘤细胞产生和转移过程中的主要特征之一，肿瘤细胞可以通过多种机制使得人体免疫系统无法对其进行正常的识别和攻击，从而导致肿瘤细胞在体内存活，并且不断增殖和转移，而肿瘤细胞、免疫细胞以及肿瘤微环境中其他相关组分均可以促进肿瘤免疫逃逸。IL-8 作为一种炎性趋化因子，已被证明在肿瘤免疫逃逸中具有重要作用，其可通过诱导肿瘤细胞 PD-L1 表达、抑制肿瘤细胞凋亡、促进肿瘤细胞 EMT 进程、促进肿瘤微环境血管生成、招募免疫抑制性细胞等 5 个方面介导肿瘤免疫逃逸。推动 IL-8 在肿瘤发生发展过程中的相关分子机制的研究，对于抗癌药物的开发和肿瘤免疫疗法的改进均具有重要意义。

（3）IL-10。

IL-10 是一种多效性细胞因子，主要由巨噬细胞、单核细胞和 T 细胞分泌，是一个强有力的免疫抑制剂，可以在多种类型细胞中发挥免疫抑制或免疫刺激作用，在人类多种肿瘤中表达上调。

IL-10 在肿瘤的发生发展中起到了"两面性"的作用[4]：一方面，肿瘤细胞和免疫细胞分泌的 IL-10 抑制了细胞免疫，使肿瘤增殖并逃避了宿主的免疫监督，在肿瘤环境中对免疫应答起负向调节作用；另一方面，免疫抑制能抑制血管生成，从而阻止肿瘤进展。IL-10 的双向调节作用自从被发现起就一直被关注，它不仅影响免疫系统，而且可以通过调节生长因子、细胞因子影响许多病理生理过程，包括血管生成、肿瘤形成和感染，还能通过诱导 Treg 在外周耐受中建立作用。研究显示，相比于健康对照组，NSCLC 患者组术前血清中的 IL-4 和 IL-10 明显升高，尽管病例组术后血清中该两种细胞因子浓度下降，但仍高于对照组。因此，IL-10 成了肺癌免疫治疗的重要靶点。

四、细胞因子治疗肺癌的展望

目前肺癌的治疗方案仍然是根据患者的症状体征、肿瘤分期亚型、既往治疗史、家族史、影像学资料和实验室检测来综合评估制订的。常规化疗和放疗，在治疗的同时对正常组织产生非选择性杀伤作用，因而受到限制。随着生物技术的进步，分子靶向药物的出现为 NSCLC 开辟了新的治疗途径。但即便如此，早期肺癌患者的五年生存率仅达 17%，而对于晚期转移性肺癌患者来说，这个数据只有 4%，仍未能改变肺癌患者五年生存率较低的现状。

很多细胞因子在抗肿瘤的免疫响应中发挥重要的作用，将多种因子联合应用到肿瘤治疗当中，既增强其抗肿瘤效果，又能降低其不良反应，具有广阔的应用前景。随着机制逐步清晰，生物技术公司各显神通，通过各种方式改造细胞因子，以达到避免毒性、提高抗肿瘤活性的目的。偏向性改造、抗体融合（多靶点协同）、多细胞因子融合、前药设计等是最常用的设计方式。国内药企也开始陆续布局 IL-2、IL-7、IL-10、IL-15 等，并广泛开发抗体 / 细胞因子融合蛋白用于肿瘤免疫治疗。

第二节　生长因子在肺癌诊疗中的应用

肺癌已成为全世界癌症患者死亡的主要原因之一，其治疗成为目前的研究热点。当前的研究主要集中在癌基因的激活及抑癌基因失活方面，包括生长因子在内的诸多细胞因子被认为参与了肿瘤的发生发展。

一、生长因子概述

（一）生长因子的概念与分类

生长因子（GF）是一类能与特异性质膜受体结合，启动快速链式反应，导致 DNA 复制和细胞分裂的多肽。生长因子通过自分泌和 / 或旁分泌方式与相应受体结合，产生生物效应，参与调节各种细胞的增殖和分化，是细胞与细胞外基质间重要的信号传导物。

目前生长因子主要分为六类，包括胰岛素样生长因子（insulin-like growth factor, IGF）、表皮生长因子（epidermal growth factor, EGF）、血小板源生长因子（platelet-derived growth factor, PDGF）、成纤维细胞生长因子（fibroblast growth factor, FGF）、转化生长因子（transforming growth factor, TGF）、神经营养因子（neurotrophic factor, NGF）等。

（二）生长因子与肺癌的发生

恶性肿瘤的发生发展与机体的免疫功能失调密切相关，免疫系统无法识别和清除突变的细胞，致使突变的细胞逃逸机体免疫系统的监视和清除，即发生肿瘤免疫逃逸，继而形成肿瘤。研究表明，肺癌的发生发展由多个因素共同介导，包括多种肺癌相关免疫抑制细胞、肺癌相关生长因子。

生长因子属于生物性指标，对人体的免疫调控、肿瘤发生、血管形成、细胞分化、细胞凋亡等产生重要的调控作用。如果这种调控失去功能或失去平衡，细胞的生长和分化容易失控，由此就可能产生肿瘤。因此，生长因子是肿瘤发生发展过程中的重要调节者，研究生长因子在肺癌发生发展中的作用意义重大。

二、生长因子在肺癌诊疗中的研究进展

（一）胰岛素样生长因子

胰岛素样生长因子（IGF）的结构与胰岛素相似，是一类多功能细胞增殖调控因子，也被称为"促生长因子"。在人类多种组织细胞中广泛存在，在受体（IGF-1R）和结合蛋白（IGFBP）-3 的介导下，通过自分泌、旁分泌和内分泌的方式作用于靶器官，促进细胞的分化、增殖及血管生成。多项研究表明，IGF 不仅与人体的正常生长有关，而且是肿瘤细胞的自分泌或旁分泌因子，与肿瘤细胞的增殖、浸润、转移等关系密切。

IGF-1 和 IGF-1R 参与肿瘤发生发展的机制：IGF-1 能够缩短细胞周期，促进 DNA 的合成。IGF-1R 广泛分布，与 IGF-1 结合后，IGF-1R 的酪氨酸酶活性增强，胰岛素系统被激活，从而促进细胞的有丝分裂，发挥抗凋亡作用，正常细胞即出现恶性转化。IGF-1R 介导的第 1 条下游信号通路即为磷脂酰肌醇-3 激酶/蛋白激酶 B（PI3K/AKT）信号通路，能够促进细胞分裂、增殖，控制细胞周期及抑制细胞凋亡；第 2 条下游信号通路即为丝裂原活化蛋白激酶/细胞外信号调节激酶（MAPK/ERK）信号通路，主要诱导细胞分化。同时，基质金属蛋白酶类参与细胞外基质的破坏是肿瘤发生侵袭及远处转移的关键，主要是通过降解细胞间基质成分及基底膜的 IV 型胶原导致恶性肿瘤向邻近组织浸润进而发生远处转移。多年的基础和临床研究已经表明：肺癌患者中 IGF-1、IGF-1R、IGFBP-3 的含量比例对肺癌的发生发展和预后具有重要意义。针对 IGF 轴已开展了许多临床研究，包括：肺癌患者肺癌组织中高表达 IGF-1R 和 IGF-1 蛋白与 mRNA，外周血 IGF-1 水平较对照组明显升高；淋巴结及远处转移，侵犯大血管，TNM III～IV 期的患者血清 IGF-1 水平明显高于分期较低的患者，这提示 IGF-1 与肺癌的转化和恶性进展有关。IGF-1 高水平组患者五年生存率明显低于 IGF-1 低水平组，为 NSCIC 患者的预后提供了一定的参考价值。

靶向 IGF-1/IGF-1R 的信号通路可以有效抑制肺癌细胞的增殖、转移和侵袭。基于 IGF 系统的抗肿瘤治疗方法主要有：①使用 IGF 拮抗剂阻断 IGF 的合成与分泌，促使肿瘤细胞凋亡；②使用单克隆抗体封闭 IGF-1 及 IGF-1R，阻止下游信号级联反应，是目前较有成效的靶向治疗方案；③激活静止期肿瘤细胞，以便抗肿瘤药物发挥作

用；④使用反义 IGF 寡核苷酸增强肿瘤细胞的免疫原性，协调和拮抗 IGF-1R 活性，抑制肿瘤生长；⑤苯丙氨酸代替 IGF-1R 酪氨酸激酶活性区域，形成显性负相突变体，可以使 IGF-1R 失活；⑥利用小干扰 RNA（small interfering RNA, siRNA）沉默 IGF-IR 基因，阻断 IGF 信号系统，增强放疗和化疗敏感性。已经在研的新药物有林西替尼（linsitinib, OSI-906）、西妥木单抗（cixutumumab, IMC-A12）、达罗托组单抗（dalotuzumab, MK0646）、加尼妥单抗（ganitumab, AMG 479）、murine（AVE1642）、芬妥木单抗（figitumumab, CP-751871）等[5]，目前均处于实验室或临床试验阶段。总之，目前证明了 IGF-1 不仅可以促进细胞增殖，提高存活率，而且在抑制凋亡方面起着重要作用。另外，IGF-1 还可以促进肿瘤细胞的转移。表皮生长因子受体（EGFR）是调节细胞周期的关键因子。联合阻断 IGF-1R 和 EGFR，可以完全阻断 PI3K/AKT 信号通路，而此通路已被证实与肺癌细胞的 DNA 损伤修复密切相关，由此发挥抗肿瘤疗效。

综上所述，随着对 IGF-1/IGF-1R 信号通路研究的深入，利用单克隆抗体、反义寡核苷酸等特异地干预其传导通路，作用于多个效应靶点，抑制肿瘤细胞增殖，加速细胞凋亡及预防肿瘤的浸润与转移，结合放疗、化疗等传统治疗手段，将对肿瘤的防治有重大意义。

（二）表皮生长因子

表皮生长因子（EGF）是一种多功能的生长因子，可显著增强 EGFR 基因的表达。受体酪氨酸激酶的激活是 EGF 发挥功能的第一步。EGFR 与肿瘤的发生发展关系密切，其具有多种生物学活性和丰富的临床应用前景，因此，靶向 EGFR 治疗受到国内外肿瘤界的普遍关注。

生理情况下，EGFR 可在一定程度上促进细胞、新生血管生成，其突变或过度激活在 NSCLC 患者的血管生成、侵袭和转移中起重要作用。涉及的下游信号传导通路主要包括 Ras-RAF-MEK-ERK 丝裂原活化激酶信号通路（MAPK），信号经 shc、grb2 传递，最后经 c-jun、c-fos 传到核内及 PI3K-AKT-PKC-IKK 途径，导致 NFκB 移位至核内，而将信息传递入细胞核（图 11-6）。研究显示，在 NSCLC 患者中，40%~85% 发生了 EGFR 的过表达，这就为靶向治疗提供了可能[6]。EGFR 酪氨酸激酶（EGFR tyrosine kinase, EGFR-TK）区域中的激活突变已被确定为 NSCLC 的致癌驱动因素。因此，针对性地开发 EGFR-TK 抑制剂对 EGFR 突变的晚期 NSCLC 患者显得尤为重要。第一代 EGFR-TK 抑制剂为吉非替尼（gefitinib）和厄洛替尼（erlotinib），通过与 EGFR-TK 区域的可逆性结合，阻断肿瘤细胞增殖和抗凋亡的信号通路，抑制肿瘤细胞的生长，但患者通常因 T790M 突变而导致其疗效显著降低。第二代不可逆抑制剂阿法替尼（afatinib）和达可替尼（dacotinib）虽然克服了因 T790M 突变产生的耐药性，但因缺乏对野生型 EGFR 的选择性，故具有较严重的不良反应，导致其临床应用受到限制。基于第一、二代抑制剂产生的耐药性和毒性研究，第三代 EGFR-TK 抑制剂通过共价修饰与 EGFR-TK 区域不可逆地结合，保留了对野生型 EGFR 的选择性。第三代 EGFR-TK 抑制剂的相关研究众多，但由于不良反应和活性等原因，因此真正走向临床的药物数量有限。但仍有如奥西替尼（osimertinib）、奥美替尼（HS-10296）等药物成功上市。其中，奥西替尼目前用于一线治疗 EGFR 突变的晚期 NSCLC 患者。然而仍有少数患者出现了 EGFR C797S 突变而产生了耐药性。因此，能够有效抑制 EGFR L858R/T790M/C797S 突变的新型 EGFR 抑制剂有待开发。目前的研究集中在克服第三代 EGFR-TK 抑制剂的耐药性，如第四代 EGFR-TK 抑制剂 EA1045 和 1BI-04-125-02，其与西妥昔单抗联用；然而 C797S 突变并非第三代 EGFR-TK 抑制剂耐药的唯一机制。EGFR-TK 抑制剂与其他药物的联合应用将是克服多种耐药的新的研究方向，而且随着更详细的基因位点检测和更多具有针对性的靶向药的研发，EGFR 突变的患者将会有更多个体化的治疗方案。

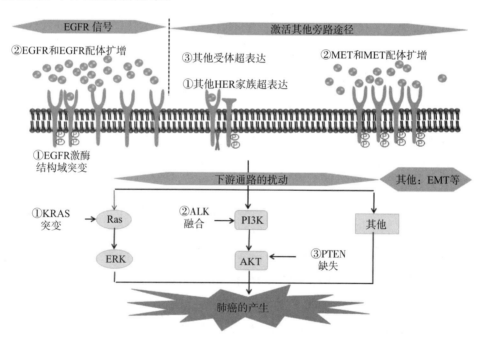

图 11-6　EGFR 作用机制简图

（三）血小板源生长因子

血小板源生长因子（PDGF）属于血管内皮生长因子家族，是一种促血管生成因子，由血小板、组织细胞和某些肿瘤细胞产生。PDGF 受体（platelet-derived growth factor receptor, PDGFR）是典型的酪氨酸激酶型受体，是信号传导途径中的重要成员。PDGF/

PDGFR信号通路在肿瘤侵袭、转移和EMT过程中发挥作用,促进肿瘤的发生发展。因此,PDGF有望成为肺癌治疗的新靶点。

PDGF信号可以直接或间接地促进肿瘤生长、血液灌注、转移扩散和药物耐药形成。涉及信号转导的通路主要有4条:① Ras/MAPK信号途径,通过激活Ras、Raf1、MEK1/2、ERK1/2,启动相关基因的转录,促进细胞生长、分化、迁移、血管生成、抗凋亡和耐药性改变等生物学效应;② PI3k/Akt信号途径,PI3K的p85亚单位与磷酸化的PDGFR结合,激活Akt/PKB和PKC,促进DNA的合成,刺激细胞生长和抑制细胞凋亡;③ PLC-γ/PKC信号途径,PLC-γ和活化的PDGFR结合,PLC-γ水解磷脂酰肌醇产生三磷酸肌醇(IP3)和甘油二酯(DG),使细胞内DNA合成加快,诱导c-fos原癌基因的表达,促进细胞分裂;④ STAT通路,活化的PDGFR或JAK激活STAT,促进细胞生长和分裂。上述信号通路在肺癌的发生发展中发挥重要作用。

在肺癌中,PDGF是潜在的转化生长因子,它可以在肿瘤进展过程中调节VEGF的表达[7]。研究显示,抑制PDGF表达可以明显抑制VEGF的表达,说明PDGF是一个潜在的转化因子,可以调控VEGF表达,促进肿瘤血管的生成。事实上,VEGF、PDGF和FGF信号通路似乎高度整合,表明血管生成过程中通路之间存在代偿或协同作用。因此,靶向多受体酪氨酸激酶可能是有效抗血管生成治疗所必需的。此外,研究发现,NSCLC组织中PDGF和PDGFR的高表达与临床分期和淋巴结转移有关,提示PDGF/PDGFR信号通路参与了NSCLC生长、浸润、迁移等多个生物学过程,对肿瘤的转移和预后有重要影响,可能是预测预后不良的因素。靶向PDGFR的抑制剂在肺癌治疗领域展现出令人振奋的前景。许多上市的靶向抗肿瘤药物具有PDGFR抑制活性,也有不同的公司开发出PDGFRα单克隆抗体并进入临床研究,但尚未见PDGFRb抗体进入临床研究的报道。已经报道的小分子PDGFR激酶抑制剂包括已经上市的伊马替尼、苏尼替尼、索拉菲尼等以及在研的BIBF1120、Pazopanib、CP673451、CP868596(Crenolanib)、S116836等。

为了测试PDGFR抑制剂单独或者联合化疗药物治疗NSCLC的临床作用,数十项处于不同阶段的临床试验正在进行之中。来自不同实验室的结果证实,PDGFRα抗体不仅对PDGFRα高、低表达肺癌细胞均具有治疗作用,而且机制研究表明其疗效可能与肿瘤基质环境中PDGFRα介导的癌相关成纤维细胞(cancer-associated fibroblast, CAF)的招募和因子分泌有关。目前有两个PDGFRα抗体(MEDI-575、IMC-3G3),MEDI-575正在进行Ⅰ/Ⅱ期临床研究,紫杉醇/卡铂联合MEDI-575或IMC-3G3治疗晚期NSCLC的Ⅱ期临床也在进行中。这一崭新的治疗策略,由于其治疗机制不依赖于肿瘤细胞PDGFRα的表达水平,而是通过调控肿瘤基质环境中CAF的数量和相关因子分泌进而产生治疗作用,因此将有可能产生新一代广谱靶向抗肿瘤药物。

（四）成纤维细胞生长因子

成纤维细胞生长因子（FGF）家族包括 23 个成员，参与调节胚胎发育、体内平衡、组织器官修复以及代谢。多项国内外研究表明 FGF-1 因子是一种强血管生成因子和促有丝分裂原，在多种恶性肿瘤细胞中发现 FGF 在蛋白及基因水平表达升高。FGF 不仅直接通过瘤细胞胞外、胞内分子信号通路参与肿瘤细胞增殖过程，还通过肿瘤微环境中的肿瘤相关成纤维细胞参与其中，与肿瘤发生发展息息相关。近年来，研究表明成纤维细胞生长因子受体（fibroblast growth factor receptor, FGFR）是某些癌症的驱动基因，并且以"细胞自治"的方式维持肿瘤细胞的恶性特征，通过诱导促有丝分裂和生存信号、促进肿瘤细胞侵袭转移、促进上皮间质转化、促进血管生成，参与肿瘤复发耐药作用。FGF 蛋白与 FGFR 结合，激活胞内 4 种信号传导通路（RAS-MAPK、PI3K-AKT、PLCY 和 STAT 途径），从而调控细胞的生存、增殖、分化和迁移（图 11-7）。

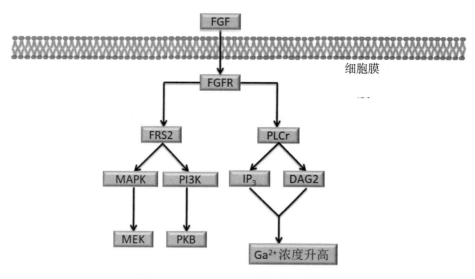

图 11-7　FGF/FGFR 作用机制简图

研究显示，FGF-1/2/3/4 在 NSCLC 中过表达，且增高程度与肿瘤大小、侵袭性、患者生存时间呈正相关。阻断 FGF/FGFR 通路可以阻断癌细胞的有丝分裂周期并降低肿瘤的生长和转移。目前针对肺腺癌中 EGFR 基因突变以及 ALK 基因融合的靶向治疗药物已在临床广泛应用。但除近期上市的 PD-1 抑制剂之外，针对肺鳞癌的靶向药物目前仍较为匮乏。鉴于 FGFR1 在 NSCLC 中高表达，尤其是在肺鳞癌患者中有较高比例，目前已有多种以 FGFR 为治疗靶点的药物进入临床试验阶段，这些药物主要分为两种：小分子酪氨酸激酶抑制剂（TKI）和单克隆抗体[8]。目前处于临床前研究的 PD173074 是 FGFR1 特异性 ATP 竞争性抑制剂，其延缓肿瘤细胞的生长，在体内体外研究中均发现 PD173074 对 FGFR1 高表达的肺鳞癌细胞生长具有明显抑制作用。但目前该药物暂无针对 NSCLC 治疗的临床试验。已进入临床试验的 FGFR TKI 包括 AZD4547、BGJ398 和 LY2874455。研究表明，AZD4547 和 BGJ398 是 FGFR1-3 的强效抑制剂，而 LY2874455 是一个 pan-FGFR 抑制剂（作用于 FGFR1-4）。3 种 TKI 在多种肿瘤模型中均显示出强效抗肿瘤活性。目前关于 AZD4547 对 FGFR1 扩增高表达的 NSCLC 靶向治疗研究处于Ⅰ/Ⅱ期临床研究阶段，包括 AZD4547 联合多西他赛治疗 NSCLC 的研究（NCT 01824901）。BGJ-398 应用于治疗 FGFR1 扩增高表达肺鳞癌的Ⅰ期临床试验（NCTO1004224），但尚未公布相关研究结果。目前成功上市的药物包括帕纳替尼（ponatinib）、多韦替尼（dovitinib）、尼达尼布（nintedanib）。帕纳替尼通过抑制 FGFRI 基因及其下游信号通路的激活来抑制肿瘤细胞的生长。目前关于帕纳替尼治疗肺鳞癌和进展期 NSCLC 的临床研究（NCTO1761747、NCTO1813734）正在进行中，研究结果尚未公布。多韦替尼是多靶点酪氨酸激酶抑制剂，对 FGFR1-3 及 VEGFR-1/2 均有抑制作用。该药物在 NSCLC 中的治疗效果并不理想。尼达尼布是一种三联血管激酶抑制剂，并无治疗 NSCLC 的适应证。LUME-Lung 1 的Ⅲ期和 LUME-Lung 2 的Ⅱ期临床试验发现，尼达尼布联合多西他赛或培美曲塞，对于铂类药物预处理过的 NSCLC 患者而言，提高 PFS 的效果优于多西他赛单药。目前，有关尼达尼布联合纳武单克隆抗体等药物治疗 NSCLC 的安全性及耐受性的Ⅱ期临床试验（NCT03377023）正在研究中。以受体酪氨酸激酶（receptor tyrosine kinase, RTK）为靶点的单克隆抗体能阻止配体受体结合，从而直接抑制癌症进展，同时可间接通过免疫系统促进肿瘤细胞清除。目前有几种 FGFR 单克隆抗体正处于研发阶段。第一个进入临床研究的是 FGFR1877S，FGFR3 特异性抗体，目前正处于 t（4；14）易位型 MM 患者Ⅰ期临床试验及晚期实体瘤Ⅰ期临床试验阶段。由于抗体抗原反应的高度特异性，以 FGFR 亚型为靶点的单克隆抗体将大大降低治疗副反应。但目前在 NSCLC 中的研究尚不明确。

FGFR 通过多种机制参与肿瘤的发生发展，近年来大量 FGFR 抑制剂进入研发阶段。FGFR 抑制剂不仅能直接作用于 FGFR 抑制肿瘤生长，也能通过抑制 FGFR 介导的血管生成间接抑制肿瘤进展，这些研究结果使得 FGFR 成为越来越具有吸引力的癌症治疗新靶点，有望应用于肿瘤化疗、内分泌或靶向治疗耐药的治疗。

（五）转化生长因子（TGF）

转化生长因子 -β（TGF-β）是一个被称为 TGF 的结构相关生长调节因子大家族的原型 -β 家族（或 TGF-β 超级家族），一种多功能细胞因子，有 3 种异构体（TGF-β_1、TGF-β_2 和 TGF-β_3）。许多研究报道 TGF-β 是肺器官发生和内环境稳定所必需的，其调节广泛的生物过程，包括细胞增殖、分化、凋亡、细胞外基质（extracellular matrix, ECM）合成和干/祖细胞命运，从而影响多器官的免疫反应。TGF-β 作为一种有效的免疫抑制细胞因子发挥作用，具有抑制 T 细胞和 B 细胞的增殖以及细胞毒性 CD8⁺T 细胞和辅助性 CD4⁺T 细胞的功能。另外，TGF-β1 具有抑制 NK 细胞和中性粒细胞效应的功能，刺激免疫抑制调节性 T 细胞的分化，从而导致肿瘤恶化。TGF-β1 还表现出抑制细胞群 MHC Ⅰ 和 MHC Ⅱ 的表达。肿瘤细胞 MHC Ⅰ 表达下降会降低 NK 细胞的肿瘤细胞溶解作用，从而加速肿瘤的生长和转移，因此抑制 TGF-β 免疫系统中的信号可能导致肿瘤免疫增强。

以往研究表明，TGF-β 除了直接促进 NSCLC 细胞迁移、侵袭和转移外[9]，还通过经典 Smad 通路负性调节淋巴管生成。非经典 Smad 通路，包括 RhoA-Rock1、RAS、ShcA、ERK1/2 和 p38MAPK 通路等通过促进上皮间质转化（EMT）和促进血管生成、免疫逃避以及 ECM 的重塑，从而参与 NSCLC 的发病机制和预后不良（图 11-8）。已有肺癌临床试验检测了抑制剂、反义寡核苷酸和针对 TGF-β 的中和抗体的疗效。LY2157299（临床使用的 TGF-β 受体 Ⅰ 型激酶抑制剂，galunisertib）在具有不同肿瘤类型的患者包括 NSCLC 患者中证明，抗肿瘤作用部分依赖于肿瘤微环境。异基因肿瘤细胞疫苗 belagenpumatucel-L 是由 4 个 NSCLC 细胞系转染转化生长因子（TGF）产

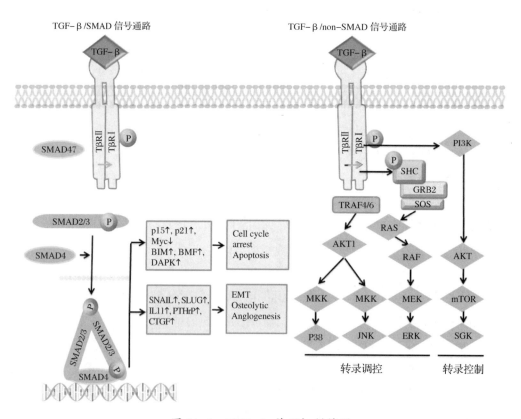

图 11-8　TGF-β 作用机制简图

生的 β_2 反义载体，在Ⅲ期研究中表现出良好的耐受性和优越性，显著提高了 NSCLC 患者的生存率。然而，这仅限于在 12 周内完成化疗的患者。TGF-β_2 在 EGF 受体激酶抑制剂（erlotinib）耐药的 NSCLC 细胞中高表达，而 TβRI 抑制剂 LY364947 联合厄洛替尼可抑制这些 NSLCL 细胞中 TGF-β_2 的高表达。此外，有研究结果表明，circPTK2 通过控制 TIF1γ 抑制 NSLCL 细胞中 TGF-β 诱导的 EMT 和肿瘤细胞侵袭，揭示了 circRNA 调控 TGF-β 诱导的上皮间质转化（EMT）和肿瘤转移的新机制。

由于一些 ICI 在临床试验中显示较好的疗效，并且已经被 FDA 批准，因此 TGF-β 作为一种免疫调节剂，正积极地被研究。一些 TGF-β 的抑制剂正在被研发，包括联合靶向免疫检查点和 TGF-β 的临床试验已经启动（NCT02423343 和 NCT02734160i），这或许是增强癌症免疫治疗、提高癌症患者总存活率的一种有前途的策略。

（六）神经生长因子（NGF）

NGF 是存在于感觉神经元周围的微量可溶性物质，由神经元的靶细胞产生。既往的研究表明，NGF 对中枢和外周神经系统多种类型神经元的生长、发育分化、再生和轴突形成具有重要作用。目前人们逐渐认识到 NGF 及其受体在多种神经系统及非神经系统肿瘤包括肺癌中均有表达，并参与肿瘤的凋亡、转移、分化和血管新生，且由 NGF 介导的信号通路已成为抗肿瘤治疗研究的新靶点。

NGF 通过与不同的受体结合，不仅可以促进细胞的存活、分化和增殖，还可以诱导细胞凋亡。NGF 和 TrkA 结合可以促进某些肿瘤细胞的生长，与 p75 结合则诱导肿瘤细胞的凋亡。NGF 与 NGFR 的相互作用所发挥的生物效应是通过 MAPK 信号通路介导的，MAPK 的激活是一个复杂的过程[10]，主要涉及 4 条相互并行的 MAPK 通路，分别为 JNK 通路、p38 通路、ERK 通路和 ERK5 通路（图 11-9）。以往的研究表明，NGF 在胶质瘤组织中高度表达，但在肺癌中报道较少。目前发现 NGF 受体在肺癌组织中也高表达，提示 NGF 可能参与控制肺癌细胞的生长和分化或影响其生物学行为。研究结果显示，肺癌细胞分泌 NGF 后通过自分泌和旁分泌途径作用于肿瘤细胞及肿瘤周围组织促进肿瘤细胞增殖及远处转移。通过抑制 NGF 生物活性，有可能为肺癌的治疗提供新的途径和方法。目前，抑制 NGF-TrkA 转导通路的方法已经用于某些疾病的实验性治疗，例如三苯氧胺可以抑制 NGF 诱导的乳腺癌细胞株 MCF-7 的增殖，而在肺癌中的应用尚未见报道。

NGF/NGFR 与肿瘤的关系十分密切，它在多种肿瘤的发生发展等方面起着重要的作用，研究 NGF 作为预防及治疗肿瘤的新策略在临床肺癌治疗中的具体疗效，将为以 NGF 作用机制为新的突破点寻找肺癌治疗方案提供新的临床思路。

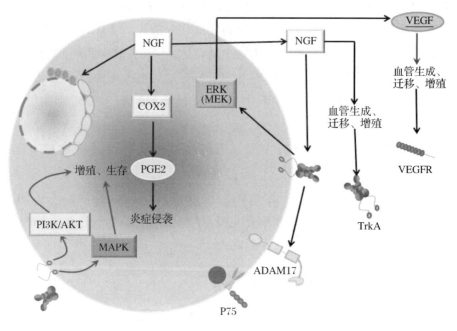

图 11-9　NGF 作用机制简图

三、生长因子在肺癌治疗中的展望

随着生物技术的进步，分子靶向药物 EGFR-TKI 的出现为 NSCLC 开辟了新的治疗途径，由于其单药用于 NSCLC 的 1~3 线治疗均有效，使用方便，与细胞毒性药物作用机制不同，患者长期应用耐受性好，对生存质量影响较小，并且在部分优势人群中显示出一定的生存获益，因此目前已成为 EGFR 阳性突变患者的首选治疗药物。但即便如此，仍未能改变肺癌患者五年生存率较低的现状。

如何改善 SCLC 的预后是临床面临的主要困境。免疫治疗具有独特的抗肿瘤治疗机制，目前在 SCLC 领域取得一定突破，同时也面临着难题及瓶颈。生长因子在 NSCLC 生长、侵袭、迁移、血管生成和 EMT 等多个生物学过程中发挥重要作用，对肿瘤的转移和预后有重要影响。近年来许多靶向生长因子相关的抑制剂陆续上市，用于 SCLC 的靶向治疗、肿瘤化疗及部分靶向治疗耐药的治疗。目前仍有许多值得期待的生长因子相关抑制剂的临床试验正在进行中。另外，生长因子相关抑制剂的有效性及安全性还需要更多前瞻性随机对照研究的数据去验证。

第三节 基因治疗

近年来，随着肿瘤分子生物学、肿瘤免疫学、生物信息学等学科的迅速发展，肿瘤的基因诊断、靶向治疗、基因治疗成为肺癌治疗的新技术和手段。

一、定义

基因治疗（gene therapy）是指应用分子生物学的方法将外源正常基因导入靶细胞，以纠正或补偿缺陷和异常基因引起的疾病，从而达到治疗目的，即从基因 DNA 水平治疗疾病的措施和新技术[11]，如图 11-10 所示。

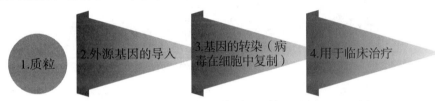

基因片段：ES-启动子-外源基因-PolyA尾巴

图 11-10 基因治疗技术的过程

二、基因治疗的靶细胞[12]

基因治疗的靶细胞主要分为两大类：体细胞和生殖细胞。体细胞是一类细胞，其遗传信息不会像生殖细胞那样遗传给下一代。除了精子和卵细胞以及它们的母细胞之外，高等生物的细胞差不多都是体细胞。生殖细胞是多细胞生物体内能繁殖后代的细胞的总称，包括从原始生殖细胞直到最终已分化的生殖细胞（精子和卵细胞），其中包含一条性染色体。生殖细胞可以分成母细胞、精子和卵细胞，如图 11-11 所示。

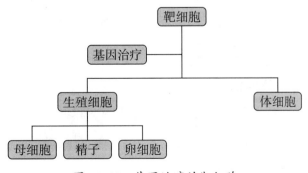

图 11-11 基因治疗的靶细胞

三、基因治疗的分类

（一）按照基因序列分类

1. 基因修正

基因修正（gene correction）指将缺陷基因的异常序列进行矫正，对缺陷基因进行精确的原位修复，不涉及基因组的其他任何改变。其通过同源重组（homologous recombination）即基因打靶（gene targeting）技术将外源正常的基因在特定部位进行重组，从而使缺陷基因在原位特异性修复，如图 11-12 所示。

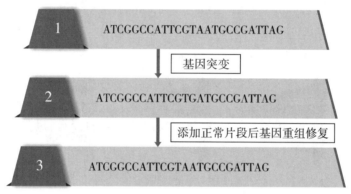

图 11-12　基因修正的流程和方法

2. 基因增强和基因失活

基因增强（gene augmentation）和基因失活（gene inactivation）是不去除异常基因，而通过导入外源基因使其表达正常产物，从而补偿缺陷基因等的功能；或特异封闭某些基因的翻译或转录，以达到抑制某些异常基因表达的目的。如图 11-13 所示。

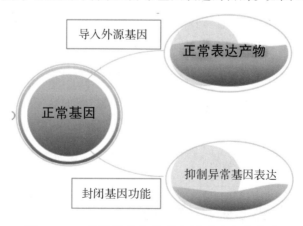

图 11-13　基因增强和基因失活的流程和方法

（二）按照靶细胞分类[13]

按照靶细胞的不同，基因治疗有两种形式：一是体细胞基因治疗，正在广泛使用；二是生殖细胞基因治疗，因能引起遗传改变而受到限制。体细胞应该是在体内能保持相当长的寿命或者具有分裂能力的细胞，这样才能使被转入的基因能有效地、长期地发挥"治疗"作用。生殖细胞的基因治疗是将正常基因直接引入生殖细胞，以纠正缺陷基因。这样，不仅可使遗传疾病在当代得到治疗，而且能将新基因传给患者后代，使遗传病得到根治。但生殖细胞的基因治疗涉及问题较多，技术也较复杂，因此如今更多的是采用体细胞基因治疗。

（三）按照给药途径分类

1. *ex vivo* 途径

这是指将含外源基因的载体在体外导入人体自身或异体细胞（或异种细胞），经体外细胞扩增后，输回人体进行治疗。

2. *in vivo* 途径

这是将外源基因装配于特定的真核细胞表达载体，直接导入体内。这种载体可以是病毒型或非病毒型，甚至是裸 DNA。*in vivo* 基因转移途径操作简便，容易推广，但存在疗效持续时间短、免疫排斥及安全性等一系列问题。

四、肺癌基因治疗的方法

肺癌的基因分子治疗主要通过正常抑癌基因替代突变异常基因，或阻碍原癌基因表达，抑制、阻碍肺癌中癌细胞生长的基因功能和癌细胞的生长以及杀伤癌症细胞等分子方法来达到治疗的目的。肺癌基因治疗的方法有如下几种。

（一）阻碍原癌基因过量表达治疗

原癌基因的突变激活是肺癌发生的充分条件，原癌基因或其启动子的突变可导致原癌基因的高水平表达，最终导致肺癌细胞的永生化和恶性生长。针对原癌基因的异常活化，设计特异的反义 RNA 或 siRNA 进行 RNA 干扰，可以有效地阻碍原癌基因的过量表达。目前常用的 RNA 干扰的靶基因包括 myc、neu、ras 等。已报道，将抑制 C-myc 基因的 miRNA-45 表达质粒转染至 ras 基因异常表达的 NSCLC 细胞中，可以抑制 NSCLC 细胞的生长；myc 基因的反义 RNA 体外实验可以抑制 SCLC 细胞的恶性生长。阻碍原癌基因的过量表达治疗，可以抑制肺癌的生长和转移，但不能杀死肿瘤细胞。

（二）补偿抑癌基因表达治疗

补偿抑癌基因表达治疗的方法，是利用分子生物学技术，将正常的抑癌基因导入肿瘤细胞中，替代原有的突变失活的抑癌基因，或者干扰因抑癌基因的突变造成的信号转导通路的失调，抑制肿瘤细胞的生长和转移，进而诱导肿瘤细胞凋亡。目前常用的抑癌基因包括 p53、p16、RB 等，其中又以 p53 基因应用最广，目前已有针对 NSCLC 治疗携带 p53 基因的重组腺病毒载体的 I 期临床试验，相关的治疗效果和毒副作用需进一步总结。p53 基因过表达治疗主要针对 p53 基因缺陷的肿瘤细胞，而对无此突变的细胞无效。抑癌基因表达治疗配合放化疗，增强肿瘤细胞敏感性的联合治疗，目前已经进入临床试验阶段。

（三）抗肿瘤血管新生的靶向基因治疗

与其他实体肿瘤相同，肺癌是血管依赖性肿瘤，肿瘤血管为肿瘤的生长提供氧气和养分的输送与代谢废物的输出。此外，肿瘤血管通常缺乏平滑肌，基底膜有不规则的漏洞，有利于肿瘤的转移。抗血管生成基因治疗主要通过抑制肿瘤血管的生成，抑制肿瘤的生长和转移。目前抗血管生成基因治疗主要包括：针对 VEGF 及其受体（VEGFR）的基因治疗、人血管内皮抑制素（vasostatin）基因治疗、血管内皮细胞抑制蛋白（endostatin）基因治疗。其中又以 VEGF 诱导肿瘤血管生成作用最强、特异性最高，为抗血管生成基因治疗的首选。

（四）药物敏感基因（自杀基因）治疗[14]

药物敏感基因能将无毒的前体药物（prodrug）转化为有毒的药物而杀伤细胞，故又称"自杀基因"。针对肿瘤治疗的自杀基因治疗方法，是通过将表达外源性酶活性的基因导入肿瘤细胞，随后在体内稳定表达的活性酶可以将肿瘤细胞周围的无毒性的药物（称为药物前体）催化成为仅对肿瘤细胞具有细胞毒性的药物，从而达到杀死肿瘤细胞的目的。由于在实际应用中通常采用病毒载体，因此该治疗方法又被称为病毒介导的酶解药物前体疗法（virus-directed enzyme prodrug therapy, VDEPT）。自杀基因治疗系统有数十种，其中在肺癌研究中运用最多的是胸腺嘧啶激酶基因/丙氧鸟苷系统（TK/GCV）和胞苷脱氨酶/5-氟胞嘧啶系统（CD/5-FC）。除了针对肿瘤细胞进行治疗外，目前已经出现应用 TK/GCV 系统且以肿瘤血管内皮细胞作为靶细胞进行治疗的尝试。但自杀基因治疗仅能杀伤 S 期细胞，自杀基因的靶向导入问题是该疗法的主要限制因素。

（五）免疫基因治疗

肺癌细胞的免疫原性弱，一般不足以刺激免疫系统对其产生排斥反应。免疫基因治疗就是将特定外源基因转入肿瘤细胞中，使其高水平表达相关的细胞因子或MHC抗原，从而激化抗肿瘤的特异性免疫作用。使用遗传工程技术处理肿瘤细胞，使其携带特定细胞因子基因，注射至机体后可以在肿瘤位点持续稳定地表达并释放所携带的细胞因子。注射活的携带特定细胞因子基因的肿瘤细胞，经过增殖会产生更多的抗原并提高细胞因子浓度，直到达到生物学和药理学所需的阈值，引起抗肿瘤的特异性免疫反应。随着免疫反应的进行，肿瘤细胞被杀死，从而关闭了初始的触发作用[15]。目前研究常用的细胞因子包括IL-2、INF-γ、TNF-α等，提高这些因子的产生水平，将会提高机体免疫系统对肿瘤细胞的识别作用，增强组织相容性抗原等位基因表达，诱导机体的免疫反应。免疫基因治疗具有结合机体免疫的特点，正逐渐成为肺癌基因治疗的研究热点之一。

五、 肺癌基因治疗的载体选择

肺癌基因治疗成功的关键之一在于外源基因在目的细胞中的高效稳定表达，即基因治疗的靶向性、高效性和稳定性，其在很大程度上取决于基因治疗的载体系统。好的基因治疗载体具备靶向性、无毒副作用、不引起炎症反应和免疫反应等优点。目前所使用的载体系统可以分为病毒载体和非病毒载体两大类[16]。

（一）逆转录病毒载体

逆转录病毒属于RNA病毒家族成员，基因组由两个正义的单链RNA分子组成，被衣壳蛋白包裹。整合酶和逆转录酶结合于衣壳蛋白上。逆转录病毒基因组由两端长末端重复序列、gag、pol、env四部分组成，其中两端长末端重复序列起始双链DNA的合成，gag编码衣壳蛋白，pol编码逆转录酶和整合酶，env编码受体识别及衣壳锚定的蛋白。外源目的基因替换gag、pol、env基因后，逆转录病毒不能完成自身复制，但可以将携带的外源目的基因稳定地整合入靶细胞DNA序列中。针对这一特性，逆转录病毒可用于作为基因治疗的载体。逆转录病毒载体能够非常有效地整合进入靶细胞的基因组中，并持续稳定地表达外源基因，同时具有较高的转导效率。由于逆转录病毒载体只能感染增殖细胞，因此比较适于肿瘤的基因治疗。目前已有使用逆转录病毒载体介导的基因治疗案例，通过抑制肿瘤的血管生成抑制肿瘤的生长。近年来新型靶向性逆转录病毒载体及其包装细胞系的构建逐渐克服了逆转录病毒载体特异性低的缺陷，使得逆转录病毒载体在肿瘤基因治疗中日趋完善。

（二）腺病毒载体

腺病毒属于双链 DNA 病毒成员，基因组有 36 kb。依据病毒复制中基因表达的时间顺序，腺病毒载体基因组被分成两个主要部分——早期和晚期。早期表达基因包括 4 个部分，分别命名为 E1、E2、E3、E4。晚期表达基因含有 5 个编码单元，分别是 L1、L2、L3、L4 和 L5。敲除 E1 后腺病毒无法复制，因此无 E1 的重组腺病毒载体属于复制缺陷型腺病毒载体。外源目的基因整合到载体 E1 区域可稳定表达。E3 和 E4 的敲除允许大的外源基因插入载体，并减弱病毒的免疫原性。此外，腺病毒载体同时具备其他特点，包括：相对于其他病毒载体，转导效率较高；可以感染分裂和非分裂的细胞；病毒滴度较高；不整合入染色体，安全性较高；持续表达能力不强且表达周期短。应用于肺癌基因治疗时，由于腺病毒感染具有亲肺性，使得腺病毒载体在肺内的转化效率更高，成为肺癌基因治疗最常用的病毒载体。目前已研制出多种重组的腺病毒载体，克服了传统腺病毒载体易激发机体免疫反应的缺点。

（三）腺病毒相关病毒载体

腺病毒相关病毒载体与腺病毒载体的特性极为相似，优点是可以感染分裂和非分裂的细胞且并不引起免疫反应，转导效率较高，安全性好，易于基因操作，易制备高滴度病毒，可利用放射线使病毒从潜伏感染进入裂解感染，为基因治疗联合放疗创造条件。与腺病毒载体不同的是，腺病毒相关病毒载体能够将所携带的外源基因整合入宿主基因组特异的位置，从而可以长时间稳定地表达外源基因。缺点是载体容量有限，可能会出现免疫排斥反应等。随着腺病毒相关病毒新型复制模型的发展，将有更多腺病毒相关病毒载体的基因治疗应用于肺癌治疗。

（四）细胞转导肽载体

HIV 的 Tat 蛋白、HSV 的 VP22 蛋白、HBV 的前 S 抗原等蛋白可穿过细胞膜进入细胞，这主要由于该类蛋白中的特殊结构域（一般为 10~30 个氨基酸）在发挥作用。将这些结构域与其他蛋白、多肽或寡核苷酸等化合物结合或融合表达，可以将生物大分子带入细胞，这些具有携带生物大分子进入细胞功能的多肽统称为细胞转导肽。目前已成功构建利用 Tat 转导肽将 DNA 导入哺乳动物细胞的策略，称为 Tat-Phage 系统，进行实验性基因治疗。

（五）壳聚糖载体

壳聚糖来源于甲壳类动物中甲壳质进行脱乙酰化后得到的多糖物质，属于天然阳离子聚合物。壳聚糖无毒副作用，具有生物黏附性、生物相容性和可降解性。壳聚糖可以与 DNA 形成稳定的复合物，抵抗血清的降解作用，进入细胞在体内表达报告基因，但基因表达时间较迟。壳聚糖作为基因治疗载体的优势为安全无毒，故已经开展壳聚糖及其衍生物在肺癌中的基础研究。

（六）阳离子脂质体载体

脂质体易于制备，具有较高的生物相容性并可以搭载多种药物，阳离子脂质体表面带有正电荷，易于与带有负电荷的细胞膜相结合，提高转染效率。实验表明，阳离子脂质体通过静脉注射给药、经皮给药以及气管内给药均可以获得较高的转染效率并且明显集中于肺部。应用阳离子脂质体介导的 mda-7/IL-24 基因在体内肺部肿瘤进行实验性基因治疗已经开始。

（七）纳米颗粒载体

纳米颗粒载体属于一种新型的聚合体转运系统。纳米颗粒体积小，更易于使携带的目的基因扩散进入细胞。已有基于纳米颗粒载体的基因治疗应用于小鼠癌症模型，实验证明有较好的抑癌效果。然而，基于纳米颗粒载体的基因治疗可能受限于载体容量，而小容量的纳米颗粒载体可以作为 siRNA 的有效载体。

六、作用于靶点的药物

（一）靶点 EGFR、VEGFR、ALK、MET、ROS1[18-20]

靶点基因 EGFR、VEGFR、ALK、MET、ROS1 与肺癌的发生和发展有一定关系。EGFR/VEGFR 是肺癌中最重要的突变基因，EGFR 在 NSCLC 中的突变率大于 50%，在 SCLC 中的突变率大于 20%，常见的突变有 19 外显子和 21 外显子；ALK 是一种正常的突变基因，一般只会在肺癌中检测到，通常会导致肺癌，ALK 突变在 NSCLC 中的比例大于 50%，在 SCLC 中的比例大于 25%；MET 基因是酪氨酸激酶受体，该基因控制合成的蛋白质名称为 c-MET，MET 突变导致 NSCLC，肺腺癌中 MET 基因的扩增发生率在 2% ~ 4%；ROS1 基因是一种人类癌症驱动基因，在肺癌中检测到的频率较高，如果在检查中发现 ROS1 基因出现异常的情况，就可能导致肺癌的发生，ROS1 突变在 NSCLC 中的比例大于 50%，在 SCLC 中的比例大于 20%。替尼类抗肿瘤药物就是靶向治疗肺癌的药物，其是一类新型的以生物靶向治疗肺癌为主的药物。目前在我国市场上常见的替尼类抗肿瘤药物包括吉非替尼、伊马替尼、甲磺酸伊马替尼、尼罗替尼、舒尼替尼、拉帕替尼。吉非替尼是一种特异性较高的抗肿瘤靶向治疗药物，是第一个用于治疗 NSCLC 的分子靶向药物，通过选择性地抑制表皮生长因子受体酪氨酸激酶（EGFR-TK）的信号传导通路而发挥作用。伊马替尼是一种新型的 2- 苯胺嘧啶类酪氨酸激酶抑制剂，可以在细胞水平上有效抑制 Bcr-abl 酪氨酸激酶的活性，后者是慢性粒细胞白血病（chronic myelocytic leukemia, CML）Ph 染色体异常表达的产物，所以伊马替尼能选择性抑制 Bcr-abl 阳性细胞系细胞及慢性粒细胞性白血病患者细胞的增殖和诱导其凋亡。舒尼替尼为多靶点酪氨酸激酶抑制剂，包括血小板衍生生长因子受体、血管内皮生长因子受体和各种形式的突变激活干细胞因子受体，抑制肿瘤细胞RTKs 表达失调和抗肿瘤血管生成。

（二）靶点 HER2

HER2 是受体酪氨酸激酶家族最重要的成员，它可调控肿瘤细胞的增殖、存活、粘附、迁移及分化。HER2 过度表达的定义为使用已验证的检测方法得到的 IHC3+ 或 IHC2+/FISH+ 结果。曲妥珠单抗是 HER2 的单克隆抗体，它通过将自己附着在 HER2 上来阻止人体表皮生长因子在 HER2 上的附着，从而阻断癌细胞的生长。对肺癌来说，无论是肺腺癌还是 NSCLC，其 HER2 扩增与突变的比例都很低，一般在 1%~4%。肺癌指南里推荐的药物是曲妥珠单抗 – 美坦新偶联物（TDM-1）和曲妥珠单抗 – 德鲁替康（DS-8201），针对癌细胞表面的 HER2 蛋白质，可以高度选择性地有效地识别并杀灭 HER2 阳性肿瘤细胞，诱导癌细胞的死亡（凋亡），以及抑制其生长和分裂，减缓病情的进展。

（三）靶点 BRAF[21]

BRAF 基因是 1988 年由 Ikawa 等首先在人类尤文氏肉瘤中发现并克隆确认的，该基因位于染色体 7q34，编码丝氨酸 / 苏氨酸蛋白激酶。RAF 基因家族包含 BRAF、ARAF 和 CRAF，BRAF 与 CRAF 和 ARAF 具有较高的同源性，在恶性肿瘤形成、发展过程中发挥重要作用。达拉菲尼（dabrafenib，BRAF 抑制剂）+ 曲美替尼（trametinib，MEK 抑制剂）联合方案治疗 BRAF V600E 突变型 NSCLC，疗效优异，安全性好。目前，欧盟和美国均批准 dabrafenib +trametinib 用于 BRAF 突变型晚期 NSCLC 治疗。此外，基于最新的研究证据，dabrafenib +trametinib 联合方案已经作为 NCCN 指南推荐的BRAF 突变型晚期 NSCLC 的一线治疗优选。

（四）靶点 PD-L1 和 PD-1[22]

在癌症免疫疗法领域，PD-1/PD-L1 无疑是最热门的一对靶点。目前，美国 FDA已经批准了 2 款 PD-1 抗体（opdivo 和 keytruda）以及 3 款 PD-L1 抗体（atezolizumab、 bavencio、durvalumab）上市，用于治疗包括黑色素瘤、NSCLC、肾细胞癌、经典型霍奇金淋巴瘤、头颈癌、膀胱癌、结直肠癌等近十种癌症。

阿特珠单抗（atezolizumab）是一种单克隆抗体，可与 PD-L1 结合并阻断其与 PD-1 和 B7.1 受体的相互作用。可释放 PD-L1 / PD-1 介导的免疫应答抑制，包括激活抗肿瘤免疫应答而不诱导抗体依赖性细胞毒性。在同系小鼠肿瘤模型中，阻断 PD-L1 活性可导致肿瘤生长减少。atezolizumab 适用于治疗转移性 NSCLC 患者，这些患者在含铂化疗期间或之后有疾病进展。

（五）靶点 TP53

TP53 基因又称为 p53 基因，属于抑癌基因，定位于人类 17 号染色体短臂。TP53 突变在人类肿瘤中很常见，约一半的癌症患者都有 TP53 基因突变。肺部肿瘤的形成与 TP53 基因密切相关它可通过调节下游的靶基因，在肺癌的发生、发展、转移中发挥作用。基因检测的大数据研究发现 P53 是肺癌中最常发生突变的原癌基因。目前，靶向 TP53 的选择性丝氨酸 / 苏氨酸蛋白激酶 WEE1 抑制剂 SY-4835 正在开展临床研究中。SY-4835 是一款高选择性、高活性 WEE1 抑制剂，可以抑制 WEE1 的激酶活性，阻断肿瘤细胞的生长周期，破坏损伤修复，导致细胞凋亡，最终达到抑制肿瘤生长的效果，尤其是对一些含有 TP53 基因突变的难治性肿瘤有较好的抑制效果。

肺癌治疗中的各种靶点及相关药物如图 11-14 及表 11-1 所示。

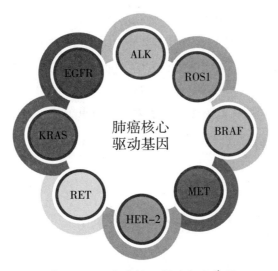

图 11-14　肺癌核心驱动靶点基因

表 11-1　肺癌治疗中的靶点基因及相关药物情况

序号	肺癌核心驱动基因	相关治疗药物
1	ALK	克唑替尼、塞瑞替尼、阿来替尼
2	EGFR	吉非替尼、厄洛替尼、埃克替尼、阿法替尼、奥希替尼
3	ROS1	克唑替尼
4	BRAF	达菲替尼 + 曲美替尼
5	MET	克唑替尼
6	PIK3CA	突变型可能对 EGFR-TKI 效果不佳
7	HER-2	阿法替尼、T-DMI 等
8	NRAS	MEK 抑制剂等
9	RET	卡博替尼、凡德他尼等
10	KRAS	突变型可能对 EGFR-TKI 效果不佳
11	TP53	SY-4835、MK-1775（AZD1775）、APR-246（PRIMA-1 MET）、ALT-801、Kevetrin、SGT-53、Alisertib（MLN8237）、AT9283、ENMD-2076、AMG 900 临床阶段

七、 肺癌基因治疗的现状

已有不少肺癌基因相关的产品用于肺癌的诊断和治疗，随着基础研究的深入，将出现更多的、更为有效的基因治疗靶位和治疗方式；随着大量临床试验的进行，将会出现较为固定和常规的基因治疗模式和方法。随着基因诊断等其他新兴技术的发展和临床应用，实现肺癌患者的基因组水平和靶点的治疗，用于个性化诊断和治疗将是今后研究和应用的重点。而且在治疗中可逐渐实现对患者手术前肺癌的生长转移控制、术后恢复期的持续治疗，由此提高肺癌患者的存活率。

参考文献

［1］YIN H, JIANG Z, WANG S, et al. IFN-γ restores the impaired function of RNase L and induces mitochondria-mediated apoptosis in lung cancer［J］. Cell Death & Disease, 2019, 10（9）: 642.

［2］XIE H, YAO H, HUO Y, et al. Association between TNF-α gene 308G>A polymorphism and lung cancer risk: a Meta-analysis［J］. Tumour Biology, 2014, 35（10）: 9693-9699.

［3］SANMAMED M F, PEREZ-GRACIA J L, SCHALPER K A, et al. Changes in serum interleukin-8（IL-8）levels reflect and predict response to anti-PD-1 treatment in melanoma and non-small-cell lung cancer patients［J］. Annals of Oncology: Official Journal of the European Society for Medical Oncology, 2017, 28（8）: 1988-1995.

［4］ZENG L, O'CONNOR C, ZHANG J, et al. IL-10 promotes resistance to apoptosis and metastatic potential in lung tumor cell lines［J］. Cytokine, 2010, 49（3）: 294-302.

［5］刘诘, 岳文涛, 李琦. 胰岛素生长因子-1 受体信号通路与肺癌的研究进展［J］. 中国肺癌杂志, 2010, 13（6）: 642-647.

［6］SINGH M, JADHAV H R. Targeting non-small cell lung cancer with small-molecule EGFR tyrosine kinase inhibitors［J］. Drug Discovery Today, 2018, 23（3）: 745-753.

［7］DONNEM T, Al-SAAD S, Al-SHIBLI K, et al. Co-expression of PDGF-B and VEGFR-3 strongly correlates with lymph node metastasis and poor survival in non-small-cell lung cancer［J］. Annals of Oncology: Official Journal of the European Society for Medical Oncology, 2010, 21: 223-231.

［8］刘磊, 张家齐, 王桂阁, 等. 成纤维细胞生长因子受体 1 在非小细胞肺癌中的研究进展［J］. 协和医学杂志, 2019, 10（6）: 666-672.

［9］COLAK S, TEN DIJKE P. Targeting TGF-β signaling in cancer［J］. Trends Cancer, 2017, 3（1）: 56-71.

［10］RETAMALES-ORTEGA R, OROSTICA L, VERA C, et al. Role of nerve growth factor（NGF）and miRNAs in epithelial ovarian cancer［J］. International Journal of Molecular Sciences, 2017, 18（3）: 507.

［11］GIAMAS G, GAGLIANO T. Cancer gene therapy 2020: highlights from a challenging year［J］. Cancer Gene Therapy, 2021, 29: 1-3.

［12］唐蕊, 王振林. 基因靶向治疗方法的研究进展［J］. 现代诊断与治疗, 2014, 25（6）: 1242-1243.

［13］鞠佃文, 曹雪涛. 肿瘤的直接体内途径基因治疗研究进展［J］. 国外医学·肿瘤学分册, 1996（2）: 68-71.

［14］曹安强, 戴天阳. 自杀基因治疗肺癌研究进展［J］. 西部医学, 2008（3）: 640-642.

［15］ANAGNOSTOU V K, BRAHMER J R. Cancer immunotherapy: a future paradigm shift in the treatment of non-small cell lung cancer［J］. Clinical Cancer Research, 2015, 21（5）: 976-984.

［16］宋向明, 赵瑜, 田长富. 肿瘤基因治疗的病毒载体研究进展［J］. 医学综述, 2014, 20（6）: 1006-1009.

［17］陈志, 王玉红, 朱卫东, 等. 联合检测 7 种自身抗体在非小细胞肺癌中的诊断价值［J］. 临床与实验病理学杂志, 2021, 37（2）: 182-185, 191.

［18］孙丽娟,秦超,岳慧萍.CYFRA21-1、CA19-9、VEGF 联合检测对非小细胞肺癌临床诊断价值的探讨［J］.当代医学,2011,17（12）:41-43.

［19］陈梦雅,胡文祥,吴诗.以 EGFR 为作用靶点的抗肿瘤药物研究进展［J］.湖北科技学院学报:医学版,2020,34（2）:562-566.

［20］SEQUIST L V, HAN J Y, AHN M J, et al. Osimertinib plus savolitinib in patients with EGFR mutation-positive MET-amplified non-small-cell lung cancer after progression on EGFR tyrosine kinase inhibitors interim results from a multicentre open-label phase 1b study［J］.The Lancet Oncology, 2020, 21（3）: 373-386.

［21］张雪飞.大连地区肺癌驱动基因的临床特征分析及新型罕见 RET 融合基因、BRAF 基因的发现［D］.济南:山东大学,2018.

［22］RIZVI H, SANCHEZ-VEGA F, LA K, et al. Molecular determinants of response to anti-programmed cell death （PD）-1 and anti-programmed death-ligand 1 （PD-L1）blockade in patients with non-small cell lung cancer profiled with targeted next-generation sequencing［J］. Journal of Clinical Oncology, 2018, 36（7）: 633-641.

第十二章　肺癌的化疗

第一节　肺癌化疗概述

一、肺癌化疗的历史回顾

自 1810 年人们认识并详细记录肺癌开始，肺癌治疗进展缓慢。1933 年首例肺癌手术、1946 年首例肺癌姑息放疗的出现不断填补肺癌治疗的空白。自 20 世纪中叶研究人员合成了环磷酰胺和氟尿嘧啶并在临床上对实体瘤产生疗效，肿瘤化疗受到广泛重视。20 世纪 70 年代随着铂类药物的出现，拉开了肺癌化疗的序幕，自此新化疗药物不断问世和应用，肺癌化疗取得了诸多进展。

（一）SCLC 化疗

20 世纪 70 年代，铂类药物进入临床实践，在治疗肺癌的不同化疗组合方案的临床探索中，发现小细胞肺癌（SCLC）和非小细胞肺癌（NSCLC）对化疗药物的反应不同，SCLC 反应较好而 NSCLC 反应较差，依托泊苷联合顺铂（EP）方案可以提高 SCLC 的缓解率。因此，1979 年顺铂获得美国 FDA 批准，该药联合依托泊苷在 SCLC 中应用。

20 世纪 80 年代，依托泊苷、长春新碱、阿霉素、环磷酰胺等药物都被尝试用来治疗 SCLC。最后，依托泊苷联合顺铂（EP）方案逐渐取代 CAV（环磷酰胺、阿霉素、长春新碱）方案，并因其生存优势最终成为 SCLC 的一线标准治疗方案。EP 方案对晚期 SCLC 的 ORR 为 70%~85%，并且对晚期复发性 SCLC 仍然有效，SCLC 一度甚至被认为可以治愈。

在这之后，尽管 20 世纪 90 年代之后新药不断涌现，包括紫杉醇、吉西他滨、培美曲塞在内的众多新药在 SCLC 领域逐渐尝试，但纷纷败下阵来，最后只有拓扑替康、伊立替康取得了微小疗效。

2002 年日本一项 Ⅲ 期临床试验发现，伊立替康联合铂类方案的效果优于依托泊苷联合铂类方案（中位 PFS 为 6.9 个月 vs 4.8 个月；中位 OS 为 12.8 个月 vs 9.4 个月）。虽然之后在欧洲及美国进行的几项大型临床试验未能证实这一发现，但均发现伊立替康在广泛期 SCLC 中的作用不劣于依托泊苷。2010 年来自欧洲的多中心Ⅲ期临床试验结果显示：伊立替康联合洛铂（IP）方案与 EP 方案对比一线治疗广泛期 SCLC，对比两组的中位 OS（10.2 个月 vs 9.7 个月）、中位疾病进展时间（5.4 个月 vs 6.2 个月）、总体有效率（39.1% vs 46.6%），研究结果显示 IP 方案虽然没能在生存期上达到有统计学意义的显著差异，但对于一直进展缓慢的 SCLC 治疗，IP 方案也提供了一种治疗选择[1]。

因此，NCCN 指南建议伊立替康或依托泊苷联合铂类作为广泛期 SCLC 的一线化疗方案。有研究显示，伊立替康平均脑脊液浓度与血浆浓度的比值比依托泊苷高（13.4% vs 0.3%），相较而言，伊立替康更易通过血脑屏障[2]，使用伊立替康联合铂类可以使脑转移瘤的 ORR 明显提升将近 28%。

SCLC 是一种侵袭性强、易转移且易复发耐药的疾病。化疗在诱导 SCLC 患者病情缓解方面十分有效，大多数患者或多或少会出现一定程度的缓解，部分患者甚至出现明显缓解。然而这些缓解通常持续时间不长，病情很快复发，且大多数以化疗耐药的方式出现。

对 SCLC 患者的治疗方案仍以放化疗为主，目前针对 SCLC 的分子靶向治疗无特异有效靶点，近几十年来 SCLC 化疗少有突破。直到 2019 年 FDA 和欧盟药品管理局（European Medicines Agency, EMA）先后批准阿替利珠单抗联合化疗用于广泛期 SCLC 的一线治疗，这是近 30 年来广泛期 SCLC 一线的首次重大突破。2020 年该药也在国内获批用于广泛期 SCLC 的联合治疗。2020 年 FDA 批准度伐利尤单抗联合依托泊苷 / 顺铂或卡铂用于广泛期 SCLC 患者。

（二）NSCLC 化疗

20 世纪 90 年代之前，NSCLC 的治疗虽然有众多尝试但进展缓慢，研究者们也在为 NSCLC 化疗含铂还是不含铂争论不休。进入 20 世纪 90 年代，不得不提到 1995 年《British Medical Journal》发表的一篇几乎涵盖了全球近 40 年关于 NSCLC 的研究[3]，关于化疗，该研究提出局部晚期 NSCLC 含铂方案化疗联合放疗优于单独放疗，2 年生存率为 20% 左右；对晚期肺癌而言，第 2 代含铂方案化疗优于支持治疗，中位生存时间为 5~6 个月，1 年生存率为 20%~25%。该研究通过 Meta 分析确立了含铂双药治疗 NSCLC 的标准地位。

随着治疗肺癌的新化疗药物（三代化疗药）不断出现，紫杉醇、长春瑞滨、吉西他滨、多西他赛先后被 FDA 批准用于 NSCLC 的治疗，新的化疗方案纷纷击败了含铂老药，广泛应用于临床，给 NSCLC 的化疗带来希望。同时有临床研究也证明新药联合铂类的两药联合方案优于新药单药，三药方案与两药方案疗效相当，但是却增加了毒副作用，因此三代化疗药和铂类两药联合方案成为公认的晚期 NSCLC 的一线标准化疗方案。2000 年有研究结果显示，与一线使用含铂（顺铂或卡铂）治疗方案失败后的支持治疗相比，二线应用多西他赛能显著延长生存时间。这是晚期 NSCLC 患者接受二线治疗显著延长生存时间的第一份数据。此时，多西他赛作为二线治疗单药被证实优于最佳支持治疗，确立了二线的标准治疗方案。

针对 20 世纪 90 年代涌现出的众多三代新药方案，治疗 NSCLC 是否有最佳选择这一问题，2000 年 ASCO 会议的 ECOG1594 是最早对新药方案进行比较的大规模多中心协作研究，比较了第三代化疗新药组成的 4 个方案——吉西他滨 + 顺铂（GP）、多西他赛 + 顺铂（DP）、紫杉醇 + 卡铂（TC）、紫杉醇 + 顺铂（TP），观察各组间疗效以及毒性的差异，结果显示，4 个三代化疗方案，疗效难分伯仲，毒性各有差异，没有哪个方案显示出明显的优势。但在肺鳞癌亚组，吉西他滨联合顺铂方案的 PFS 和 OS 较其他治疗组具有明显优势。该研究为吉西他滨作为肺鳞癌的一线化疗方案奠定了基础。之后 2003 年 ASCO 报告的 TAX326 研究比较了多西他赛 + 顺铂（DP）、多西他赛 + 卡铂（DC）及长春瑞滨 + 顺铂（NP），结果表明 DP、DC 方案均优于 NP 方案，因此 FDA 批准多西他赛用于晚期 NSCLC 一线治疗。考虑到化疗产生的毒性蓄积，化疗一般以 21 天为一个周期，患者接受 4~6 周期的化疗后随访观察。

化疗药物有效低毒一直是研究的重点，通过纳米技术对紫杉醇进行改进，以提高疗效、降低不良反应的白蛋白结合型紫杉醇在 2005 年被 FDA 批准上市。CA031 研究比较了白蛋白结合型紫杉醇联合卡铂（nab-PC）方案与紫杉醇联合卡铂（PC）方案，发现在肺鳞癌亚组，nab-PC 方案在降低化疗不良反应、改善患者生存质量的同时，其 ORR 显著高于 PC 方案（41% vs 24%）。CTONG1002 研究比较白蛋白结合型紫杉醇联合卡铂（nab-PC）方案与吉西他滨联合卡铂（GC）方案一线治疗晚期肺鳞癌的疗效和安全性的随机 II 期临床研究，结果 nab-PC 组比 GC 组 ORR 提高了 15.9%，但没有统计学差异，两组 OS 相当。nab-PC 可以作为肺鳞癌一线化疗方案，但 nab-PC 组白细胞较少、中性粒细胞较少的情况更为多见。

因顺铂和卡铂在抗肿瘤方面有相同的机制，故后来有研究进行过顺铂和卡铂的对比。以顺铂和卡铂为基础的化疗方案治疗转移性 NSCLC 的结果分析显示[4]：接受以顺铂和卡铂为基础化疗的患者中位 OS 无明显差异（8.1 个月 vs 7.5 个月），临床用药可以根据药物毒性进行选择，顺铂肾毒性及耳毒性较重，卡铂骨髓抑制较重。因铂类药物副反应较重，而肿瘤治疗的目的除了延长生存、缓解症状外，也需要有生存质量的改善，因此对于铂类不耐受的患者，可以采用两个三代药物联合方案，如多西他赛

+ 吉西他滨、紫杉醇 + 吉西他滨等，三代化疗药物因其较高的有效率、较轻的毒副作用而成为这类人群的选择。对于 PS 评分 2 分的患者，为了减少含铂双药的不良反应，可考虑使用不含铂双药方案或单药方案。另有奈达铂于 2001 年在我国上市，作为第二代铂类化合物，奈达铂和传统顺铂、卡铂无完全交叉耐药，可作为传统铂类复发的选择之一。

三代化疗药出现后，NSCLC 治疗在顺铂和卡铂对比、两药和三药争论方面的相关研究和试验不少，但总体变化很小，直到新药培美曲塞的出现，让 NSCLC 治疗再现曙光。JMDB 研究是一项培美曲塞 + 顺铂（PC）一线对照吉西他滨 + 顺铂（GC）治疗晚期 NSCLC 的Ⅲ期研究，结果显示培美曲塞组与吉西他滨组中位 OS 相当（均为 10.3 个月），但培美曲塞组的血液毒性更小。在 JMDB 研究基础上，JMIL 研究进一步评估了 PC 方案对比 GC 一线治疗非鳞 NSCLC 的安全性和有效性，该研究主要针对中国人群，研究显示培美曲塞 + 顺铂（PC）方案可以作为中国非鳞 NSCLC 患者的标准一线治疗方案。在二线培美曲塞对照多西他赛的 JMEI 研究中，尽管二者整体疗效相似，但是培美曲塞的安全性大幅提高。亚组分析数据显示，培美曲塞对非肺鳞癌的疗效显著优于多西他赛，而多西他赛在肺鳞癌里更有生存优势。在之后的一系列研究里，培美曲塞都显示出对非肺鳞癌的效果特别突出，2008 年培美曲塞被 FDA 批准用于局部进展或转移性非鳞 NSCLC 的一线治疗，奠定了培美曲塞联合顺铂作为晚期非鳞 NSCLC 一线优选方案及二线治疗的地位。这也是首次发现不同的组织学类型治疗方案疗效不同，据以上研究，NCCN 指南推荐 NSCLC 在治疗前需明确组织学类型的治疗流程，肺癌分为 SCLC 和 NSCLC 的时代成为历史，肺癌分为 SCLC、肺鳞癌和非肺鳞癌三类，NSCLC 的化疗也进一步精细化。

（三）维持治疗的提出进一步延长 OS

尽管 70%~80% 的 NSCLC 患者因一线治疗获益，含铂双药方案在 4~6 个周期结束后，随访一直到疾病进展再行二线治疗，患者的中位 PFS 为 4~6 个月。部分Ⅲ期临床试验比较了标准化疗周期结束后随访和延长化疗周期数直到疾病进展的疗效，发现延长化疗周期数并不能使患者生存获益，并且化疗的相关毒副作用明显增加，运用毒性温和的化疗药物来延长 NSCLC 患者生存期的观念即维持治疗观念不断得到重视。因此 2009 年 ASCO 会议上，维持治疗这一模式被推到了前面。

继续维持治疗是指患者完成既定的初始化疗周期数，达到最大的肿瘤缓解疗效后，继续给予药物延长治疗持续时间，在无不可耐受毒副作用的情况下，维持治疗直至出现疾病进展。维持治疗通常采用诱导治疗方案中的一种药物（同药维持），或是与诱导治疗药物无交叉耐药的另一种药物（换药维持）。

同药维持治疗是指经一线含铂双药化疗病情缓解后，继续以一线方案采用的非铂类药物单药继续治疗。自 2004 年至 2010 年，每年都有重要的维持治疗研究报告发表，其中具有影响力，获得阳性结果的细胞毒药物主要有培美曲塞、吉西他滨、多西他赛。继续维持治疗最符合维持治疗的本意，开展得比较早，主要选择的是多西他赛和吉西他滨。

2007 年 ASCO 会议报告了一项临床研究[5]，晚期 NSCLC 患者完成 4 个周期 GC 一线化疗后，随机分配给予多西他赛维持治疗（最多 6 个周期）或进展后给予二线多西他赛化疗，结果显示两组均延长了中位 PFS（5.7 个月 vs 2.7 个月），两组毒副反应相当。该研究为晚期 NSCLC 使用化疗药物维持治疗优于 PD 后二线治疗提供了有力的依据。吉西他滨虽然可以使疾病进展延后，但对 OS 无影响。2012 年 ASCO 年会的 PARAMOUNT 研究生存数据发布，研究表明培美曲塞维持治疗可延长晚期 NSCLC 患者的 PFS 和 OS，指出对于接受培美曲塞联合顺铂治疗的晚期非肺鳞癌 NSCLC 患者，培美曲塞维持治疗是有效的治疗方法，且其耐受性及安全性均良好；也打破了一线治疗 4~6 个周期就停止的惯例，把非肺鳞癌的 OS 提高到 16.9 个月[6]。另外 ECOG4599 以及 AVAIL 临床试验已经证实了晚期 NSCLC 患者贝伐单抗一线治疗后再给予贝伐单抗维持治疗的疗效和安全性。因此，NCCN 临床实践指南推荐贝伐单抗或培美曲塞作为序贯维持治疗药物。

换药维持治疗是指一线治疗无效或无反应后换用另一种未在一线治疗使用过的非铂类药物维持治疗，常用的细胞毒性药物有多西他赛、培美曲塞、吉西他滨。JMEN 研究支持培美曲塞用于非肺鳞癌维持治疗，也有研究显示换药多西他赛维持治疗可以延长 PFS。

近十几年新的化疗药物鲜有出现，化疗无论在 SCLC 还是在 NSCLC 中都难有进一步的突破。肺癌化疗也进入一个平台期，亟须新的治疗手段或药物来突破这一"瓶颈"，提高患者生存期或改善生存质量。

二、晚期 NSCLC 由传统治疗模式转向化疗联合靶向治疗、免疫治疗

（一）化疗与靶向治疗

1. 化疗联合抗血管生成药物

分子靶向药物的问世为晚期 NSCLC 患者的治疗提供了新的模式，应用靶向药物单药或是与化疗联合以改善一线治疗疗效成为近年来的研究热点。肿瘤血管生成是肿

瘤浸润转移的重要途径之一，抗血管生成靶向药（贝伐单抗、恩度）联合化疗在晚期 NSCLC 患者治疗中取得了一定的成果。

在一项 2001 年至 2004 年晚期非鳞 NSCLC 患者 Ⅱ / Ⅲ 期 ECOG4599 临床试验中，比较了紫杉醇 + 卡铂（PC）方案及紫杉醇 + 卡铂 + 贝伐单抗（PCB）方案的疗效，结果发现两组中位 OS 分别为 10.2 个月和 12.5 个月，有效率分别为 10% 和 27%，PFS 分别为 4.5 个月和 6.4 个月。贝伐单抗的加入首次证实靶向治疗药物联合化疗可显著提高晚期 NSCLC 患者的生存期，同时也证明了贝伐单抗在肺癌治疗中的地位。基于该研究，美国 FDA 批准 PCB 方案为晚期非鳞 NSCLC 一线方案。但由于毒性反应的限制，PCB 方案被限定于无出血倾向或无中枢神经系统转移者。之后，由于 PASSPORT、ATLAS 两项研究显示了贝伐单抗的安全性，目前临床实践指南推荐贝伐单抗可以用于治疗 NSCLC 脑转移患者。关于恩度的一项 Ⅲ 期临床试验[7]也显示 NP 方案联合恩度，在总缓解率和疾病进展时间上均优于 NP 方案，且安全性好。

2. 驱动基因靶向治疗失败后的二线化疗

2009 年随着肺癌驱动基因的发现，针对不同分子分型的患者人群采用靶向药物，开启了精准化治疗的时代，但大多数仍处在临床研究阶段，仅有少数能够进入临床实践。如采用针对 EGFR 阳性、ALK 阳性的靶向药物在降低不良反应的同时，改善了这部分患者的生存期及生存质量。EGFR-TKI 在 EGFR 阳性 NSCLC 患者的一线治疗领域取代了化疗。

EGFR 突变的 NSCLC 患者在接受靶向治疗后 9~10 个月会出现耐药，因此 2015 年针对常见耐药基因 T790M 突变的三代靶向药二线治疗 T790M 耐药突变的晚期 NSCLC，有效率达 66%，PFS 为 11 个月。而在 2021 年 NCCN 指南中，首次将三代 EGFR-TKI 奥希替尼作为 EGFR 突变可切除患者 ⅠB~ⅢB 期术后的辅助治疗推荐。

若 EGFR-TKI 耐药后不存在 T790M 突变，则目前化疗仍是经典的治疗选择。IMPRESS 研究在一线吉非替尼耐药后患者中对比化疗和化疗联合吉非替尼的疗效，联合用药患者 PFS 并没有延长，单纯化疗组中位 OS 高于化疗联合吉非替尼组（19.5 个月 vs 13.4 个月）。

靶向药物的相继出现使敏感突变的 NSCLC 患者获益良多，对于驱动基因（EGFR、ALK、ROS-1）阳性患者，分子靶向治疗为首选，化疗退居二线。尽管已经出现了三代靶向药，但是耐药问题依然是患者最终需要面对的。另外 60% 的 NSCLC 患者无明确靶向药物治疗，这也是靶向治疗的瓶颈所在。驱动基因阴性及靶向耐药后仍需化疗继续延缓病情进展。因此，在晚期 NSCLC 中，化疗仍是主要治疗手段。

（二）化疗联合免疫治疗

针对肿瘤"免疫逃逸"过程而诞生的肿瘤免疫疗法，其机制是恢复人体免疫系统对肿瘤细胞的杀伤作用，其发明者也获得 2018 年诺贝尔生理学或医学奖。对于驱动基因阴性、PD-L1 高表达（≥ 50%）、肿瘤突变负荷高的患者，应当优先考虑免疫治疗或免疫联合化疗。

尽管 PD-L1 表达水平可能较高，但单药免疫治疗疗效不佳。关于免疫联合化疗的研究是近几年研究的热点。2018 年 ESMO-ASIA 会议报告的 IMpower150 研究显示：阿替利珠单抗 + 含铂双药化疗 + 贝伐珠单抗的疗效比阿替利珠单抗联合化疗或化疗联合贝伐珠单抗都有显著提高，ORR 达 71%，中位 PFS 达 10.2 个月。因此，2018 年 FDA 批准阿替利珠单抗联合贝伐珠单抗 + 紫杉醇 + 卡铂用于无 EGFR 及 ALK 变异的晚期 NSCLC 一线治疗。另有免疫联合化疗 KEYNOTE189 研究发现：在晚期 EGFR/ALK 野生型非鳞 NSCLC 患者中，帕博利珠单抗联合培美曲塞 + 铂类比单纯化疗中位 PFS（8.8 个月 vs 4.9 个月）明显延长，联合治疗组 ORR（47.6% vs 18.9%）明显高于单纯化疗组。据此，2019 年，NMPA 批准帕博利珠单抗联合培美曲塞 + 铂类作为驱动基因阴性晚期非鳞 NSCLC 的一线治疗。2019 年一项 EGFR-TKI 耐药的 EGFR 突变阳性 T790M 阴性晚期 NSCLC 患者的 Ⅱ 期临床试验结果显示[8]：特瑞普利单抗联合化疗使 ORR 达 50%，人群 PFS 为 7.0 个月，PD-L1 阳性者 PFS 达 8.3 个月。目前多个 Ⅲ 期临床试验正在探讨化疗联合免疫治疗在 EGFR-TKI 耐药患者中的地位。

CameL 研究显示[9]：驱动基因阴性的晚期非鳞 NSCLC 患者，接受卡瑞利珠单抗联合培美曲塞 / 卡铂一线治疗 4~6 个周期，随后采用卡瑞利珠单抗 + 培美曲塞维持治疗直至疾病进展，ORR 达到 60.5%，中位 OS 突破 2 年，达到 27.9 个月，是截至目前全球同类临床研究中最长的 OS 数据。但抗 PD-1/PD-L1 免疫单药治疗在 EGFR/ALK 驱动基因阳性患者中疗效有限。

尽管随着医学发展，靶向治疗、免疫治疗作为后起之秀已经成为肿瘤治疗的新趋势，但对于无驱动基因突变的肺癌患者来说，化疗仍是重要治疗手段，也是靶向药物耐药后及免疫治疗的重要补充治疗手段，化疗联合靶向、免疫治疗的方式在肺癌内科治疗中越来越多地开展起来。然而化疗存在毒性大、疗效有限等瓶颈，抗体偶联技术、纳米技术等新技术的加持使化疗药物更加有效低毒是化疗进步的方向之一，继续探索新的化疗药物或靶向药物仍任重道远。

三、 化疗在肺癌综合治疗中不可或缺

（一）化疗诱导 SCLC 患者病情缓解非常有效

与先化疗后放疗比较，同步放化疗治疗早期 SCLC 可明显改善治疗效果。同步放化疗显著延长肿瘤进展时间、改善生存时间。局限期 SCLC 患者在化疗的同时还需要同时接受胸部放射治疗。对于治疗效果好的 SCLC 患者，在化疗结束后还应进行预防性颅脑照射，甚至胸部巩固放射治疗。

（二）早期可切除 NSCLC 患者，辅助化疗可提高患者五年生存率

占肺癌 80% 以上的 NSCLC 中，只有 1/3 属于可切除 NSCLC，完全性手术切除是最有效的治疗手段。1995 年发表的一项名为 "NSCLC 的 Meta 分析" 的研究对超过 50 个临床试验数据进行分析的结果显示，使用含顺铂的辅助化疗或可将患者的五年生存率绝对值提高 5%。在这个数据分析之前，人们关注化疗风险和不良反应大于化疗给晚期患者带来的获益。为了验证以上假设，后续开展了很多大型随机对照研究，IALT 研究就是其中之一。

1867 例 NSCLC 患者被随机分为单独手术组和术后辅助化疗组，五年 DFS 单独手术组对比术后辅助化疗组，结果为 34.3% vs 39.4%，$P < 0.003$，五年生存率分别为 40.4% vs 44.5%，$P < 0.03$。该研究首次确立了 NSCLC 术后含铂双药辅助化疗优于单独手术治疗，将 1995 年的术后化疗可能有益变为 2004 年的肯定有益，争论多年的早期 NSCLC 治疗模式终于有了定论。IALT 研究 7.5 年的数据在 2008 年的 ASCO 年会公布，结果显示随着时间推移，化疗带来的生存获益降低。化疗的累积毒性可能影响患者的远期生存获益，但无论怎样，辅助化疗都在预防疾病复发中有重要作用。

JBR.10 研究 9 年的随访数据显示，辅助化疗仅能使 Ⅱ 期患者获益，术后辅助化疗组中位 OS 明显延长（6.8 年 vs 3.6 年），这是迄今辅助化疗提高生存率最显著的报道。

LACE 协作组研究的一项包含 5 项随机对照试验的 Meta 分析[10] 结果显示：含铂辅助化疗使患者 5 年 OS 率提高了 5.4%，并且获益程度与肿瘤分期有关。Ⅱ 期和 ⅢA 期患者获益最大，IB 期患者有改善的趋势但没有统计学意义，IA 期患者不能从中获益。该研究还提示辅助化疗疗效与顺铂联合的药物无相关性。

（三）新辅助化疗提高术后生存率，减少术后复发

ⅢA 期 NSCLC 患者肿瘤的复发和转移是单独手术治疗失败的主要原因，可手术的 ⅢA 期 NSCLC 新辅助化疗临床试验始于 1979 年，新辅助化疗的理论认识也主要来源

于ⅢA期的治疗实践。1994年Roth[11]等进行了一项研究，入组患者术前进行3个疗程CEP（环磷酰胺、依托泊苷、顺铂）新辅助化疗，术后不做放疗，结果术前化疗组的三年、五年生存率分别为43%和36%，而单纯手术组分别为19%和15%。后来又有别的学者进行过类似新辅助化疗研究，结论仍是新辅助化疗有利于患者术后生存，从而确定了新辅助化疗在ⅢA期NSCLC综合治疗中的重要地位。

（四）晚期NSCLC，以化疗为主的综合治疗提高生存

1. 局部晚期NSCLC，同步放化疗

对于不可切除的局部晚期NSCLC，对其治疗经历了20世纪70年代的单独放疗、90年代的序贯联合放化疗及21世纪的同步放化疗，3年生存率从4%~6%升至12%~16%，最终提高至26%[12-13]。

2. 晚期NSCLC，姑息化疗

20世纪90年代，在《British Medical Journal》发表的一项Meta分析显示，与单纯最佳支持治疗相比，一线化疗可为晚期NSCLC患者带来生存获益，这为一线化疗作为标准治疗广泛用于晚期NSCLC奠定了基础[3]。含铂双药一线化疗的ORR为25%~35%，PFS为4~6个月，中位OS为8~10个月，1年生存率为30%~40%，2年生存率为10%~15%。

晚期NSCLC有序化疗即一线化疗和二线化疗概念的建立是21世纪以来最重要的进展之一。21世纪初，对多西他赛二线治疗的两项研究[14-15]奠定了其在NSCLC二线化疗中的主导地位，多西他赛二线有效率及1年生存率均高于对照组（安慰剂或二代化疗药物）。2004年有研究[16]在二线治疗中比较培美曲塞与多西他赛的效果，两者的有效率、中位OS及PFS相差不大，但培美曲塞在耐受性和安全性上明显优于多西他赛。至此，晚期NSCLC二线治疗又增加了新的选择。对于不同体力状态的晚期NSCLC患者，化疗原则也略有不同。

2009年ASCO临床实践指南提示：对于Ⅳ期NSCLC患者，PS评分0~1分的患者推荐含铂两药联合方案。PS评分2分以上的患者，如果合并基础疾病而不能耐受两药联合方案，则选择单药化疗。如果出现疾病进展或4个周期后对治疗仍无反应，则停止一线化疗，两药联合的化疗最多不超过6个周期。与年轻患者相比，考虑到老年患者不能承受不良反应，老年患者常接受保守的治疗方案。但是大型临床试验结果显示，与接受标准单药化疗方案的、年龄超过70岁的、晚期NSCLC患者比较，接受紫杉醇联合卡铂方案的老年人的生存时间显著延长。因此，ASCO指南指出，年龄从来不是影响化疗方案选择的主要因素，老年晚期NSCLC一线化疗方案的选择依然是根据PS

评分及合并基础疾病来决定是单药还是双药。

目前肺癌的治疗是以病理类型、分期和分子分型为基础，以手术、放疗、化疗、靶向及免疫治疗为重要手段的综合治疗，除了极少数早期单纯手术患者无须辅助化疗，其余各个类型的治疗手段中都或多或少有化疗的参与，化疗在肺癌的综合治疗中占据着不可替代的重要地位。但化疗毒性大、疗效有限，这些瓶颈促使化疗药物自身寻求突破，同时人们也在不断探索新的提高疗效的手段，这是未来不断努力的方向。

第二节　新辅助化疗、辅助化疗及姑息化疗

化疗是肺癌的主要治疗方法，90% 以上的肺癌需要接受化疗治疗。化疗对 SCLC 的疗效无论早期或晚期均较稳定，甚至有约 1% 的早期 SCLC 通过化疗治愈。化疗也是治疗 NSCLC 的主要手段，其治疗 NSCLC 的肿瘤缓解率为 40%~50%。化疗一般不能治愈 NSCLC，只能延长患者生存期和改善生存质量。根据患者分期及治疗目的的不同，化疗分为辅助性化疗、姑息性化疗及维持性化疗，本节将为大家主要介绍肺癌患者的新辅助化疗、辅助化疗及姑息化疗。

一、NSCLC 的化疗

NSCLC 约占所有肺癌的 80%，约 75% 的患者发现时已处于中晚期，五年生存率很低。化疗是治疗 NSCLC 的主要手段，经过相关临床研究已经证实，将铂类药物作为基础的联合用药，能够帮助肺癌患者改善晚期的疾病症状并延长其生存期，但一般不能达到治愈的效果。近年来，化疗在肺癌中的作用已不再限于不能手术的晚期肺癌患者，而常作为全身治疗列入肺癌的综合治疗方案。

（一）NSCLC 的新辅助化疗

新辅助化疗是指在实施局部治疗方法（如手术或放疗）前所做的全身化疗，目的是使肿块缩小、及早杀灭看不见的转移细胞，以利于后续的手术、放疗等治疗。对于早期肿瘤患者，通常可以通过局部治疗方案治愈，并不需要做新辅助化疗。而对于晚期肿瘤患者，由于失去了根治肿瘤的机会，通常也不采用新辅助化疗的方法。

1. 新辅助化疗的优点

根据多方医学临床数据显示，肺癌新辅助化疗具有下列优点：

（1）肺癌新辅助化疗能够帮助患者降低肺癌的分期，并帮助肺癌患者减少其体内可能存在的微小转移病灶，大幅度降低患者肿瘤的复发概率。

（2）新辅助化疗能够消灭或减少患者转移的淋巴结组织以及肺部病灶，从而增加肺癌患者的手术切除效果，降低肿瘤细胞在患者胸腔内出现种植的可能性，从而减少患者手术后出现并发症的概率。

（3）新辅助化疗可使肺癌患者的原发病灶出现一定程度的缩小，方便医生能够进行高质量的病灶切除术，并大幅度保证患者血管的完整性，减少患者的疾病疼痛程度，从而提高患者的生存质量。

2. 新辅助化疗的适应证

（1）可能完全切除的ⅢA期（部分ⅢA/N2期）NSCLC。ⅢA期NSCLC是高度异质性的一组疾病，根据治疗前评估是否可行手术，可将其分为3组：①可完全性手术切除；②可能完全性手术切除；③无法完全性手术切除。对于可能完全性手术切除的ⅢA期患者，已有多项探讨新辅助治疗联合手术模式对比传统根治性放化疗的随机对照研究：EORTC08941研究分析显示新辅助同步放化疗后接受肺叶切除的患者可能具有一定的OS优势；SAKK研究纳入了232例T1-3N2的ⅢA/N2期NSCLC患者，显示诱导放化疗组对比单纯诱导化疗组的诱导治疗有效率分别为61%和44%，但两组PFS、OS及手术完全切除率无显著差异；ESPATUE研究对象包含了ⅢA/N2期和部分选择性ⅢB期NSCLC患者，显示新辅助化疗+手术组与同步放化疗组的PFS及OS无显著差异。综上，根治性同步放化疗作为主要治疗模式的地位仍未动摇，但对于可手术患者，新辅助治疗联合手术可作为治疗选择之一。

（2）T3N2M0的ⅢB期NSCLC。可考虑新辅助化疗+手术±辅助化疗±术后放疗，或同步放化疗。

（3）局部侵犯胸壁但无纵隔淋巴结转移的肺上沟瘤。推荐新辅助同步放化疗后进行完全性手术切除，2年生存率为50%~70%，五年生存率为40%。对于不能直接进行R0切除的ⅢA期NSCLC，基本策略为根治性同步放化疗，亦可选新辅助化疗后再评估。

对于上述可切除的Ⅲ期NSCLC，可选择含铂双药，给予2~3个周期的术前新辅助化疗，及时评估疗效，监测并处理不良反应，避免增加手术并发症。手术一般在化疗结束后2~4周进行。术后辅助化疗应当根据术前分期及新辅助化疗疗效决定，有效者延续原方案或根据患者的耐受性酌情调整，无效者则应当调整治疗方案。建议围手术期化疗共进行4个周期。

（二）NSCLC 的术后辅助化疗

术后辅助化疗通常是指患者病灶已经切除，然而部分病灶在术前发生了临床无法检测的转移，或者患者术后伤口部位脱落少量的癌细胞组织，需要经过化疗对体内残存的病灶进行杀灭，防止患者出现疾病复发的情况。

需要做术后辅助治疗的 NSCLC 患者，术后病理标本常规进行组织学诊断时，建议同步进行 EGFR、ALK、ROS-1、BRAF、MET、HER2、RET、KRAS 等基因突变检测。驱动基因阳性患者推荐靶向治疗，阴性者推荐术后辅助化疗。

鉴于化疗药物的副作用较大，而辅助化疗能够带来的生存获益相对有限（五年生存率提高约 5%），因此 NSCLC 患者肿瘤完全切除术后进行辅助化疗前需评估患者分期、体能状态、个人意愿、生存质量，并充分评估各脏器功能，包括肺功能、心功能、肝肾功能等，综合评估辅助化疗的收益和风险。

1. 术后辅助化疗的优点

多方医学临床数据显示，肺癌辅助化疗具有下列优点：

（1）促使患者体内潜在的微小转移病灶受到化疗药物的作用，基本掌控甚至消除微小病灶。

（2）降低肺癌患者手术治疗后的转移概率。

（3）医生经过对患者手术切除的肿瘤组织的研究，制订更好的治疗方案，为患者选择合适的化疗药物，提高患者的治疗效果。

2. 术后辅助化疗的适应证

（1）完整切除切缘阴性（R0 切除）NSCLC 的辅助治疗。① IA（T1a/b/cN0）期患者术后定期随访，不推荐术后辅助化疗。② IB（T2aN0）期患者术后可随访。IB 期患者，包括有高危因素的患者，如低分化肿瘤（包括神经内分泌肿瘤但不包括分化良好的神经内分泌肿瘤）、脉管侵犯、肿瘤直径大于 4 cm、脏层胸膜侵犯、STAS、姑息性楔形切除，由于缺乏高级别证据的支持，一般不推荐化疗。③ IIA/ IIB 期患者，推荐以铂类为基础的方案进行辅助化疗，不建议行术后辅助放疗。

（2）非完整切除切缘阳性 NSCLC 的辅助治疗。IIB 期 R1 及 R2 切除患者可选择再次手术和术后辅助化疗，或者同步 / 序贯放化疗。

（3）IIIA 期可手术的 NSCLC 术后推荐辅助含铂两药方案化疗。辅助化疗的方案推荐采用以顺铂为基础的双药方案，其联合药物包括长春瑞滨、吉西他滨、多西他赛、紫杉醇、白蛋白结合型紫杉醇、培美曲塞（仅用于非肺鳞癌）和依托泊苷。对于无法耐受顺铂的患者，可采用卡铂为基础的双药方案。待患者术后体能状况基本恢复正常，可开始辅助化疗，一般在术后 4~6 周开始，建议最晚不超过手术后 3 个月。术后辅助化疗常规推荐 4~6 个周期，更多化疗周期不会增加患者获益，反而可能增加不良反应。

（三）不可手术的Ⅲ期 NSCLC 的化疗

对于手术后复发、转移或就诊时不能切除的肿瘤患者，化疗多是为了使肿瘤缩小、稳定，以争取长期维持。这时的化疗称作"姑息化疗"，适用于绝大多数肺癌患者。

局部晚期非小细胞肺癌（LA-NSCLC）约占 NSCLC 的 40%，其中 80% 以上由于局部肿瘤进展而无法手术切除，综合治疗是 LA-NSCLC 治疗的基本原则。同步放化疗是近年发展起来的肿瘤综合治疗的一种新模式，对 LA-NSCLC 取得了令人瞩目的疗效。

LA-NSCLC 包括以下几类：①同侧纵隔多枚成团巨大肿块或多站纵隔淋巴结转移［ⅢA（T1-2N2）或ⅢB（T3-4N2）］；②对侧肺门、纵隔淋巴结，或同侧、对侧斜角肌或锁骨上淋巴结转移［ⅢB（T1-2N3）、ⅢC（T3-4N3）］；③病灶侵犯心脏、主动脉和食管［ⅢA（T4N0-1）］；④不可或不适合切除的肿瘤，包括部分肺上沟瘤，主要指肿瘤侵犯椎体超过 50%，臂丛神经受侵犯，食管、心脏或气管受侵犯等［ⅢA（T3N2、T4N0-1）］。

1. PS=0~1 推荐根治性同步放化疗

可选的同步化疗方案：EP、PC、AP（非鳞癌）、AC（非鳞癌）、DP，度伐利尤单抗作为同步放化疗后的巩固治疗。

美国肿瘤放射治疗协作组 RTOG9410 试验，将入组的 610 例无法手术的Ⅲ期 NSCLC 患者随机分组并分别给予同步放化疗或序贯放化疗，结果显示，接受同步放化疗组 4 年总生存率为 21%，高于序贯治疗组 12%。研究显示同步放化疗组及序贯放化疗组的总缓解率分别为 62.5% 和 43.7%，中位生存期和 2 年生存率同步放化疗组亦优于序贯放化疗组。近年来多篇 Meta 分析也得出类似的结果：同步放化疗相比序贯治疗，明显延长了患者的生存率，同时毒性反应明显增加，患者可以耐受并完成治疗。目前同步放化疗已成为对于一般情况较好的、手术不能切除的 LA-NSCLC 的标准治疗手段。

2. PS=2 推荐单纯放疗或序贯放疗 + 化疗

可选的化疗方案：PC、AP（非鳞癌）、AC（非鳞癌）。

3. 不可手术切除的 LA-NSCLC

不可手术切除的 LA-NSCLC 患者经诱导化疗后可否手术存在较多争议，建议 MDT 会诊。ESPATUE 研究显示，部分 LA-NSCLC 患者经诱导化疗或放化疗后获益，T 分期及 N 分期明显降期，转变为可手术切除。尽管术后 PFS 及 OS 没有增加，但亚组分析显示选择性患者有明显的长期生存获益。诱导化疗后可切除的Ⅲ期患者，如切缘阳性，可术后同步放化疗；如切缘阴性，可行术后序贯化疗＋放疗。

（四）Ⅳ期驱动基因阴性 NSCLC 的化疗及维持治疗

美国医疗保险监督、流行病学和最终结果数据库显示，在初诊时约 57% 的肺癌患者已经发生了远处转移，因此Ⅳ期患者的治疗是肺癌治疗体系的重要组成部分，也是近年来肺癌治疗领域研究进展最多的部分。

Ⅳ期 NSCLC 的治疗原则是以全身治疗为主的综合治疗。在一线治疗前应首先获取肿瘤组织，明确病理诊断和分子分型，根据检测结果决定治疗方案。近 20 年来靶向治疗使Ⅳ期 NSCLC 进入了基于驱动基因变异的个体化精准治疗时代，显著改善了患者的治疗效果和生存质量。近几年 ICI 治疗使Ⅳ期 NSCLC 的长期生存得到了显著改善。下面重点介绍驱动基因阴性晚期 NSCLC 的化疗。

1. Ⅳ期驱动基因阴性 NSCLC 的一线治疗

（1）非肺鳞癌驱动基因阴性或未知患者的治疗。

对于 PD-L1 表达阳性的患者，可单药使用帕博利珠单抗，但 PD-L1 高表达（＞50%）的患者获益更明显。

①PS 评分 0~1 分的患者：（a）推荐培美曲塞＋卡铂/顺铂联合帕博利珠单抗化疗；或含铂两药联合的方案化疗，化疗 4~6 个周期。铂类可选择卡铂或顺铂、洛铂，与铂类联合使用的药物包括培美曲塞、紫杉醇、吉西他滨或多西他赛；培美曲塞联合顺铂可以明显延长患者生存时间，且在疗效及降低不良反应方面优于吉西他滨联合顺铂；对不适合铂类药物治疗的患者，可考虑非铂类两药联合方案化疗，包括吉西他滨联合长春瑞滨或吉西他滨联合多西他赛。（b）对于无相关禁忌患者，可选择贝伐单抗或重组人血管内皮抑素，与化疗联用并进行维持治疗。

②PS 评分 2 分的患者：推荐单药治疗。与最佳支持治疗相比，单药化疗可以延长患者生存时间并提高生存质量。可选的单药包括吉西他滨、长春瑞滨、紫杉醇、多西他赛、培美曲塞。

③PS 评分 3~4 分的患者：不建议使用细胞毒类药物化疗。此类患者一般不能从化疗中获益，建议采用最佳支持治疗或参加临床试验。

④一线化疗 4~6 个周期达到疾病控制（CR、PR 或 SD）且 PS 评分好、化疗耐受性好的患者：可选择维持治疗。同药维持治疗的药物为培美曲塞、吉西他滨或贝伐单抗，换药维持治疗的药物为培美曲塞。

（2）肺鳞癌驱动基因阴性或未知患者的治疗。

对于 PD-L1 表达阳性的患者，可单药使用帕博利珠单抗，但 PD-L1 高表达（>50%）的患者获益更明显。

①PS 评分 0~1 分的患者：推荐含铂两药联合的方案化疗，化疗 4~6 个周期。铂类可选择卡铂、顺铂、洛铂或奈达铂，与铂类联合使用的药物包括紫杉醇、吉西他滨、多西他赛或白蛋白结合型紫杉醇；对不适合铂类药物治疗的患者，可考虑非铂类两药联合方案化疗，包括吉西他滨联合长春瑞滨或吉西他滨联合多西他赛。

②PS 评分 2 分的患者：推荐单药化疗。与最佳支持治疗相比，单药化疗可以延长生存时间并提高生存质量，可选的单药包括吉西他滨、长春瑞滨、紫杉醇、多西他赛。

③PS 评分 3~4 分的患者：建议采用最佳支持治疗或参加临床试验。

④一线化疗 4~6 个周期达到疾病控制（CR、PR 或 SD）且 PS 评分好、化疗耐受性好的患者：可选择维持治疗。同药维持治疗的药物为吉西他滨，也可选择多西他赛。

2. Ⅳ期驱动基因阴性 NSCLC 的二线及后线治疗

（1）非肺鳞癌驱动基因阴性或不详患者的二线治疗及后线治疗。

PS 评分 0~2 分驱动基因阴性非肺鳞癌患者一线进展后，如果未接受过免疫治疗，则推荐二线治疗使用纳武单抗。PS 评分 0~2 分驱动基因阴性非肺鳞癌患者一线进展后，也可使用多西他赛或培美曲塞单药化疗。对于 PS 评分大于 2 分的患者，二线建议最佳支持治疗。若前期未使用培美曲塞或多西他赛单药治疗，则三线可接受培美曲塞或多西他赛单药治疗；或在无禁忌证的情况下推荐使用安罗替尼，后线建议最佳支持治疗。

（2）肺鳞癌驱动基因阴性或不详患者的二线及后线治疗。

PS 评分 0~2 分驱动基因阴性肺鳞癌患者一线进展后，如果未接受过免疫治疗，则推荐二线治疗使用纳武单抗。PS 评分 0~2 分驱动基因阴性的肺鳞癌患者一线进展后，也可使用多西他赛单药化疗。三线在无禁忌证的情况下，非中央型肺鳞癌患者推荐使用安罗替尼。对于 PS 评分大于 2 分的患者，二线及后线建议最佳支持治疗。

（3）在全身治疗基础上针对具体的局部情况，可以选择恰当的局部治疗方法，以求改善症状、提高生存质量。

（4）二线及后线治疗首先积极鼓励后线患者参加新药临床研究。

二、SCLC 的化疗

（一）一线治疗方案

T1-2N0 局限期 SCLC 推荐肺叶切除术 + 肺门、纵隔淋巴结清扫术，术后辅助化疗。超过 T1-2N0 局限期 SCLC 推荐以放、化疗为主的综合治疗。化疗方案推荐依托泊苷联合顺铂（EP）或依托泊苷联合卡铂（EC）方案。广泛期 SCLC 推荐以化疗为主的综合治疗，有局部症状或伴脑转移者推荐在化疗基础上联合放疗或其他治疗方法。化疗方案推荐 EP、EC、IP、IC 或 EL[17]。

（二）二线治疗方案

临床上将复发患者分为 3 类：①难治性复发：一线化疗过程中疾病进展；②耐药复发：一线化疗结束后 3 个月内疾病进展；③敏感复发：一线化疗结束 3 个月以后疾病进展。

二线化疗的疗效与患者对一线化疗的反应及从一线化疗到疾病复发的时间有关。总体上，二线化疗的有效率和缓解期均不如一线化疗，一线化疗有效者病情进展后再次化疗更可能获益，难治或耐药复发患者对大多数药物的疗效差，有效率小于等于 10%，敏感复发者的预期有效率约为 25%。

一线化疗后 3 个月内复发或进展者，推荐拓扑替康、伊立替康、吉西他滨、替莫唑胺或紫杉醇等药物治疗；3~6 个月复发或进展者，推荐拓扑替康、伊立替康、吉西他滨、多西他赛、替莫唑胺或长春瑞滨等药物治疗；6 个月后复发或进展者，可选择初始治疗方案。鼓励患者参加新药临床试验。

（三）后线治疗

对于二线化疗后复发的患者，如果不适合应用安罗替尼，则可以选择参加临床试验或者最佳支持治疗。

NSCLC 与 SCLC 的常用化疗方案具体见表 12-1、表 12-2、表 12-3。

表 12-1　NSCLC 的常用一线化疗方案

化疗方案		剂量	用药时间	时间及周期
NP 方案	长春瑞滨	25 mg/m²	D1, 8	21 天 1 个周期　4~6 个周期
	顺铂	75 mg/m²	D1	
TP 方案	紫杉醇	135~175 mg/m²	D1	21 天 1 个周期　4~6 个周期
	顺铂	75 mg/m²	D1	
	或卡铂	AUC=5~6	D1	
GP 方案	吉西他滨	1000~1250 mg/m²	D1, 8	21 天 1 个周期　4~6 个周期
	顺铂	75 mg/m²	D1	
	或卡铂	AUC=5~6	D1	

续表

化疗方案		剂量	用药时间	时间及周期
DP 方案	多西他赛	75 mg/m²	D1	
	顺铂	75 mg/m²	D1	21 天 1 个周期　4~6 个周期
	或卡铂	AUC=5~6	D1	
	奈达铂（限肺鳞癌）	100 mg/m²	D1	
AP 方案	培美曲塞(非肺鳞癌)	500 mg/m²	D1	
	顺铂	75 mg/m²	D1	21 天 1 个周期　4~6 个周期
	或卡铂	AUC=5~6	D1	
LP 方案	紫杉醇酯质体	135~175 mg/m²	D1	
	顺铂	75 mg/m²	D1	21 天 1 个周期　4~6 个周期
	或卡铂	AUC=5~6	D1	

表 12-2　NSCLC 的常用二线化疗方案

化疗方案	剂量	用药时间	时间及周期
多西他赛	75 mg/m²	D1	
培美曲塞	500 mg/m²	D1	21 天 1 个周期　4~6 个周期

表 12-3　SCLC 的常用一线治疗方案

化疗方案		剂量	用药时间	时间及周期
EC+ 阿替利珠单抗方案	阿替利珠单抗	200 mg	D1	21 天 1 个周期　4 个周期
	依托泊苷	100 mg/m²	D1~3	4 个周期后阿特利珠单抗 200 mg 维持治疗，每 3 周一次，至
	卡铂	AUC=5~6	D1	病情进展，或不能耐受
EP 方案	依托泊苷	100 mg/m²	D1~3	
	顺铂	75~80 mg/m²	D1	21 天 1 个周期　4~6 个周期
EP 方案	伊立替康	65 mg/m²	D1，8	
	顺铂	30 mg/m²	D1，8	21 天 1 个周期　4~6 个周期
EL 方案	依托泊苷	100 mg/m²	D1~3	
	洛铂	30 mg/m²	D1	21 天 1 个周期　4~6 个周期

第三节　化疗相关不良反应防治

化疗是肺癌的主要治疗手段之一，而骨髓毒性、消化道系统毒性、心肺毒性、神经毒性等化疗相关不良反应也不可避免。化疗相关不良反应不仅延缓化疗的进行而影响疗效，而且可能导致并发症进而危及生命。及时发现化疗相关不良反应并给予相应处理是化疗的重要环节。

一、骨髓毒性

绝大多数细胞毒性药物都有骨髓毒性。由于血细胞的寿命不同，因此化疗药物对其影响也不同。对化疗药物最敏感的是粒细胞，其次是血小板。多疗程化疗也会导致血红蛋白降低。

（一）中性粒细胞减少

中性粒细胞减少（neutropenia）是化疗药物骨髓毒性最常见的表现，其减少的程度和持续时间与化疗药物的类型、剂量、联合用药以及患者本身的因素有关。严重的中性粒细胞减少会增加侵袭性感染的发生，甚至可导致脓毒综合征、感染性休克，甚至死亡等严重并发症。因此，正确评估化疗导致的中性粒细胞减少发生风险，早期识别粒细胞减少性发热和感染发生风险，进行合理的预防和治疗，对减少肿瘤治疗并发症的发生、提高抗肿瘤治疗整体疗效、降低死亡风险具有极其重要的意义。

根据美国国家癌症研究所（National Cancer Institute, NCI）——常见不良反应术语评定标准（Common Terminology Criteria for Adverse Events Version 5.0, CTCAE 5.0），将中性粒细胞减少分为 4 级：

1 级：$1.5 \times 10^9/L \leqslant$ 中性粒细胞绝对值 $< 2.0 \times 10^9/L$；

2 级：$1.0 \times 10^9/L \leqslant$ 中性粒细胞绝对值 $< 1.5 \times 10^9/L$；

3 级：$0.5 \times 10^9/L \leqslant$ 中性粒细胞绝对值 $< 1.0 \times 10^9/L$；

4 级：中性粒细胞绝对值 $< 0.5 \times 10^9/L$。

预防性使用粒细胞集落刺激因子（granulocyte colony-stimulating factor，G-CSF）可降低肺癌患者化疗相关的中性粒细胞减少症的发生率、持续时间和严重程度。一级预防：接受粒细胞减少性发热高危化疗方案的患者，推荐预防性使用 G-CSF。二级预防：如既往化疗周期中在未预防性使用 G-CSF 的情况下发生过粒细胞减少性发热或剂量限制性中性粒细胞减少性事件，则下次化疗后应预防性使用 G-CSF。

与预防性使用 G-CSF 相比，对中性粒细胞减少患者治疗性使用 G-CSF 的循证医学证据尚不充分。有研究报道，对严重中性粒细胞减少伴有发热患者治疗性使用 G-CSF，可显著缩短重度中性粒细胞减少的持续时间、抗生素的使用时间和患者的住院日。而化疗后已发生严重中性粒细胞减少的无发热患者，治疗性使用 G-CSF 的价值尚不明确。

（二）血小板减少

肿瘤化疗相关性血小板减少症（chemotherapy-induced thrombocytopenia, CIT）是指抗肿瘤化疗药物对骨髓巨核细胞产生抑制作用，导致外周血中血小板计数低于 $100 \times 10^9/L$。CIT 可增加出血风险、延长住院时间、增加医疗费用，严重时可导致死亡[18]。

根据 NCI-CTCAE 5.0 标准，将 CIT 分为 4 级：

1 级：$75 \times 10^9/L \leqslant$ 血小板计数 < 正常值下限；

2 级：$50 \times 10^9/L \leqslant$ 血小板计数 < $75 \times 10^9/L$；

3 级：$25 \times 10^9/L \leqslant$ 血小板计数 < $50 \times 10^9/L$；

4 级：血小板计数 < $25 \times 10^9/L$。

CIT 的治疗目标是提高血小板最低值，缩短血小板减少的持续时间，降低其所导致的出血风险，减少因血小板减少导致的化疗药物减量与化疗时间延迟。

输注血小板为治疗重度血小板减少症最快、最有效的治疗方法，能够有效降低大出血的发生风险和死亡率。

促血小板生长因子如重组人白介素-11（recombinant human interleukin-11, rhIL-11）、rhIL-11 衍生物［rhIL-11（Ⅰ）］和重组人血小板生成素（recombinant human thrombo-poietin, rhTPO），为目前中国国家市场监督管理总局批准的促血小板细胞因子药物。促血小板生长因子的应用可以降低 CIT 的严重程度，缩短 CIT 病程，减少血小板输注。血小板生成素受体激动剂罗米司亭和艾曲波帕，已获批的适应证为成人慢性免疫性血小板减少性紫癜。国外小样本研究报道显示，其对于化疗所致血小板减少也有治疗作用。

CIT 一级预防指对于足量使用可导致血小板减少的、剂量限制性毒性的化疗药物（如大剂量阿糖胞苷），预期在第一次化疗结束后有可能出现 3 级及以上血小板减少的患者，在血小板减少前应用 rhTPO 等药物，以降低血小板计数下降程度，缩短 4 级血小板减少持续时间。CIT 二级预防指针对上一个化疗周期发生过 3 级及以上严重血小板减少的患者，为保证后续化疗顺利进行，可在本周期化疗后预防性使用血小板生长因子的临床干预措施。

（三）贫血

肿瘤化疗相关贫血（chemotherapy-related anemia, CRA）主要是指肿瘤患者在疾病进展和治疗过程中发生的贫血，特征表现为外周血中单位容积内红细胞数减少、血红蛋白浓度降低或红细胞比容（hematocrit, HCT）降低至正常水平以下。正常成人外周血血红蛋白的范围标准为成年男性：120~160 g/L，成年女性：110~150 g/L。肿瘤化疗相关贫血严重程度分级见表 12-4。

表 12-4　肿瘤化疗相关贫血严重程度分级（g/L）

血红蛋白	中国标准	NCI 标准	WHO 标准
0 级（正常）	＞正常值下限	≥正常值下限	≥ 110
1 级（轻度）	90~ 正常值下限	100~ 正常值下限	95~110
2 级（中度）	60~90	80~100	80~95
3 级（重度）	30~60	＜ 80	65~80
4 级（极重度）	＜ 30	威胁生命	＜ 65

CRA 的治疗方法主要包括输血治疗、促红细胞生成治疗和补充铁剂等。

二、消化系统毒性

（一）恶心、呕吐

恶心、呕吐是肿瘤药物治疗的常见不良反应。肿瘤药物治疗相关恶心、呕吐显著影响患者的生存质量，降低患者抗肿瘤治疗的依从性，从而影响疗效。

化疗、靶向治疗和免疫治疗均可导致恶心、呕吐，其中化疗导致的恶心、呕吐（chemotherapy-induced nausea and vomiting, CINV）最为严重，故研究最为深入并且疗效确切，其他两种药物所致恶心、呕吐均参考 CINV 的原则处理。

CINV 根据其发生时间和治疗效果，可以分为急性、延迟性、预期性、暴发性和难治性。急性 CINV 在化疗后数分钟至数小时内发生，常在 24 小时内缓解。急性 CINV 的高峰通常持续 5~6 小时。延迟性 CINV 发生在化疗 24 小时后，常发生于接受顺铂、环磷酰胺和蒽环类药物治疗的患者。预期性 CINV 指曾接受过化疗的患者，在下一次化疗前即出现恶心、呕吐，其发生常与既往化疗不愉快的体验相关。预期性 CINV 的发生率为 18%~57%，其中恶心比呕吐更为常见[19]。暴发性 CINV 是指在预防性处理之后仍然出现的呕吐，并且需要给予止吐药物"解救治疗"的恶心、呕吐反应。难治性 CINV 是指在既往的化疗周期中使用预防性和 / 或解救性止吐治疗失败，而在后续化疗周期中仍然出现的呕吐。

目前临床上常用的止吐药物根据其作用机制大致分为 5-HT₃ 受体拮抗剂（昂丹司琼、格拉司琼、雷莫司琼、多拉司琼、阿扎司琼、帕洛诺司琼等）、NK-1 受体拮抗剂（阿瑞匹坦、罗拉匹坦、奈妥匹坦、福沙匹坦等）、糖皮质激素（地塞米松、泼尼松、甲泼尼龙等）、非典型抗精神病药物（奥氮平、米氮平等）、苯二氮䓬类药物（劳拉西泮、阿普唑仑等）、吩噻嗪类药物（氯丙嗪、苯海拉明等）、其他类型的止吐药物（甲氧氯普胺、氟哌啶醇、东莨菪碱）等。

高致吐性方案所致恶心、呕吐的预防推荐在化疗前采用三药联合方案，首选 5-HT₃ 受体拮抗剂、地塞米松和 NK-1 受体拮抗剂的联用方案。对嗜睡、镇静等发生风险小，同时既往使用标准三联方案仍出现暴发性或难治性呕吐的患者，可考虑在三联方案基础上加用奥氮平，剂量为每日 5 mg。中致吐性方案所致恶心、呕吐的预防，推荐采用 5-HT₃ 受体拮抗剂联合地塞米松的标准二联方案，对于有焦虑或抑郁倾向的患者，可考虑在此方案基础上加用奥氮平。低致吐性方案所致恶心、呕吐的预防，建议使用单一止吐药物，推荐 5-HT₃ 受体拮抗剂、地塞米松、多巴胺受体拮抗剂（如甲氧氯普胺）或氯丙嗪（依据推荐强度排序）。轻微致吐性方案所致恶心、呕吐的预防，对于无恶心、呕吐史的患者，不必在化疗前常规给予止吐药物；如果患者发生呕吐，则后续治疗前参照低致吐性方案所致恶心、呕吐的预防进行处理。

（二）腹泻

化疗相关性腹泻是肿瘤患者化疗中常见的并发症之一，不仅会降低患者的体质和生存质量，而且严重者会导致化疗被迫中断，从而影响疗效。许多化疗药物都可以引起腹泻，其中以氟尿嘧啶类和伊立替康的腹泻发生率最高[20]。

腹泻是指排便次数增多，大于 3 次 / 天，或每日总量大于 200 g，粪质稀薄，含水量大于 80%，或带有黏液、脓血便和未消化的食物。化疗相关性腹泻的典型临床表现为：化疗期间出现无痛性腹泻或伴轻度腹痛，喷射性水样便，一天数次或数十次，持续 5~7 天；可出现在化疗当天或化疗后。

根据美国国家癌症研究所分级标准，将化疗相关腹泻分为 5 级。1 级：排泄次数轻度增加，从结肠瘘流出的为水样排泄物；排便次数增加小于 4 次 / 天。2 级：排泄次数中度增加，从结肠瘘流出的为水样排泄物，不影响日常活动；排便次数增加 4~6 次 / 白天或夜间排便。3 级：排泄次数显著增加，从结肠瘘流出的为水样排泄物，影响日常活动；排便次数增加大于等于 7 次 / 天，腹部重度疼痛或失禁，影响日常活动，需要住院。4 级：危及生命（如血流动力学衰竭）。5 级：死亡。

化疗相关性腹泻治疗的主要目的是控制症状，减轻痛苦，加速黏膜修复并预防继发性感染。一般治疗药物包括肠蠕动抑制药（洛哌丁胺、地芬诺酯、阿片类等）、黏膜保护剂（蒙脱石散、硫糖铝等）、微生态制剂（多联活菌如双歧三联活菌、地衣芽孢杆菌等）、收敛止泻剂（药用炭、铋剂、鞣酸蛋白等）、抗分泌制剂（生长抑素、奥曲肽、脑啡肽抑制剂等）。

（三）便秘

每周大便次数小于 3 次并伴有疼痛或吃力可诊断为病理性便秘，止痛药、止吐药和化疗药都可引起便秘。引起便秘的常见化疗药物有长春碱、铂类、沙利度胺等。

化疗相关性便秘的发病机制尚未完全明确，目前认为主要与炎症、分泌功能障碍、胃肠动力障碍及胃肠道支配神经功能改变有关。国内流行病学调查显示，引起化疗相关性便秘的主要原因包括：患者活动量减少，卧床时间相对增加；低纤维、高脂饮食，饮水量减少；精神心理因素，尤其是紧张、焦虑状态；药物因素；便秘既往史。

根据 NCI 关于便秘的毒性分级，将便秘分为 5 级。1 级：偶尔或间歇有症状，偶尔使用大便软化剂、泻药或灌肠处理。2 级：持续存在症状，需要常规使用泻药或灌肠处理。3 级：症状影响生活，需要手工疏通便秘。4 级：危及生命（如肠梗阻、中毒性巨结肠）。5 级：死亡。

预防和患者教育是化疗相关性便秘的治疗重点。目前尚无特异性治疗，增加液体摄入量和运动量可增强肠蠕动功能，增加纤维性饮食（绿叶蔬菜和全麦类）对缓解便秘有一定疗效。

便秘的治疗要规范化，应在对患者的病情做出具体分析，寻找患者便秘原因的基础上，选择合适的通便药物。润滑性泻药如蜂蜜、甘油、矿物油等，能使粪便软化、减少粪便表面张力，改善便秘症状。渗透性泻药如甘露醇、山梨醇、聚乙二醇、乳果糖和硫酸铝等，可用于轻度便秘者。促胃动力药包括多巴胺受体拮抗剂和 5–HT_4 拮抗剂，如甲氧氯普胺和多潘立酮等。微生物制剂主要通过调节胃肠菌群失调，改善体内微生态，促进肠蠕动进而改善便秘症状，常见的有双歧杆菌活菌制剂和双歧三联活菌制剂等。中医治疗如麻仁润肠丸、四磨汤等药物，以及中医针灸推拿，可缓解慢性便秘症状。

三、口腔黏膜炎

口腔黏膜炎是癌症患者在接受化疗和（或）放疗过程中常见的严重并发症之一。口腔黏膜炎可引起一系列临床症状，包括口腔疼痛、吞咽困难、味觉改变、经口摄入减少以及继发感染，这些症状使癌症患者原发疾病的治疗变得棘手，延长了住院时间且降低了患者生存质量[21]。

依据世界卫生组织分级标准，将口腔黏膜炎分为 5 个等级。0 级：黏膜无变化；

Ⅰ级：黏膜红斑和疼痛；Ⅱ级：红斑、溃疡、疼痛，患者可以吃固体食物；Ⅲ级：大面积红斑及溃疡、疼痛，只能进流质饮食；Ⅳ级：多发溃疡，剧烈疼痛，患者不能通过口腔进食任何东西。

发生口腔黏膜炎后的处理：①口腔护理。进食后用复方硼砂液、3% 碳酸氢钠或 3% 过氧化氢漱口。出现霉菌感染多伴有白斑或白膜，应以制霉菌素液漱口或用含制霉菌素的口腔涂剂局部涂布。口腔溃疡还可选用中成药如冰硼散、珍珠散或锡类散涂布。②生长因子与细胞因子。帕利夫明是一种重组人角化细胞生长因子，可与角化细胞生长因子受体特异性结合，靶向作用于口腔和胃肠道的上皮细胞，刺激上皮细胞增殖、分化，增强细胞保护机制。③冷冻疗法。口腔冷冻疗法是指化疗期间于患者口腔内放置冰屑，冰屑可以收缩口腔内血管，降低抗肿瘤药物对口腔黏膜的细胞毒性，起到预防及缓解口腔黏膜炎相关疼痛的作用。对于接受半衰期较短的氟尿嘧啶类药物化疗的实体肿瘤患者，冷冻疗法可以明显降低口腔黏膜炎的发病率并缓解口腔疼痛。④合理调整进食。应进食相当于室温的高营养流汁或饮食，避免刺激性食物。急性期疼痛明显时可在进食前 15~30 分钟用抗组胺药物或表面麻醉剂如普鲁卡因或利多卡因止痛。⑤加强支持治疗，纠正水盐电解质失衡。

四、心脏毒性

心脏毒性常表现为心电图改变、心律失常，非特异性 ST-T 段异常，少数患者可出现延迟性进行性心肌病变。可导致心脏毒性的药物包括蒽环类、博来霉素、丝裂霉素、吉西他滨、多西他赛等，靶向药物主要有曲妥珠单抗、贝伐单抗、舒尼替尼和索拉菲尼等。蒽环类药物心脏毒性反应较为突出，呈剂量累积性，如阿霉素积累量超过 600 mg/m^2 时，心肌病发生率可达 15% 以上，目前推荐阿霉素的累积剂量不得超过 500 mg/m^2。阿霉素的心脏毒性通常分为两类急性毒性型，可逆型在用药后数小时至数天发生，停药后数天至 2 个月内可以恢复正常；延迟型发生于用药 1~6 个月后，主要表现为难逆转的心肌病变或心衰，大多发生于使用总量超过 400 mg/m^2 的患者。曲妥珠单抗（赫赛汀）所致的心脏毒性往往开始表现为舒张性左心室功能不全，而后发展成为收缩性左心室功能不全，大多都是轻微的、非特异性的，发生Ⅲ~Ⅳ度心功能不全者较少。

对于可能导致心脏毒性的药物，应根据说明严格把握用药指征，控制用药累积剂量。联合化疗应注意避免心脏毒性药物合用，并应监测心电图、心功能。联合应用右雷佐生等药物也有一定意义。

五、肺毒性

肺毒性包括间质性肺炎、肺水肿、肺纤维化、急性呼吸衰竭等。临床症状主要是隐匿发病的呼吸困难和咳嗽。病变初期胸部 X 线检查可无异常征象，之后逐渐出现典型的弥漫性肺间质浸润的表现。最常见的药物是博来霉素、亚硝脲胺、丝裂霉素、吉西他滨、紫杉醇、伊立替康等。抗癌药物的肺损伤起病快慢不一，需密切观察化疗患者的临床表观改变，注意区别肺转移与肺部感染，及时发现和治疗抗肿瘤药物的肺毒性，提高患者生存质量，延长生存时间。治疗主要以激素为主，同时应用抗生素治疗来增加疗效。

六、泌尿系统毒性

肾是药物及其代谢物的主要排泄器官，易受药物损伤。

肾损害包括肾功能异常，血清肌酐升高或蛋白尿，甚至少尿、无尿、急性肾功能衰竭。

化学性膀胱炎包括尿频、尿急、尿痛及血尿、膀胱纤维化。代表药物为顺铂、异环磷酰胺、环磷酰胺、大剂量氨甲蝶呤。

治疗和预防肾毒性的方法主要是根据肾小球滤过率调整剂量、水化利尿和碱化尿液等。大剂量环磷酰胺和异环磷酰胺可引起出血性膀胱炎，主要与其代谢物对膀胱黏膜的损伤有关。同时应用美司钠可预防出血性膀胱炎的发生。

七、神经毒性

化疗药物可造成中枢和外周神经损伤。中枢神经系统毒性可表现为急性的非细菌性脑膜炎以及慢性进展的偏瘫、失语、认知功能障碍和痴呆。可导致中枢毒性的药物主要有氨甲蝶呤、异环磷酰胺和氟尿嘧啶等。外周神经毒性包括感觉和运动神经损伤。感觉神经损伤表现为四肢末梢的感觉异常、感觉迟钝、烧灼感、疼痛和麻木。运动神经损伤可表现为肌无力和肌萎缩。具有外周神经损伤的药物有紫杉类、铂类和长春碱类等。神经毒性的发生和严重程度与药物的累积剂量及剂量强度明显相关，其他影响因素还包括伴随疾病、年龄、烟酒嗜好以及放疗等。目前减轻和治疗外周神经毒性的方法主要是控制累积剂量和降低剂量强度。

参考文献

[1] ZATLOUKAL P, CARDENAL F, SZCZESNA A, et al. A multicenter international randomized phase Ⅲ study comparing cisplatin in combination with irinotecan or etoposide in previously untreated small-cell lung cancer patients with extensive disease [J]. Annals of Oncology, 2010, 21:1810-1816.

［2］VALLIèRES E, SHEPHERD FA, CROWLEY J, et al. The IASLC Lung Cancer Staging Project: proposals regarding the relevance of TNM in the pathologic staging of small cell lung cancer in the forthcoming（seventh）edition of the TNM classification for lung cancer［J］. Journal of Thoracic Oncology, 2009, 4:1049-1059.

［3］Chemotherapy in non-small cell lung cancer: a Meta-analysis using updated data on individual patients from 52 randomised clinical trials. Non-small Cell Lung Cancer Collaborative Group［J］. The BMJ, 1995, 311:899-909.

［4］SANTANA-DAVILA R, SZABO A, ARCE-LARA C, et al. Cisplatin versus carboplatin-based regimens for the treatment of patients with metastatic lung cancer. An analysis of Veterans Health Administration data［J］. Journal of Thoracic Oncology, 2014, 9:702-709.

［5］FIDIAS P M, DAKHIL S R, LYSS A P, et al. Phase III study of immediate compared with delayed docetaxel after front-line therapy with gemcitabine plus carboplatin in advanced non-small-cell lung cancer［J］. Journal of Clinical Oncology, 2009, 27:591-598.

［6］PAZ-ARES L, DE MARINIS F, DEDIU M, et al. Maintenance therapy with pemetrexed plus best supportive care versus placebo plus best supportive care after induction therapy with pemetrexed plus cisplatin for advanced non-squamous non-small-cell lung cancer（PARAMOUNT）: a double-blind, phase 3, randomised controlled trial［J］. Lancet Oncology, 2012, 13:247-255.

［7］王金万, 孙燕, 刘永煜, 等. 重组人血管内皮抑素联合NP方案治疗晚期NSCLC随机、双盲、对照、多中心III期临床研究［J］. 中国肺癌杂志, 2005:283-290.

［8］YANG J, DONG L, YANG S, et al. Safety and clinical efficacy of toripalimab, a PD-1 mAb, in patients with advanced or recurrent malignancies in a phase I study［J］. European Journal of Cancer, 2020, 130:182-192.

［9］ZHOU C, CHEN G, HUANG Y, et al. Camrelizumab plus carboplatin and pemetrexed versus chemotherapy alone in chemotherapy-naive patients with advanced non-squamous non-small-cell lung cancer（CameL）: a randomised, open-label, multicentre, phase 3 trial［J］. Lancet Respiratory Medicine, 2021, 9:305-314.

［10］PIGNON J P, TRIBODET H, SCAGLIOTTI G V, et al. Lung adjuvant cisplatin evaluation: a pooled analysis by the LACE Collaborative Group［J］. Journal of Clinical Oncology, 2008, 26:3552-3559.

［11］ROTH J A, ATKINSON E N, FOSSELLA F, et al. Long-term follow-up of patients enrolled in a randomized trial comparing perioperative chemotherapy and surgery with surgery alone in resectable stage III A non-small-cell lung cancer［J］. Lung Cancer, 1998, 21:1-6.

［12］STINCHCOMBE T E, FRIED D, MORRIS D E, et al. Combined modality therapy for stage III non-small cell lung cancer［J］. Oncologist, 2006, 11:809-823.

［13］ROWELL N P, O'ROURKE N P. Concurrent chemoradiotherapy in non-small cell lung cancer［J］. Cochrane Database of Systematic Reviews, 2004:CD002140.

［14］SHEPHERD F A, DANCEY J, RAMLAU R, et al. Prospective randomized trial of docetaxel versus best supportive care in patients with non-small-cell lung cancer previously treated with platinum-based chemotherapy［J］. Journal of Clinical Oncology, 2000, 18:2095-2103.

［15］FOSSELLA F V, DEVORE R, KERR R N, et al. Randomized phase Ⅲ trial of docetaxel versus vinorelbine or ifosfamide in patients with advanced non-small-cell lung cancer previously treated with platinum-containing chemotherapy regimens. The TAX 320 Non-Small Cell Lung Cancer Study Group ［J］. Journal of Clinical Oncology, 2000, 18:2354-2362.

［16］HANNA N, SHEPHERD F A, FOSSELLA F V, et al. Randomized phase Ⅲ trial of pemetrexed versus docetaxel in patients with non-small-cell lung cancer previously treated with chemotherapy ［J］. Journal of Clinical Oncology: Official Journal of the American Society of Clinical Oncology, 2004, 22:1589-1597.

［17］WANG S, ZIMMERMANN S, PARIKH K, et al. Current diagnosis and management of small-cell lung cancer［J］. Mayo Clinic proceedings, 2019, 94:1599-1622.

［18］史艳侠, 邢镨元, 张俊, 等. 中国肿瘤化疗相关性血小板减少症专家诊疗共识（2019版）［J］. 中国肿瘤临床, 2019, 46:923-929.

［19］姜文奇, 巴一, 冯继锋, 等. 肿瘤药物治疗相关恶心呕吐防治中国专家共识（2019年版）［J］. 中国医学前沿杂志, 2019, 11:16-26.

［20］RICHARDSON G, DOBISH R. Chemotherapy induced diarrhea［J］. Journal of Oncology Pharmacy Practice: Official Publication of the International Society of Oncology Pharmacy Practitioners, 2007, 13:181-198.

［21］RILEY P, GLENNY A M, WORTHINGTON H V, et al. Interventions for preventing oral mucositis in patients with cancer receiving treatment: oral cryotherapy［J］. The Cochrane Database of Systematic Reviews, 2015:Cd011552.

第十三章 肺癌的放疗

第一节 肺癌放射治疗基础及概述

原发性支气管肺癌（简称"肺癌"）是全球发病率和死亡率最高的恶性肿瘤之一，中国肺癌人数居世界之最，有逐年攀升趋势，严重威胁社会公众健康。非小细胞肺癌（NSCLC）约占肺癌的 85%，小细胞肺癌（SCLC）约占肺癌的 15%。近年来，随着放疗技术水平的提高，放射治疗在肺癌治疗中的应用广度和深度逐步增加，越来越多的肺癌患者从放射治疗中获益。

基于放疗对早期和晚期肺癌患者的疗效改善，肺癌放射治疗的指征和治疗目的有较大变化。指征上，放射治疗成为不能耐受手术或不愿接受手术的早期肺癌患者的首要选择，已在国际上达成广泛共识，成为高级别临床证据。几乎所有的晚期肺癌患者均可从放疗中获益，且局控率和生存质量大幅度改善，放疗成为性价比最高的肺癌治疗手段。治疗目的上，部分姑息治疗患者可以达到根治的目的，低姑息患者获得高姑息结果已成为临床实践中的常态。

当前肺癌的主要放疗技术包括立体定向放射治疗(SRT)、定向消融治疗、容积调强、螺旋自适应调强、图像引导放射治疗、四维放射治疗、质子/重离子调强治疗等。

SRT 是利用立体定位技术和特殊射线装置，将多源、多线束或多野三维空间聚焦的高能射线聚焦于体内的某一靶区，使病灶组织受到高剂量照射而周围正常组织受量减少，从而获得临床疗效高且不良反应少的一类放疗技术的总称。SRT 在无法进行手术切除的早期 NSCLC 治疗中应用较多，并且可以获得较理想的局部控制率及总生存率[1]。与常规分割放疗（1.8~2.5 Gy/f）或大分割放疗（3~6 Gy/f）不同，SRT 在复杂影像引导技术的支持下每日可以高达 8 Gy 至 30 Gy 剂量进行治疗。SRT 具有精确性高、分次剂量高、适形度高及治疗次数少"三高一少"的特点。

经典放射生物学"4R"是指细胞放射损伤的修复（repair of radiation damage）、周期内时相的再分布（redistribution within the cell cycle）、乏氧细胞的再氧合（the oxygen effect and reoxygenation）、受照射细胞的再群体化（repopulation）。常规分割放疗可使放疗过程中亚致死性损伤的正常组织得以修复，减轻放疗损伤，同时会导致存活的肿瘤细胞再氧合、再分布，提高肿瘤细胞的放射敏感性。若常规分割照射剂量不足以杀死肿瘤细胞，则肿瘤细胞会发生再修复，静止期肿瘤细胞启动增殖程序，继续增殖造成肿瘤复发或转移。SRT 通过单次大剂量照射，使大部分肿瘤细胞发生致死性损伤，肿瘤细胞损伤再修复的时间和概率极大降低，缩短肿瘤细胞增殖时间，实现再群体化；同时 SRT 可使细胞周期各时相完全阻滞，无论肿瘤细胞敏感性高低以及是否氧合或乏氧，均进入死亡程序，杜绝细胞周期通过增殖实现再分布以及乏氧细胞再氧合[2]。

SRT 除了对肿瘤细胞产生直接杀伤作用外，还能通过间接作用产生抗肿瘤效果。例如，SRT 可引起血管内皮损伤，血管内皮神经酰胺介导细胞凋亡，从而导致血小板聚集，引起血栓形成，堵塞血管，进而直接导致肿瘤细胞缺氧坏死；SRT 也可直接引起血管损伤，导致血管微环境乏氧及酸性化，从而引起肿瘤细胞间接死亡。而且 SRT 还可产生免疫激活效应，大剂量照射后，通过直接和间接效应消融式杀死肿瘤细胞，之后释放大量肿瘤坏死物抗原，从而激活和提升抗人体免疫反应，进一步提高放疗杀伤肿瘤细胞的作用。

图像引导放疗（image-guided radiation therapy, IGRT）对于纠正由于患者摆位误差或解剖变化引起的分次差异非常重要，可避免局域肿瘤漏照；四维放射治疗（four dimensional radiotherapy, 4DRT）是肺癌放疗技术中的重大发展，其基于四维 CT（4D-CT）扫描图像勾画，对于胸部放疗的患者使用适当的呼吸管理手段控制患者呼吸或引导患者平稳呼吸有利于提高放疗精准度。高能粒子治疗线束基于其物理学和生物学优势，可以获得更好的治疗增益比、更佳的治疗效应。近年来，极速放疗（flash radiotherapy）迅速发展，有望为肺癌患者提供更安全高效的治疗手段。

肺癌放疗联合免疫治疗在治疗中展现出独特的互补优势。一方面，放疗诱导的 DNA 损伤可能导致肿瘤细胞释放更多的新抗原用于免疫识别。通过上调癌细胞上 MHC- I 和 MHC- II 分子、CD80、Hsp70、黏附分子的表达，促进肿瘤抗原向细胞毒性 T 细胞的提呈；通过抗原提呈细胞促进受损肿瘤细胞的吞噬，导致肿瘤特异性 T 细胞的启动增加。放疗还可能通过触发干扰素基因刺激因子（stimulator of interferon genes, STING）介导的 DNA 感应通路激活抗肿瘤免疫反应[3]。STING 是保护宿主免受 DNA 病原体侵害的先天免疫反应的一部分。然而 STING 在癌症免疫治疗中的作用仍然存在争议，STING 通路也可能通过调节肿瘤微环境来促进免疫耐受。放疗还可以重新编程肿瘤微环境，使其从免疫抑制表型变为免疫刺激表型。另一方面，肿瘤免疫治疗激活 T 细胞可能通过肿瘤血管系统正常化和组织缺氧等机制使肿瘤对放射治疗敏感[4]。尽管免疫治疗对一些患者有良好的抗肿瘤作用，但其经常诱发不良事件和副作用，尤其是与放疗等其他治疗方式联合使用时。毒性可能是两种治疗方式联合使用的障碍[5]。免疫治疗同放疗联合的时机，哪种ICI更加有优势，如何降低联合治疗的副作用，放疗的方式等问题，需要更多临床研究来进一步探索，寻找最优的协同模式。

放射性肺损伤（radio-pulmonary lession）是胸部放疗面临的传统挑战。放射性肺损伤分为两个阶段：早期阶段主要导致放射性肺炎（radiation pneumonitis, RP），其特征是辐射引起的急性肺组织炎症；晚期阶段造成放射性肺纤维化（radiation fibrosis, RF），是一种由慢性肺组织损伤引起的临床综合征。大部分患者在早期无任何症状，仅影像学上出现病变。当由于放射面积增大、放射剂量增加或其他因素，患者出现肺组织浸润性变化时，首发症状是呼吸困难、咳嗽，很少发现有意义的体征。在辅助检查上，诊断放射性肺损伤最主要的手段为胸部CT。现今，随着放射治疗进入精准时代，放射性肺损伤发病率显著下降。进一步探索放射性肺损伤的防护策略和技术依然道艰且长。

放射治疗已有100多年历史，技术的进步和观念的更新推动肺癌放疗朝着"精准化、个体化、高效化"进步，未来的放疗技术一定会让患者得到更好的临床获益。

第二节　非小细胞肺癌的放射治疗

肺癌是中国和全球范围内发病率最高的恶性肿瘤之一，而在其常见的病理分型中，NSCLC占比为80%~85%[6]。虽然近年来随着健康意识的不断增强，人们对肿瘤一级预防的重视程度不断上升，但早期NSCLC的检出率仍然偏低，临床可手术的NSCLC仅占20%~30%，相当一部分患者确诊时为局部晚期或者出现远处转移。整体来看，NSCLC的预后很差[7]。放射治疗作为肺癌治疗的重要手段，在各个期别的NSCLC治疗中都发挥着重要作用。

一、NSCLC放射治疗原则

对于分期明确的NSCLC，我们建议采取以临床分期为指导的治疗原则。NSCLC分期见表3-13。

（一）早期NSCLC的放射治疗原则

1. 早期NSCLC放疗原则

早期（$T_{1-2}N_0M_0$，Ⅰ期）NSCLC现行标准治疗方式为根治性手术切除，但对于高龄、伴有严重心肺功能疾病或伴有其他严重系统性疾病而无法进行手术或因其他原因拒绝手术的患者，NCCN 及我国的 CSCO 均将 SRT 作为非手术治疗外的推荐治疗方式。SRT 又称立体定向消融放射治疗（stereotactic ablative radiotherapy, SABR），通过放疗设备将 X 线或者 γ 射线通过聚焦的放射照射肿瘤，与常规放射治疗技术相比，其射线剂量梯度陡峭，射线在肿瘤病灶区域外剂量迅速降低，可以在达到控制肿瘤的同时保护肿瘤病灶周围的正常器官。在多个多中心非随机研究中，SRT 取得的原发性肿瘤控制率及总生存率与肺叶切除术相似[8]。

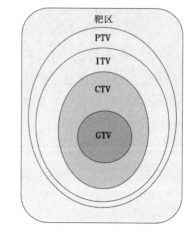

图 13-1　肺癌放射治疗靶区定义

靶区定义参照 ICRU62 报告中的定义（图 13-1）。早期 NSCLC 进行放射治疗前需至少进行以 CT 为基础的放疗前定位，并进行靶区勾画，肿瘤靶区（GTV）要求在 CT 肺窗进行勾画（窗宽或窗位为 800~1600 HU 或 –600--750 HU），临近纵隔的病变需要在纵隔窗（窗宽或窗位为 350~400 HU 或 20~40 HU）进行勾画。

由于肺随呼吸有一定的运动幅度，所以在勾画靶区时需考虑内靶区（ITV）。ITV 的确定与定位技术密切相关，原则上优先推荐行 4D-CT 定位，如定位 CT 缺少该功能，则采用屏气 CT 定位技术以辅助确定 ITV。ITV 实际上是多个呼吸时相上 GTV 的叠加，采用屏气技术定位的单位可根据最大呼气相 / 吸气相的 GTV 图像进行叠加生成。ITV 外放 5 mm 形成计划靶区（PTV），根据各单位确定系统误差并进行调整。

目前关于 SRT 的剂量分割未达成一致，不同中心之间有较大差异，在临床实践中可以根据肿瘤位置、体积大小、正常器官放射毒性风险等多个方面进行处方剂量的制订。我国学者参考国外及国内多个大型肿瘤中心的数据，对符合中国国情的 SRT 剂量分割给出了建议，见表 13-2。

表 13-2　早期 NSCLC 立体定向放射治疗剂量分割模式

肿瘤特征	分割次数	总剂量 /Gy	BED_{10}
周围型，直径 < 2 cm，距胸壁 > 1 cm	1	25~34	87.5~149.6
周围型，距胸壁 > 1 cm	3	35~60	112.5~180.0
周围型或中心型，直径 < 4~5 cm，距胸壁 < 1 cm	4	48~50	105.6~112.5
中心型或周围型，距胸壁 < 1 cm	5	50~55	100.0~115.5
中心型	8~10	60~70	105.01~119.0
超中心型	8~12	50~60	90.0~120.0

注：BED_{10} 为按照 α / β =10 计算的等效生物剂量。

2. 早期 NSCLC 放射治疗后的辅助治疗原则

对于早期 NSCLC 放射治疗后的辅助治疗，目前高级别研究较为缺乏。根据国内指南及专家共识推荐：对于早期 NSCLC SRT 治疗后的辅助化疗原则，可参考术后化疗原则，驱动基因阳性 NSCLC 患者术后是否需要辅助靶向药物治疗目前尚无定论。

3. 早期 NSCLC SRT 治疗技术要求

在经过完整的分期检查、分期评估及高质量的多学科讨论后，对于无法手术或拒绝手术的早期 NSCLC 可开展 SRT 治疗。强烈建议在具有丰富 SRT 经验的中心进行，剂量要求 SRT 的生物等效剂量（biologically equivalent dose, BED）大于 100 Gy，治疗尽量在两周内完成。对于中心型及超中心型 NSCLC，为保护周围正常器官，可适当降低分次剂量及增加分割次数；对于附近考虑大血管的 NSCLC，除降低剂量增加治疗时间外，应告知患者家属出血风险并及时观察病情变化。

4. 早期 NSCLC SRT 治疗失败后的挽救治疗原则

SRT 治疗对于早期 NSCLC 效果良好，五年局部复发率约为 10%，其对于局部复发的患者挽救治疗，延长患者生存期也有重要的作用。建议经过高质量多学科讨论后制订整体的挽救治疗方案。在放疗方面，视复发部位不同，治疗策略亦有所不同：①复发病灶若仍为早期病变，则当病变位置未侵及胸腔重要结构（如血管、主支气管等）或距离前次放疗 PTV 1 厘米以上时可考虑行再程 SRT，目前对治疗时间间隔尚无要求；若不适合行再程 SRT 治疗，则可考虑手术治疗或局部射频消融治疗。②区域性复发或者伴有远处转移的复发 NSCLC 治疗模式，应参考重新分期下的 NSCLC 治疗原则。

（二）Ⅱ、Ⅲ期 NSCLC 的放射治疗原则

1. 可手术 NSCLC 的术后放射治疗原则

Ⅱ、Ⅲ期 NSCLC 可大体分为可手术的 NSCLC 和不可手术的局部晚期非小细胞肺癌（LA-NSCLC）。可手术的 NSCLC 的术后辅助放化疗应视情况而定，对于术后病理 N 分期为 pN0-1 的患者，以铂类为基础的双药化疗后无须进行术后辅助放疗；而对于分期为 pN2 的患者，术后辅助化疗也是必需的，但是否需要辅助放疗目前存在争议，也是目前研究的重点。2020 年 ESMO 年会公布的 Lung ART 研究结果，挑战了之前 pN2 患者推荐术后放疗的治疗决策。在这项研究中，术后适形放疗（post-operative conformal radiotherapy, POCRT）并未使 ⅢA N2 期 NSCLC 患者手术后的局部控制率及生存率得到获益。但同样也有多个大型研究发现术后放疗（post-operative radiotherapy,

PORT）可使这部分患者获益。Lung ART 的研究数据主要有两方面不足：①研究中入组患者使用的放疗技术落后，有 89% 的患者采用的仍是传统的适形放疗（3D conformal radiotherapy, 3D-CRT），而非目前主流的调强放射放疗（IMRT）；② Lung ART 研究中 PORT 组对危及器官（organ at risk, OAR）的限量过于宽松，可能导致不良预后的发生。这两个方面均会对试验结果造成影响，所以对于 pN2 NSCLC 患者来说，摒弃术后放疗为时尚早。总体而言，从 NSCLC 术后的复发模式上看，局部区域复发是主要复发区域，所以术后局部复发高风险人群最有可能在术后辅助放疗中获益。这些高危因素包括：多组淋巴结转移、淋巴结转移度高、淋巴结胞膜外侵、纵隔淋巴结清扫不彻底等。

由于近年来靶向药物及免疫治疗的崛起，可手术的 NSCLC 术后辅助治疗模式也在发生改变，对于 EGFR 突变阳性的ⅢAN2 NSCLC 患者的术后辅助治疗，多个大型研究提示术后辅助 EGFR-TKI 靶向治疗显著延长了无瘤生存时间[9]。但这些研究也并非完美无瑕的，比如辅助靶向治疗对于延长 OS 的价值尚不明确，而且目前也缺乏辅助靶向治疗对比辅助化疗的大型头对头研究。

术后放射治疗靶区勾画：如手术术后病理实现 R_0 切除，临床靶区（clinical target volume, CTV）范围应包括病变同侧肺门、隆突下、气管旁淋巴结引流区，左侧 NSCLC 术后 CTV 还应在上述范围基础上包括主动脉弓下、主动脉旁淋巴结。对于中央型肺癌，CTV 应包括残端。在 CTV 基础上外扩 0.5~1 cm 形成 PTV。PORT 的剂量不宜过高，通常认为 50~54 Gy，1.8~2 Gy/ 次已经可以满足预防性照射的剂量要求。如手术为 R_1，甚至 R_2 切除，应定义 GTV 靶区，参考不可手术 NSCLC 的放射治疗原则。

2. 不可手术 LA-NSCLC 的放射治疗原则

不可手术 LA-NSCLC 的治疗尤其体现了恶性肿瘤的异质性。对应疾病分期，Ⅲ期 NSCLC 中包括ⅢA、ⅢB、ⅢC，其中大部分ⅢB、ⅢC 都可以归类到 LA-NSCLC 中，虽然属于疾病晚期，但这部分患者仍存有治愈的可能，而以多学科团队讨论为基础的规范治疗方案的选择对这部分患者来说至关重要。而放射治疗是 LA-NSCLC 治疗的基石。在 NCCN 指南或者国内多个指南中，根治性同步放化疗是不可手术 LA-NSCLC 治疗的标准方案，对于体力状态较好（PS = 0~1）的患者首选根治性同步放化疗，放射治疗手段优选三维适形放疗或（图像引导）调强放疗，联合以铂类为基础的双药化疗。随着免疫治疗方兴未艾，PACIFIC 研究[10] 奠定了根治性同步放化疗 ICI 巩固治疗的基础，目前巩固治疗药物推荐的是度伐利尤单抗（durvalumab）。虽然同步放化疗对比单纯放疗或者序贯放化疗可显著降低死亡风险，提高生存获益，但对于一般情况较差（PS=2）的患者来说，单纯放疗及序贯放化疗是标准治疗方式。对于拒绝放疗或者肺功能极差预计无法耐受放射治疗相关不良反应的患者，单纯化疗也是可以接受的，方案可参考

Ⅳ期驱动基因阴性 NSCLC 患者的化疗方案。但是必须说明的是，即使在抗肿瘤药物不断进化的今天，Ⅲ期 LA-NSCLC 患者单纯化疗的疗效仍明显差于同步放化疗。

根治性放疗靶区勾画：对于不可手术 LA-NSCLC 的放射治疗范围是否应包括淋巴结引流区预防性照射曾有争论，目前主流观点认为累及野照射并不增加淋巴引流区的复发率和局部未控风险，同时可降低放射性肺炎等不良反应的发生率。

根据国际辐射单位和测量委员会（International Commission on Radiation Units and Measurements）的报告 ICRU-62，GTV 应包括肉眼可见的肿瘤范围，在 GTV 基础上勾画 CTV、ITV、PTV。GTV 在肺窗勾画，窗宽、窗位推荐：800~1600 Hu、-600 Hu，纵隔病变在纵隔窗（400 Hu、20 Hu）勾画。CTV 在 GTV 的范围基础上外扩形成，根据病理类型为肺鳞癌和肺腺癌，外扩范围略有不同：肺鳞癌 CTV 在 GTV 基础上外扩 6 mm，肺腺癌外扩 8 mm。和 SRT 中的 ITV 范围的确定一样，需在 GTV 基础上考虑器官运动，具体可参考 SRT 的 ITV 勾画。PTV 为 ITV+ 摆位误差（一般为 0.5 cm）形成。

此外还需强调的一点是，合并肺不张的患者肿瘤边界有时和不张的肺组织难以区分，建议放射治疗定位前行 PET/CT 检查并与 CT 定位图像融合以便区分。在放疗开始后每周行透视或胸片检查，有条件的单位可行锥形束 CT（cone beam CT, CBCT）检查以观察肺复张情况，并适时修改放疗计划。

3. 根治性放化疗前后辅助治疗原则

不同于头颈部恶性肿瘤及乳腺癌的治疗，Ⅱ、Ⅲ期 NSCLC 的诱导治疗目前还存在巨大争议，尚无明确的推荐。在面对有强烈手术意愿的Ⅱ、Ⅲ期 NSCLC 患者时，由胸外科、放疗科、肿瘤科、病理科及影像科参与的个体化、高水平多学科讨论可能会使患者得到最大获益。而对于根治放化疗前的诱导化疗，目前报道尚少，主要用于肿瘤较大无法满足 OAR 限量的患者。

对于不可手术 LA-NSCLC 的根治性放化疗后的巩固治疗，包括巩固靶向治疗或者巩固化疗，多个研究已显示巩固化疗并未能显著提高接受根治性放化疗治疗患者的疗效及预后[11]，且会增加不良反应——放射性肺、食管及心脏损伤。目前罕有对于无法手术的 LA-NSCLC 患者根治性放化疗 +EGFR-TKI 靶向治疗使 OS 获益的临床证据，故不作为常规推荐。

（三）晚期 NSCLC 的放射治疗原则

与大部分晚期恶性肿瘤类似，晚期 NSCLC 主要以全身治疗为主，包括驱动基因阳性 NSCLC 的靶向治疗。放射治疗在晚期 NSCLC 治疗中的主要作用为改善临床症状及提高生存质量，但在延长 OS 方面缺乏高级别循证医学证据。一些前瞻性研究指出，在部分晚期肿瘤患者中，对原发性肿瘤及区域淋巴结进行放射治疗可改善患者的生存质量，对于寡转移患者原发性肿瘤的根治治疗则更为有利。下面就晚期 NSCLC 放射治疗原则进行综述。

1. 潜在根治可能性的寡转移Ⅳ期 NSCLC 放射治疗

目前对寡转移的定义尚未完全清晰，多数认为小于等于 3 个器官转移或小于等于 5 个病灶转移是定义寡转移状态的重要依据。对于该部分患者，如果通过化疗或者靶向治疗等全身治疗有效，那么对于原发病灶、残存病灶或寡转移病灶的局部积极干预可能会延长疾病控制时间和患者的生存时间，甚至获得潜在的根治治疗效果。但Ⅳ期 NSCLC 患者局部巩固治疗目前尚缺乏高级别循证医学证据，建议多学科讨论后决定并进行临床研究。

2. 晚期 NSCLC 姑息减症放疗

晚期 NSCLC 患者的姑息减症放疗的主要目的在于控制肿瘤进展、减轻局部症状、改善由于原发或转移病灶引起的各种症状，以起到提高晚期患者生存质量的目的。

（1）脑转移的姑息性放疗。

随着影像技术尤其是磁共振检查的普及、全身治疗手段的不断进步及放疗技术的发展，NSCLC 脑转移患者生存期较以往显著延长。对于脑转移的姑息放疗，应综合考虑患者的年龄、症状、一般体力状态、预计生存期及姑息放疗对患者认知功能的影响等因素，制订个体化的治疗方案。可选择的治疗方式包括手术、放疗、药物治疗或介入治疗等。可选择的手段包括 SRT 和全脑放疗（whole brain radiotherapy, WBRT），适合小于等于 4 个转移灶的治疗、脑转移瘤术后术区加量辅助治疗、手术及 WBRT 失败后的挽救治疗。对于大于 4 个转移灶的多发脑转移患者，WBRT 是适合的治疗手段，可显著增强患者多发脑转移引起的神经系统症状，延长脑转移病变控制时间，但对 OS 无获益。对于脑转移的 NSCLC 患者，EGFR 突变阳性的患者是一个特殊群体，目前对这部分患者的治疗策略尚未统一，需等待高质量的临床试验进一步研究。

脑转移患者行颅脑转移灶放疗需确定 GTV 范围，推荐行放疗定位前行颅脑强化磁共振检查，并与定位图像进行图像融合，在此基础上进行 GTV 的确定。WBRT 处方剂量可选择 30 Gy/10 f/2 w 或 40 Gy/20 f/4 w 等分割方式，对局部小病灶可在 WBRT 基础上适当增加剂量。

（2）骨转移的姑息性放疗。

NSCLC 骨转移的整体治疗原则以全身治疗为主，结合患者症状、一般情况、分子病理分型、预计生存时间等因素，经过充分讨论后制订个体化治疗方案。放疗作为一种局部治疗手段，是 NSCLC 骨转移姑息性治疗的首选方法。主要适应证包括有疼痛症状的骨转移灶、负重部位骨转移和骨寡转移 SRT 等，必要时可联合手术、止痛等治疗手段。

靶区范围为影像学检查所见的转移病灶，常用的姑息性处方剂量可选择 30 Gy/10 f/2 w，24 Gy/6 f/1.2 w 或 8 Gy/1 f。这里需要强调的是，单次大剂量放疗如单次 8 Gy 的分割方式仅适用于非中线骨，即将或已经发生病理性骨折及急需解决骨痛的患者，虽然这种分割方式起效迅速，但需再次放疗和病理性骨折的发生率高于常规分割方式。

二、NSCLC 放射治疗新篇章

（一）先进放射技术、设备在 NSCLC 放射治疗中绽放光芒

放射治疗方式和放射治疗技术的不断进步，建立在物理学、现代计算机技术及医学影像技术不断进步的基础上。可以说正是由于现代科学技术的不断进步，放射治疗发生着脱胎换骨的进步，如从新型射线在放射治疗中的应用到多模态影像技术与放射治疗的融合，从放射治疗计划系统算法的不断精进到人工智能（artificial intelligence, AI）在放射治疗靶区勾画中崭露头角。

1. 质子束放疗和重离子放疗在 NSCLC 中的应用

由于与传统电子和光子照射在物理特性上的差异，质子及重离子射线在放疗深度 – 剂量曲线上形成陡峭的布拉格峰，这一特性使剂量更多地集中在放疗靶区范围内，周围正常器官受量较目前主流放疗技术明显减少。目前在临床上，质子束放疗（proton beam therapy, PrBT）、重离子放疗（heavy ionradiotherapy, HIRT）已经开始在多个瘤种上得到应用。

LA–NSCLC 由于局部进展，肿瘤体积较大且伴有纵隔淋巴结转移，局部复发率高、易发生远处转移，虽然同步放化疗是 LA–NSCLC 的标准治疗手段，且新型药物层出不穷，但总体预后仍然欠佳。目前 PrBT 及 HIRT 已开始应用于 NSCLC。早在 2011 年的一项 Ⅱ 期临床研究[12]发现，通过质子高剂量放疗联合同步化疗达到了 29.4 个月的中位生存期，结果令人振奋。在 HIRT 方面，2015 年日本一项研究同样取得了优于传统放疗的结果。综上所述，质子及重离子放疗得益于其先天的物理学特性及放射生物学优势，将为 NSCLC 放射治疗提供一种新选择。

2. 多模态影像技术与 NSCLC 放射治疗

进行放射治疗前的模拟定位工作是放射治疗的一项重要准备工作。在以往传统放疗时期，一般采用模拟机定位的方法进行，这种方式虽简单易行，但是不够精确，靶

区容易过大,且无法直观地对 OAR 进行保护和剂量限制。后来的定位以 CT 影像为基础,但 CT 图像有先天的局限性,所以多模态影像技术在放射治疗定位中兴起并发挥了重要作用。

随着计算机和影像技术的发展,通过 PET/CT、MRI 与定位 CT 进行图像融合能够更准确地勾画放射治疗靶区。在 NSCLC 放疗中,在 PET/CT 引导下,通过对葡萄糖的摄取情况不同可有效区分肿瘤组织和正常组织;而 MRI 与定位 CT 融合则在 NSCLC 脑转移放疗及其他颅脑恶性肿瘤放疗中被广泛应用。同样由于 CT 的先天局限性,脑转移病变在定位 CT 上通常无法被准确识别,而定位 CT 与 MRI 图像融合则可以准确地对脑转移病灶进行放疗。

而 4D-CT 是肺癌放疗定位技术中另一项具有重大意义的进步。在 NSCLC 中,尤其是周围型 NSCLC 由于受到呼吸的影响,往往具有较大的位移幅度,在 4DCT 出现之前通过放大 PTV 等手段来确定靶区范围,这样虽然可以在一定程度上覆盖位移后的肿瘤范围,但缺乏科学性、准确性,有时候盲目扩大可能带来靶区无意义的放疗,从而带来更多的放疗不良反应。而 4DCT 通过整合患者完整的呼吸运动信息来制订个体化精准化的放疗计划,通过使用呼吸检测仪来观察患者的呼吸时相,同时获取不同呼吸时相上的 CT 图像,利用重建、融合等技术手段处理后可准确判断肿瘤、淋巴结及 OAR 的位移情况。

影像引导放射治疗已在临床中应用多年,最早的 IGRT 技术通过电子射野影像系统(electronic portal imaging device, EPID)实现,可通过骨骼等解剖标记进行配准,但精准度较低,且可视化不足。这一方法目前在很大程度上已经被 CBCT 取代,因为其能提供更好的软组织对比度,因而能实现更准确的摆位。之后临床中逐渐发现,虽然 CBCT 可减少摆位误差,但无法高效地解决由于肿瘤形变所带来的影响。欧洲癌症研究治疗组织(The European Organization for Research and Treatment of Cancer, EORTC)建议每天都进行 CBCT 观察,通过评估软组织变化情况来判断剂量分布对放射治疗的影响[13],但这一手段无疑是低效率且被动的。所以近年来,自适应放疗(adaptive radiotherapy,ART)受到了越来越多的关注,其机制是通过预测可能出现的胸腔内解剖变化,定期甚至每天调整治疗方案。这一解决方案的优势是可以通过技术手段实现对肿瘤变化的"实时"跟踪,保证了治疗的准确性和实现 OAR 最大限度的保护。但过于频繁的靶区调整有时会失去对亚临床病灶的足量照射从而导致局部失败风险增加,所以这一先进的技术手段在得到更高级别的循证医学证据证明前尚不做常规推荐。但这一技术的前瞻性确实值得更进一步研究,期待能在靶区实时适形变化与亚临床病灶得到足量照射这两点间取得平衡。

3. AI 技术在 NSCLC 放疗中的应用

与其他临床学科相比，放射治疗依托于放疗设备进行，与计算机技术密切相关，其治疗流程结构化程度高，所以 AI 技术在放射治疗领域的应用可以说有得天独厚的优势。近年来，机器学习（machine learning, ML）作为 AI 技术的重要分支，在放疗领域的应用愈发广泛。ML 目前在临床决策制订、自动靶区及 OAR 勾画、疗效预测等多方面都有不同程度的应用。

在临床决策方面，ML 主要应用于通过对影像的分析，通过判断淋巴结转移情况、微小脑转移的发生等来影响治疗决策的制订[14]。ML 技术除了可以通过辅助影像学判断来影响治疗决策外，还可以通过模拟射线剂量分布、预测 OAR 受量等帮助医生进行射线及放疗技术的选择以及放疗处方剂量的取舍。因为可及性问题，以上 ML 治疗决策系统在国内仅在几个大型中心及国外肿瘤中心试验性地进行，并未普及。而其在自动靶区及 OAR 勾画方面的应用，近年来则在国内如火如荼地开展起来。自动勾画技术早期在 OAR 勾画方面应用较多，主要分为基于图谱的自动勾画和基于深度学习的自动勾画。由于肿瘤患者的个体差异，基于图谱的自动勾画通过模板选择的方式难以覆盖所有肿瘤患者，所以目前越来越多地被基于深度学习的自动勾画所取代。在靶区自动勾画方面，由于与 OAR 相比，不同肿瘤患者的靶区形态千差万别，所以 ML 应用难度较高。虽然自动勾画让放疗科医师减少了大量重复劳动，减少了靶区勾画时间，但通过研究对比发现，其勾画的靶区与专家相比尚存在差距[15]，所以基于 AI 的 ML 与放疗相融合是未来的发展趋势，但取代医生为时尚早。

（二）放射治疗与免疫治疗交相辉映

免疫治疗领域的迅猛发展已改变了 NSCLC 的整体治疗格局。在这一形势下，放疗作为 NSCLC 治疗的经典手段，与免疫治疗相结合并焕发出了新的生命力。PACIFIC 研究是近年来最重要的研究之一，从这项研究的结果来看，免疫巩固治疗改善了 LA-NSCLC 患者的生存率。该研究也改写了指南，度伐利尤单抗免疫巩固治疗也成为对根治性同步放化疗有效的 LA-NSCLC 患者的标准治疗。

1. 放疗联合免疫治疗的理论依据

放疗可以通过免疫调节放大免疫治疗的效果，接受放疗后可以显著提高 MHC- Ⅰ 类分子和 MHC- Ⅱ 类分子及黏附分子等的表达水平，这些分子的表达可促进机体免疫激活。另外，放疗通过一系列复杂的机制促进细胞因子的释放，这些细胞因子促进 T 细胞分化成熟，还可以通过 DC 细胞激活人体固有免疫和适应性免疫来杀灭肿瘤细胞。

由于放疗和免疫有纷繁复杂的生物学机制，因此一些学者观察到了放疗所产生的"远隔效应"——在一处肿瘤病灶放疗后出现了未受到照射的远隔肿瘤病灶的缩小。而在免疫治疗兴起后又发现，放疗联合免疫治疗可以提高这种远隔效应[16]。虽然放疗联合免疫治疗的理论基础已初现端倪，但尚有非常复杂的生物学机制有待研究，而转化为临床获益更是需要大量研究去证实。

2. 放疗联合免疫治疗的临床实践

ICI 目前在很多瘤种上都有应用。在 NSCLC 中，ICI 联合放疗主要应用于局部进展期阶段，但其实在各个分期的患者中 ICI 联合放疗均有所涉及。

如前文所述，早期 NSCLC 合并严重基础疾病不能手术或其他原因拒绝手术的患者建议进行 SRT 治疗，其疗效不劣于手术。目前一些医学机构对早期 NSCLC 给予 SRT 联合 ICI 的安全性和有效性进行了研究。例如，美国克利夫兰诊所对 I ～ II 期的 NSCLC 患者进行 SRT 治疗后序贯给予 ICI 治疗 6 个月，观察其有效性及安全性[17]；MD 安德森癌症中心则进行了一项 II 期临床试验，入组人群为复发的 I ～ IIA 期 NSCLC 患者，实验组给予放疗同步联合 ICI 治疗，对照组仅接受 SRT 治疗。目前这两项试验尚在样本收集阶段，我们有理由期待 SRT 联合 ICI 给早期 NSCLC 患者带来一种全新的治疗策略选择。

PACIFIC 研究改变了 LA-NSCLC 的治疗指南，使 ICI 度伐利尤单抗巩固治疗成为同步放化疗后的标准治疗。度伐利尤单抗已在国内上市，所以我们对于不可手术的 LA-NSCLC 的治疗模式应该与时俱进，使更多的患者获益。目前的临床试验着眼于同步放化疗与免疫治疗的顺序问题及 ICI 药物的选择上，对这些试验我们将拭目以待，进一步的研究将会揭示最优的协同方式。

由于放疗的远隔效应，对 IV 期 NSCLC 患者进行免疫治疗联合局部放疗是否会使患者获益呢？国外的 FORCE 研究、COSINR 研究[18]，国内的 NCT03812549 研究[19]，均尝试使用放疗联合 ICI 来治疗晚期 NSCLC，结果都在一定程度上提示放疗联合 ICI 治疗有助于提高野外病灶的 ORR，而 SRT 联合 ICI 对野外病灶 ORR 的提升显著高于传统放疗。

三、NSCLC 放射治疗的展望

在本节中我们详细论述了 NSCLC 放射治疗的原则及与肿瘤药物治疗的相互交叉，相信随着对放射生物学、靶向治疗、免疫治疗研究的不断深入，通过对放疗＋免疫、放疗＋靶向、放疗＋化疗等方向的不断尝试，患者的生存获益将会不断增加。同时对于放射治疗本身，我们也饱含期待，放射治疗将会随着计算机技术、影像学技术、人工智能技术的进步而不断进步，特别是与多种先进影像学技术的融合，尤其是在分子生物影像技术方面潜力巨大。

"精准治疗"已提出多年，并在临床方面不断被践行，但在肿瘤放射治疗方面，"精准放疗"的提出要远远早于"精准治疗"，两者概念相近，殊途同归。而且在目前医学背景下，任何一种治疗方式都不可能遗世而独立，相互借鉴、相互融合才能使患者最大获益，所以在 NSCLC 治疗方面，既要做到精准的内科治疗，也要兼顾精确的放射治疗。

第三节　小细胞肺癌的放射治疗

SCLC 占肺癌总数的 20%，每年约有 8 万例新增患者。SCLC 的发病与长期大量吸烟相关，男性发病率略高于女性。SCLC 的早期症状以胸闷、咳嗽为主，因为组织类型特殊，肿瘤倍增时间短，易出现血行转移，所以大部分患者就诊时肿瘤已发生扩散，其中局限期 SCLC 仅占 1/3。SCLC 患者的预后极差。

SCLC 的病理特点：SCLC 的癌细胞较小，呈圆形或卵圆形，分裂指数高，有挤压或坏死现象，2/3 病例有神经内分泌颗粒。10% 的肺癌病例为 SCLC 混合 NSCLC，因此 WHO（2004）肺癌分类将 SCLC 分类为小细胞癌和复合型小细胞癌。

SCLC 的分期原则：普遍使用美国退伍军人肺癌协会（Veterans Administration Lung Study Group, VALG）的二期分期法，其主要基于放疗在 SCLC 治疗中的重要地位。AJCC 的 TNM 分期有利于筛选出适合手术的早期患者，并且较 VALG 分期更加精细、准确。临床上可同时进行 VALG 分期和 TNM 分期，以更准确地指导治疗和评估预后。

VALG 分期如下：

局限期：病变限于一侧胸腔，且能被纳入一个放射治疗野内。

广泛期：病变超过一侧胸腔，且包括恶性胸腔、心包积液或血行转移。

局限期：AJCC（第 8 版）Ⅰ～Ⅲ期（任何 T，任何 N，M0），可以安全使用根治性的放疗剂量（排除 T3-4 由于肺部多发结节或肿瘤/结节体积过大而不能被包含在一个可耐受的放疗计划中）。

广泛期：AJCC（第 8 版）Ⅳ期（任何 T，任何 N，M1a/b/c），或者 T3-4 由于肺部多发结节或者肿瘤/结节体积过大而不能被包含在一个可耐受的放疗计划中。

一、SCLC 的治疗原则

T1~2N0M0 可给予根治性肺叶切除术加纵隔淋巴结清扫术，术后根据病理确定下一步诊疗：

（1）完全切除，纵隔淋巴结阴性：辅助化疗 4~6 个疗程。

（2）完全切除，纵隔淋巴结阳性：照射纵隔淋巴结引流区联合 EP 方案同步化疗。

（3）拒绝手术或难以耐受手术者，给予同步放化疗或序贯放化疗。

上述患者术后化疗后推荐行脑预防照射（PCI）。

不能进行手术的局限期 SCLC 需要放化疗结合的综合治疗。化疗推荐 6 个周期的 EP 方案，首先推荐同步放化疗，不能耐受的患者也可以进行序贯放化疗。诱导化疗建议最多两个周期，放疗宜尽早实施。

广泛期 SCLC 的治疗以全身化疗为主，伴有脑转移的，根据是否伴有神经系统症状确定全身化疗和脑部放疗的次序。一线治疗达到或接近 CR，可以针对原发残留病灶进行姑息放疗，一线治疗有效的患者可以考虑预防性全脑照射。对于骨转移引起的疼痛、脊髓压迫或阻塞性肺炎、脑转移，可以进行姑息放疗。

二、局限期 SCLC 的放射治疗

随着多种有效化疗药物的出现以及肿瘤内科的发展，全身治疗在控制亚临床转移灶方面取得了显著疗效，随着 SCLC 患者生存期的延长，降低局部失败发生率变得非常重要，更需要有效的方法来降低局部复发的危险。

辅助放疗：根据 2020 年 CSCO 小细胞肺癌诊疗指南所示，术后转移淋巴结阳性患者推荐放疗。N1 患者辅助放疗获益尚有争议，但 N2 患者辅助放疗能够延长 OS（22 个月 vs 16 个月）。目前辅助放疗推荐采用三维适形技术（3D-CRT）、IMRT 或容积旋转调强技术（VMAT），靶区主要包括同侧肺门、同侧纵隔和隆突下等局部复发高危区域，总剂量为 50 Gy。

未进行手术的 I~ⅡA 期 SCLC：推荐同步放化疗，SRT/ SABR+ 序贯化疗。SRT/ SABR 的生物剂量超过 100 Gy 可以取得更好的局部控制和生存率，且不会发生严重的毒性反应。但是 SRT/SABR 对设备要求较高，需要 TPS 支持多模态图像（融合）和复杂设计计划功能。

超过 T1~2N0 的局限期 SCLC：推荐同步放化疗或序贯放化疗。同步放化疗优于序贯放化疗。放疗宜在化疗的第 1~2 个周期尽早介入，这样可提高局部和全身控制率，获得更长的生存期。如预计照射体积较大、阻塞性肺不张等，可在 2 个周期化疗后进行放疗。

放疗和全身化疗可以序贯应用，也可以同步进行。关于 EP 方案的随机试验证实，同步放化疗的疗效显著优于序贯放疗。同步放化疗的优势在于治疗强度提高、放化疗有协同作用、靶区范围更加准确、治疗时间更短；缺点是治疗时毒性增加，主要表现为放射性食管炎和骨髓抑制较重。目前 EP 方案常作为初始局限期 SCLC 化疗的标准治疗方案。

三、局限期 SCLC 的靶区勾画

（一）靶区勾画原则

SCLC 对化疗比较敏感，大多数情况下，经过诱导化疗，肿瘤可发生迅速退缩，此时放疗靶区可以只包括残留肿瘤，不用预防照射无淋巴结转移的纵隔、锁骨上区域，因为照射范围以外的区域出现肿瘤复发的概率较低。一项前瞻性非劣效性随机对照研究中，两组样本分别对化疗前和化疗后的肿瘤范围进行放疗，结果显示他们的局部复发率和 OS 均无显著性差异，且照射化疗后肿瘤范围组的不良反应发生率更低。对于出现淋巴结转移的区域，即使化疗后该区域淋巴结完全消失，也应当照射整个淋巴结引流区域，另外原发灶同侧肺门区也应当给予常规照射。

放疗应采用 CT 模拟定位和三维适形技术。当需要达到足够的肿瘤剂量而又要顾及正常组织的限量时，需要采用更先进的技术，包括（但不仅限于）4D-CT 和 / 或 PET/CT 模拟定位、IMRT/VMAT、IGRT 以及呼吸门控技术。

（二）靶区设定

GTV：原发病灶和肺门、纵隔转移淋巴结。纵隔病变在纵隔窗勾画，肺内病变在肺窗勾画，肺内病变应当包括毛刺。如果既往进行过化疗，则原发灶按照化疗后的病灶勾画，转移淋巴结按照化疗前的区域勾画。

CTV：GTV 外扩 5 mm（同步放化疗）或 8 mm（单纯放疗），受累转移淋巴结外扩 5 mm。

PTV：ITV+CTV+ 摆位误差（外扩 5 mm）。

危及器官：脊髓、双肺、心脏、肝脏、双肾、食管。各组织正常剂量限值见表 13-3。

表 13-3　各组织正常剂量限值

	单纯放疗	同步放化疗	术后放疗
脊髓	45 Gy	45 Gy	45 Gy
肺	V20 < 30%	V20 < 28%	肺叶切除 V20 < 20% 全肺切除 V20 < 10%
心脏	V30 < 40% V40 < 30%	V30 < 40% V40 < 30%	V30 < 40% V40 < 30%
食管	V50 < 50%	V50 < 50%	V50 < 50%
肝脏	V30 < 30%		
肾脏	V20 < 40%		

（三）照射技术

胸部及脑预防照射靶区建议使用三维适形或调强放疗技术。

（四）剂量分割

目前无最佳的放疗剂量和分割方案。45 Gy/1.5 Gy，bid/3 周方案优于 45 Gy/1.8 Gy，qd/5 周方案。而 CONVERT 研究未能证明 66 Gy（每天 1 次）方案优于 45 Gy（bid）方案，两组的总生存率和毒性均相似，推荐局限期 SCLC 患者胸部放疗总剂量为 45 Gy/1.5 Gy，bid/3 周或总剂量为 60~70 Gy/1.8~2.0 Gy，qd/6~8 周。

（五）计划评估

放疗计划由医师和物理师共同审核，主要评估内容为靶区剂量和危及器官受量，每个层面的剂量曲线分布，避免有害的冷点、热点。理论上应当有 95% 以上 PTV 达到处方剂量，3% 以下 PTV 小于 93% 处方剂量，20% 以下 PTV 大于 110% 处方剂量。PTV 外不出现 110% 的处方剂量。但实际操作中受限于肿瘤体积、危及器官的位置，应当具体情况具体分析，制订最适合患者的放疗计划。

四、广泛期 SCLC 的放射治疗

60%~70% 的 SCLC 患者在初诊时即为广泛期病变，如不进行治疗，则生存期不足半年。目前 4~6 个周期的全身化疗为其主要治疗方式，化疗后有效率为 60%~80%。但是复发率极高，1 年内复发率约为 80%，中位生存期为 9~10 个月，五年生存率为 2% 左右。既往研究发现，提高化疗剂量、增加化疗周期、加入靶向治疗都无法有效改善广泛期

SCLC 患者的预后。近年来相关研究发现，全身治疗中加入局部放疗可以有效改善预后。PCI 可以显著降低一年脑转移的发生率，因此 PCI 被 NCCN 指南推荐为广泛期 SCLC 治疗的一部分。

广泛期 SCLC 患者对一线化疗敏感者，疗效判定 CR 或 PR，且一般状态良好，加用胸部放疗可有所获益，尤其是胸部有残余病灶或远处转移病灶体积较小者。研究证明，低剂量的胸部放疗耐受性良好，可降低胸部复发风险，在一部分患者中可延长生存期。CREST 研究结果显示，全身化疗后达缓解（CR 和 PR）的广泛期 SCLC 患者，给予胸部原发病灶放疗（30 Gy/10 次）联合预防性脑放疗，可使胸部复发风险降低 50%，提高 2 年总体生存率（13% vs 3%，P=0.004）。对于放射治疗技术，至少应给予患者基于 CT 定位的三维适形放疗（3D-CRT），在满足足够的肿瘤剂量并保证正常组织限量在安全范围内时，推荐使用更为先进的技术，包括（但不限于）4D-CT 和 / 或 PET/CT 模拟定位、IMRT/ 容积弧形调强放疗（VMAT）、IGRT 和呼吸运动管理策略。胸部放疗的总剂量和分割次数在 30 Gy/10 次到 60 Gy/30 次范围内，或选择在此范围内的等效方案。

广泛期 SCLC 的靶区勾画无针对性研究，多依据局限期 SCLC 的靶区制定原则。GTV 可以依据化疗后病灶范围勾画，淋巴结依照化疗前范围勾画，不做预防性淋巴结引流区照射。患者治疗失败部位大部分为远处转移，局部失败者中 84.6% 为单纯靶区内复发，靶区外仅占 7.7%，意味着不需要对目前靶区范围进行扩大。

五、SCLC 的预防性全脑照射

SCLC 易发生脑转移，约有十分之一的患者确诊时已出现脑转移。随着患者的生存期延长，脑转移发生率逐渐提高。因为血脑屏障的存在，脑转移灶对化疗不敏感，且化疗无法降低脑转移发生率，因此降低脑转移发生率对 SCLC 的治疗有着十分重要的意义。

荟萃分析表明，预防性全脑照射（prophylactic cranial irradiation, PCI）可以显著降低化疗后 CR 的局限期 SCLC 脑转移发生率，延长无病生存期，提高 3 年生存率。PCI 还可以使治疗有效的广泛期 SCLC 患者获益，降低一年内脑转移的发生率，延长 OS。NCCN 指南推荐对广泛期 SCLC 初始治疗后获得 CR、PR 的患者进行 PCI。

PCI 推荐剂量为 25~30 Gy，提高剂量不能减低脑转移的发生率，反而会增加神经毒性。老年患者、大分割照射和同步放化疗患者更容易出现神经精神改变。

全脑放疗可能会引起急性脑水肿，严重者可能出现颅内高压、脑疝，因此在放疗的同时必须使用脱水剂，如 20% 甘露醇、糖皮质激素，以保证放疗期间不会产生脑水肿症状。放疗期间应当注意反复复查血常规，至少每周一次。全脑放疗不能和化疗同时进行，有研究表明 PCI 联合化疗会导致严重的血液学毒性及晚期神经系毒性。

全脑放疗后出现的神经系统症状可以分为急性、亚急性和晚期放射反应。急性症状发生在放疗后几周之内，主要是由脑水肿引起，可表现为头痛、恶心、呕吐、神经系统受损。亚急性反应常于放疗后 1~6 个月内出现，主要表现为困倦、短期记忆受损、神经脱髓鞘症状。晚期放射性反应发生在放疗 6 个月后，表现为智力下降、记忆力下降、性格改变等。多数患者在放疗半年后会出现认知功能及记忆力明显下降，研究表明这和海马回的神经干细胞受损有关，从而影响了海马回功能及脑组织的修复，这是记忆力减退、认知功能下降的主要原因。随着 IMRT 技术的推广普及，放疗中对海马进行避让可以有效保护神经干细胞的功能，从而降低晚期放射反应的发生率。

总之，PCI 能够降低脑转移发生率，提高生存率，改善生存质量。PCI 推荐用于初始治疗后获得 CR、PR 的患者，对于老年患者、PS 评分差或神经功能受损患者不推荐 PCI 治疗。

第四节　肺癌放射治疗相关不良反应预防及处理

放疗是肺癌治疗的重要手段之一，但放疗过程中也会对正常组织造成损伤。肺癌放射治疗中最常见的不良反应为放射性肺损伤、放射性食管炎、放射性皮肤反应、放射性心脏损伤、放射性骨髓抑制等。放射治疗前综合评估患者的情况及治疗方案，通过预防或对早期不良反应进行积极处理，多数患者对放疗副反应均可耐受，并且能如期完成放疗计划。下面我们将详细介绍上述不良反应的防治。

一、放射性肺损伤和晚期放射性肺纤维化

放射性肺炎主要发生在放疗开始后 1~3 个月，故又称早期放射性肺损伤。放疗后 3 个月发生的放射性肺损伤称为晚期放射性肺损伤，主要表现为放射性肺纤维化（radiation-induced lung fibrosis, RILF）。目前，放射性肺损伤的发病机制尚不明确，缺乏有效的预测指标和治疗方法。最近的研究表明，放疗直接引起的 DNA 损伤和电离产生的活性氧对细胞器的间接损伤，以及患者的身体状况和放射剂量也与放射性肺损伤有关。因此，放射性肺损伤是一个多因素相互影响的复杂过程。随着对放射性肺损伤研究的深入，防治取得重大突破。

（一）放射性肺炎的发病机制

肺癌放射治疗时电离辐射作用于肺组织，会和水分子发生反应，产生大量活性氧

类物质（reactive oxygen species, ROS）。ROS 可以对蛋白质、细胞器以及 DNA 造成损伤，由于缺少相关修复，因此线粒体 DNA 损伤更加严重。由于机体可以通过其他途径持续产生 ROS，所以在放疗结束后数周内甚至数月内都可能存在氧化应激损伤。此外，被激活的巨噬细胞也产生 ROS。这些激发的 ROS 将进一步加重肺组织损伤，从而使肺病变持续存在。肺泡毛细血管屏障由血管内皮细胞和肺泡上皮细胞构成，其对电离辐射非常敏感。当血管内皮细胞受到损伤时，由于血管通透性增加，因此早期可出现炎性渗出增多现象，后期随着损伤的加重可能出现纤维化。当肺泡上皮细胞受损伤时，成纤维细胞过度增殖可导致纤维化，肺泡表面活性物质分泌减少，可引起肺组织水肿和肺不张。此外，受损的细胞还会分泌大量细胞因子，如 TGF-β、TNF-α 和 IL。其中，TGF-β 在增殖、分化、组织纤维化和炎症反应过程中起关键作用；TNF-α 能引起肿瘤出血、坏死，可以促进局部炎症反应；IL 亦是一种促炎因子，参与机体的炎症反应，IL-6 具有致炎和抑炎的作用。研究显示这些细胞因子与 RILF 的发生及炎症程度有关[20]。

（二）放射性肺炎的预防

近年来虽然出现了许多防治放射性肺损伤的新手段，但目前尚没有具有明确疗效的特效药，因此预防比治疗更重要且更有效。除了剂量限制及精准放疗外，还应根据患者具体情况采取合理的治疗方案。另外，在放疗过程中积极预防用药也可预防放射性肺损伤的发生。辛伐他汀、洛伐他汀及卡托普利和依那普利等药物均能够通过抑制炎症反应有效缓解放射性肺炎的进展。此外，氨磷汀是唯一获批用于临床的细胞保护剂，其具有清除组织自由基和抗氧化的作用，对人体的放射性损害具有较好的保护作用。另有研究表明，吡非尼酮对肺损伤有一定防护作用，其通过减少巨噬细胞聚集来减轻炎症反应，从而改善肺纤维化。亦有研究表明中药复方苦参注射液对放射性肺损伤也有一定保护作用。

（三）放射性肺炎的治疗

目前放射性肺炎的治疗尚无明确定论，主要依靠回顾性研究及临床专家共识。根据最新肺损伤分级（表 13-4），治疗原则为：足量足疗程的糖皮质激素治疗、抗生素预防感染、止咳祛痰、适当吸氧等。参照 2014 年国内放射性肺损伤临床专家共识，具体治疗如下：

表 13-4　放射性肺损伤分级标准（CTCAE4.0）

	1 级	2 级	3 级	4 级	5 级
肺炎	无症状，仅有临床或影像学改变，无须治疗	有症状，需要药物治疗，工具性日常生活活动受限（如做饭、购物、使用电话、理财等）	有严重症状，个人日常生活活动受限（如洗澡、穿脱衣、吃饭、洗漱、服药，并未卧床不起），需吸氧	有危及生命的呼吸症状，需紧急处理（如气管切开或气管插管）	死亡
肺纤维化	轻度乏氧，影像学上肺纤维化改变不超过全肺体积的 25%	中度乏氧，有肺动脉高压证据，肺纤维化改变范围占全肺的 25%~50%	严重乏氧，有右心衰证据，肺纤维化改变占全肺的 50%~75%	有危及生命的并发症，如血流动力学或肺并发症，需要插管机械通气支持，肺部明显蜂窝状改变，范围超过全肺体积的 75%	死亡

1. 糖皮质激素的用法

（1）糖皮质激素适应证：3 级、4 级放射性肺损伤，部分 2 级有症状的放射性肺损伤（symptomatic radiation-induced lung injury, SRILI）伴发热或 CT 影像上有急性渗出性改变也可考虑。

（2）给药途径：首选口服给药，亦可静脉给药。针对 3 级 SRILI 无明显缺氧、症状稳定或 2 级伴有发热的，建议口服给药；若症状急性加重、静息状态下存在明显呼吸困难、高烧、缺氧、CT 渗出明显以及 4 级 SRILI，建议静脉给药。

（3）糖皮质激素的选择：糖皮质激素种类很多，主要包括地塞米松、泼尼松和甲强龙，其中优先推荐应用泼尼松。地塞米松起效快，抗炎作用强，当症状严重或急性期时，建议静脉使用地塞米松。但由于其对下丘脑-垂体-肾上腺轴具有明显抑制作用，故不建议长期使用，待呼吸症状明显改善或 3 级 SRILI 稳定到 2 级时（一般 1~2 周），建议更换为等剂量的泼尼松后逐步减量。甲强龙在肺泡中的达峰时间及对下丘脑-垂体-肾上腺轴的抑制作用均明显弱于地塞米松，与泼尼松类似，但其浓度要明显高于其他激素。

（4）激素的用法用量：目前尚无明确定论，主张根据患者病情及症状个体化用药。一般情况下，泼尼松初始推荐剂量为 30~40 mg/d，分 2 次口服。若按照等效剂量足量应用 2~4 周，患者症状或 CT 影像明显改善且稳定 1 周以上，可逐渐减量。每周减少泼尼松 10~15 mg 的剂量，同时观察病情变化。减量过快容易致症状反跳，排查感染因素后，应将剂量调回至上档有效剂量，并延长该剂量使用时间。减量速度需要减缓。总使用时间为 4~6 周。

2. 抗生素的应用

（1）适应证：3、4 级及部分症状严重的 2 级 SRILI。

（2）抗生素的选择：抗生素主要用于预防感染，若无明显感染症状，建议使用非限制性抗生素。若考虑存在感染，则需要行病原学检查，如痰或血细菌培养。然后根据抗生素使用原则，采用针对常见病原菌的抗菌药物，并根据药敏结果随时调整抗生素。

3. 对症治疗

主要包括吸氧、止咳、化痰、补充营养、维生素等。

二、放射性食管炎

放射性食管炎是指正常食管黏膜受到放射线照射后出现损伤，食管黏膜发生充血、水肿、细胞变性、坏死而引发的炎症反应。一般发生在放射治疗开始后的 2~3 周，即食管累计受照剂量达到 20~30 Gy 时出现。临床早期表现主要为吞咽哽咽感；随着放疗的进行，可表现为吞咽困难、吞咽疼痛，以进食时明显；严重时可表现为持续性的胸骨后疼痛，呼吸困难、呛咳及恶心、呕吐等症状。随着放射技术的发展、放疗剂量的优化，放射性食管炎的发生率也许会降低，但不能避免。针对放射性食管炎的防治，目前国内外尚无明确的统一标准。

（一）放射性食管炎的预防

与放射性肺炎类似，放射性食管炎亦是由于活性氧类物质介导的细胞损伤产生大量的炎性物质所致。氨磷汀作为放射保护剂，其代谢产物具有较强的氧自由基清除功能，可明显降低放射性食管炎的发生及炎症程度。有研究表明，谷氨酰胺是人体内重要的氨基酸之一，能够增强免疫力，抑制疾病相关毒性因子，可预防或延缓放射性食管炎的发生，降低放射性食管炎的分级，改善营养不良。另外，放疗过程中避免辛辣刺激、过热、过硬性食物，增加高蛋白饮食，可减少放射性食管炎的发生。

（二）放射性食管炎的治疗

治疗原则是止痛、消炎、促进黏膜修复。国外主要使用生理盐水、碳酸氢钠口服液，给予黏稠的利多卡因、硫糖铝混悬液、霉素混悬液等，以对症治疗为主。国内主要以自制的口服液为主，包括地塞米松、庆大霉素、利多卡因、维生素等。其中地塞米松属于激素，具有抗炎、抑制各种炎症介质的释放，减轻局部水肿，促进黏膜修复的作用。庆大霉素属于抗生素，具有抗炎、消肿的作用。利多卡因属于麻醉剂，具有起效快、麻醉时间长，可明显减轻局部疼痛，特别是进食时疼痛的作用。维生素 B_{12} 可促进黏膜细胞的修复，促进创面愈合。蒙脱石散作为消化道黏膜保护剂，可促进上皮细胞的再生以及修复，联合康复新液可明显改善放射性食管炎。另外，中医中药如桔梗汤、沙参麦冬汤等亦有明确疗效。

三、 放射性皮肤反应

放射性皮肤反应主要为放射性皮炎，其发病机制主要是射线对上皮细胞及血管内皮细胞的损伤和炎症反应。放射线通过直接或间接损伤基底细胞，引起真皮和皮下微血管和小血管内皮细胞增生、肿胀，引起管腔狭窄、微循环障碍，导致局部皮肤缺血、缺氧改变。放射线可同时使炎症细胞释放大量炎症因子，加重皮肤反应。在放疗 3~4 周时，放射区皮肤可出现色素沉着、局部红斑、水肿、瘙痒，有的伴有轻微刺痛等干性皮肤反应。放疗 5 周至结束后 1~2 周，放射区皮肤可能出现水泡、破溃，甚至感染、出血坏死等湿性皮肤反应。由于肺癌放疗放射区的皮肤主要为胸壁，故放射性皮肤反应一般较轻。

（一）放射性皮炎的预防

放疗期间嘱患者穿宽松、纯棉的低领衣服；保持放射区皮肤清洁、干燥、透气；放射区皮肤切忌搓洗、抓挠，可清水冲洗晾干；放射区皮肤禁忌应用乳液、敷料及膏药等刺激性用品。

（二）放射性皮炎的治疗

目前尚无确切的治疗方法。有研究表明，降低自由基和活性氧能够有效减轻放射性皮炎。医用射线防护喷剂作为一种自由基清除剂产品，主要由超氧化物歧化酶构成，其能够有效地透过皮肤，清除放射线照射区皮肤产生的自由基，修复机体组织，能够延缓和减轻放射线所致的干性皮肤反应。在放射治疗一开始就使用医用射线防护喷剂，能够明显降低放射性皮炎的程度，使患者顺利进行放疗[21]。也有研究显示，液体敷料（赛肤润）、三乙醇乳膏等亦可减轻放射性皮炎的发生及严重程度。当发生湿性皮肤反应破溃渗液时，主要给予消毒、换药、消炎处理，局部可予以重组人表皮生长因子每 4~6 小时喷涂创面一次，其通过促进上皮细胞生长、增殖和分化，从而促进肉芽组织生长、提高创面修复。

四、 放射性心脏损伤

由于心脏位于纵隔，因此胸部放射治疗过程中，心脏不可避免地受到部分照射，从而引发放射性心脏损伤。放射性心脏损伤主要包括放射性心包炎、放射性心肌病、放射性冠心病、放射性瓣膜损伤、放射性传导系统损伤，多是晚期损伤，一般发生在放疗后的 5~10 年。由于肺癌患者生存期较短，因此晚期心脏损伤临床未出现且报道较少，相关心脏副反应的报道主要集中在乳腺癌和淋巴瘤。患者合并肥胖、吸烟、高血压、糖尿病时，放射性心脏损伤的发病可能增加或提前[22]。随着放疗技术的进步，心脏受照射剂量降低，放射性心脏损伤发生率显著降低。

目前针对放射性心脏损伤尚无明确有效的治疗方法，治疗原则与非放疗相关心脏疾病基本相近。氨磷汀通过清除放疗诱导的氧自由基，对放疗引起的心脏损伤和血管炎起到防治作用。有研究表明，他汀类和血管紧张素转化酶抑制剂（ACEI）类药物可以通过改善血管功能、减少炎症因子的释放来提高心脏功能，减轻心脏纤维化。由于褪黑素具有较强的抗氧化能力，因此有研究表明其可通过抑制促氧化酶来减轻放射线对心脏组织的损伤。

五、放射性骨髓抑制

成年人的主要造血器官是骨髓，其主要集中在盆骨、胸骨及脊椎内。由于造血系统对放射线极度敏感，因此放疗时骨髓内各种造血细胞的分裂繁殖受到抑制，向周围血中释放的成熟细胞减少，导致部分患者可能出现骨髓抑制，主要表现为白细胞、血小板、红细胞的减少。临床上白细胞降低的主要表现为全身乏力，严重时易引起感染甚至败血症；血小板降低时有出血倾向，严重时导致内脏、颅内出血甚至死亡。

单纯的肺癌放疗一般不易引起明显的骨髓抑制，严重的骨髓抑制主要出现在同步放化疗及经过多周期诱导化疗的患者中。放疗期间宜加强营养、促进机体造血功能，可给予口服药物（如利可君片、鲨肝醇片、维生素 B$_4$、升血小板胶囊、氨肽素片、生血宁片等）预防。当出现 Ⅱ~Ⅳ 度白细胞或中性粒细胞骨髓抑制时，需暂停放疗，应用短效升白针（如重组人集落刺激因子）或长效升白针（如聚乙二醇化重组人粒细胞刺激因子注射液）治疗，合并有发热或Ⅳ度粒细胞抑制的患者均需使用抗生素预防感染。当血小板小于 50×10^9/L 时，建议暂停放疗，给予重组人促血小板生成素或白介素 -11 治疗，疗程一般为 7~14 天。当出现倾向或有Ⅳ度血小板抑制时，应输注单采血小板。中度贫血的患者可给予重组人促红细胞生成素，同时建议补充铁剂和维生素 B$_{12}$、叶酸等。当出现中度贫血即血红蛋白低于 60 g/L，有输血指征时，可根据患者临床症状考虑输血。

参考文献

［1］姜鹏.SBRT 在早期中央区肺癌中的应用进展［J］.实用肿瘤杂志，2018，33（2）：186-191.

［2］王欢欢.大分割放疗非小细胞肺癌的放射生物学机制及临床意义［D］.天津：天津医科大学，2019.

［3］ONISHI M, OKONOGI N, OIKE T, et al. High linear energy transfer carbon-ion irradiation increases the release of the immune mediator high mobility group box 1 from human cancer cells［J］. Journal of Radiation Research, 2018, 59（5）：541-546.

［4］WANG Y, LIU Z G, YUAN H, et al. The reciprocity between radiotherapy and cancer immunotherapy radiosensitizing immunotherapy［J］. Clinical Cancer Research, 2019, 25（6）：1709-1717.

［5］WANG Y, DENG W, LI N, et al. Combining immunotherapy and radiotherapy for cancer treatment: current challenges and future directions［J］. Frontiers in Pharmacology, 2018, 9: 185.

［6］SUNG H, FERLAY J, SIEGEL R L, et al. Global cancer statistics 2020: globocan estimates of incidence and mortality worldwide for 36 cancers in 185 countries［J］. CA: A Cancer Journal for Clinicians, 2021, 71（3）：209-249.

［7］GARON E B, HELLMANN M D, RIZVI N A, et al. Five-year overall survival for patients with advanced non-small-cell lung cancer treated with pembrolizumab: results from the phase I keynote-001 study［J］. Journal of Clinical Oncology, 2019, 37（28）：2518-2527.

［8］CHANG J Y, SENAN S, PAUL M A, et al. Stereotactic ablative radiotherapy versus lobectomy for operable stage Ⅰ non-small-cell lung cancer: a pooled analysis of two randomised trials［J］. The Lancet Oncology, 2015, 16（6）：630-637.

［9］YUE D, XU S, WANG Q, et al. Erlotinib versus vinorelbine plus cisplatin as adjuvant therapy in Chinese patients with stage Ⅲ A EGFR mutation-positive non-small-cell lung cancer（EVAN）：a randomised, open-label, phase 2 trial［J］. The Lancet Respiratory Medicine, 2018, 6（11）：863-873.

［10］ANTONIA S J, VILLEGAS A, DANIEL D, et al. Overall survival with durvalumab after chemoradiotherapy in stage Ⅲ NSCLC［J］. New England Journal of Medicine, 2018, 379（24）：2342-2350.

［11］AHN J S, AHN Y C, KIM J H, et al. Multinational randomized phase Ⅲ trial with or without consolidation chemotherapy using docetaxel and cisplatin after concurrent chemoradiation in inoperable stage Ⅲ non-small-cell lung cancer: KCSG-LU05-04［J］. Journal of Clinical Oncology, 2015, 33（24）: 2660-2666.

［12］CHANG J Y, KOMAKI R, LU C, et al. Phase 2 study of high-dose proton therapy with concurrent chemotherapy for unresectable stage Ⅲ nonsmall cell lung cancer［J］. Cancer, 2011, 117（20）: 4707-4713.

［13］DE RUYSSCHER D, FAIVRE-FINN C, MOELLER D, et al. European organization for research and treatment of cancer（eortc）recommendations for planning and delivery of high-dose, high precision radiotherapy for lung cancer［J］. Radiotherapy and Oncology, 2017, 124（1）: 1-10.

［14］LIU Y, CHENG Y Y, HE R M, et al. Machine learning-based classification model of lymph node metastasis in nasopharyngeal carcinoma［J］. Chinese Journal of Physics, 2019, 36（11）: 1350-1355.

［15］WONG J, FONG A, MCVICAR N, et al. Comparing deep learning-based auto-segmentation of organs at risk and clinical target volumes to expert inter-observer variability in radiotherapy planning［J］. Radiotherapy and Oncology, 2020, 144: 152-158.

［16］GARELLI E, RITTMEYER A, PUTORA P M, et al. Abscopal effect in lung cancer: three case reports and a concise review［J］. Immunotherapy, 2019, 11（17）: 1445-1461.

［17］DALY M E. Inoperable early-stage non-small-cell lung cancer: stereotactic ablative radiotherapy and rationale for systemic therapy［J］. Journal of Clinical Oncology, 2022, 40（6）: 539-545.

［18］JABBOUR S K, HOUGHTON B, ROBINSON A G, et al. Placebo-controlled study of stereotactic body radiotherapy（SBRT）with or without pembrolizumab in patients with inoperable stage i/iia non-small-cell lung cancer（NSCLC）: keynote-867［J］. International Journal of Radiation Oncology, Biology, Physics, 2020, 108（3）: e135-e136.

［19］HANANIA A N, MAINWARING W, GHEBRE Y T, et al. Radiation-induced lung injury: assessment and management［J］. Chest, 2019, 156（1）: 150-162.

［20］LI R, CHEN L, ZHANG Y, et al. Safety and tolerability evaluation of sintilimab in combination with low dose radiation and sbrt in treatment naive stage iv pd-l1 positive NSCLC patients［J］. International Journal of Radiation Oncology, Biology, Physics, 2020, 108（3）: S72-S73.

［21］李坊铭, 张相国, 陈国健, 等. 初治鼻咽癌调强放疗应用医用射线防护剂防治放射性皮炎的对照研究［J］. 中国临床医生杂志, 2018, 46（5）: 590-593.

［22］STEWART F A. Mechanisms and dose-response relationships for radiation-induced cardiovascular disease［J］. Annals of the ICRP, 2012, 41（3-4）: 72-79.

第四编　专题篇

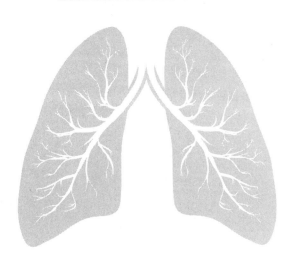

第十四章 肺神经内分泌肿瘤

第一节 肺神经内分泌肿瘤概述

神经内分泌肿瘤（neuroendocrine tumors, NETs）是起源于全身弥漫性内分泌系统细胞的肿瘤，是一个广泛的肿瘤家族，最常发生于胃肠道、肺和支气管、胸腺和胰腺。发生于肺和支气管的 NETs 称为肺神经内分泌肿瘤（pulmonary neuroendocrine tumors, PNTs）[1]。PNTs 包括类癌（典型类癌、不典型类癌）、小细胞肺癌（SCLC）、肺大细胞神经内分泌癌（肺 LCNEC）4 种亚型和一种癌前病变弥漫性特发性神经内分泌细胞增生（diffuse idiopathic pulmonary neuroendocrine cell hyperplasia, DIPNECH）[2]。因前面有专门章节介绍 SCLC，故本章节除病理诊断要点会涉及 SCLC 的相关内容，其他不再赘述。其次，非小细胞肺癌（NSCLC）伴神经内分泌分化（neuroendocrine differentiation, ND）是一类特殊的肿瘤，介于 NSCLC 和 PNTs 之间，在临床中经常会涉及，本章节也会对 NSCLC 伴神经内分泌肿瘤进行阐述。

一、PNTs 的发生和流行病学

在人的肺和气道上皮内散在分布着肺发育过程中起重要作用的神经内分泌细胞（pulmonary neuroendocrine cell, PNEC），这些细胞兼具神经细胞和内分泌细胞的功能。PNEC 在肺的发育中起重要作用，从胚胎到成人的过程中 PNEC 的数量呈动态变化。PNEC 对呼吸道上皮细胞的重塑、损伤、修复以及在免疫和肿瘤发生中具有重要的作用。PNEC 增生会导致 DIPNECH，DIPNECH 是一种以 PNEC 增生和肺 NETs 结节形成为特征的疾病，发病罕见且机制不明，可导致呼吸系统症状和发展为 PNTs。NETs 的病因尚不十分清楚，一项 Meta 分析显示肿瘤家族史和吸烟与肺和消化道 NETs 发生相关，另一研究显示癌症史和肿瘤家族史是 PNTs 的危险因素。

PNTs 占所有肺 - 肿瘤的 20%~25%，SCLC 最为常见（10%~15%），预后差。肺 LCNEC 占手术切除肺癌的 3% 左右，类癌占 1%~2%，类癌又分为典型类癌（typical carcinoid, TC）和不典型类癌（atypical carcinoid, AC）[2]。尽管 SCLC、肺 LCNEC、TC 和 AC 均被归类为 PNTs，但它们在流行病学、生物学行为、治疗和预后中有很大的差异。

中国大陆尚缺乏 PNTs 大规模流行病学、治疗及预后数据，仅一项中国台湾癌症登记处的资料显示，1996 年至 2015 年 NETs 的发病率从 0.244/10 万升高至 3.162/10 万，其中肺支气管神经内分泌肿瘤占 17.22%。另一项单中心研究显示，547 例 NETs 有 74 例发生于肺部（13.5%），年龄小于 50 岁、女性、低级别肿瘤、无远处转移、肠道 NETs 和手术与较好的预后相关。美国国家癌症研究所（NCI）的监测、流行病学和最终结果（the surveillance, epidemiology, and end results, SEER）数据库的研究纳入 124 969 例 PNTs，83.1% 为 SCLC，2.6% 为肺 LCNEC，6.5% 为 TC，0.5% 为 AC，7.2% 为其他 NETs；从 1998 年到 2015 年，调整年龄后的 PNTs 的发病率，SCLC 从 8.6/10 万降至 5.3/10 万，而其他 PNTs 的发病率都有升高，TC 从 0.57/10 万升高至 0.77/10 万，AC 从 0.17/10 万升高至 0.22/10 万，肺 LCNEC 从 2000 年的 0.16/10 万升高至 2015 年的 0.41/10 万。

二、PNTs 的分类

PNTs 是具有形态学、免疫组化学、超微结构和分子病理等特征的一组肿瘤，2015 年 WHO 肺肿瘤分类把肺 LCNEC 从 LCLC 亚型归入 NETs 亚型（表 14-1）[3]。本章节重点阐述 TC、AC、肺 LCNEC 和 NSCLC-ND 四类肿瘤。

表 14-1 PNTs 的分类

分类		性质
弥漫性特发性神经内分泌细胞增生（DIPNECH）		前体病变
肺神经内分泌肿瘤（PNTs）	小细胞肺癌（SCLC）	混合性小细胞肺癌（合并 SCLC）	恶性上皮肿瘤
	肺大细胞神经内分泌癌（肺 LCNEC）	混合性肺大细胞神经内分泌癌（合并肺 LCNEC）	恶性上皮肿瘤
	类癌肿瘤	典型类癌（TC）	恶性上皮肿瘤
		不典型类癌（AC）	恶性上皮肿瘤
	非小细胞肺癌伴神经内分泌分化（NSCLC-ND）		恶性上皮肿瘤

三、PNTs 的临床表现

PNTs 的临床症状与肿瘤生长的部位、有无转移、激素分泌情况等相关。周围型肿瘤较晚出现呼吸道症状，SCLC 和类癌多为中央型，临床症状多与病灶阻塞或压迫邻近结构有关，多见顽固性、刺激性咳嗽、咯血或阻塞性肺炎，当肿瘤侵犯或压迫局部结构时，会出现吞咽困难、声音嘶哑及上腔静脉综合征等表现。支气管/胸腺肿瘤会出现类癌综合征以及库欣综合征（Cushing syndrome），临床表现为向心性肥胖、紫纹、高血压、高血糖、抑郁症和多毛症等[1]。

DIPNECH 好发于女性，55% 的患者在诊断前就出现症状，病史可长达 10 年以上。主要症状为干咳（71%）、呼吸困难（63%）和喘息（25%），咳嗽、咳痰、咯血及胸痛等症状较少见。细支气管周围炎症和纤维化可导致支气管闭塞，在临床中往往容易被误诊为哮喘或慢性支气管炎。约 58% 的肺类癌患者在诊断时无临床症状，32% 的患者有咳嗽，26% 的会有咯血，24% 的表现为肺炎、气道阻塞和肿瘤坏死溃疡三联征。由于多数类癌恶性程度相对低，肿瘤生长慢，因此临床症状常于确诊前数年就出现，甚至约 24% 的 TC 和 7% 的 AC 是在气管镜活检时意外发现的。肺 LCNEC 与其他肺腺癌在临床表现上无特异性。一项研究显示 21 例肺 LCNEC 中有 6 例在体检时发现，8 例咳嗽、咳痰，2 例咯血，2 例胸痛，2 例气胸，1 例发热。另一项研究显示，87 例肺 LCNEC 在确诊时无副肿瘤综合征表现。

类癌综合征一般是在肿瘤发生肝转移后，激素类肿瘤活性物质超过了肝脏对其降解的能力后出现的。一些肿瘤会分泌高浓度的 5- 羟色胺和其他血管活性物质，这两者进入血液循环会引起类癌心脏病。库欣综合征与 ACTH 异位或分泌有关，约见于 2% 的肺类癌，而库欣综合征患者中小于 1% 的患者患肺类癌。一项研究对 88 例异位促肾上腺皮质综合征（ectopic adrenocorticotropin syndrome, EAS）患者进行分析，发现 38 例（43.2%）患者是肺 NETs。其他与肺类癌相关的少见的内分泌症状还有肢端肥大症、高钙血症和低血糖等。

四、PNTs 的诊断

（一）影像诊断

1. 胸部 X 线或计算机断层扫描

胸部计算机断层扫描（CT）能发现病灶的大小、部位、纵隔淋巴结情况以及有无远处转移等。DIPNECH 的特征是支气管壁细胞增生，CT 上表现为气道相关疾病，包括支气管壁增厚、轻度支气管扩张、黏液栓塞、"马赛克"样灌注和肺部大小不等的结节，尤其是无症状的双肺多发结节患者，容易被误诊为转移瘤。DIPNECH 相关的肺结节常表现为圆形或卵圆形的实性或"毛玻璃样"结节，DIPNECH 相关的类癌几乎均为周围型，通常为多发病灶[2]。

TC 在胸部 CT 中多邻近中央气管，常位于气管分叉处，肿块边界清楚，为圆形或类圆形，可有阻塞征象如肺不张、阻塞性肺炎；而 AC 和肺 LCNEC 多位于肺外周，肿块呈圆形或类圆形结节或肿物，可有分叶或毛刺等。类癌血管丰富，增强扫描可见肿块强化明显，肺 LCNEC 病灶较大时内部强化不均匀，病灶较小时强化较为均匀，考虑可能与大病灶内部坏死有关。除了原发病灶，还需要对其他容易出现肿瘤转移的脏器进行检查，如头部 MRI、腹部增强 CT 或 MRI、骨扫描等，并进行分期评价。

2. 核医学技术

核医学在 PNTs 的诊断方面较传统的影像学更有优势，特异性更高，能发现隐匿的小肿瘤。约 80% 的 PNTs 生长抑素受体（somatostatin receptor, SSTR）阳性，SSTR 成像对评估肿瘤组织 SSTR 的状态和转移性疾病有意义，而且对判断患者是否能从 SSTR 相关的治疗中获益至关重要。PET 因可利用肿瘤细胞高摄取 ^{18}F-FDG 的特性，故常用于 PNTs 的诊断中。将 SSTR 和 PET 与 CT 或 MRI 联合检查（SSTR-PET/CT 或 SSTR-PET/MRI），对 NETs 的诊断率会更高，敏感度高达 96%~100%。SSTR-PET 追踪剂一般包括 ^{68}Ga-DOTATATE、^{68}Ga-DOTDTOC 或 ^{64}Cu-DOTATATE。SSTR 阳性患者首选 SSTR-PET/CT 或 SSTR-PET/MRI 检查[1]。

（二）血液学检查

一些 NETs 能分泌特定的神经内分泌激素，PNTs 同样可能会伴有内分泌异常导致的临床症状。临床中根据患者是否存在相关症状来确定是否需要进行激素检测，无症状的患者不常规推荐进行激素筛查。质子泵抑制剂、一些药物或食物以及特定的疾病如肾功能损害、萎缩性胃炎等也会导致血清胃泌素和嗜铬粒蛋白 A 的假性升高。

最常检测的激素是 24 小时尿或血的 5- 羟基吲哚乙酸（5-hydroxyindoleacetic acid, 5-HIAA），在检测前 48 小时和检测期间应避免食用鳄梨、香蕉、哈密瓜、茄子、菠萝、李子、西红柿、山核桃、大蕉、猕猴桃、大枣、柚子和核桃。若怀疑患者有库欣综合征，需进行高皮质醇血症的筛查，常用的方法包括地塞米松抑制试验、24 小时尿游离皮质醇测定、午夜唾液皮质醇测定。通过测定血浆 ACTH 可确定诊断[1]。

（三）有创检查

病理诊断是确诊 PNTs 的关键步骤。纤支镜检查适用于所有中心型 PNTs，可了解病灶在气道内的情况，同时也可进行组织活检和对纵隔淋巴结进行评估，有助于诊断和分期。但类癌血管丰富，检查时需注意出血风险。对于出血风险高的患者，可选择硬质纤支镜，既可以活检又可以进行消融。纵隔镜对于中心型或纵隔型肿瘤具有优势，病灶取材较支气管镜更理想，对诊断和评估纵隔淋巴结具有优势。周围型病灶的活检可通过 CT 引导下经皮穿刺术来完成，但小活检组织标本在 TC 和 AC 的鉴别诊断中存在困难，对于诊断肺 LCNEC 来说信息可能不足。

（四）病理诊断

根据肿瘤的分化程度不同，PNTs 分为高级别肿瘤和低级别肿瘤。其中 SCLC 和肺 LCNEC 属于高级别肿瘤，肿瘤分化程度差，预后不佳；TC 属于低度恶性肿瘤，AC 为中度恶性肿瘤，预后相对较好；DIPNECH 在临床中较为罕见，是由神经内分泌细胞和神经内分泌小体广泛增生引起的癌前病变。

PNTs 确定诊断的金标准是病理诊断，需结合 HE 染色下肿瘤细胞的病理形态、是否存在坏死、肿瘤细胞核分裂指数（Ki-67 指数）和免疫组化对特殊的神经内分泌标志物进行标记和染色后综合诊断[4]。PNTs 的诊断标准见表 14-2。

表 14-2　PNTs 的病理诊断标准

肿瘤类型	细胞特征	核分裂数 /2 mm²	坏死	免疫表型
DIPNECH	中等大，多角形或梭形细胞，胞浆中等，染色质纤细，无核仁	无	无	CK 阳性，CgA、Syn、CD56 大多数阳性；TTF-1 大多阴性，Ki-67 < 5%
TC	类癌形态，中等大，多角形或梭形细胞，胞浆中等，染色质粗颗粒状，无核仁或小核仁	0~1	无	CK 阳性，CgA、Syn、CD56 大多数阳性；TTF-1 大多阴性，Ki-67 < 5%
AC	类癌形态，中等大，多角形或梭形细胞，胞浆中等，染色质粗颗粒状，无核仁或小核仁	2~10	点状坏死	CK 阳性，CgA、Syn、CD56 大多数阳性；TTF-1 大多阴性，Ki-67 5%~20%
肺 LCNEC	神经内分泌形态(类器官巢、栅栏、花环、小梁状)；具有 NSCLC 的细胞学特征：细胞体积大、核质比低、染色质空泡状，核仁明显	≥11（中位数 70）	多见大片带状坏死	CK 阳性，CgA、Syn、CD56 80%~90% 阳性；TTF-1 50% 阳性，Ki-67 40%~80%
SCLC	小细胞（直径通常小于 3 个静止淋巴细胞），细胞质稀少，核浆比例高，无核仁	≥11（中位数 80）	常见大片区域性坏死	CK 阳性或阴性，CgA、Syn、CD56 80%~90% 阳性；TTF-1 85% 强阳性，Ki-67 50%~100%

（五）其他检查

肺功能检测可用于评估术前风险以及筛查是否存在支气管狭窄、痉挛和慢性阻塞性气道疾病。超声心动图在术前评估及类癌心脏病的筛查和进展方面有重要意义。分子检测在肿瘤的诊断和治疗中有着重要的地位。明确转移性 NETs 的原发部位对治疗决策至关重要，隐匿型或原发部位不明的 NETs 缺乏有效的诊断模式。一项研究对 69 例小肠、肺和胰腺 NETs 甲基化数据进行建模，建立了神经内分泌肿瘤识别码（neuroendocrine neoplasm identifier, NEN-ID），NEN-ID 对肿瘤来源的预测准确率大于 95%。

五、PNTs 的分期

PNTs 的分期对治疗决策至关重要，除 SCLC 采用 AJCC 和 UICC 第 8 版肿瘤大小（Tumor, T）、淋巴结（Nodules, N）和转移（Metastasis, M）分期及美国退伍军人肺癌协会（Venterans Administration Lung Study Group, VALSG）双分期标准外，其余 PNTs 均采用 AJCC/UICC 第 8 版 TNM 分期标准。

PNTs 因其特殊的生物学特性，现有的 TNM 分期在治疗决策中尚不能完全满足治疗需求。一项研究[5]对 891 例转移性 PNTs 患者使用 COX 回归模型，根据不同转移器官的危险比建立了疾病特异性分期系统。根据肿瘤病理亚型和转移器官的部位将 M 分为 3 个亚类：M1a，仅累及肺或仅累及远处淋巴结；M1b，仅累及骨或仅累及肝；M1c，脑受累，不考虑转移器官数目或除脑外多器官受累。新的分期系统：ⅣA 期（G1 M1any，G2 M1a-b）、ⅣB 期（G2 M1c，G3 M1a-b）和ⅣC 期（G3 M1c），2 年癌症特异性生存（cancer specific survival, CSS）率分别为 77.9%、16.4% 和 5.3%。

六、PNTs 的治疗

（一）手术治疗

外科手术在 PNTs 治疗中有非常重要的地位，是治愈肿瘤最有效的一种手段。手术的方式由肿瘤的部位以及肿瘤与局部组织结构和脏器的关系决定。可接受手术切除的 Ⅰ～Ⅲ期 PNTs 患者均能从手术治疗中获益。但 PNTs 由于其特殊的生物学特性，尤其是低级别的类癌，即使是局部进展期患者，手术治疗较其他治疗也能给患者带来生存获益。

一项基于 SEER 数据库的资料，对 507 例手术确诊的 AC 患者进行 COX 生存分析，结果显示叶切除和段切除是 AC 患者 OS 和肺癌特异生存（lung cancer specific survival, LCSS）的保护性因素，COX 回归分析显示年龄、原发性肿瘤大小、N 分期、M 分期、手术和区域淋巴结检查是影响预后的重要因素。为方便临床使用，建立了一个在线网络服务器指导的临床治疗决策。另一项研究对 325 例手术切除的支气管类癌和肺 LCNEC 进行回顾性分析，89 例患者有淋巴结转移，5 年 OS 在 pN+ 的 TC 和 AC 中均为 89%，而在 pN+ 的肺 LCNEC 中为 47%。病理类型不影响 N0 患者的预后，生存率在 N0 和 N+ 的类癌中无差异，而在 pN+ 和 pN0 的肺 LCNEC 中存在差异。手术切除给早期和局部进展期的支气管类癌患者带来生存获益，而对于有淋巴结转移的肺 LCNEC 患者，尚需更好的治疗策略改善预后。

（二）药物治疗

1. 化学药物治疗

化疗在 SCLC 和肺 LCNEC 中的有效率明显高于 TC 和 AC，常用方案为依托泊苷联合铂类。晚期转移性类癌对化疗药物的敏感性差，常用的药物包括阿霉素、5- 氟尿嘧啶（5-fluorouracil, 5-Fu）、卡培他滨、氮烯唑胺、顺铂、依托泊苷、链佐星和卡铂等，有效率为 20%~30%。有关肺 LCNEC 的有效化疗方案仍在探索中。

2. 其他治疗

依维莫司、奥曲肽和兰曲肽是美国 FDA 批准的治疗 NETs 的药物。依维莫司是哺乳动物西罗莫司靶蛋白（mTOR）抑制剂，奥曲肽和兰曲肽是生长抑素类似物（Somatostatin analogs, SSAs）。2018 年 NCCN [6] 推荐的治疗 PNTs 的药物类型包括奥曲肽、兰曲肽、依维莫司、^{177}Lu-DOTATATE 和细胞毒化疗药物。一项回顾性研究对 83 例 PNTs 患者的治疗进行分析，研究显示 SSAs 单药或联合化疗、体外放射治疗、肝脏介入治疗和靶向治疗等能给患者带来生存获益，接受 SSAs 的患者 OS 长达 81.5 个月。另一项研究纳入 31 例 PNTs（14 例 TC，17 例 AC），其中 6 例患者有类癌综合征，60% 的患者 Ki-67 小于等于 10%，研究分析了 SSAs 一线单药治疗转移性 PNTs 中位 PFS 28.6 个月，OS 未达到。

放射性核素肽受体介导治疗（peptide receptor radionuclide therapy, PRRT）在胃肠 NETs 中是有效的，但在转移性支气管 NETs 中证据不足。一项研究纳入 443 例先前接受过手术、化疗、放疗或其他 SSAs 的 NETs 患者，研究 ^{177}Lu-DOTATATE 在 NETs 中的价值，其中有 23 例支气管 NETs 接受 ^{177}Lu-DOTATATE 治疗的 PFS 达 20 个月，OS 达 52 个月。另一研究对 25 例接受 PRRT 治疗的支气管 NETs 进行分析，7 例接受 ^{90}Y-DOTATATE，18 例接受 ^{177}Lu-DOTATATE，PRRT 作为三线以上治疗方案的患者占 44%，中位 PFS 达 17 个月（^{177}Lu-DOTATATE=12 个月，^{90}Y-DOTATATE=18 个月），中位 OS 达 42 个月。

（三）局部治疗

PNTs 的局部治疗主要包括放射线照射治疗、气管镜下的治疗、局部介入治疗等方法。气管镜下的治疗对于不能手术的气管内类癌有一定的疗效，有研究报道，纤支镜下冷冻治疗气管内孤立 TC 部分有效。肺类癌对放疗不敏感，一般用于不能接受手术或手术切除不完整患者的局部治疗。放射性核素标记 SSTR 衍生物 PRRT 治疗靶向过表达 SSTR 的肿瘤细胞，取得一定的疗效。有关肺 LCNEC 的放疗治疗尚缺乏大规模数据支持。

七、PNTs 的预后

多项研究显示 PNTs 的预后与病理亚型密切相关，总体上 TC 优于 AC，AC 优于 LNCEC 和 SCLC。来自 SEER 数据库的研究显示，总体 PNTs 的预后逐年改善，截至 2015 年，5 年 OS 在 SCLC、肺 LCNEC、AC 和 TC 中分别为 5%、17%、64% 和 84%。多因素分析显示，疾病分期、性别、组织病理类型、保险、西班牙裔和其他种族以及城市人口的 OS 和疾病特异的生存更好。

第二节　肺神经内分泌肿瘤的病理

一、大体所见

（1）SCLC 通常位于肺门部，并沿支气管蔓延，肿瘤组织切面呈白色、质地黏腻糟脆，并与肺门淋巴结融合。

（2）肺 LCNEC 肿瘤组织一般位于外周（84%），直径 3~4 cm，与周围组织界限清，切面呈灰红色，坏死较常见。常侵及胸膜、胸壁或其他相邻结构。

（3）类癌在各级气道均可发生，60% 为中央型，位于主支气管和叶支气管，肿瘤组织界限清，主体位于管腔，可破坏软骨侵及周围组织。外周型类癌与支气管没有明确关联。40% 为外周型，其中大部分为不典型类癌。

二、组织学形态

（1）SCLC 镜下肿瘤组织呈片状或巢状生长，常伴有广泛坏死，与其他 PNTs 不同，SCLC 神经内分泌形态不明显。肿瘤细胞呈短梭形，胞浆少，通常小于淋巴细胞直径的 1/3，染色质呈细颗粒状或胡椒盐状，核仁不显著或缺失，核分裂数至少超过 10 个 /2 mm^2，一般都超过 60 个 /2 mm^2（图 14-1）。需要注意的是，活检标本中，由于 SCLC 没有或只有很少的胞浆作为缓冲，因此容易出现变形、破损，甚至形成大片没有组织或细胞形态的蓝染物质。此外，即使活检标本 SCLC 肿瘤细胞没有发生严重的破坏，也仍然比后续手术切除标本中的肿瘤细胞小，这可能是因为小标本没有足够的间质对肿瘤细胞进行牵拉维持结构，导致其对常规脱水、制片程序的反应与大标本不同。与 NSCLC 不同，目前为止，没有发现 SCLC 的原位癌阶段。10% 的 SCLC 伴有 NSCLC 成分，一般情况下，复合性 SCLC 比单纯的 SCLC 预后差。有时非神经内分泌成分会出现在 SCLC 治疗后复发或转移灶中，因此应谨慎使用 SCLC 转化成 NSCLC 的术语，这可能是由于初诊 SCLC 活检组织取材有限所致，除非初诊为手术切除标本。转化的原因可能是化疗诱导的肿瘤"成熟化"导致复合性 SCLC 中存在 NSCLC 成分，这一点要在病理报告中进行标注。

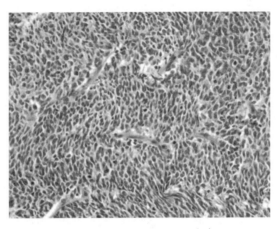

图 14-1 SCLC 的 HE 染色

注：肿瘤细胞小，胞质少，密集拥挤排列成巢、片状，神经内分泌肿瘤结构特征不显著，细胞核染色质丰富细腻，核仁不明显或呈现小的核仁，坏死广泛（20×10）。

（2）肺 LCNEC 一般具有器官样、缎带样、巢团样、栅栏样、筛状排列等神经内分泌形态。肿瘤细胞大、胞浆较丰富，泡状核，可见大核仁（与 SCLC 区别），核型改变是其主要形态学特征（图 14-2）。核分裂一般为 75 个 /2 mm^2。肿瘤组织常发生大片坏死。当肿瘤形态与 AC 相似，但核分裂大于 10 个 /2 mm^2 时，仍应诊断为肺 LCNEC。目前国际分类认为这种病变比 AC 更具侵袭性，但与典型的肺 LCNEC 是否存在生物学行为不同，目前没有大宗病理治疗及预后研究数据，建议在病理报告中进行备注说明。大约 30% 的肺 LCNEC 伴有非神经内分泌癌成分，与复合性 SCLC 诊断标准一致，复合性肺 LCNEC 中的非神经内分泌成分也没有比例的要求。当肺 LCNEC 与 SCLC 混合存在时，仍归入复合性 SCLC 类型。

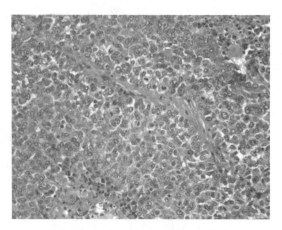

图 14-2　肺 LCNEC 的 HE 染色

注：槽团样结构形成，伴有坏死，肿瘤细胞核大，胞浆丰富，染色质呈空泡状，核仁明显，核分裂象易见（20×10）。

（3）类癌可为中央型或外周型，约 40% 表现为外周型，中央型类癌可位于支气管内。类癌通常为圆形肿瘤，切割面呈黄褐色，平均直径为 2~3 cm。胞浆呈嗜酸性染色。核染色质颗粒细致，而有些 AC 可能是粗糙的。虽然核仁在大多数 TC 中并不明显，但在 AC 中可能较为明显。TC 和 AC 均可能发生各种组织学形态，包括梭形细胞、骨小梁、栅栏状、腺状、滤泡状、莲座状、硬化性、透明状和乳头状（图 14-3、图 14-4）。肿瘤细胞可以呈罕见的细胞学特性，如嗜酸细胞和黑色素细胞，也可能发生基质骨化或钙化。TC 核分裂 0~1 个 /2 mm^2，AC 核分裂 2~10 个 /2 mm^2，并伴有点灶状坏死。

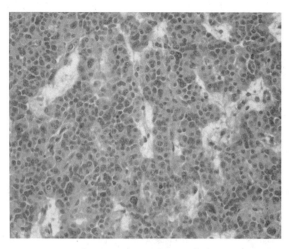

图 14-3　TC 的 HE 染色

注：小梁样、栅栏状的排布，伴有微血管间质，胞浆嗜酸性，染色质细颗粒状 （20×10）。

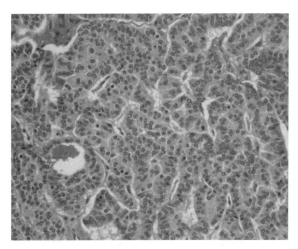

图 14-4　AC 的 HE 染色

注：菊形团样、器官样排列的肿瘤细胞形态，胞浆中等，淡染，细胞核大小一致，可见点灶
状坏死（20×10）。

三、免疫组化

PNTs 的神经内分泌标志物表达与肿瘤分化程度有关，分化越好表达越强，分化越差表达也越差。目前常通过一组神经内分泌抗体对结果进行综合评价。WHO 推荐使用的神经内分泌标志物包括突触素（Syn）、嗜铬蛋白 A（CgA）、神经细胞黏附分子（CD56）。此外，PNTs 病理诊断中还要使用 TTF-1 及 Ki-67。

（一）CgA

CgA 是位于神经内分泌颗粒中的一组酸性糖蛋白，包括 A、B、C 三个成员，其中CgA 含量最丰富，广泛存在于神经内分泌细胞，几乎所有类型的 NETs 均出现 CgA 水平升高。经手术治疗的 NETs，血浆 CgA 水平降低。血浆 CgA 不仅可作为 NETs 辅助诊断的肿瘤标志物，还可作为肿瘤发展进程的动态监测和预后指标，用于监测肿瘤的发展与转移。因此，CgA 也可作为免疫组化抗体用于 NETs 诊断。

（二）Syn

Syn 也称为主要突触囊泡蛋白 p38，是一种在人类中由 SYP 基因编码的蛋白质，分子量为 38 kDa。据报道，它出现在大脑、脊髓、视网膜的突触前小泡，也出现在类似的肾上腺髓质小泡以及神经肌肉连接点。Syn 可能参与突触囊泡的形成和胞吐。Syn在 NETs 中广泛表达，包括神经母细胞瘤、神经节神经母细胞瘤、嗜铬细胞瘤和非嗜铬细胞副神经节瘤。Syn 在上皮型 NETs 中也有表达，包括垂体腺瘤、胰岛细胞瘤、甲状腺髓样癌、甲状旁腺瘤、支气管肺和胃肠道类癌、支气管肺和胃肠道神经内分泌癌以及皮肤神经内分泌癌。Syn 特异性较强，但当肿瘤分化差时表达较弱甚至不表达。此外，标本固定不当、固定时间过长也会造成抗原丢失。

（三）CD56

CD56 是一种神经细胞黏附分子膜蛋白（Leu19），广泛存在于神经细胞、神经内分泌细胞和伴有神经内分泌分化的肿瘤中，是最敏感但最不特异的神经内分泌标志物。对于分化差的 NETs，其他神经内分泌标志物可能表达较弱甚至不表达，但 CD56 往往可以出现染色阳性，有助于诊断。

以上 3 种神经内分泌标志物在各个肺神经内分泌肿瘤中表达阳性率不同，统计结果见表 14-3。

表 14-3　不同神经内分泌标志物在不同亚型神经内分泌肿瘤中的表达情况

肿瘤类型	CD56/%	Syn/%	CgA/%	TTF-1/%	Ki-67/%
典型类癌（TC）	76	91	93	35	≤ 5
不典型类癌（AC）	76	91	93	35	≤ 20
肺大细胞神经内分泌癌（肺 LCNEC）	92	87	69	50	40~80
小细胞肺癌（SCLC）	97	54	37	85~90	50~100

（四）TTF-1

PNTs 表达 TTF-1，尤其是分化差的 PNTs，SCLC 中 TTF-1 阳性率高达 85%~90%。然而肺外来源的高级别 NETs 也会表达 TTF-1，因此不能根据 TTF-1 判断 NETs 来源（与肺腺癌不同）。

（五）增殖指数 Ki-67

Ki-67 是表示细胞增殖活性的标志物，调控细胞周期，在 G2 期和 M 期高表达，目前市场应用的抗体多为单克隆 MIB-1。大量荟萃分析证实，Ki-67 对于 NETs 分型有一定作用，比如 TC 和 AC 的 Ki-67 较低，SCLC 和肺 LCNEC 的 Ki-67 较高。但不同类型 NETs 之间 Ki-67 指数有一定重叠，比如 SCLC 和肺 LCNEC。对于 Ki-67 计数，手术标本选择 3 个热点区，活检标本需要计数全部肿瘤细胞。

WHO 规定，对于不具有神经内分泌形态的 NSCLC 不建议进行神经内分泌免疫组化染色，即使染色后指标呈阳性，也仍然不能诊断 PNTs，一般推荐使用肺腺癌 / 肺鳞癌伴神经内分泌分化的诊断。现有研究结果提示神经内分泌分化对预后没有明确影响。

四、分子进展

（一）SCLC

通过基因组和转录组学分析的研究表明，SCLC存在高负荷的体细胞突变、TP53和RB1基因失活、NOTCH基因失活突变–HES1失活（ASCL1拮抗剂）、转录因子SOX2和MYC突变/扩增，以及CREBBP、EP300、PTEN、FGFR1突变/扩增。ASCL1和NEUROD1是神经内分泌分化特异性因子，其中ASCL1激活神经内分泌分化，在NETs中维持肿瘤的发展和生存。NEUROD1促进肿瘤细胞的神经源性分化。对于ASCL1和NEUROD1双阴性的SCLC，一般没有神经内分泌表型，生长缓慢，驱动基因是YAP1或POU2F3。因此大量研究结果提示，根据ASCL1、NEUROD1、YAP1、POU2F3，至少可以将SCLC分为4个分子亚型[7]，每一种主要由相应的特定基因驱动：SCLC–A由ASCL1驱动，SCLC–N由NeuroD1驱动，SCLC–Y由YAP1驱动，SCLC–P由POU2F3驱动。有关SCLC分子亚型的临床个性化治疗已在进行之中，如图14–5所示。

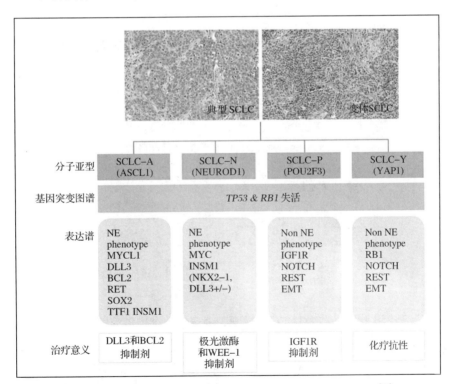

图 14-5 SCLC 分子亚型指导下的临床个体化治疗路径[9]

此外，一些研究团队[8]提出一种新的SCLC分子亚型——SCLC–IM（免疫细胞）型，此型SCLC神经内分泌标记阴性，免疫检查点指标高表达，化疗+免疫治疗优于单纯化疗。

（二）肺 LCNEC

大量研究表明，肺 LCNEC 是一组异质性的高级别 NETs[9]。从基因表达谱来看，肺 LCNEC 在分子水平上可以分为两个亚型——Ⅰ型和Ⅱ型。Ⅰ型以 STK11/KEAP1 改变为特征，其具有神经内分泌表型，并且 ASCL1 和 DLL3 高表达、Notch 下调（类似于 SCLC-A 亚型）。Ⅱ型以 Rb1 改变为特征，但主要是非神经内分泌表型（CgA 和 Syn 表达较弱），表现为 REST 和 Notch 高表达（类似 NSCLC）。Ⅱ型患者使用 NSCLC 方案化疗效果优于 SCLC 方案，如图 14-6 所示。

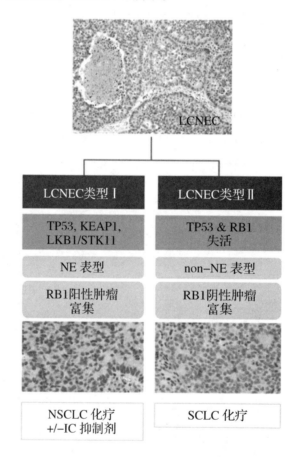

图 14-6　肺 LCNEC 分子亚型指导下的个体化治疗路径

随着后续关于分子亚型研究的进一步深入，SCLC 和肺 LCNEC 在病理诊断方面会有较大改变，分子分型可能列入常规病理诊断，并进一步指导治疗。

第三节 肺类癌

一、概述及流行病学

类癌是一组少见的低度恶性 NETs，最常见于消化道，其次为肺支气管，约占 25.3%。据 2015 年版 WHO 肺、胸膜、胸腺和心脏肿瘤分类标准，肺类癌（pulmonary carcinoid, PC）分为惰性的 TC 及低度侵袭性的 AC 两种亚型[3]。PC 约占肺部恶性肿瘤的 1%~2%，国外报道 PC 年发病率为（0.2~2）/10 万，40—60 岁人群发病率高；尽管儿童 PC 罕见，但可占儿童原发性肺部肿瘤的 63%。PC 发病和吸烟的关系尚不明确，文献报道 1/3~2/3 的 PC 患者有吸烟史，AC 患者吸烟比例高于 TC 患者。根据 SEER 数据库，近 30 年 PC 发病率呈逐年上升趋势，这与人们对该病的认识不断完善及免疫组化广泛应用有关。

二、临床症状及体征

PC 患者的临床症状与肿瘤位置及大小密切相关，中央型 PC 以呼吸道症状为主，而周围型 PC 表现缺乏特异性，多因体检等其他原因进行影像学检查确诊。大部分 PC 起源于段支气管，临床症状常由局部阻塞或肿物破溃所致，患者常表现为咳嗽、痰中带血及胸闷憋气，部分患者因阻塞性炎症反复出现咳嗽、咳痰迁延不愈，临床易被误诊为肺炎而导致诊断拖延。PC 肿瘤细胞分泌的 5- 羟色胺等多种血管活性物质进入外周血导致副肿瘤综合征，临床表现为肤色潮红、急性腹泻、哮喘及头痛等类癌综合征表现，占患者总数的 0.7%~5%。

三、诊断及鉴别诊断

（一）影像学检查

胸部 CT 是诊断和评估 PC 最常用的检查手段。中央型 PC 影像表现为支气管内边界清楚的圆形或类圆形团块，可呈分叶或毛刺状，支气管壁增厚、管腔狭窄所致阻塞性肺炎、肺不张，肿块骑跨气管内外形成"冰山征"表现，增强后呈明显强化。周围型 PC 常表现为边缘较规整、密度均匀的孤立肿块，可有钙化，少数见点状坏死，增强后病变中度强化。PC 脑转移少见，对有神经系统症状的患者应进行头颅 MRI 检查。

MRI 在肝脏和骨转移的鉴别诊断中亦有重要的临床价值。PET/CT 在 PC 的诊断中较传统的影像学检查特异性更高，但各文献报道灵敏度存在较大差异（14%~100%）。AC 患者常表现为 ^{18}F–FDG 摄取增高，临床可根据 PET/CT 摄取值指导优化活检部位。国外文献报道，PET/CT 在 PC 患者淋巴结分期诊断中的临床意义不确切，影像学考虑为纵隔淋巴结转移时应进行气管内或内镜下超声定位细针穿刺活检以明确淋巴结病理分期。因 PC 属于 NETs，故临床亦可采用靶向 SSTR 显像剂行 PET/CT 检查，不同显像剂联合互补可提高 PC 的诊断效能。

（二）诊断方法和技术

PC 分化程度较好，肿瘤组织表面常覆有完整的黏膜上皮，痰脱落细胞学检查诊断价值有限。支气管镜检查适用于中央型 PC 患者，文献报道诊断准确率为 29.1%~76.7%，但活检过程中应注意规避出血风险。另外，支气管镜检查对外科术式的选择有重要指导意义。肺穿刺活检可作为周围型 PC 的术前诊断方法。对于有浅表淋巴结转移的患者，淋巴结切除可保留组织的完整性，诊断效能明显优于活检小标本，且创伤小，风险低。

（三）病理学

TC 镜下形态具有典型的 NETs 特征，肿瘤组织血窦丰富，排列呈梁索或缎带状、腺样或实性细胞巢，而周围型则表现为梭形细胞形态，细胞大小一致，染色质粗糙或均匀，核仁小或不明显。TC 镜下形态与 AC 相似，但 AC 异型性相对明显，核分裂象可见，诊断标准为 2~10 个 /2 mm^2，可见点状坏死，偶有局灶样坏死出现。活检小标本可以有效诊断 PC，但难以区分亚型，除非见到点状或小灶状坏死。肿瘤有丝分裂象指数（Ki–67）对鉴别 AC 和 TC 也有重要参考价值[10]。根据 2017 年病理诊断共识[4]，手术切除标本的病理诊断包括标本类型、肿瘤类型、肿瘤部位、肿瘤大小和数目、浸润范围、肿瘤有无坏死、核分裂象、神经内分泌标志物、切缘情况及淋巴结转移情况，推荐诊断 PC 的免疫组织化学标志物组合为 Syn、CgA、CD56 和 TTF–1。

四、治疗方法

（一）早期局限型 PC

手术是早期局限型 PC 的首选治疗方法，术式以肺叶或袖式肺叶切除为主，也可行肺段切除、肺楔形切除术；局限于主支气管的肿瘤优选袖式切除手术，淋巴结清扫原则同 NSCLC，针对肺功能差的患者，可行姑息性肺段切除手术。N2 淋巴结转移不是手术的绝对禁忌证。研究认为 TC 淋巴结转移发生率低，可采用亚肺叶手术方式以最大限度保留肺功能；而对于术前诊断明确的 AC，亚肺叶切除术可能会遗漏潜在的淋巴及肺内转移病变，建议行肺叶切除术等范围更大的手术切除方式。欧洲神经内分泌肿瘤协会（European Neuroendocrine Tumor Society, ENETS）建议大型手术围术期应用奥曲肽预防类癌危象[11]，但也有学者报道预防性应用生长抑素类药物并未降低类癌危象的发生率。PC 术后是否行辅助治疗仍存在分歧。NCCN 指南推荐对 Ⅱ、Ⅲ 期 AC 患者行辅助化疗和（或）放疗，ENETS 推荐辅助治疗仅用于 AC 淋巴结转移患者。最近一项基于 SEER 数据库的回顾性分析指出，AC 患者并不能从术后辅助化疗中取得生存获益。对于体能状态较差无法耐受手术且肿瘤局限于气管腔内的 PC 患者，亦可采用支气管镜介入治疗。

（二）不可手术切除或晚期 PC

针对晚期 PC 的系统治疗，各指南之间缺乏推荐一线和后续治疗方案的共识，治疗经验多基于回顾性分析或小样本随机或安慰剂对照试验。晚期 PC 的治疗选择包括 SSAs、靶向治疗、干扰素、化疗和 PRRT 等，ICI 在晚期 PC 中的治疗仅局限于个案报道。

1. 全身化疗

化疗在 PC 治疗中的确切地位并未得到认可。化疗可使 PC 患者获得约 30% 的 ORR，其中 AC 化疗的 ORR 高于 TC 的。另有研究结果提示相比于定期随访，化疗并不能使 PC 患者取得生存获益，目前多推荐化疗应用于其他治疗方案失败的进展期 AC。替莫唑胺（temozolomide, TMZ）是常被推荐的 PC 化疗方案。针对晚期转移性 PC 患者，NCCN 指南仅在无其他治疗选择的情况下推荐使用细胞毒性化疗药物，并推荐顺铂和依托泊苷作为晚期 AC 的首选化疗方案。而 ENETS 指南推荐在其他治疗方案失败和（或）SSTR 阴性、Ki-67 大于 15% 的进展期 AC 患者中采用全身化疗。

2. 抗血管及生物类治疗药物

PC 肿瘤组织高表达 VEGF、VEGFR、PDGF 等血管生成因子[80-81]，因此抗血管治疗也是治疗方案之一。一项纳入 107 例患者的临床研究中，舒尼替尼（sunitinib）治疗 PC 患者的 DCR 为 85.4%，一年 OS 为 83.4%。PAZONET 的 Ⅱ 期研究评估了帕唑帕尼（pazopanib）治疗 44 例进展期 NETs（包括 9.5%PC 患者）中的疗效，DCR 达到 56.8%，中位 PFS 为 9.5 个月。在另一项纳入 34 例晚期类癌（包括 11.7% PC 患者）的二线治疗前瞻性临床研究中，抗血管药物贝伐珠单抗联合替莫唑胺取得 56% 的 ORR，中位 PFS 和 OS 分别为 7.3 个月和 18.8 个月。干扰素 -α（IFN-α）是一种免疫调节活性的细胞因子，一项应用 IFN-α 治疗 27 例转移性 PC 的研究报道其 DCR 为

14.8%。SWOG-0518 试验比较了长效奥曲肽 / 干扰素与长效奥曲肽 / 贝伐珠单抗在 402 例晚期进展 NETs 中的疗效，两组 PFS 相似，但贝伐珠单抗组较 IFN 组显示了更长的中位 TTP（9.9 个月 vs 5.6 个月）。上述研究证实，抗血管及生物类药物可有效治疗 NETs，尽管其在 PC 患者中缺乏高级别循证医学证据，但仍被部分指南推荐用于 PC 的治疗。

3. SSAs

SSAs 可通过靶细胞膜上的特异性 SSTR 介导发挥生物效应，可抑制生长激素、胰高血糖素等多种激素的释放，常用于晚期或转移性 PC 患者的一线治疗，尤其适用于伴有临床症状的功能性 PC 和 SSTR 强阳性 PC 患者。多项前瞻性研究及回顾性分析证明，SSAs 可诱导 30%~70% PC 在内的高分化 NETs 处于疾病稳定状态，由于 SSAs 对于 PC 控制较好，因此多项指南推荐 SSAs（如奥曲肽）为晚期转移性 PC 的一线常规用药。

4. PRRT

PRRT 对于晚期高表达 SSTR 的 NETs 治疗疗效已被多项研究证实。一项回顾性报道中，^{90}Yttrium-PRRT 治疗 1109 例转移性 NETs（含 7.9% PC 患者）的 ORR 达到 38.1%，中位 OS 达 40 个月。即使在奥曲肽抵抗的类癌（含 20% PC 患者）中，^{90}Yttrium-PRRT 治疗仍可取得 74.4% 的 DCR，中位 PFS 和 OS 分别为 16.3 个月和 26.9 个月[12]。PRRT 可控制患者症状，提高患者生存质量，但目前缺乏 PC 的前瞻性临床Ⅲ期试验证据支持。

5. 靶向药物

尽管部分 PC 肿瘤组织表达 EGFR、c-kit 和 PDGFR，但未能从伊马替尼或厄洛替尼治疗中获益。多数 PC 和 NETs 高表达 mTOR 信号通路，且有研究证实了靶向 mTOR 通路治疗 NETs 的可行性。依维莫司为 mTOR 通路的抑制剂，在Ⅲ期 RADIANT-2 临床研究中，奥曲肽联合依维莫司较单药奥曲肽治疗晚期功能性 NETs 的 PFS 延长（16.4 个月 vs 11.3 个月），但是差异未达到统计学意义[13]。在临床Ⅲ期 RADIANT-4 试验中，入组研究 302 例晚期非功能性的 NETs 患者（其中 90 例为肺 NET 患者）。结果显示，与安慰剂相比，依维莫司的 PFS 显著改善（11 个月 vs 3.9 个月），差异具有统计学意义。依维莫司是目前唯一经 FDA 批准治疗 PC 的药物，且被 ENETS 推荐为一线用药。

五、预后

PC 的预后明显优于其他病理类型的肺部恶性肿瘤，TC 的预后通常又好于 AC。不同文献报道的生存数据差异较大，TC 和 AC 的术后五年生存率分别达 90%~97%、44%~89%，10 年生存率分别达 56%~89.9%、47%~62%。病理分型及 TNM 分期是较为公认的影响 PC 预后的因素，淋巴结转移、Ki-67 指数、年龄、最大 SUV 等是否影响患者预后，目前各研究报道存在分歧，可能与样本量大小及纳入人群差异有关。

六、展望

PC 是一种少见的具有神经内分泌分化特征的恶性肿瘤，呈相对惰性的临床过程。早诊早治对延长 PC 患者的生存期至关重要。外科手术是 PC 治疗的首选方法，术后放化疗的临床地位有待于进一步确认，晚期患者的综合治疗仍有待于人们进一步探索，ICI 在 PC 患者中的治疗仍缺少系统研究。期待能有更多前瞻性的大样本的临床研究增加循证医学证据，使 PC 的治疗标准化、规范化，使更多患者生存受益。

第四节　肺大细胞神经内分泌癌

一、概述及流行病学

LCNEC 最先在肺部发现，1991 年由 Travis[14] 等首次总结其病理特点并命名。LCNEC 属于高级别的神经内分泌癌，是目前已知的第四种被定义的 PNTs。2015 年第4 版 WHO 的肺肿瘤分类[3] 中将肺 LCNEC 与 TC、AC、SCLC 一起归为 PNTs。

肺 LCNEC 占所有肺恶性肿瘤的 2.1%~3.5% 不等，普遍认为其实际发病率要略高，其发病率的逐年增长与病理学家对该病的认识不断完善有关。肺 LCNEC 发病特点包括：大量吸烟史、高龄（中位年龄 66 岁）、男性多于女性（55.9% vs 44.1%）、好发于肺上叶外周（62%）、Ⅲ ~ Ⅳ期病例多见（65.5%）。由于肺 LCNEC 发病率低且认识时间不长，缺乏认知经验及指南，所以对该病的诊疗一直存在争议。

二、临床症状及体征

肺 LCNEC 起病隐匿，临床症状常见咳嗽、咳痰、咯血、胸痛，缺乏特异性。首发症状为神经内分泌异常及副肿瘤综合征的病例数要明显少于 SCLC，但也有报道发现皮肤潮红、盗汗、心动过速、关节肿胀、腹泻、呼吸困难等与肿瘤分泌神经内分泌激素有关的症状。

三、诊断及鉴别诊断

（一）影像学检查

总体上来说，肺 LCNEC 的影像学表现缺乏特异性，多数表现为外周型的病变。原发灶形态多为边界清楚的类圆形或不规则形状，常见分叶、毛刺，增强后多伴有不均匀强化，部分伴有坏死，个别可见空洞性改变。需要指出的是，与其他肺部恶性肿瘤一样，随着胸部 CT 的普及，越来越多的肺 LCNEC 患者因体检就诊，为患者的早诊早治提供了有力帮助[15]。

PET/CT 在诊断肺 LCNEC 中也有一定的价值，其价值除了体现在寻找转移灶及判断分期方面有其他影像学方法无法比拟的优越性外，还体现在 SUV 值越高，提示肿瘤的级别越高，分化越差，尤其当 SUV 大于 12.9 时，提示肺 LCNEC 预后不良。

（二）病理学

肺 LCNEC 大体标本肉眼观呈灰白色或灰褐色，边界欠清，质地较硬，可伴有出血或坏死。镜下诊断肺 LCNEC，需要具有如栅栏样、菊团状、骨小梁样或器官样等 NETs 典型的结构；NSCLC 细胞学特点，如低核质比、空泡状染色质、大量丰富的核仁；常见坏死；至少一项神经内分泌标志物 CD56、Syn 及 CgA 阳性或电镜下见神经内分泌颗粒；核分裂象数高（ > 10/2 mm^2，通常 > 70/2 mm^2）等特点。鉴别诊断的要点在于特征结构、细胞大小、坏死成分、有丝分裂象、TTF-1（约 50% 阳性）和 Ki-67 的表达情况等。在术后大体标本中 12%~30% 的病理为复合性肺 LCNEC，其中混合腺癌占 70%，混合鳞癌占 30%。偶尔肺 LCNEC 与 SCLC 混合存在，当肺 LCNEC 含量达 10% 以上时归入复合性 SCLC 类型。以上这些特点的限制给肺 LCNEC 的病理诊断及鉴别诊断造成了困难，却促进了分子标志物研究的发展。

（三）分子标志物进展

NGS 技术的应用加深了人们对肺 LCNEC 分子分型、预测疗效及预后的认识。有研究提出将肺 LCNEC 进行分子分型：Ⅰ型以 STK11、KEAP1、TP53 改变为特征，具有 ASCL1 和 DLL3 高表达以及 Notch 途径的下调；Ⅱ型的特征是 TP53 和 RB1 的共突变，CgA 和 Syn 的表达偏低，有高水平 Notch 通路的表达。不同的研究得出分型的结论略有差异，但目的都是为了更好地指导治疗方案的选择[9]。应用液体活检技术检测患者血液样本中的细胞游离 DNA，将肺 LCNEC 分为 SCLC-like（TP53、RB1 共突变）和 NSCLC-like（TP53、RB1 野生型）两型[16]。当然，通过基因检测还能发现极少数可接受靶向治疗的突变靶点，因此有条件的情况下应该在治疗前完成基因水平的评估。

国内外多篇报道发现在 PNTs 中肺 LCNEC 的 PD-L1（10.4%~100%）表达相对其他 PNTs 要高。PD-L1 在肿瘤细胞（tumor cells，TC）和炎症细胞（inflammatory cells，IC）中的表达可能是预测疗效的标志物。法国进行的研究发现在 68 例肺 LCNEC 患者中，66% 的标本是 TC-/IC+ 的表达模式，IC+ 的肺 LCNEC 预后相对更好。

四、治疗及预后

（一）治疗

1. 手术治疗

可接受手术治疗的肺 LCNEC 预后要差于同期的 NSCLC 患者，Ⅰ期、Ⅱ期和ⅢA 期术后五年生存率分别约为 50%、45%、36%。由于恶性程度和复发率高，故推荐肺叶切除甚至全肺切除。即使是 IA 期肺 LCNEC，术后是否接受辅助化疗也会影响患者预后，因此建议所有肺 LCNEC 患者术后均接受辅助化疗及必要的综合治疗。Iyoda 等认为依托泊苷联合铂类相比较其他联合铂类的方案更能提高五年生存率，但是 Roesel 等却发现 SCLC 方案和 NSCLC 方案之间并无显著差异，也许基因分型的应用能帮助医生做出更好的辅助治疗决策。

2. 姑息化疗

姑息化疗仍是晚期患者的首选。2015 年 ASCO 指南建议Ⅳ期肺 LCNEC 患者一线治疗首选依托泊苷 + 顺铂 / 卡铂或其他非肺鳞癌治疗方案。Sun 等总结了 45 例晚期患者的化疗，认为 SCLC 方案化疗的疗效可能要优于 NSCLC。荷兰的研究认为应用含吉西他滨、多西他赛、紫杉醇和长春瑞滨等含铂二联方案（OS 8.5 个月）优于培美曲塞含铂二联方案（OS 5.9 个月）和 SCLC 方案（OS 6.7 个月）。近期中国的 17 家中心回顾性研究数据显示，接受 SCLC 方案的患者中位 PFS 明显优于接受 NSCLC 方案的患者（11.5 个月 vs 7.2 个月）。

精准治疗是基于精准分型基础之上的。Derks 等发现 RB1 野生型患者接受 NSCLC 方案的 PFS 和 OS 均显著优于 SCLC 方案；而在 RB1 突变型患者中，各化疗方案之间的比较对 PFS、OS 的影响差异均无统计学意义。Zhuo 等依据 63 例肺 LCNEC 患者血液 cfDNA RB1 和 TP53 表达的不同突变状态，将患者分为 SCLC-like 组和 NSCLC-like 组，其中 SCLC-like 组接受 SCLC 方案治疗的 DCR、ORR、PFS 均显著高于 NSCLC（培美曲塞含铂二联）方案；而 NSCLC-like 组接受各种化疗方案的 DCR、ORR 差异无统计学意义，但接受 SCLC 方案的 PFS 和 OS 均有所提高[16]。

3. 放射治疗

先前认为术后接受胸部放疗的肺 LCNEC 患者并未生存获益，但受例数和分期的限制，此结论可能有一定的局限性。早期患者的 SABR 能否取代手术呢？ Lo 等给出了否定的答案，T1-2N0M0 肺 LCNEC 手术和 SABR 相比较，中位 OS 有明显的差异（57 个月 vs 35 个月）。但是对于无法接受手术的 T1-2N0M0 肺 LCNEC 患者来说，接受 SABR 相对于常规放疗中位 OS 明显得到改善（34.7 个月 vs 23.7 个月）。对于晚期肺 LCNEC，放疗的预后与 SCLC 相同。虽然对于预防性脑照射仍有争议，但是对于已发生脑转移的肺 LCNEC 患者进行脑放疗还是能延长生存的。

4. 其他治疗

靶向治疗在肺癌的治疗中占据重要的地位，但肺 LCNEC 合并 EGFR、ALK 等治疗敏感突变的报道多为个案。也有数个个案报道指出，经 EGFR-TKI 治疗后耐药肺腺癌患者在活检时病理会发生肺 LCNEC 转化[17]。另外还有一些潜在的肺 LCNEC 治疗靶点尚在研究，如 Notch 信号通路的抑制性配体 DLL3、原肌球蛋白受体激酶等。内分泌治疗对于肺 LCNEC 的疗效还不太确定，Filosso 等曾研究了肺 LCNEC 患者术后使用奥曲肽，结果显示接受奥曲肽治疗的患者无瘤生存较长。

ICI 治疗近年来在肺癌领域应用较多。尽管研究肺 LCNEC 的病例数不多，但是得益于较高的 PD-L1 表达水平，研究结果令人鼓舞。Levra 等总结了 10 例接受 ICI 治疗的患者，其中有 6 例 PR、1 例 SD，中位 PFS 为 13.3 个月。Sherman 总结了 23 例肺 LCNEC 患者应用 ICI 治疗，ORR 为 33%，中位 PFS 为 4.2 个月。值得注意的是，该研究还与非肺 LCNEC 应用 ICI 治疗的肺癌患者进行了比较，发现肺 LCNEC 患者的 OS 更长（中位 OS 为 11.8 个月 vs 6.9 个月）[18]。Zhang 等描述了 1 例 TMB 明显升高的肺 LCNEC 患者在术后辅助化疗后迅速进展，应用纳武利尤单抗后获得 CR。希望不久的将来，能有更多 ICI 应用于肺 LCNEC 治疗的数据展示。

（二）预后

总体上来说，肺 LCNEC 预后要比肺 TC 及 AC 差，与 SCLC 相似。绝大多数研究均支持肺 LCNEC 的预后与年龄、TNM 分期及是否接受手术、化疗、放疗等治疗有关。此外一些分子标志物也是肺 LCNEC 的预后指标，如 CD56、Syn 及 CgA，三者同时阳性的患者预后较只有一个或两个阳性的患者差。还有诸如 P53、RB1、ALDH1、YAP1、钙黏蛋白家族等基因可能为预后提供帮助。对于免疫治疗疗效的判断，可参照 NSCLC 中推荐的检测 PDL1、TMB 等指标。有研究认为 T 细胞亚群的变化可能是 ICI 预期的指标，但尚需要更多的研究支持[19]。

五、展望

肺 LCNEC 是一种少见的、分化差、起病隐匿、诊断困难、缺少标准治疗、预后差的侵袭性肿瘤。与 NSCLC 及 SCLC 相比，人们认识肺 LCNEC 较晚，更由于病例数少，限制了人们对它探索的热情，因此我们只能尝试从一些小规模研究中获得有限的信息。正由于"基础薄弱"，因此肺 LCNEC 诊疗上的突破才更令人期待。近年来，肺 LCNEC 基因谱的分析更多地展示了出来，也为分子分型指导治疗奠定了基础。相信更多基于分子分型的研究能为精准治疗提供更有力的依据。此外，基于小样本或者个案的免疫治疗报道，ICI 已经被写进高级别 NETs 的诊疗指南中，尽管推荐级别只有2B，但是我们对于 ICI 在肺 LCNEC 上的疗效非常期待，相信随着治疗的精细化管理，以及预后标志物的研究，会有更多的报道及临床试验数据供医生参考。

第五节　非小细胞肺癌伴神经内分泌分化

一、NSCLC-ND 的概念

20 年前的研究发现了一种在临床中并不常见的新的病理分类——NSCLC 伴神经内分泌分化（neuroendocrine differentiation, ND）[20]。1999 年由 WHO 修订的肺肿瘤组织病理学分类新增加了 NSCLC-ND 的概念，NSCLC-ND 是指肿瘤组织中部分肿瘤细胞出现 ND 现象。按照 WHO 分类标准：肿瘤组织中一种神经内分泌标记物明确阳性，且阳性细胞数大于 50% 时诊断为神经内分泌癌，否则为伴神经内分泌分化。不同于内分泌腺肿瘤和神经内分泌肿瘤，NSCLC 中这部分 ND 的肿瘤细胞为肿瘤组织的一种伴随成分。

二、NSCLC-ND 的病理特点

（一）病理特点

恶性肿瘤细胞向 ND 方向分化，同时仍具有恶性肿瘤的特征，即在癌病灶中的 ND 细胞既显示肿瘤主体细胞的结构特点，又显示胞浆内分泌颗粒。分化的神经内分泌细胞在癌组织成分中不足 50%，以单个细胞或细胞集的形式分散存在。分化好的内分泌肿瘤细胞特征为细胞核规则、呈圆形；细胞排列成小梁状、缎带状；同时细胞具有明显异型性，如有丝分裂活性增加，易出现坏死灶即血管侵犯的特点；分化差的 NETs

则表现为更突出的实体结构和大量的有丝分裂象。分化的神经内分泌细胞胞浆内含有多种致密核心颗粒，它们与存储和分泌大量内分泌活性物质有关。

（二）生物标记物及检测方法

目前公认的 NSCLC-ND 特异性标记物是 CgA 和 Syn，两者在 NSCLC 中的敏感性和特异性相较于其他标记物如 NSE、NCAM、TNF 受体、ProGRP、LEU-7（CD57）等均更高。NSE 作为神经内分泌标记物敏感性高而特异性差，是因为其形成的异质二聚体不只限于神经内分泌细胞内而导致非特异性背景着色[21]。

CgA 是目前国际公认的特异性较强的神经内分泌标记物，是由 439 个氨基酸组成的可溶性蛋白质，其编码基因位于 14 号染色体，属于调节分泌蛋白家族。CgA 主要储存在肾上腺髓质和多种神经内分泌细胞的致密核心颗粒中，可伴随 ND 多肽激素出细胞。Syn 是相对分子质量为 3.8×10^4 的结合膜糖蛋白，为前突触囊膜的分子标志物，并且在突触囊腔的形成以及胞吐过程中起作用。突触素 Syn 抗体可以标记存在肾上腺髓质颈动脉小体、皮肤、垂体、甲状腺、肺、胰腺、胃肠道黏膜、中枢神经、脊髓神经以及视网膜中的神经内分泌细胞。

伴 ND 的 NSCLC，其凋亡指数、Apaf-1、Caspase-3 蛋白表达均显著高于不伴 ND 者，这也是其对放化疗敏感的分子病理基础。检测 ND 的方法包括电镜、IHC 测定 ND 相关酶、原位杂交检测编码 ND 标志的 mRNA 等。其中免疫组化仍然为检测 NE 分化的标准方法。免疫组化在鉴定神经内分泌肿瘤上，无论是形态学还是从诊断到治疗都无可取代。

三、NSCLC-ND 的临床表现

由神经内分泌分化的细胞可以合成和分泌各种肽类或者胺类激素，从而导致血液中的激素类物质升高，引起相应的神经内分泌现象，即副肿瘤内分泌综合征。肺腺癌伴 ND 的发生率高于肺鳞癌，低分化癌伴 ND 的发生率高于高分化癌，肿瘤分化程度越低，越容易形成 ND，产生异质性肺癌细胞。NSCLC 患者中重度吸烟者存在 ND 的比例高，中心型及纵隔巨大占位较多见，与 SCLC 的特点相似。

四、NSCLC-ND 的治疗及预后

NSCLC-ND 的生物学特征介于 NSCLC 与 SCLC 之间，伴 ND 的 NSCLC 具有较高凋亡活性，是其对放化疗敏感的生物学基础。针对 NSCLC-ND 化疗多药耐药（MDR）的研究发现，根据 ND 标记物表达将 NSCLC-ND 分为阴性组和阳性组，比较 GST-Ⅱ、MRP、LRP 等耐药蛋白在两组间的差异，发现阳性组的表达较阴性组低，即伴 ND 的 NSCLC 的 MDR 相关蛋白的阳性率较低，其原发性耐药较弱，对化疗相对敏感。从 NP/

GP 新辅助化疗来看，NSCLC 伴 ND 分化阳性者较阴性者病理学缓解率更高。但与此同时，也有研究显示这些 ND 的肿瘤具有初次化疗敏感、经再次用药耐药率更高的现象，从而导致临床总生存率与一般 NSCLC 无明显差异。

目前对 NSCLC-ND 肿瘤全身化疗方案还没有大型的临床研究，关于 NSCLC-ND 化疗方案的研究也很少。国内小样本研究发现，NSCLC-ND 中 19 例接受紫杉醇 + 顺铂 + 依托泊苷（E-TP 组）三药联合方案对比 20 例接受紫杉醇 + 顺铂（TP 组）两药化疗方案有效率更高（47.4 % vs 15.0%，$P < 0.05$），疾病控制率也明显增高（94.7% vs 70.0%，$P < 0.05$）。从不良反应来看，脱发、胃肠道不良反应、血小板减低在两组中的发生率差异均无统计学意义；Ⅲ ~ Ⅳ度粒细胞减少 E-TP 组的发生率高于 TP 组（$P < 0.05$）。NSCLC 中 NSE、CgA、Syn 高表达者（以 30% 为 cut-off 值）对紫杉醇联合顺铂方案的化疗方案敏感，预后较好。

从放疗的循证医学来看，具有 ND 细胞特征的肺癌细胞对放疗不敏感并且转移能力更强。MEK/Erk 抑制剂可降低肿瘤细胞的 ND，增加放疗抵抗的肺癌细胞对放疗的敏感性，降低其侵袭转移能力。从相关机制研究发现，放射治疗可诱导 NSCLC A549 和 H157 细胞发生 ND，用腺苷酸环化酶（AC）的抑制剂（SQ22536）或 IL-6 的中和抗体（Ab）治疗放疗抵抗的肺癌细胞，可导致放疗抵抗的肺癌细胞的 ND 特性提高；当抑制 cAMP 或 IL-6 介导的通路或下游 MEK/Erk 信号通路时，放疗抵抗的肺癌细胞的放射敏感性显著增加，其转移潜能显著降低。在小鼠体内研究中也发现用 MEK/Erk 抑制剂治疗小鼠可降低 ND，从而提高放射敏感性。

预后的相关报道很多，但目前关于 NSCLC-ND 分化与预后在国内外文献中一直存在争议，如 NSCLC-ND 分化与化疗疗效是否有关、化疗疗效是否影响生存等[2]。一项前瞻性研究评价 ND 在 NSCLC 中的临床意义，发现 280 例 NSCLC 中 16% 存在 ND，ND 阳性的患者无论接受手术还是非手术治疗，总生存率都有增高的趋势，但没有统计学差异。近期的一项研究针对 451 例 NSCLC 的组织芯片内分泌标记物表达同病理和临床特征的关系发现，具有 ND 特征者预后更差，DFS 更短。分析结论不一致的原因包括：各研究中一线化疗或术后辅助化疗无统一的标准化疗方案，早期的药物如长春新碱、氨甲蝶呤、环磷酰胺，后期的药物如顺铂、依托泊苷等；检测标记物试验技术不同，检测标记物的阳性 cut-off 值不同；缺乏 ND 研究的金标准，纳入研究病例差异；等等。

五、展望

肺癌细胞向神经内分泌分化的原因和调控神经内分泌分化的位点仍然未知，因此对相关分子机制和基因调控机制有待进一步系统深入研究。期待系统深入的研究能为预防肺癌侵袭转移，为预防肿瘤对放化疗的耐药以及寻求新的治疗方案指引方向。

第六节 肺神经内分泌肿瘤的研究进展

一、概述

PNTs 被认为来源于支气管黏膜上的 Kulchitsky 神经内分泌细胞，2015 年第 4 版 WHO 的肺肿瘤分类将 PNTs 分为 TC、AC、SCLC 和肺 LCNEC。由于 PNTs 的生物学行为特殊，发病率较低，临床数据多来自小样本或回顾性研究，故目前对其诊疗管理尚缺乏统一规范，尤其是肺 LCNEC，恶性程度较高，预后较差。

二、PNTs 的病理诊断、分子特征和分期

（一）病理诊断

WHO 建议结合肿瘤形态、坏死程度和核分裂象来区分 PNTs。虽然 Ki-67 用于指导消化道内分泌肿瘤的分级和治疗，但是并未纳入 PNTs 的分型指标。有丝分裂计数和坏死评估这两个主要的形态学参数高度依赖于待分析的肿瘤组织的可用性，尤其是活检和细胞学准备中的取样方法都会产生组织伪影（压碎、碎裂、成型），这可能会妨碍对这些参数的正确评估。尤其在 NETs 的诊断中，与 NE 分化相关的免疫组化标记物，如 CgA、Syn、神经细胞黏附分子（NCAM-1/CD56）等的阳性率降低，Ki-67 就显得尤其重要，所以部分病理学家强烈建议对其进行评估[22]。

（二）分子特征

现有的数据表明，AC 可能比 TC 携带更多的 PIK3CA 和 MEN1 基因突变：在所分析的 TC 中，PIK3CA 突变和拷贝数的增加分别为 13% 和 3.8%，而在 AC 中这两个数值分别为 39% 和 23%；同样，MEN1 在 AC 中的突变频率为 20%~22%，在 TC 中的突变频率为 6%。此外，MYCL 原癌基因、SRC 原癌基因等的突变频率在 AC 中为 20%~22%，在 TC 中为 6%，凋亡调节因子 BCL2 扩增仅见于 AC。这些差异可能解释了这两种类癌亚型之间侵袭性的差异。RB1 突变在 SCLC 中更多见，而 SKT11、KRAS、KEAP1、LAMA1、PCLO 和 MEGF8 突变在肺 LCNEC 中更常见[23]。EGFR、ALK、ROS1、BRAF、RET 或 ERBB2 改变在 SCLC 和肺 LCNEC 中均很少见。现有研究发现肺 LCNEC 是有异质性的，通过二代测序和聚类分析，倾向于把肺 LCNEC 分为

3种分子亚型：第一类与 SCLC 相似，特点是共同出现 TP53 及 RB1 基因突变或缺失；第二类亚型与 NSCLC 相似，特点是缺少 TP53 和 RB1 共同突变，但可观察到 STK11、KRAS、KEAP1 基因改变，这些基因在 NSCLC 中较常出现；第三类特征是肿瘤突变负荷较前两种亚型低，并具有 MEN1 基因突变，该种基因特征的改变与肺 TC 相似[9]。

（三）影像诊断

传统影像学在 PNTs 的诊断上有一定的局限性，不能显示其特有的内分泌特征，而这些对手术方式的选择、治疗方法的选择和识别疾病是进展还是复发都很重要。大多数 TC 或 AC 表达 SSTR，将 SSTR 配体类似物与放射性核素相结合，通过配体介导使放射性核素在病灶中浓聚使之显影，这种高特异性与灵敏度的核医学显像（SSTR imaging，SRI）不论在欧美国家还是我国，都在诊疗指南中得到了推荐。目前主要应用的是 SSTR 激动剂奥曲肽（octreotide）类似物，包括酪氨酸 3-OC（Tyr3-OC，TOC）、1-萘基丙氨酸 3-OC（1-Nal3-OC，NOC）和 D-苯丙氨酸 1-酪氨酸 3-苏氨酸 8-OC（D-Phe1-Tyr3-Thr8-OC，TATE）。近年来发现 SSTR 拮抗剂类探针与 SSTR 有更高的亲和力，因此具有更好的敏感性和图像对比度。放射性核素也从适用于 SPECT 显像的核素 ^{111}In、^{99}Tc^{m} 过渡到适合 PET 显像的 ^{18}F、^{68}Ga、^{64}Cu 和 ^{177}Lu。SRI 技术日渐成熟，在 NETs 的诊断、临床分期、分级、治疗策略选择和预后评估方面均展现出明显优势。脱氧葡萄糖正电子发射断层摄影（fluoro-deoxy-glucose positron emission tomography，FDG-PET）也可用于 AC 的放射标记，尤其是具有较高 Ki-67 指数的 AC，它在肺 LCNEC 和 SCLC 中的应用价值最大，因为高级别 PNTs 病灶 SSTR 表达较低，SRI 可能呈低摄取或阴性，但其局限性对于体积小、分化良好的肿瘤并非完全理想的检查方法。这两种显像技术联合阐明肿瘤生物学，尤其为肿瘤细胞异质性、SSTR 表达情况及肿瘤细胞内葡萄糖代谢水平等提供更多的信息。PET/MRI 的成像质量和 PET/CT 相当，但具有更好的软组织显像效果，故 PET/CT 中无法诊断的软组织病变可以在 PET/MRI 中被发现，PET/MRI 尤其适用于慢性肾功能不全或对传统静脉注射对比剂过敏的患者。

（四）分期

目前，PNTs 沿用的是美国癌症联合委员会制定的 TNM 分期系统。但是使用肿瘤大小来对类肺癌的 T 分类进行分期受到了质疑，有研究结果表明，肿瘤组织类型和分化程度比 T 分期能更好地反映预后。近期，中国的一项研究探索了一种新的病理分期系统，纳入了组织学分型（G1、G2、G3），发现新的病理分期系统比第 8 版 TNM 分期系统更能预测 PNT 的预后，有可能指导术后治疗，支持了上述观点[24]。

三、治疗进展

手术是根治 PNTs 的唯一方法，对于局部晚期、不能手术或转移的 PNTs 患者，系统治疗是必要的。在过去的几十年中，全身治疗方案包括抗血管治疗、靶向治疗、化疗、核素治疗以及免疫治疗等，都取得了重要的进展。

（一）SSAs

目前推荐应用于 PNTs 的 SSAs 药物有奥曲肽、兰瑞肽和派瑞肽，但是其数据均来自消化道 NETs 的Ⅲ期临床试验。两项小型回顾性研究分析证实了应用 SSAs 给 PNTs 患者带来了 PFS 的获益。目前为止，唯一一项针对肺或胸腺类癌的研究是 LUNA，评估派瑞肽、依维莫司或者二者联合应用的治疗在第 9 个月的 PFS 比例，三者分别为 39%、33.3%、58.5%。LUNA 研究证实 SSAs 对于 PNTs 患者来说是一项可行的治疗选择[25]。

（二）mTOR 抑制剂

mTOR 抑制剂的有效性和安全性已在不同的肿瘤中得到证实，在Ⅱ/Ⅲ期 RADIANT 试验中，依维莫司的强大抗肿瘤活性也一直在多种 NETs 中得到证实，包括 PNTs。基于这些结果，FDA 和欧洲药品管理局批准依维莫司用于不可切除或转移性、无功能的 PNTs。同时也有研究探索基于 mTOR 抑制剂的联合治疗，包括联合 SSAs、抗血管生成药物，以及联合 Lu-177-DOTATE 治疗的Ⅰ～Ⅱ期研究（NCT03629847）。

（三）PRRT

PRRT 利用放射性核素标记的 SSAs 与体内肿瘤的 SSTR 结合发挥抗肿瘤治疗作用。目前最常用的两种放射性多肽是 ^{90}Y-DOTATOC 和 ^{177}Lu-DOTATE。基于 NETER-1 Ⅲ期研究结果，^{177}Lu-DOTATE 已获批用于治疗转移性肠中段类癌。有几项研究评估了 PNTs 患者的 PRRT 治疗效果，并报告了与肠中段类癌患者相似的结果。一项在 114 例 PNTs 患者中进行的单中心临床研究评估了 ^{177}Lu-DOTATE 和 ^{90}Y-DOTATOC 的疗效，中位 PFS 和 OS 分别为 28 个月和 59 个月。除了放射性标记的 SSTR 的激动剂外，放射性标记的 SSTR2 拮抗剂，如 ^{177}Lu-DOTA-LM3、^{68}Ga-DOTA-JR11、^{68}Ga-NODAGA-LM3 和 ^{68}Ga-DOTA-LM3 等对 PNTs 的检测表现出更高的敏感性。但是目前为止，在 PNTs 中尚没有关于 PRRT 的Ⅲ期临床研究结果。由于 PRRT 技术及实施前的检查专业性较强，因此国内一直没有开展 PRRT。2018 年 2 月，北京大学肿瘤医院在国内率先开展了基于 Lu-177 PRRT 的前瞻性Ⅱ期临床研究。

（四）化疗

尽管 PNTs 患者对化疗存在一定的反应,但截至目前依然缺乏统一标准的治疗方案。一项纳入 204 名 NETs 患者的回顾性研究,其中 6.4% 的患者为 PNTs,该研究结果显示依托泊苷 + 顺铂治疗的 ORR 为 23%,DCR 高达 69%。因此,目前认为对于表现出更具侵袭性临床行为的患者,铂类和依托泊苷可能是更合适的选择。在分化良好的胰腺 NETs 患者中进行的一项 II 期研究显示,与替莫唑胺单药治疗相比,CAPTEM 方案（替莫唑胺 + 卡培他滨）的 ORR、PFS 和 OS 均有所提高,但到目前为止在 PNTs 中没有 CAPTEM 方案的前瞻性试验。鉴于替莫唑胺毒性比较低,特别是在 SSTR 表达低下时,（加或不加卡培他滨）可以作为晚期 PNTs 患者的一个选择。在肺 LCNEC 中,数据主要来自回顾性分析或病例报告,详见"预测和预后的标志物部分"。

（五）抗血管生成药物

舒尼替尼已获批用于晚期进展性胰腺 NETs,其在 PNTs 中的数据多来自亚组数据分析。一项 IB/ II 期试验纳入的 81 例受试者中包括 4 名 PNTs,显示出令人鼓舞的抗肿瘤活性和可控的毒性。III 期的 SANET-EP 研究纳入 198 名胰腺外 NETs 患者,其中包括 12 名（9%）PNTs 患者,随机分为舒尼替尼组或安慰剂组,舒尼替尼组平均 PFS 为 9.2 个月,而安慰剂组为 3.8 个月（HR 0.33；$P < 0.0001$）。基于这项研究,NMPA 批准舒尼替尼用于治疗晚期胰腺外 NETs 患者。

另外,帕佐帕尼和尼达尼布是抑制 VEGFRs、PDGFRs 和 c-Kit 的多靶点酪氨酸激酶抑制剂,在多系统的神经内分泌肿瘤患者中进行了临床研究,目前未见到关于 PNTs 患者的亚组数据报告。

（六）免疫治疗

目前,免疫治疗在 PNTs 中的证据主要来源于 SCLC（见相关章节）。新近的研究中,采用免疫组织化学方法检测 PNTs 患者中（包括 131 例 TC 患者和 37 例 AC 患者）PD-L1、PD-1 和 CD8 的表达,结果显示 7% 的 TC 组织中存在 PD-L1 表达,AC 中不表达 PD-L1,而且 PD-L1 的存在与纵隔淋巴结转移密切相关。从这一观点来看,免疫疗法可能代表了治疗这些肿瘤的一种可能的治疗选择。CA209-538 是一项针对晚期罕见癌症患者的前瞻性临床试验,患者接受纳武单抗和依匹木单抗治疗,共纳入 29 名晚期神经内分泌肿瘤患者（PNTs 患者占 39%）,数据显示 ORR 为 24%,DCR 为 72%；PNTs 亚组 ORR 为 33%。Spartalizumab（PDR001）的一项 II 期试验招募了 95 名中低分化 NETs 患者（其中包括 PNTs 患者 30 名）,中位随访时间为 7.6 个月,总体 ORR 为

7.4%。在 PNTs 亚组中，53.3% 的患者病情稳定。正在进行的抗 CTLA-4 和抗 PD-1 双重阻断治疗罕见肿瘤的试验（DART SWOG 1609），收集了 32 例非胰腺来源的 NETs 患者，其中 6 例为 PNTs，这些患者接受纳武单抗和伊匹木单抗联合治疗，观察到总的 ORR 为 25%，但对中低级别肿瘤，ORR 为 0%。

在肺 LCNEC 中，免疫治疗的数据主要来自回顾性分析和病例报道。一项回顾性研究分析了 2014 年至 2019 年大卫杜夫癌症中心的 37 名晚期肺 LCNEC 患者，其中 23 名患者接受了免疫治疗，同时选择接受纳武利尤单抗治疗的 260 名晚期非肺 LCNEC 的 NSCLC 肺癌患者作为对照，结果显示免疫治疗组可观察到生存获益（14.5 个月 vs 10.3 个月），且免疫治疗的疗效与 NSCLC 人群相似（P=0.23）[19]。另一项回顾性研究分析了 2014 年至 2016 年美国国家癌症数据库诊断的 Ⅳ 期肺 LCNEC 病例共 661 名，37 名患者接受了免疫治疗，结果显示免疫疗法的使用与 OS 的改善相关，免疫治疗组的 12 个月和 18 个月生存率分别为 34.0% 和 29.1%，而非免疫治疗组相应的生存率分别为 24.1% 和 15.0%。真实世界的数据也支持免疫治疗带来的生存获益，来自 4 个癌症中心的电子数据库中确定了 125 名肺 LCNEC 患者，接受免疫治疗组和未接受免疫治疗组的中位 OS 分别为 12.4 个月和 6.0 个月[26]。

（七）抗体药物偶联物

抗体药物偶联物已被证明对不同类型的癌症有效，目前也正在 NETs 患者中进行探索。DLL3 是一个非典型的 Notch 受体家族配体，它抑制 Notch 受体的激活。针对 DLL3 的 ADC 类药物（rovalpituzumab tesirine, Rova-T）最初在 SCLC 中进行了 Ⅰ 期临床研究，取得了一些令人鼓舞的结果。PEN-221 是一种多肽 - 药物偶联物，旨在通过与抗微管细胞毒剂 DM1 结合的 SSTR2 靶向配体来靶向癌细胞。一项 Ⅰ / Ⅱ 期研究（NCT02936323）目前正在探索 PEN-221 在 SSTR2 表达阳性的晚期癌症中（包括 PNTs）的活性。

四、预测和预后的标志物

关于预测和预后的免疫组化标志物也有相关研究。类癌中的 OTP 蛋白丢失被认为是与不良结局独立相关的生物标志物。SSTR 在 PNTs 中通常为高表达，有研究认为 2A 亚型受体的表达与 SSAs 的临床疗效有关。在肺 LCNEC 中，对于 Rb1 蛋白表达或基因野生型患者，含有吉西他滨或紫杉烷的方案（与依托泊苷 + 顺铂相比）效果更好。针对 Notch 配体 DLL3 的药物偶联抗体 Rovalpituzumab 的 Ⅰ 期临床研究中，发现其疗效与 DLL3 的免疫组织化学表达正相关。此外，基于循环肿瘤 DNA 的分子分型也可能指导化疗方案的选择。

五、展望

PNTs因其生物学行为特殊，发病率较低，首先需要有经验的病理科医师明确诊断。手术是局限期病变的首选治疗方式，进展期或转移性病变需要全身治疗，必要时进行局部治疗。由于对这类疾病认识不足，因此各个中心的治疗策略尚不完全一致，缺乏统一的标准。目前对PNTs的治疗方法很多是根据其他部位NETs患者的治疗数据推测而来，因此我们仍期待设计精良的大型随机对照临床试验数据来指导未来的治疗。最近对NETs患者生物学认识的进展为开发新的治疗策略开辟了新的途径，这些新的治疗策略大大扩大了这些患者的治疗范围，包括SSAs、PRRT、mTOR和血管生成抑制剂。然而，可用的治疗选择仍然相当有限。如何延缓和克服耐药，更好地进行个性化治疗，最佳的治疗顺序和/或治疗组合也是其他悬而未决的问题，需要继续进行深一步探索。

参 考 文 献

［1］NCCN.org. Clinical practice guideline in oncology［J］. Neuroendocrine and Adrenal Tumors, 2021.

［2］乔贵宾，陈保富.肺神经内分泌肿瘤［M］.长沙：中南大学出版社，2020.

［3］WHO Classification of Tumours Editorial Board. WHO classification of tumours: thoracic tumours［M］. 4th ed. Lyon: IARC Press, 2015.

［4］肺神经内分泌肿瘤病理诊断共识专家组.肺神经内分泌肿瘤病理诊断共识［J］.中华病理学杂志，2017, 46（1）：9-13.

［5］WEN J，CHEN J，LIU D，et al. Proposal of organ-specific subdivision of M component and staging system for metastatic pulmonary neuroendocrine tumor［J］. Lung Cancer, 2020, 148: 86-93.

［6］National Comprehensive Cancer Network clinical practice guidelines in oncology［J］. Neuroendocrine and Adrenal Tumors, 2018.

［7］LANTUEJOUL S，ERNANDEZ-CUESTA L，DAMIOLA F，et al. New molecular classification of large cell neuroendocrine carcinoma and small cell lung carcinoma with potential therapeutic impacts［J］. Translational Lung Cancer Research, 2020, 9（5）：2233-2244.

［8］GAY C，DIAO L，STEWART C，et al. ASCL1, NEUROD1, and POU2F3 drive distinct subtypes of small cell lung cancer with unique therapeutic vulnerabilities［J］. Journal of Thoracic Oncology, 2019, 14: S213-223.

［9］GEORGE J，WALTER V，PEIFER M，et al. Integrative genomic profiling of large-cell neuroendocrine carcinomas reveals distinct subtypes of high-grade neuroendocrine lung tumors〔J〕. Nature Communications, 2018, 9: 1048-1061.

〔10〕DIXON R, BRITT E, NETZER G, et al. Ten-year single center experience of pulmonary carcinoid tumors and diagnostic yield of bronchoscopic biopsy〔J〕. LUNG, 2016, 194（6）: 905-910.

〔11〕CAPLIN M, BAUDIN E, FEROLLA P, et al. Pulmonary neuroendocrine（carcinoid）tumors: European Neuroendocrine Tumor Society expert consensus and recommendations for best practice for typical and atypical pulmonary carcinoids〔J〕. Annals of Oncology, 2015, 26（8）: 1604-1620.

〔12〕BUSHNELL D, O'DORISIO T, O'DORISIO M, et al. 90Y-edotreotide for metastatic carcinoid refractory to octreotide〔J〕. Journal of Clinical Oncology, 2010, 28（10）: 1652-1659.

〔13〕YAO J, FAZIO N, SINGH S, et al. RAD001 in advanced neuroendocrine tumours, fourth trial （RADIANT-4）study group. Everolimus for the treatment of advanced, non-functional neuroendocrine tumours of the lung or gastrointestinal tract（RADIANT-4）: a randomised, placebo-controlled, phase 3 study〔J〕. Lancet, 2016, 387（10022）: 968-977.

〔14〕TRAVIS W, LINNOILA R, TSOKOS M, et al. Neuroendocrine tumors of the lung with proposed criteria for large-cell neuroendocrine carcinoma. An ultrastructural, immunohistochemical, and flow cytometric study of 35 cases〔J〕. American Journal of Surgical Pathology, 1991, 15（6）: 529-553.

〔15〕钱哲,胡瑛,郑华,等.肺大细胞神经内分泌癌22例临床分析[J].中国肺癌杂志,2016,19(2): 82-87.

〔16〕ZHUO M, GUAN Y, YANG X, et al. The prognostic and therapeutic role of genomic subtyping by sequencing tumor or cell-free DNA in pulmonary large-cell neuroendocrine carcinoma〔J〕. Clinical Cancer Research, 2020, 26（4）: 892-901.

〔17〕KOGO M, SHIMIZU R, UEHARA K, et al. Transformation to large cell neuroendocrine carcinoma as acquired resistance mechanism of EGFR tyrosine kinase inhibitor〔J〕. Lung Cancer, 2015, 90（2）: 364-368.

〔18〕SHERMAN S, ROTEM O, SHOCHAT T, et al. Efficacy of immune check-point inhibitors（ICPi） in large cell neuroendocrine tumors of lung（LCNEC）〔J〕. Lung Cancer, 2020, 143: 40-46.

〔19〕CHRISTOPOULOS P, SCHNEIDER M A, BOZORGMEHR F, et al. Large cell neuroendocrine lung carcinoma induces peripheral T-cell repertoire alterations with predictive and prognostic significance 〔J〕. Lung Cancer, 2018, 119: 48-55.

〔20〕BALDI A, GROGER M, ESPOSITO V, et al. Neuroendocrine differentiation in non-small cell lung carcinomas〔J〕. In Vivo, 2000, 14（1）: 109-114.

〔21〕徐美林,刘岩,宋秀娴,等.非小细胞肺癌伴神经内分泌分化的免疫组织化学研究〔J〕.中国肿瘤临床,2005,32（3）: 165-167.

［22］MARCHIO C, GATTI G, MASSA F, et al. Distinctive pathological and clinical features of lung carcinoids with high proliferation index［J］. Virchows Archiv, 2017, 471: 713–720.

［23］REKHTMAN N, PIETANZA M, HELLMANN M, et al. Next–generation sequencing of pulmonary large cell neuroendocrine carcinoma reveals small cell carcinoma–like and non–small cell carcinoma–like subsets［J］. Clinical Cancer Research, 2016, 22: 3618–3629.

［24］YI C, DAI J, SONG N, et al. Improvement of pathological staging system for neuroendocrine tumors of the lung［J］. Annals of Translational Medicine, 2021, 9: 447–460.

［25］FEROLLA P, BRIZZI M P, MEYER T, et al. Efficacy and safety of long–acting pasireotide or everolimus alone or in combination in patients with advanced carcinoids of the lung and thymus（LUNA）: an open–label, multicentre, randomised, phase 2 trial［J］. Lancet Oncology, 2017, 18: 1652–1664.

［26］DUDNIK E, KAREFF S, MOSKOVITZ M, et al. Real–world survival outcomes with immune checkpoint inhibitors in large–cell neuroendocrine tumors of lung［J］. Journal for ImmunoTherapy of Cancer, 2021, 9（2）: e001999–e002009.

第十五章　肺结节的诊疗策略

第一节　肺结节概述

一、背景

近年来,随着人们保健意识的提高及高分辨率CT在临床和肺癌筛查中的大量应用,肺结节检出率显著增加。肺结节的检出率与不同的影像学指标、报告结节的阈值、患者自身因素和地区不同有关。不同文献报道在胸部CT上偶然发现肺结节的患病率差别很大,为3%~51%。在50岁以上无症状但有长期吸烟史的人群中,肺结节患病率可高达13%~60%,且一半以上有至少一枚肺结节。10%的患者在一年左右的时间里会出现一枚新的结节[1]。

孤立性肺结节(solitary pulmonary nodule, SPN)通常是可行治愈性切除的 I 期肺癌,及时准确鉴别 SPN 的良恶性并予以及时有效治疗,将显著提高肺癌患者的治愈率,延长其生存期。对 IA 期非小细胞肺癌(NSCLC)患者,术后五年生存率更可达到90%以上。可是,如何在临床上及早诊断 SPN 的性质仍然是目前临床医生所面临的难题,也是研究的热点。患者往往缺乏典型的症状和体征,病灶微小,难以早期发现,容易造成误诊、漏诊和延误治疗。因为没有特异性的检查手段,其手术前病灶定性极为困难,这也给外科医生造成很大困扰。因此,有效地对肺部小结节进行诊断和评估,及时正确判断 SPN 的良、恶性,既能早期发现癌变,早期治疗,提高肺癌患者总体生存率并改善预后,又能避免过度的检查和不必要的手术带来的风险和创伤,更显得尤为重要。

二、肺结节的定义

据 Fleischner 协会的定义,肺结节(pulmonary nodule, PN)是指小的、圆形、实质性或混合性、边界清楚的影像学不透明影[2]。依据病灶的数目,PN 可分为单发肺结节即孤立性肺结节(SPN)和多发性肺结节(multiple pulmonary nodule, MPN)。SPN

是指单一、边界清楚、影像不透明、直径小于或等于 3 cm、周围完全由含气肺组织所包绕的圆形病灶，不伴肺不张、肺门增大或胸腔积液表现。薄层螺旋 CT 的出现，使得我们能更准确地测量肺部结节的大小和形态特征，依据在 CT 下肺结节的密度可将肺结节分为实性结节（solid nodule）和亚实性结节（subsolid nodule），而后者又可细分为纯毛玻璃样结节（pure ground-glass nodule, pGGN）和部分实性结节（part-solid nodule）（图 15-1）。这种分类方式有助于帮助我们进一步评估结节的性质以及制订后续的随访计划。实性结节指的是均质的组织密度，其中没有明显的血管结构影。GGO 是指高分辨率 CT 图像上表现为密度轻度增加，但其内的支气管及血管纹理仍可显示。pGGN 指的是有较低的组织密度，其中没有血管或（和）气管结构。亚实性结节（又称 mGGN）是指同时具有这两种成分，通常表现为中心部位为实性的结节，而结节的外围表现为毛玻璃样的晕影。习惯上把直径大于 3 cm 的结节叫作占位或肿块，并且被认为是支气管源性的肿瘤可能大。这不在本章讨论范围。

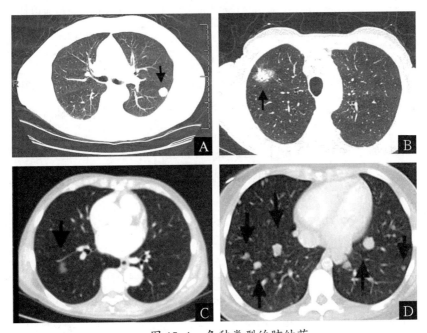

图 15-1　各种类型的肺结节

注：A. 实性结节；B. 部分实性结节；C.pGGN；D. 多发性肺结节。

三、肺结节的病因

肺结节病因复杂，文献报道大约有 80 多种疾病，各种良性病变（肉芽肿、错构瘤、动静脉畸形等）和恶性病变（支气管肺癌、转移瘤、淋巴瘤等）均可表现为肺结节，其鉴别诊断较为困难[3]（表 15-1）。

表 15-1　肺结节的常见原因

原因		病变
肿瘤	恶性病变	原发性肺癌
	良性病变	原发性肺淋巴瘤
		原发性肺类癌
		肉瘤
		孤立的转移瘤
		错构瘤
		脂肪瘤
		软骨瘤
		平滑肌瘤
炎性病变	感染	肉芽肿（结核，非典型分枝杆菌感染，真菌）
	非感染性病变	肺炎
		脓肿
		风湿性关节炎
		魏格纳肉芽肿病
		淀粉样变性
		肉状瘤病
		肺内淋巴结
血管		动静脉畸形
		肺梗死
		血肿
先天性		支气管畸形
		支气管源性囊肿
		肺隔离症

第二节 肺结节的诊断

肺结节的诊断方法大体可分为两类：①无创方法，包括 X 线平片、胸部 CT 平扫、高分辨 CT 和增强扫描、SPECT 或 PET/CT 检查等；②有创方法，包括经皮或支气管镜肺穿刺活检、开胸活检等[3]。

一、X 线平片

尽管常规 X 线胸片是胸部疾病最常用的检查手段，但通过该检查难以发现 SPN，容易漏诊，主要是因为两点：①病灶太小，与周围肺组织对比度差，在 X 线胸片上其光学密度小于肉眼的分辨率，以致无法显示。②在正位胸片上，肺组织与纵隔、心脏和膈肌存在重叠，小病灶容易漏诊。有文献认为胸片检查中 SPN 的漏诊率接近 50%[4]。

二、CT 检测

螺旋 CT 是肺部病变影像学诊断中的重大突破，与胸片相比，CT 大大增加了肺结节的检出率，可发现直径 ≤ 5 mm 的病灶，对早期肺癌的发现率大于等于 70%。一项多中心的 ELCAP 研究显示，CT 对肺结节的检出率是胸片的 3 倍[5]。薄层 CT 和高分辨率 CT 扫描是发现 SPN 的主要手段，特别是现在的层厚为 1~1.25 mm 的薄层 CT 扫描，对评估 GGN 或 mGGN 尤为重要。多层螺旋 CT 最大密度投影（maximum intensity projections，MIP）重建图像对肺部微小结节的显示优于常规 CT 和薄层 CT，它不仅能明确显示结节的存在，还可更为准确地显示结节的分布特点。冠状位重建可作为横轴位的补充[6]。2013 年，低剂量 CT 扫描被 NCCN 推荐为常规的肺癌筛查方法[6]。

（一）大小和形态

1. 结节的大小与恶性病变的关系

肺结节的直径大小对结节良恶性质的鉴别有着至关重要的作用。直径指的是结节长度和宽度的平均值。Swensen 的一项前瞻性研究显示，直径大于 4 mm 的结节恶性的概率不到 1%；4~7 mm、8~20 mm、20~30 mm 恶性的概率分别约为 0.9%、18%、50%；在结节的恶性似然比（likelihood ratio, LR）中，直径小于等于 1 cm、1.1~2.0 cm、2.1~3.0 cm、大于 3.0 cm 的 LR 分别为 0.52、0.74、3.67、5.23[7]。因此，肺结节的直径大小可以作为鉴别良恶性的独立影响因子[8]。美国胸科医师学会（ACCP）一项基于循证医学证据的资料显示，随着肺结节病灶直径的增大，其为恶性的可能性逐渐增大：最长径 5 mm 以下肺结节为恶性肿瘤的可能性仅为 0~1%，5~10 mm 者肺癌的可能性为 6%~28%，大于 2 cm 者肺癌的可能性为 64%~82%[8]。在 ELCAP 的研究中，结节的直径小于 5 mm 时，发生恶性的概率是 1%；结节直径在 6~10 mm 时，发生恶性的概率是 24%；结节的直径是 11~20 mm 时，发生恶性的概率是 33%；而当结节的直径大于 2 cm 的时候，80% 的可能是恶性的[8]。在 Mayo Clinic 进行的一项筛查研究中，对那些偶然检出的直径小于 5 mm 的肺部小结节，如果没有恶性肿瘤的病史，那么在 2 年内发生癌变的可能性小于 1%；结节小于 3 mm，发生恶性的概率可能是 0.2%；结节在 4~7 mm，发生恶性的概率可能是 0.9%；而结节在 8~20 mm，发生恶性的概率是 18%；当结节大于 20 mm 时，发生恶性的概率可能增大到了 50%。可见结节大小与恶性风险有独立相关性[7]。Henschke 等通过对 1993 年至 2002 年的 2897 例肺结节患者进行回顾性分析认为，对那些最大直径小于 5 mm 的结节，一年复查一次即可。而当结节的直径为 5~9 mm 时，在恶性病变的患者中，有 6% 的患者在随访到 4~8 个月的时候发现结节增大[5]。Lillington G A 等认为一个实性结节如果在 2 年内大小没有变化，则可能考虑是良性的。因此推荐对有疑问的实性结节要随访 2 年。在这期间，需做 CT 对结节的生长进行评估[9]。而 Oxnard G R 等认为单纯比较小结节的直径是不精确的，因为一个 5 mm 的结节，体积增大了一倍，也许仅仅是因为结节的直径上增加了 1.3 mm，而直径上增加 2 mm 以上才是有临床意义的[10]。

2. 结节的形态与病变性质的关系

除了肺结节的大小，还要结合结节在影像学上表现出来的密度和形态来判断病灶的性质。

有文献报道，致密均匀的钙化、脂肪密度和微小结节聚集往往提示为良性病变；分叶征、支气管造影征、血管集束征、空泡征、支气管空气征和空洞病变的存在，往往是恶性病变的影像学特征[11]。2002 年，Henschke C L 等提出根据肺内小结节的密度，把肺结节分为实性结节、亚实性结节和磨玻璃样结节 3 种。2005 年费莱舍尔学会（Fleischner Society）指南把肺内小结节按其密度分成 3 类：纯磨玻璃样结节、部分磨玻璃样结节和实性结节。这 3 种结节在性质、倍增时间、预后上各有特点[12]。在 ELCAP 研究中，亚实性结节的恶性概率是 63%，纯磨玻璃样结节的恶性概率是 18%，而实性结节为 7%。分型的目的旨在提高肺癌的检出率，同时避免过度随访所致的电离辐射损伤[8]。

目前国内外对于外周型 SPN 的病变性质结果报道不一，原因可能与资料来源、人群分布有关。国外文献报道 SPN 中 20%~40% 为肺癌，国内一项较大宗病例研究则报道 62.6%（186/297）的 SPN 为肺癌[13]。其中，恶性实性小结节的病理类型多为浸润性腺癌，以腺泡状、乳头状和实性亚型为主。部分实性结节往往为浸润性腺癌或为预后良好的伏壁生长型。pGGN 往往进展缓慢，甚至数年无变化，也可仅仅表现为密度逐渐增加。这种影像特征在病理上往往对应为 AAH 或 AIS。CT 下呈现为 GGN 的病变，特别是伴有实性成分的 GGN 可能比实性结节有更高的发展为恶性病的倾向。实性成分体积越小，病理组织成分中侵袭性也越低[14]。近年来，对 GGN 的诊断和治疗逐渐成为胸外科医师、影像学医师讨论的热点。

对于 GGN，应予薄层 CT 扫描（层厚 1.0~1.5 mm），以提高诊断敏感性。由于病灶小，很难穿刺明确病理，或者虽然能直接获取组织标本，但是由于获取的标本大小有限，因此大约有 20% 的穿刺活检会出现不确定性结果。所以随访中观察有无进展并结合影像学特征是临床上决定是否开胸探查的主要依据。

（二）肺结节的体积测定和结节的生长率

结节的生长是一个三维的过程，所以相对于单纯从测量结节的直径来评估结节的大小，三维体积测量更为准确。特别是对于那些形状不规则的结节来说更是如此。直径上的微小变化会导致体积上明显的变化 [结节的体积 = 4/3 π（直径 /2）³]。

结节的生长率是评价结节性质的一个非常重要的指标。它是由结节的"体积倍增时间"（volume doubling time，VDT）来计算的。"体积倍增时间"指的是病变的体积增加到一倍时所需要的时间。可以通过公式计算结节的体积倍增时间（公式 1）。

公式 1：$VDT = (t \cdot \log 2) / \log(V_f / V_i)$

式中，V_i—结节最初的体积；V_f—结节最后的体积；t—两次 CT 检测的间隔时间。

进行性进展是恶性肿瘤的特点，其生长速度为指数级增长，倍增时间主要取决于组织学类型和肿瘤的血供。一般认为，良性病变比恶性病变的倍增时间要长，而在体积上出现 25% 的变化是有显著性意义的。一项回顾性研究分析了肿瘤的倍增时间，33% VDT 为 100 天，40% VDT 为 100~400 天，27% VDT 大于 400 天。一般而言，VDT 在 30~400 天时要怀疑恶性的可能，感染性病变的 VDT 小于 1 个月，肉芽肿性病变和错构瘤的 VDT 大于 18 个月，超过 2 年未见增长的结节被认为良性病变的可能性极大[15]。Hasegawa 等报道了一个为期 3 年的肺小结节随访的分析，他们把肺结节分为磨玻璃样结节、亚实性结节和实性结节。结果显示中位 VDT 分别为 813 天、457 天和 149 天[16]。此外，那些不吸烟的癌性结节的 VDT 要明显长于吸烟的癌性结节。有文献报道，恶性结节的倍增时间在 30~400 天。结节的倍增时间小于 30 天的主要考虑为感染。但也有例外，如有时候淋巴瘤也会表现出一个较快的增长。结节的倍增时间大于 400 天的，往往考虑是良性病变。如果结节在 2 年的时间里大小没有变化，则是良性的指标。但临床上仍然观察到数年没有增长的肿瘤，多见于原位癌或癌前期病变 AAH，而这些病变多为纯磨玻璃样或半实性的病变，因此倍增时间仍需要结合影像学特点确定。然而，即使是三维 CT 也可能不完全准确计算，特别是对那些包含磨玻璃成分的结节或是靠近血管分支的结节。与未考虑呼吸运动的 3D-CT 相比，近年来 4D-CT 把时间因素纳入 CT 扫描的三维重建中，可以形成动态的四维 CT 图像，较好地消除了呼吸运动的伪影，能够更真实再现肿瘤的形态。

（三）PET/CT

近年来出现的 PET/CT 和 SPECT，从能量代谢的角度评价 SPN 病灶的良恶性，具有较高的诊断价值。PET 的敏感性和特异性分别是 87% 和 83%。PET/CT 的敏感性较高，但是特异性偏低，在真菌感染和代谢较高的结核肉芽肿性病变中可以出现假阳性。PET 的空间分辨力为 7~8 mm，在直径较小的结节（< 1 cm）或是低度恶性的小病变中也容易出现假阴性。因此，仍需要结合病史和影像学特征综合判断[17]。

三、CT 引导下细针穿刺活检

对于不愿通过外科手术诊治明确 SPN 病变性质的患者来说，经皮肺穿刺活检或针吸活检（fine-needle aspiration biopsy, FNAB）不失为一种较好的获取病理的方式，尤其是位于肺周围离胸壁较近的 SPN。常用 3 种手段引导：荧光镜（透视）、CT、超声。以定位准确的 CT 引导下穿刺应用较广，适用于穿刺 5 mm 以上的 SPN。一项 Meta 分析报道 FNAB 诊断恶性 SPN 的灵敏度及特异度分别为 86%、98.8%；而同时联合透视及 CT 引导下进行穿刺，其灵敏度、特异度可达 91%、94%。穿刺的准确性与病变所在的位置深度及大小有明显相关性；对于小于 2 cm 的 SPN 来说，CT 引导下穿刺总的诊断准确性约为 77.2%；而对于直径为 0.5~0.7 cm 的结节来说，其灵敏度只有 50%。同时，针吸的组织样本多少也严重影响病变性质的诊断。对于直径小于 1 cm 的结节来说，只有约 77% 的病变采样能满足病理诊断。Tsukada 等报道直径为 6~10 mm、11~20 mm、21~30 mm 的结节诊断的准确性分别为 66.7%、78.9%、86.7%[18]。FNAB 常见的并发症为气胸和出血，其发生的概率分别约为 15%、1%，多见于小病灶、位置较深的病灶、肺气肿的患者、从侧面或近叶间裂进针穿刺等情况，需进行引流的比例为 5%（4%~18%）。其他较少见的并发症包括气体栓塞、肿瘤种植转移等。近年来，一项新的用于周围性肺部病变诊断技术——电磁导航支气管镜（electromagnetic navigation bronchoscopy, EMNB）开始应用于临床，该技术用体外电磁板来引导气管内带微传感器的探针进行穿刺活检，可显著提高肺外周病灶的定位诊断率[19]。

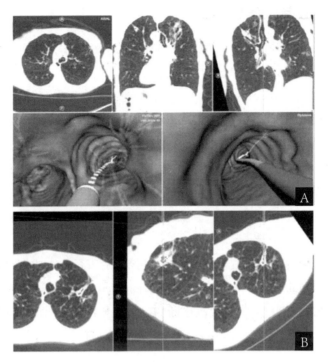

图 15-2 电磁导航支气管镜技术

注：A.上排为实时CT影像，下排为实时虚拟支气管镜影像；B.实时CT扫描指导电磁引导电磁导航穿刺过程。

第三节 肺结节的评估和管理策略

外周型肺结节的诊治，是目前国内外研究的热点。美国早在2005年就推出了费莱舍尔学会（Fleischner Society）指南，该指南主要是针对年龄大于35岁、无已知恶性肿瘤的肺小结节患者的随访和诊治策略。指南强调，先要对不确定的小结节病变进行恶性可能的风险预估，并运用已有研究概率预测方法，量化分析临床特点中的危险因素；经临床风险评估后分为低风险和高风险人群，然后根据病灶大小决定最初随访间隔时间，再根据病灶的进展情况调整随访间隔时间[2]。

美国胸科医师学会（ACCP）临床指南第 3 版对肺结节的评估进行了概括。2013年 ACCP 发布了第 3 版对单发或多发肺结节的临床处理路径指南，该指南指出在评估患者的肺部结节时，应将重点放在结节的大小、形态及恶性疾病的危险因素和是否适合进行后续治疗等方面[20]。

一、 相关的危险因素

通过统计相关的危险因素，可以计算出肺癌的恶性概率，从而指导进一步的随访监测和治疗。多项研究提出了肺癌的相关危险因素。

（1）www.chestx-ray.com：①年龄；②吸烟史；③有无咯血；④原发性肿瘤病史；⑤结节的直径；⑥结节所在部位；⑦结节边缘的形态；⑧生长速率；⑨空洞壁的厚度；⑩钙化；⑪CT 增强扫描中强化＞15 HU；⑫PET。

（2）Korst：①年龄；②吸烟史；③慢性阻塞性肺病史；④有毒物质接触史；⑤家族史；⑥结节的大小；⑦结节形状；⑧生长速率；⑨结节密度。

（3）Swensen et al.：①年龄；②吸烟史；③患癌史；④结节的直径；⑤毛刺征；⑥结节所在部位。

（4）Gould et al.：①年龄；②吸烟史；③结节的直径；④戒烟时间。

Mohamed Sayyouh 等认为，当评价肺结节的性质的时候，可以通过临床信息和影像学上的表征来得出 LR，进一步提高诊断的灵敏度和特异度[21]（表 15-2）。

表 15-2　肺结节恶性的 LR

参数	特性	LR
大小 /mm	0~10	0.52
	＞10~20	0.74
	＞20~30	3.67
	＞30	5.23
部位	上叶 / 中叶	1.22
结节轮廓	光滑，无分叶	0.30
	有分叶	5.54
钙化	均质钙化	0.01
	不均质钙化	2.20
腔壁厚度 /mm	≤4	0.07
	4~16	0.72
	＞16	37.97
CT 增强 /HU	≤15	0.04
	＞15	2.32

参数	特性	LR
PET SUV 值	≤ 2.5	0.04
	> 2.5	4.30
年龄	20~29	0.05
	30~39	0.24
	40~49	0.67
	50~70	1.90
	> 70	4.16
吸烟史	从不吸烟	0.19
	目前吸烟	2.27
恶性肿瘤史		4.95

二、主要的危险因素

对任何一个新诊断有肺结节的患者而言,诊断并评估其肺结节的性质是首要任务。

(一)吸烟史

吸烟是肺癌的主要危险因素,据统计,在所有与癌症相关的死亡病例中有近85%与吸烟有关。开始吸烟的年龄越小,每天吸烟的量越大,吸烟持续的时间越长,患肺癌的风险越大。值得重视的是,即使自己不吸烟,但是长期处于吸二手烟的环境,也会增加患肺癌的风险。戒烟可以降低患肺癌的风险,但是对曾经吸烟的人来说,肺癌发生的可能性仍然高于从未吸烟者。目前电子烟的流行在一定程度上替代了传统烟,其致癌性尚缺乏相关的研究数据,但已有实验表明电子烟的使用可能与肺癌的发生有关,并有可能造成人体 DNA 的损伤[22]。

(二)职业暴露

职业暴露是肺癌经常被忽视的危险因素。对肺结节患者进行评估时必须了解其目前和过去的职业情况。某些粉尘、金属颗粒与肺癌的发生有关,如果同时吸烟,则进一步加重患肺癌的风险。Ngamwong Wong 等发现,在接触石棉的不吸烟者中,患肺癌的风险是几乎从未接触石棉的人的 2 倍;而在吸烟者中,相应的风险高达 9 倍[23]。

（三）年龄

老年肺结节患者被证明患肺癌的风险增加[1]。在我国，50 岁到 69 岁是肺癌的高发人群。

（四）肺癌的既往病史和家族史

有数据指出，既往患过肺癌的患者，发生第二次原发性肺癌的风险增加。Surapaneni R 等曾通过对接受手术切除的 NSCLC Ⅰ 期的患者随访发现，在术后第一年，这些患者再次发生原发性肺癌的概率比初发肺癌者高 7 倍，即使到了术后第 10 年，该风险仍高达 4 倍[24]。肺癌家族史是肺癌的高危因素，曾有一项报道，在一级亲属中有肺癌家族史的人，特别是当家族中有多人患肺癌时，其患肺癌的风险明显增加[25]。

（五）其他

慢性阻塞性肺病和特发性肺纤维化被认为与肺癌的发生有一定的联系，在管理肺结节患者并对其作出相应治疗时，要注意合并肺部疾病以及其伴随的肺功能的损害[26]。

第四节 肺结节的诊疗策略

一、直径为 8~30 mm 的实性肺结节

对于直径为 8~30 mm 的实性肺结节，先评估其手术风险，并对其临床患癌的概率进行评估，再对其进行 CT 扫描监测、非手术性的活检及外科诊断等后续的处理（图 15-3）。推荐根据 Mayo Clinic 的多重逻辑回归分析模型进行评估，包括基于 6 个临床上和影像学上独立的危险因素（患者的年龄、吸烟史、胸腔外的肿瘤病史、结节的直径、毛刺征和结节的位置）[27]（公式 2）。

公式 2：Mayo Clinic 的多重逻辑回归分析模型

$Probability\ of\ malignancy = e^x / (1 + e^x)$ （1）

$x = -6.8272 + (0.0391 \times age) + (0.7917 \times smoke) + (1.3388 \times cancer) + (0.1274 \times diameter) + (1.0407 \times spiculation) + (0.7838 \times location)$ （2）

式中，e—自然对数；age—年龄按年计算；smoke—如果既往有吸烟史（无论是否已戒除）则为 1，否则为 0；cancer—如果 5 年前（含 5 年）有胸外肿瘤史则为 1，否则为 0；diameter—结节直径以毫米为单位计算，如果结节边缘有毛刺则为 1，否则为 0；location—如果肺结节定位在上叶则为 1，否则为 0。

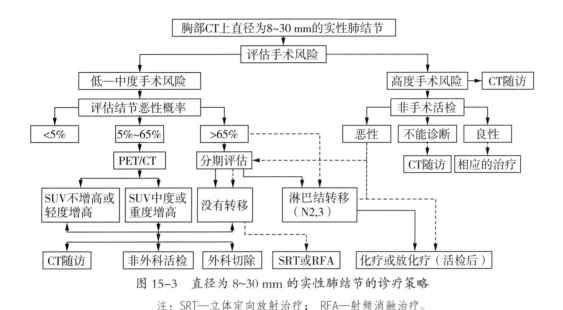

图 15-3　直径为 8~30 mm 的实性肺结节的诊疗策略

注：SRT—立体定向放射治疗；　RFA—射频消融治疗。

二、直径小于 8 mm 的实性肺结节

当实质性结节直径小于 8 mm 时，其恶性程度相对较低，先要评估患者是否具有发生肺癌的危险因素，然后再根据结节的大小不同来决定用非增强的低剂量螺旋 CT 进行随访的方案（图 15-4）。

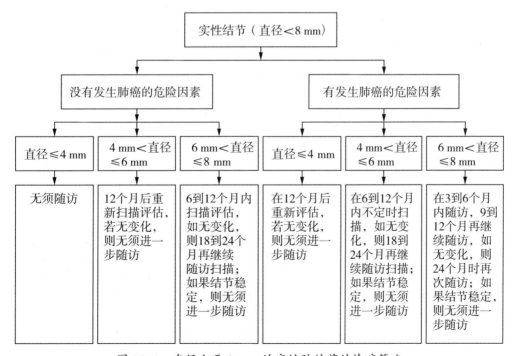

图 15-4　直径小于 8 mm 的实性肺结节的诊疗策略

注意：①有多个实质性小结节的患者，CT 扫描的随访时间应根据最大的结节大小而定。②对于直径小于等于 8 mm 的肺部结节，应该用低剂量、非增强的 CT 扫描进行随访监测。

三、亚实性肺结节

亚实性结节包括 pGGN 和部分实性结节。据统计，在手术切除的肺部亚实性结节中，大量是肺的癌前病变，甚至已经发生癌变。那么如何对亚实性结节进行评估呢？

ACCP 推荐：

（1）若为直径小于等于 5 mm 的 pGGN，不需进行随访。

（2）对直径大于 5 mm 的 pGGN，应在 3 个月内复查胸部非增强的薄层 CT 扫描。如果结节没有变化，建议每年低剂量 CT 随访至少 3 年。如果 pGGN 的大小增长或密度逐渐发展至实质成分，那么通常提示恶性可能，应考虑手术切除。

（3）部分实性结节，不管大小如何，都应在 3 个月内复查胸部非增强的薄层 CT 扫描。对直径大于等于 10 mm 的部分实质性结节，考虑后续进一步的 PET/CT 检查来评估结节的性质。必要时手术活检以明确诊断。如果存在手术禁忌证，则可以考虑细针穿刺活检。

（4）对多发的亚实性结节，在 3 个月内复查胸部非增强的薄层 CT 扫描。如果结节性状稳定，则需要长期的薄层 CT 扫描随访。如果是部分实性结节或有增大的 pGGN，则可考虑手术切除一个或多个较大的病灶。对直径大于等于 10 mm 的多发部分实性结节，考虑 PET/CT 检查。

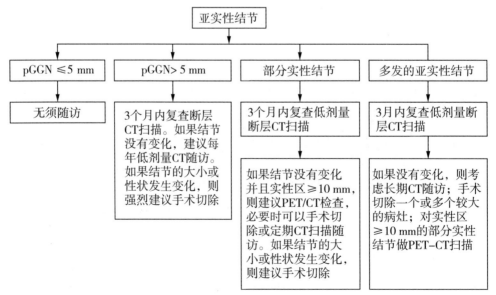

图 15-5　亚实性肺结节的诊疗策略

总之，对偶然发现的肺结节患者管理策略的选择包括：①不采取进一步的行动；②根据结节大小、形态和动态随访中变化的情况来评估其临床风险，并确定 CT 监测的时间间隔；③用 PET/CT 扫描对结节的性质做进一步的评估；④用非手术活检的手段对肺结节行进一步的检查（大多数情况下用 CT 引导下的结节细针穿刺活检）；⑤手术切除，以进行明确的组织学诊断并安排后续治疗；⑥立体定向放射治疗或消融治疗；⑦上述组合[28-30]。这个过程包括对肺部小结节进行风险评估、决策分析和治疗方案的选择，需要一个包括呼吸内科、胸外科、影像科、病理科和肿瘤科等多学科的协作。其目的正是为了能通过客观可衡量的方法来评价肺部小结节，从而使肺癌的"早期发现、早期诊断、早期治疗"成为可能，同时避免不必要的，甚至是过度的检查和治疗。

参考文献

［1］CALLISTER M E, BALDWIN D R, AKRAM A R, et al. British Thoracic Society guidelines for the investigation and management of pulmonary nodules［J］. Thorax, 2015, 70（Suppl 2）: ii1-45.

［2］MACMAHON H, NAIDICH D P, GOO J M, et al. Guidelines for management of incidental pulmonary nodules detected on CT images: from the Fleischner Society 2017［J］. Radiology, 2017, 284: 228-243.

［3］TOSI D, MENDOGNI P, CARRINOLA R, et al. CT-guided fine-needle aspiration biopsy of solitary pulmonary nodules under 15 mm in diameter: time for an afterthought?［J］. Journal of Thoracic Disease, 2019, 11（3）: 724-731.

［4］HENSCHKE C I, et al. The regimen of computed tomography screening for lung cancer: lessons learned over 25 years from the international early lung cancer action program［J］. Journal of Thoracic Imaging, 2021, 36（1）: 6-23.

［5］YIP R, HENSCHKE C I, YANKELEVITZ D F, et al. CT screening for lung cancer: alternative definitions of positive test result based on the national lung screening trial and international early lung cancer action program databases［J］. Radiology, 2014, 273（2）: 591-596.

［6］BALEKIAN A A, SILVESTRI G A, SIMKOVICH S M, et al. Accuracy of clinicians and models for estimating the probability that a pulmonary nodule is malignant［J］. Annals of the American Thoracic Society, 2013, 10（6）: 629-635.

［7］SHAH K, YI E S, ERICKSON L A. Solitary lung nodule［J］. MAYO CLINIC PROCEEDINGS,

2018, 93（10）: 1533-1534.

［8］LIBBY D M, SMITH J P, ALTORKI N K, et al. Managing the small pulmonary nodule discovered by CT［J］. CHEST, 2004, 125（4）: 1522-1529.

［9］LILLINGTON G A. Solitary pulmonary nodules: new wine in old bottles［J］. Current Opinion in Pulmonary Medicine, 2001, 7（4）: 242-246.

［10］OXNARD G R, ZHAO B, SIMAC S, et al. Variability of lung tumor measurements on repeat computed tomography scans taken within 15 minutes［J］. Journal of Clinical Oncology, 2011, 29（23）: 3114-3119.

［11］BARTHOLMAI B J, KOO C W, JOHNSON G B, et al. Pulmonary nodule characterization, including computer analysis and quantitative features［J］. Journal of Thoracic Imaging, 2015, 30（2）: 139-156.

［12］MACMAHON H, AUSTIN J H, GAMSU G, et al. Guidelines for management of small pulmonary nodules detected on CT scans: a statement from the Fleischner Society［J］. Radiology, 2005, 237（2）: 395-400.

［13］ALPERT J B, KO J P. Management of incidental lung nodules: current strategy and rationale［J］. Radiologic Clinics of North America, 2018, 56（3）: 339-351.

［14］KAYA A. Cascaded classifiers and stacking methods for classification of pulmonary nodule characteristics［J］. Computer Methods and Programs in Biomedicine, 2018, 166: 77-89.

［15］MACKINTOSH J A, MARSHALL H M, YANG I A, et al. A retrospective study of volume doubling time in surgically resected non-small cell lung cancer［J］. Respirology, 2014, 19（5）: 755-762.

［16］HASEGAWA M, SONE S, TAKASHIMA S, et al. Growth rate of small lung cancers detected on mass CT screening［J］. British Journal of Radiology, 2000, 73（876）: 1252-1259.

［17］GROHEUX D, QUERE G, BLANC E, et al. FDG PET-CT for solitary pulmonary nodule and lung cancer: Literature review［J］. Diagnostic and Interventional Imaging, 2016, 97（10）: 1003-1017.

［18］CHIAPPETTA M, ROSELLA F, DALL'ARMI V, et al. CT-guided fine-needle ago-biopsy of pulmonary nodules: predictive factors for diagnosis and pneumothorax occurrence［J］. Radiologia Medica, 2016, 121（8）: 635-643.

［19］ADAM R, BELANGER, JASON A, et al. An update on the role of advanced diagnostic bronchoscopy in the evaluation and staging of lung cancer［J］. Therapeutic Advances in Respiratory Disease, 2017, 11（5）: 211-221.

［20］CHRISTENSEN P M, HEIMDAL J H, CHRISTOPHER K L, et al. ERS/ELS/ACCP 2013 international consensus conference nomenclature on inducible laryngeal obstructions［J］. European

Respiratory Review, 2015, 24（137）: 445-450.

［21］SAYYOUH M, VUMMIDI D R, KAZEROONI E A. Evaluation and management of pulmonary nodules: state-of-the-art and future perspectives［J］. Expert Opinion on Therapeutic Targets, 2013, 7（6）: 629-644.

［22］TINDLE H A, STEVENSON DUNCAN M, GREEVY R A, et al. Lifetime smoking history and risk of lung cancer: results from the framingham heart study［J］. JNCI-Journal of the National Cancer Institute, 2018, 110（11）: 1201-1207.

［23］NGAMWONG Y, TANGAMORNSUKSAN W, LOHITNAVY O, et al. Additive synergism between asbestos and smoking in lung cancer risk: a systematic review and meta-analysis［J］. PLOS One, 2015, 10（8）: e0135798.

［24］SURAPANENI R, SINGH P, RAJAGOPALAN K, et al. Stage I lung cancer survivorship: risk of second malignancies and need for individualized care plan［J］. Journal of Thoracic Oncology, 2012, 7（8）: 1252-1256.

［25］YOSHIDA K, TAKIZAWA Y, NISHINO Y, et al. Association between family history of cancer and lung cancer risk among Japanese men and women［J］. Tohoku Journal of Experimental Medicine, 2019, 247（2）: 99-110.

［26］HOUGHTON A M. Mechanistic links between COPD and lung cancer［J］. Nature Reviews Cancer, 2013, 13（4）: 233-245.

［27］PERANDINI S, SOARDI G A, MOTTON M, et al. Limited value of logistic regression analysis in solid solitary pulmonary nodules characterization: a single-center experience on 288 consecutive cases［J］. Journal of Surgical Oncology, 2014, 110（7）: 883-887.

［28］MACMAHON H, NAIDICH D P, GOO J M, et al. Guidelines for management of incidental pulmonary nodules detected on CT images: from the Fleischner Society 2017［J］. Radiology, 2017, 284（1）: 228-243.

［29］MCNULTY W, BALDWIN D. Management of pulmonary nodules［J］. BJR Open, 2019, 1（1）: 20180051.

［30］KIM T J, KIM C H, LEE H Y, et al. Management of incidental pulmonary nodules: current strategies and future perspectives［J］. Expert Review of Respiratory Medicine, 2020, 14（2）: 173-194.

第十六章　肺转移瘤的诊治

第一节　肺转移瘤的病因

一、肺转移瘤的流行病学

肺是所有恶性肿瘤最主要的转移靶器官，30%~40%的恶性肿瘤在自然病程中发生肺转移。据尸检报告，几乎1/3死于癌症的患者伴有肺转移。肺转移常提示病情进入晚期，若未经及时发现和治疗，可致患者病情急转直下，严重者迅速死亡。目前，肺转移瘤的研究是一大热点和难点[1]。人体不同部位不同病理类型的恶性肿瘤均可以转移到肺部。据中国医学科学院肿瘤医院10年间（1999年至2009年）3569例肺转移肿瘤原发部位的调查分析，原发于肺以外肿瘤出现肺转移最多的是乳腺癌（16.92%），其次为大肠癌（15.86%）、甲状腺癌（7.68%）、肝肿瘤（7.48%）、淋巴瘤（6.61%）、肾癌（6.39%）、食道肿瘤（6.08%）和子宫肿瘤（5.41%）等。

二、肺转移瘤的病因机理

肺之所以成为全身转移性肿瘤发生率最高的脏器，第一，是由于肺是体循环的第一过滤器，是全身血流的必经之路；第二，肺循环是低压系统，血流缓慢，肿瘤细胞易于停滞；第三，肺接受肺动脉和支气管动脉的双重血管供应，血供营养丰富，使肿瘤细胞的肺部转移概率增大。

三、肺转移瘤的途径

肿瘤转移是一个多环节、多阶段的过程。依原发性肿瘤不同，转移途径各异，可分为血行转移、淋巴转移、直接浸润、气道转移等。

（1）血行转移：最多见。肺为全身血液的中间过滤站，全身血液流经肺毛细血管网循环，脱落并游离于血液中的肿瘤细胞极易停留于肺部生长，形成转移灶。因重力影响和肺底部血流量偏多，转移灶出现在中下肺叶的概率比上肺叶明显增多。

（2）淋巴转移：多数肿瘤细胞经胸导管回流到体静脉，少数转移至纵隔淋巴结并经淋巴管逆流到肺，瘤细胞浸润引起肺间质增厚，表现为淋巴管炎型或肺门纵隔淋巴结肿大。淋巴转移灶的原发性肿瘤多数来源于消化道、肺、乳腺及女性生殖系统的恶性肿瘤。

（3）直接浸润：多为邻近病变的直接侵犯，其原发病变主要来自乳腺、肺及消化道恶性肿瘤。

（4）气道播散转移：少见。支气管肺泡癌可出现气道播散。

第二节　肺转移瘤的临床特点及诊断

一、肺转移瘤的临床特点

除原发性肿瘤引起的相关症状外，大多数肺转移瘤早期没有明显的特殊临床症状，尤其是血行转移者。一般在随访原发性肿瘤的过程中进行胸部影像检查始被发现。后期可有胸痛、胸闷、咳嗽咳痰、咯血、低热、气急及消瘦等症状，部分患者可并发肺炎。当肺组织被大块肿瘤挤压、气道梗阻或胸腔积液时，会出现呼吸困难。对无临床症状的肺转移瘤，应该联想到一些较为隐蔽部位的肿瘤，如胰腺癌或胆道肿瘤。特殊患者，如有癌性淋巴管炎者会出现较重的呼吸困难和干咳，气管内转移瘤常出现喘鸣或咳血，胸膜转移者可导致转移部位胸痛，肺尖转移可出现 Pancoast 综合征。

二、肺转移瘤的诊断

根据肺部 X 线和胸部 CT 表现，结合原发性肿瘤的诊断或病史，一般不难诊断肺转移瘤。也有部分患者先发现肺结节，继而才寻及原发性肿瘤。多发肺转移瘤 CT 扫描较可靠，可以检出小于 1 cm 的病灶。对于未能找出原发灶的转移性肺肿瘤，TTF-1、雌激素受体（estrogen receptor, ER）、前列腺特异性抗原（prostate specific antigen, PSA）、巨囊性病液状蛋白（gross cystic disease fluid protein, GCDFP）、抑制素 B（inhibin B, INHB）、肝细胞相关抗原（hepatocellular carcinoma related antigen, HEP）和肾细胞癌单克隆抗原（renal cell carcmoma monoclonal antigen, RCC Ma）等免疫组化有助于鉴别诊断原发灶。

X 线表现：转移瘤好发于中下肺叶，瘤灶边缘多光滑锐利。部分肝源性肺转移瘤病例表现为右膈抬高或局限性隆起，这可能是肝癌肿大或癌肿向膈面侵袭生长所致。临床实践中，对肺部出现单发或多发性大小不等的结节病变，临床上既无症状又无原发恶性肿瘤病史，用肺部其他病变难以解释者，需考虑肺转移瘤。CT 表现：主要表现为肺内单发或多发球形结节影，大小不一，边缘光滑，密度均匀，多分布于肺外围。也可出现两肺满布的粟粒样结节。随访过程中可发现转移灶呈进行性增大。PET 表现：使用 PET 检查肺转移肿瘤，敏感性和特异性均高于 CT。PET 可以发现 87% 的肺转移病灶。对肺门、纵隔淋巴结转移，PET 也较 CT 具有优势。但 PET 检测直径小于 1 cm 的肺转移病灶时敏感性不足，因此对于病灶较小者推荐 PET 和薄层 CT 相结合。

第三节　肺转移瘤的治疗

本节主要介绍非手术治疗。

一、放射治疗

外放射包括三维适形放疗及螺旋断层放疗。目前三维适形放疗应用较为广泛，能够有效地控制肺转移灶，延长患者的生存时间，且不良反应小。螺旋断层放疗利用螺旋 CT 成像的逆原理进行放射治疗，原则上可以在人体内实现各种要求的剂量分布。其最大的优点是可同时照射多靶区，相比常规放疗和常规调强，可以实现适形度高得多的剂量分布，可比拟质子治疗效果。Jang 等[2] 报道用螺旋断层放疗机对 42 例肝癌肺转移患者的 103 个肺转移灶进行放疗，肺内病灶 CR 达到 26.3%。

内放射治疗是指经 CT 引导下经皮穿刺植入放射性粒子，如 I^{125} 等。这些放射性粒子均具有在肿瘤靶点短距离内剂量迅速衰减的特点，可使治疗靶点剂量很高，而周围正常组织受照射量极低，从而达到最大限度地消灭肿瘤和保护正常组织的目的[3]。此方法适用于周围型肺转移瘤病灶，同时可作为一线化疗或动脉栓塞化疗等疗法的补充。对于肺转移灶较大，伴有癌性胸水、肺不张、纵隔淋巴结转移的患者，如果外放射治疗对邻近重要脏器如心脏、大血管及食管等的影响较大，则可考虑应用内放射治疗。

二、无水乙醇注射治疗

无水乙醇可引起肿瘤组织凝固性坏死，并可使肿瘤周围血管上皮细胞坏死，形成血栓，进一步促进肿瘤组织缺血坏死。顾仰葵等报道，17 例肝癌肺转移患者经 CT 引导下行经皮肺瘤内无水乙醇注射治疗，此 17 例患者的 37 个肺内转移灶中 31 个病灶无增大，其中 26 个病灶瘤内乙醇沉积完全，5 个病灶沉积良好；注射后 8 周疗效评价有效率达到 83.8%，1 年生存率为 64.2%。该方法创伤小、疗效确切、并发症少，值得临床推广应用。

三、经皮射频消融治疗

经皮射频消融（radiofrequency ablation, RFA）治疗即利用射频电磁波在生物介质中产生的热及非热效应凝固癌组织，杀死癌细胞。肿瘤细胞对热的耐受能力比正常细胞差，49 ℃以上即可发生不可逆的细胞损伤。射频电极发出高频率射频波，所产生的热量可使局部温度达到 90 ℃以上，能快速有效地杀死肿瘤细胞。Dupuy 等首次报道了使用 RFA 治疗肺部肿瘤，共 3 例患者（2 例原发性肺癌，1 例肺转移瘤），3 例患者均无气胸等并发症，转移瘤患者 6 周后 CT 随访显示，经 RFA 治疗后病灶较消融前缩小明显，由此提出肺部肿瘤应用 RFA 治疗是一种安全可靠的治疗手段。另外，Hiraki 等[4] 对 32 例肝癌患者的 83 个肺转移瘤病灶行 CT 引导下的 RFA 治疗，手术成功率达到 100%，有效率为 92%，术后 3 年生存率达 57%，证明 RFA 是治疗肺转移瘤的安全有效方法之一。

四、化疗

多数肺转移瘤对化疗的敏感性和原发灶一致。对化疗敏感的肿瘤出现肺转移，特别是双肺多发转移者，根据原发疾病的化疗方案进行化疗是一个合理的选择。孙晓非等报道了 44 例青少年恶性生殖细胞瘤患者经化疗后 3 年总生存率为 84.8%，其中 1 例合并肺转移患者化疗后获得完全缓解。Verma 等[5] 认为，乳腺癌肺转移患者选择蒽环类、紫杉醇类等系统化疗，有效率可达 40%。由此可见，对化疗药物敏感的生殖细胞瘤、乳腺癌等化疗后常可取得良好的疗效甚至治愈。但有些肿瘤，如恶性黑色素瘤肺转移，化疗常常无明显效果，此时生物治疗可作为恶性黑色素瘤肺转移患者治疗的选择。

五、靶向治疗

分子靶向治疗主要是通过特异性阻断肿瘤细胞的信号转导或阻止肿瘤血管生成的潜在靶点来抑制肿瘤细胞的生长和增殖。如 EGFR 基因突变的 NSCLC 出现肺转移，在一线或二线治疗失败后可以选择酪氨酸激酶抑制剂吉非替尼或厄洛替尼进行治疗；胃肠间质细胞瘤出现肺转移也可以应用相应分子靶向治疗药物舒马替尼进行治疗；肝细胞癌、肾透明细胞癌出现广泛的肺转移，如果不适合手术切除则也可用索拉非尼治疗[6]；乳腺癌的分子靶向治疗等已广为人知。随着基础研究和临床实践的深入，分子靶向治疗的疗效有望得到进一步提高。另外，Thaker 等报道，慢性疲劳和抑郁可通过影响神经、内分泌和免疫系统促进肿瘤生长和血管生长，提示注意休息、保持身心愉悦的重要性，必要时可考虑中医中药治疗以增强机体免疫功能，这也是肺转移瘤的辅助治疗措施之一。

六、肺转移瘤的手术治疗

以往人们认为恶性肿瘤有了远处转移即为手术禁忌，然而许多学者对这些"禁区"进行了尝试。首例肺转移瘤切除于 1927 年由 Divis 在欧洲报道。美国 Barney 和 Churchill 在 1939 年对肾癌肺转移的患者进行了肺转移瘤的手术切除，结果患者在术后存活了 23 年。目前，一系列回顾性研究表明，对符合适应证的肺转移瘤患者积极进行手术治疗，可获得满意的生存期延长。经过长期的临床实践和研究，关于肺转移瘤外科治疗手术指征的共识逐渐形成：①原发性肿瘤已控制或者可控制；②在保证足够余肺功能的前提下，肺转移瘤能被完全切除；③无胸腔外转移；④患者一般情况和心肺功能等可耐受手术。随着对肿瘤生物学特点认识的发展和微创技术的进步，手术适应证在不断变化。随着化疗及全身免疫治疗的不断进步，手术指征也在相应扩大。回顾性的研究表明，一些可手术的乳腺癌肺转移患者，手术后五年生存率可达 50%，效果优于化疗。Zabaleta 等对 146 例肺转移瘤患者进行手术，三年和五年生存率分别为 67.4% 和 52.4%，中位生存期为 56 个月，提示手术治疗肺转移瘤的重要意义。国际肺转移瘤登记组织（International Registry of Lung Metastases, IRLM）对欧美 18 个中心共 5206 例肺转移瘤切除的回顾性分析表明，生存率最重要的决定因素是转移瘤的可切除性：完全切除者五年生存率为 36%，不完全切除者仅为 13%；完全切除的病例中有 53% 出现再发，再次接受转移瘤切除者预后优于未再手术者。Koong 等对于全肺切除治疗肺转移瘤进行了研究，133 例第一次治疗肺转移瘤即采用全肺切除的患者，根治组五年生存率达 20%，而不完全切除者生存未超过 2 年；在肺转移瘤术后再次复发而行全肺切除的患者中，五年生存率达 30%，未达到根治者五年生存率为 0。因而认为长期生存主要取决于能否完全切除转移灶。关于切除范围，Pfannschmidt 等[7]系统性回顾了 20 个结肠癌肺转移的研究，发现切除范围不是生存时间的影响因素，支持进行有限的肺切除，在切缘阴性的同时尽量保存肺功能，对肺转移瘤不适宜做全肺切除。既往研究[8]总结了肺转移瘤患者手术切除转移灶后的五年生存率分别为：骨肉瘤 20%~50%，妇科肿瘤 42%~53.3%，软组织肉瘤 18%~28%，肾脏肿瘤 24%~53.8%，头颈部肿瘤 40.9%~47%，结肠癌 21%~38.6%，睾丸癌（3 年生存率）51%~71%，乳腺癌 31%~49.5%，黑色素瘤 0~33%[9]。提示生殖系统肿瘤预后最好，其次是上皮来源的肿瘤，在上皮来源的肿瘤中乳腺癌预后较好，黑色素瘤及软组织肉瘤预后最差。此观点得到了多数学者的支持。

参考文献

［1］HORNBECH K, RAVN J, STEINBRÜCHEL D A. Current status of pulmonary metastasectomy［J］. European Journal of Cardio-Thoracic Surgery, 2011, 39（6）: 955-962.

［2］JANG J W, KAY C S, YOU C R, et al. Simultaneous multitarget irradiation using helical tomotherapy for advanced hepatocellular carcinoma with multiple extrahepatic metastases［J］. International Journal of Radiation Oncology, Biology, Physics, 2009, 74（2）: 412-418.

［3］PURDY J A. Dose to normal tissues outside the radiation therapy patient's treated volume: a review of different radiation therapy techniques［J］. Health Physics, 2008, 95（5）: 666-676.

［4］HIRAKI T, YAMAKADO K, IKEDA O, et al. Percutaneous radiofrequency ablation for pulmonary metastases from hepatocellular carcinoma: results of a multicenter study in Japan［J］. Journal of Vascular and Interventional Radiology, 2011, 22（6）: 741-748.

［5］VERMA S, CLEMONS M. First-line treatment options for patients with HER-2-negative metastatic breast cancer: the impact of modern adjuvant chemotherapy［J］. The Oncologist, 2007, 12(7): 785-797.

［6］KUDO M, UESHIMA K. Positioning of a molecular-targeted agent, sorafenib, in the treatment algorithm for hepatocellular carcinoma and implication of many complete remission cases in Japan［J］. Oncology, 2010, 78（Suppl.1）: 154-166.

［7］PFANNSCHMIDT J, EGERER G, BISCHOF M, et al. Surgical intervention for pulmonary metastases［J］. Deutsches Ärzteblatt International, 2012.

［8］ZABALETA J, AGUINAGALDE B, FUENTES M G, et al. Revisión y actualización de los factores pronósticos en la cirugía de las metástasis pulmonares［J］. Cirugía Española, 2011, 89（4）: 243-248.

［9］RENA O, PAPALIA E, OLIARO A, et al. Pulmonary metastases from epithelial tumours: late results of surgical treatment ［J］. European Journal of Cardio-Thoracic Surgery, 2006, 30（2）: 217-222.